Toni Faltermeier

Gesundheitsbewußtsein und Gesundheitshandeln

W0085485

BELTZ
PsychologieVerlagsUnion

Anschrift des Autors:
PD. Dr. Toni Faltermaier
Lehrstuhl für Psychologie
Universität Augsburg
Universitätsstraße 10
86135 Augsburg

Lektorat: Gerhard Tinger

Wissenschaftlicher Beirat der Psychologie Verlags Union:
Prof. Dr. Dieter Frey, Institut für Psychologie, Sozialpsychologie, Universität München,
Leopoldstraße 13, 80802 München
Prof. Dr. Ernst-D. Lantermann, Universität Kassel, GH, FB 3, Psychologie,
Holländische Straße 36, 34109 Kassel
Prof. Dr. Rainer K. Silbereisen, Fachbereich Psychologie, Justus-Liebig-Universität,
Otto-Behaghel-Straße 10, 35394 Gießen
Prof. Dr. Bernd Weidenmann, Universität der Bundeswehr München,
Fakultät für Sozialwissenschaften, Werner-Heisenberg-Weg 39, 85579 Neubiberg

Die Deutsche Bibliothek – CIP-Einheitsaufnahme

Faltermaier, Toni:
Gesundheitsbewußtsein und Gesundheitshandeln / Toni Faltermaier. – Weinheim :
Beltz, Psychologie-Verl.-Union, 1994
 ISBN 3-621-27204-6

© 1994 Psychologie Verlags Union, Weinheim

Umschlagentwurf: Dieter Vollendorf, München
Druck und Bindung: Druck Partner Rübelmann GmbH, Hemsbach
Printed in Germany
Gedruckt auf chlorfrei gebleichtem Papier

ISBN 3-621-27204-6

Toni Faltermaier

Gesundheitsbewußtsein und Gesundheitshandeln

Inhaltsverzeichnis

Kapitel 1
Einleitung

Wie ist eine wissenschaftliche Arbeit zu rechtfertigen, die den Gesundheitsbegriff und das Gesundheitsbewußtsein von Laien in den Mittelpunkt stellt?
Was kann es bringen, den Umgang mit der Gesundheit im Alltag, das Gesundheitshandeln von gesunden Personen aus einer psychologischen Perspektive zu untersuchen?

Gesundheit ist ein alltägliches Thema. Wir sprechen oft darüber und wünschen uns bei vielen Gelegenheiten "Gesundheit". Was meinen wir damit?
Was ist uns dabei wichtig? - Gesundheit erscheint zunächst als ein schil-
lernder Begriff: Während er im Alltag häufig verwendet wird, scheint er in
den Wissenschaften eher gemieden zu werden, weil er definitorisch schwer
in den Griff zu bekommen ist. Doch ist der Gesundheitsbegriff auch für die
Experten nicht zu umgehen. Sie kümmern sich z.b. um die Gesundheit der
Bevölkerung, betreiben mit großem Aufwand eine Gesundheitsforschung,
diskutieren intensiv über die Probleme der Gesundheitspolitik und die
Gestaltung des Gesundheitssystems. Aber trotz dieser Gesundheitsrhethorik
geht es ihnen eigentlich mehr um die verschiedenen Krankheiten. Unser
Verständnis von Krankheit scheint auch klarer zu sein: Wenn wir uns richtig
krank fühlen, wenn wir krank sind, dann läßt sich dieser Zustand nicht
übersehen. Wir haben Schmerzen, wir fühlen uns schlecht, können nicht
mehr das machen, was wir wollen, und sind möglicherweise auf die Hilfe
anderer angewiesen. Aber wir wissen, und das beruhigt, es ist kompetente
Hilfe verfügbar: Ein hochspezialisiertes System von Experten, Institutionen
und Technologien kümmert sich um die Menschen, die krank geworden
sind; ein beträchtlicher Teil der gesellschaftlichen Ressourcen wird für die
Behandlung von Krankheiten ausgegeben. Es müssen schließlich Arbeits-
kräfte erhalten werden. Die geballte Macht an Expertenwissen und medizinischer Technologie läßt hoffen, daß einem geholfen wird, wenn man das
Pech hat, krank zu werden. Krankheit ist also ein selbstverständlicher Teil
unseres Lebens, auch wenn sie uns natürlich keine angenehme Vorstellung
ist. Wir tendieren dazu, uns möglichst davon fern zu halten, in der Hoff-

nung, selbst oder in der eigenen Familie nicht davon betroffen zu werden.
So wünschen wir uns lieber, gesund zu bleiben.

Aber tun wir auch etwas dafür? Glauben wir überhaupt, etwas für den Erhalt unserer Gesundheit tun zu können?

Das Thema "Gesundheit" ist heute in aller Munde. Viele Menschen glauben durchaus, etwas für ihre Gesundheit tun zu können. Und es scheinen sich immer mehr damit zu beschäftigen. Gesundheit gilt als hoher Wert, für den es sich lohnt, auch etwas einzusetzen und auszugeben. Das macht Gesundheit zu einem attraktiven Feld für die Werbung. Das Etikett "Gesundheit" suggeriert ein Bündel positiver Werte, ohne daß die Protagonisten von Gesundheit immer sagen müßten, was sie genau damit meinen und warum ihr Produkt gut für die Gesundheit sein soll. Gesundheit kann für vieles stehen: Für ein jugendliches Outfit, für die immerwährende Leistungsfähigkeit, für den sportlich trainierten Körper, für ein unbeschwertes Leben, sowie für Sorgen um ein Leben in einer zerstörten Umwelt. - Was drückt dieser öffentliche Diskurs über Gesundheit aus?

Gesundheit umschreibt aber auch ein aktuelles **gesellschaftliches Problemfeld**. Nicht erst seit kurzem zeigen sich unverkennbare Schwächen des medizinischen Systems, mit dem Phänomen Krankheit umzugehen, es in den Grenzen zu halten, die für die Bürger und Bürgerinnen, für die Gesellschaft tolerierbar erscheinen. Die Kosten-Nutzen-Relation scheint nicht mehr zu stimmen, ja aus den Fugen geraten zu sein. Krankheit und ihre Behandlung produziert gesellschaftlich immer höhere Kosten und dennoch nimmt Krankheit nicht ab. Die Erfolge der Medizin sind zwar gelegentlich spektakulär. Heute zeigt sich jedoch zunehmend auch ihre Hilflosigkeit, vor allem bei jenen Krankheiten, die in modernen Industriegesellschaften dominieren, den "Zivilisationskrankheiten". Sie verlaufen häufig chronisch und degenerativ; eine Behandlung im Sinne einer Heilung ist hier nur selten möglich. Um so dringender werden damit alle Ansätze einer Prävention, die jedoch bis heute im Medizinsystem vernachlässigt wird.

Damit gerät das **medizinische System** selbst in die öffentliche Kritik. Das ist nicht neu. Immer wieder gab es Stimmen, die den ausschließlich organischen und objektivierenden Zugang der Schulmedizin kritisierten, die negativen Folgen einer einseitig kurativen und technologischen Ausrichtung aufzeigten, ihren Machtanspruch geißelten und die Entmündigung des Patienten beklagten. Auch in der wissenschaftlichen Diskussion gab es immer wieder Phasen, in denen die einseitig naturwissenschaftliche Orientierung der Medizin kritisiert und das "medizinische Krankheitsmodell" zur Disposition gestellt wurde. Bisher war jedoch die Kritik an der medizinischen Wissenschaft und Praxis relativ folgenlos. Heute häufen sich jedoch die Forschungsergebnisse, die den Einfluß von psychischen und sozialen Faktoren auf die Krankheitsentwicklung, den Krankheitsverlauf und die Behandlungserfolge belegen. Sie lassen ein ausschließlich organisch bestimmtes Krankheitsmodell und eine überwiegend kurative Praxis zunehmend überholt erscheinen. Ein "biopsychosoziales" Modell von Krankheit wird bereits seit einiger Zeit gefordert, um der Problemdimension gerecht zu werden, die mit dem Begriff "Krankheit" umschrieben wird. So betrachtet steht die Allzuständigkeit der Medizin in Wissenschaft und Praxis in Frage. Die Zugänge vor allem sozialwissenschaftlicher und psychologischer Disziplinen werden sinnvoll und notwendig, um das multidimensionale Geschehen einer Krankheit zu erfassen und zu beeinflussen: Die Forschungen in den Bereichen von Ätiologie, Behandlung und Rehabilitation müssen neben der körperlichen Ebene Bedingungsfaktoren im psychischen, sozialen und ökologischen Bereich berücksichtigen. - In diesem Szenario betrifft nun die Frage nach Gesundheit und Krankheit den Alltagsmenschen doch stärker als es zunächst schien. Wenn die Entstehung und Bewältigung von Krankheit mit unserer psychischen und sozialen Situation und unserer Umwelt zusammenhängt, dann liegt die Gesundheit auch in unseren Händen und in der Verantwortung aller Bürger/innen und nicht nur in der eines Expertensystems. Dann fragt sich, wie wir die Entstehung einer Krankheit verhindern können, wie Gesundheit zu erhalten ist.

Was machen die Menschen in ihrem **Alltag**, um sich ihre Gesundheit zu erhalten? - Erstaunlicherweise wissen wir kaum etwas darüber. Gelegentlich hören wir zwar die Klagen von medizinischen Experten, daß in der Bevölkerung zu viele Menschen Risikoverhaltensweisen zeigen und daß sich Patienten oft nicht an die Ratschläge von Ärzten halten. Aber offenbar hat sich die Forschung bisher zwar mit einer Vielzahl von Krankheiten beschäftigt, aber kaum mit der Gesundheit. Sie hat ihre Ressourcen auf die Behandlung von Krankheiten im medizinischen System konzentriert, aber den **Laien** in seinen Bemühungen, gesund zu bleiben, übersehen. So weiß sie auch nicht, ob die Aktivitäten von Laien wirklich so unangemessen, so "laienhaft" sind, wie häufig unterstellt wird. Die wenigen Untersuchungen aus neuerer Zeit zeigen zumindest, daß Laien einen Großteil ihrer gesundheitlichen Probleme selbst bewältigen; es kann sogar von einem umfangreichen "Laiengesundheitssystem" gesprochen werden, das allerdings eher im Alltag verborgen ist und daher wenig spektakulär wirkt. Wenn somit in der gegenwärtig eher prekären Situation der Krankheitsversorgung ein Perspektivenwechsel zur Gesundheit sinnvoll ist, wenn eine Gesundheitspolitik, die ihren Namen ernst nimmt und mehr auf die Prävention und die Erhaltung der Gesundheit setzt, angestrebt werden soll, dann kommen die Experten nicht am Laien vorbei. Sein **Verständnis von Gesundheit und Krankheit** ist von großer Bedeutung, um die gesundheitsbezogenen Aktivitäten in der Bevölkerung zu verstehen. Die Gedanken, die Laien sich über Gesundheit machen, und die Bemühungen, die sie im Alltag zur Erhaltung ihrer Gesundheit erkennen lassen, umschreiben Phänomene, die in den Gegenstandsbereich einer Wissenschaft wie der Psychologie fallen und deren Klärung offenbar auch praktisch ziemlich relevant ist.

Auch in der gesundheitspolitischen Diskussion der letzten Jahre zeigt sich eine Tendenz, die Gesundheit und nicht nur die Vermeidung von Krankheit als Zielvorstellung zu formulieren. Diese Perspektive wird insbesondere von der Weltgesundheitsorganisation WHO seit längerer Zeit verfolgt. Im Rahmen einer Strategie und Politik der **Gesundheitsförderung** stellen sich auch wichtige psychologische Fragen, wie etwa nach der Motivierung breiter Bevölkerungskreise für präventive Aktivitäten oder nach den Bedingungen für eine adäquate Interaktion und Kooperation von Patienten mit den Professionellen des Gesundheitssystems. Die Psychologie als Wissenschaft und Praxis hätte einen wichtigen Beitrag zu Fragen und Problemen um Gesundheit und Krankheit zu leisten. Das Entstehen einer **Gesundheitspsychologie** ist daher als Rahmen für wissenschaftliche und praktische Aktivitäten in diese Richtung zu begrüßen. Sie sollte dabei aber soviel Eigenständigkeit zeigen, daß ein Gegenstandsverständnis nicht durch die Vorgaben eines biomedizinischen Modells begrenzt wird, und soviel Interdisziplinarität, daß der psychologische Beitrag auf die Beiträge anderer Disziplinen (insbesondere von Medizin, Soziologie, Pädagogik) beziehbar und die notwendige Kooperation herstellbar ist.

Die gesundheitspsychologische Forschung hat sich allerdings bisher auf Fragen konzentriert, die immer noch eine deutliche Nähe zum biomedizinischen Modell aufweisen (was in Kapitel 2 zu zeigen sein wird): Wie bewältigen Menschen mit chronischen Krankheiten die damit einhergehenden vielfältigen Belastungen? Wie lassen sich Patienten motivieren, die Anweisungen des Arztes zu befolgen und die Behandlungsmaßnahmen besser zu unterstützen? Problembereiche wie diese umschreiben große und sehr bedeutsame Forschungsgebiete. Die Dominanz dieser Fragestellungen illustriert jedoch zwei Prämissen, die immer noch zumindest implizit die gesundheitspsychologische Forschung leiten: Erstens die Annahme, psychologische Prozesse gelte es vorwiegend dann zu untersuchen, wenn eine Krankheit medizinisch eindeutig diagnostiziert ist; und zweitens die Annahme, kranke Menschen hätten sich primär an den Vorgaben medizinischer Experten zu orientieren und nur Abweichungen davon wären ein psychologisch zu klärendes Problem. Durch diese Gegenstandsbestimmung werden jedoch sehr relevante psychologische Fragen ausgegrenzt. Demgegenüber wird hier der Standpunkt vertreten, daß es **erstens** wegen der bisher stark vernachlässigten präventiven Arbeit im Gesundheitssystem gerade auf die Klärung der psychologischen Prozesse ankäme, die vor der Herausbildung einer Krankheit auftreten, die also auf präventiven Maßnahmen und gesundheitsgefährdenden bzw. -förderlichen Aktivitäten von Menschen hinweisen. Und es wird **zweitens** davon ausgegangen, daß es zunächst auf die Klärung der psychologischen Prozesse von Laien unabhängig von den Urteilen von Experten ankäme, zum einen weil diese als Subjekte von gesundheitsförderlichen und -schädigenden Aktivitäten die entscheidenden Instanzen sind, zum anderen weil die Wissensbestände und Empfehlungen von Experten nicht per se richtiger und besser sein müssen als die von Laien, vielmehr von der Existenz relativ getrennter Wissenssysteme und Handlungsrationalitäten von Experten und Laien auszugehen ist, deren Übergangsbereich gerade das Problem darstellt.

Aus diesen Gründen wird in der psychologischen Untersuchung des **Alltagswissens über Gesundheit und Krankheit** und des gesundheitsbezogenen Alltagshandelns ein wichtiger Gegenstand gesundheitspsychologischer Forschung gesehen, der bisher nur punktuell angegangen wurde. Es wird erwartet, daß eine bessere Kenntnis und ein besseres Verständnis von der Handlungslogik, die Laien zum Erhalt ihrer Gesundheit bzw. bei ihrer Gefährdung zeigen, erst eine Einschätzung möglich macht über die Unterschiede zum Expertenwissen, über die jeweilige Angemessenheit der Wissenssysteme, über Hindernisse für gesundheitsbezogene Aktivitäten und über die Verständigungschancen zwischen Laien und Experten. Es wird davon ausgegangen, daß es ein historisch tradiertes Wissen von Gesundheit und Krankheit gibt, das zwar durch medizinisch geprägtes Expertenwissen auf vielfältige Weise beeinflußt wird, das aber immer noch eine gewisse Eigenständigkeit - und auch Widerständigkeit - bewahrt hat und das es lohnt, unvoreingenommen, d.h. ohne eine mit dem Begriff "Laien" oft verbundene Defizitunterstellung, zu untersuchen. Ebenso wird davon ausgegangen und durch empirische Belege gestützt, daß es ein umfangreiches System der

Gesundheitsselbsthilfe und -versorgung im Alltag gibt, das zwar oft "verdeckt" ist, aber wichtige Funktionen erfüllt, die Experten gar nicht ersetzen können. Eine Grundlage für angemessene Maßnahmen der Gesundheitsförderung ist erst gegeben, wenn wir diese Wissens- und Handlungssysteme kennen und verstehen. Eine Gesundheitsförderung kann sonst leicht in die Gefahr geraten, isolierte Faktoren oder Verhaltensweisen herauszugreifen, eingespielte informelle Selbsthilfesysteme zu übergehen oder zu entwerten und damit Schuldzuweisungen auszulösen. Die geringe Wirksamkeit gesundheitserzieherischer Programme kann als Hinweis auf die Nichtbeachtung der Laiensysteme und ihrer Handlungsrationalitäten verstanden werden.

In dieser Arbeit wird ein Beitrag zu einer Psychologie der Gesundheit unternommen und ein Weg dazu in **Kapitel 2** beschrieben. Die Zusammenhänge zur Krise eines medizinischen Systems und des ihm zugrundeliegenden Krankheitsmodells werden hergestellt und der gerade angedeutete Bedarf begründet, die Phänomene Gesundheit und Krankheit auch in ihren psychologischen Dimensionen auszuleuchten.
Innerhalb des so ausgesteckten Rahmens einer Salutogenese, also der Prozesse, die Menschen gesund erhalten, wird dann die Aufmerksamkeit konzentriert auf die Gesundheitsselbsthilfe, auf die Vorstellungen und Aktivitäten, die Laien im Alltag im Umgang mit ihrer Gesundheit zeigen. In **Kapitel 3** wird ein umfangreicher Überblick über die einschlägigen Arbeiten gegeben und eine Diskussion jener Forschungsliteratur geleistet, die sich in einem weiten Sinn mit den subjektiven Theorien von Gesundheit und dem präventiven Gesundheitsverhalten beschäftigt hat. Diese Analyse wird zu dem Ergebnis kommen, daß der Gegenstand eine komplexe Konzeption verlangt. Dazu wird in **Kapitel 4** der Vorschlag einer Rahmentheorie dargelegt, die die vorliegenden Forschungen integrieren und eine sinnvolle Grundlage für empirische Untersuchungen abgeben kann. Die zentralen theoretischen Konstrukte des Gesundheitsbewußtseins und des Gesundheitshandelns werden durch einige Komponenten bestimmt und in den Kontext eines salutogenetischen Modells gestellt.
Das **Kapitel 5 und 6** wird schließlich der Darstellung einer explorativen Studie gewidmet. Durch eine qualitative Interviewstudie soll ein Zugang zur Rekonstruktion eines Gesundheitsbewußtseins und des darauf bezogenen Gesundheitshandelns geleistet werden. Für die Untersuchung wurden drei Kontrastgruppen ausgewählt, die sich in ihrer Beziehung zur Gesundheit stark unterscheiden: eine Gruppe von Frauen und Männern aus Arbeiterbe-

6

rufen, eine Gruppe von Mitgliedern aus Gesundheitsberufen und eine (
pe von in gesundheitlichen Fragen engagierten Menschen. Die Ergel
zeigen insgesamt, wie komplex die subjektiven Konstruktionen von Ge
heit im Alltag ausfallen und wie weit sie teilweise entfernt sind von einem
medizinischen Denken über Gesundheit und Krankheit. In **Kapitel 7** werden
schließlich die zentralen Aussagen dieser Arbeit nochmals gebündelt und die
Konsequenzen angesprochen, die sich daraus für die Gesundheitspraxis und
Gesundheitsförderung ergeben könnten.

Diese Studie ist einem noch wenig entwickelten Forschungsfeld gewidmet.
Sie hat in mancher Hinsicht Neuland betreten und wird daher auch im
empirischen Teil noch viele Fragen offen lassen müssen. Ich hoffe aber, daß
die Arbeit den Weg einer Psychologie der Gesundheit als vielversprechend
zeigen wird und daß sie die Fragen nach den Vorstellungen von Laien über
Gesundheit und nach ihrem alltäglichen Umgang mit Gesundheit als sinnvolle und fruchtbare wissenschaftliche Zugänge zu einem Phänomen erweisen wird, das uns alle elementar betrifft. Die praktischen Konsequenzen, die
sich aus diesen Fragen für die Gesundheitspolitik, für die Gesundheitsförderung, für die praktische Gesundheitsarbeit und das gesamte Gesundheitssystem ergeben können, sind meines Erachtens weitreichend und konnten in
dieser Arbeit zunächst nur in Ansätzen sichtbar gemacht werden.
Wenn wir auch nicht für unsere Gesundheit leben, so sind wir doch alle darauf angewiesen, sie uns zu erhalten. Sie ist uns aber oft so selbstverständlich, daß sie nicht bewußt wird. Eine Reflexion über die eigene Gesundheit
kann daher wichtige Einsichten in das eigene Leben und Selbst bringen. Es
ist meine Überzeugung, daß auch die Wissenschaften jenseits aller modi-
schen Trends das Thema Gesundheit ernster nehmen und ihm mehr Ressourcen widmen müssen als sie es bisher getan haben. Das Thema ist gerade
deshalb, weil es so alltäglich wirkt, nicht einfach und birgt manche Gefahren. Aber sich darauf einzulassen heißt auch, daß die Wissenschaftler/innen
den Vorstellungen und Aktivitäten von Laien mehr Achtung und Aufmerksamkeit entgegenbringen müssen: Wenn sich die Forscher und Forscherinnen aus ihren methodischen Schutzwällen herauswagen und auf die subjektive Welt ihrer Gesprächspartner/innen einlassen, dann werden sie nicht nur
manche überraschende Erkenntnisse machen, sondern möglicherweise auch
manche persönliche Einsichten erleben.
Ich habe in den Gesprächen mit den Frauen und Männern, die an dieser Studie teilgenommen haben, viele überzeugende Einsichten gehört und manche

spontanen Erkenntnisprozesse miterlebt. Diese Erfahrungen waren auch für mich persönlich sehr wertvoll. Dafür und für die Bereitschaft, sich in diese Untersuchung mit so viel Offenheit und Engagement einzulassen, danke ich allen Teilnehmern/innen, besonders den Frauen und Männern, die sich für ausführliche Interviews zur Verfügung gestellt haben.

In den verschiedene Phasen dieses Projekts haben mit viel Engagement, großer Kompetenz und Zuverlässigkeit mitgearbeitet: Marianne Klotz, Hilde Schröppel, Manuela Greck und Karin Zerbe. Die Gestaltung und das Layout der Druckvorlage hat Hannelore Graf wie üblich mit Können und Begeisterung übernommen. Für die ebenso erfolgreiche wie angenehme Zusammenarbeit danke ich ihnen allen sehr herzlich. Ich möchte auch den Kolleginnen und Kollegen, Freundinnen und Freunden danken, ohne sie alle nennen zu können, die diese Arbeit durch Gespräche, Kommentare, Ermutigungen und Rücksicht gefördert und unterstützt haben. Im besonderen sei Herrn Prof. Dieter Ulich gedankt für die Unterstützung des Projekts am Lehrstuhl für Psychologie der Universität Augsburg.

Die Arbeit ist in einer ersten Fassung im Juli 1992 vollendet und als Habilitationsschrift (Faltermaier, 1992) an der Philosophischen Fakultät I der Universität Augsburg angenommen worden. Für die vorliegende Veröffentlichung wurde die Arbeit noch einmal für einen breiteren Leserkreis überarbeitet und aktualisiert. Kürzungen wurden vor allem im methodischen Teil vorgenommen; ein umfangreicher Anhang mit Interviewleitfaden, Fragebogen und anderen Materialien mußte weggelassen werden, so daß möglicherweise einige forschungsmethodisch interessierte Leser/innen zu kurz kommen werden. Einige Ergänzungen wurden gemacht, um wichtige neu publizierte Studien aufzunehmen und um die praktische Tragweite der Ergebnisse noch deutlicher zu machen.

München/Augsburg, im Oktober 1993   Toni Faltermaier

Kapitel 2
Auf dem Wege zu einer Psychologie
der Gesundheit

2.1 Gesundheit als gesellschaftliches Problem

Für einen psychologischen Zugang zum Thema Gesundheit ist es nicht unwichtig, den Rahmen zunächst etwas breiter abzustecken, um Mißverständnisse und Reduktionismen zu vermeiden. Vor allem gilt es, den gesellschaftlichen Zusammenhang herzustellen, in dem alle gesundheitlichen Fragen und der Umgang mit Gesundheit oder Krankheit gesehen werden müssen, so individuell und persönlich sie auch scheinen mögen. Gesundheit kann zwar zunächst als Zustand des Individuums verstanden werden; dieser ist aber immer schon sozial mitproduziert und kein rein natürliches Phänomen. In einem dialektischen Verständnis von einem sich verändernden Individuum in einer sich wandelnden Gesellschaft müssen die Gestaltungsmöglichkeiten des Subjekts ebenso berücksichtigt werden wie die permanenten Einflüsse einer gesellschaftlichen und ökologischen Umwelt auf die Befindlichkeiten des Individuums. Jede soziale Verständigung über gesundheitliche Fragen und jedes subjektive Verständnis vom eigenen gesundheitlichen Zustand (oder von dem anderer) ist in diesem Sinne gesellschaftlich vorgeprägt und normiert; der individuelle, soziale und gesellschaftliche Umgang mit Gesundheit ist in hohem Maße sozial geregelt und gesellschaftlich institutionalisiert.

In den Wissenschaften werden Themen oft erst dann aufgegriffen, wenn sie schon als gesellschaftliche Probleme erkannt sind und diskutiert werden. Wenn dann eine wissenschaftliche Bearbeitung dazu beiträgt, daß Lösungen gefunden und bessere Umgangsweisen mit einem Problem angestoßen werden, dann hat sie immerhin einiges erreicht und wird tendenziell der gesellschaftlichen Verantwortung von Wissenschaft gerecht. Die anhaltende öffentliche Diskussion über Fragen der Gesundheit und unser Gesundheitswesen verweist darauf, daß hier ein gesellschaftliches Problemfeld vorliegt: Trotz großen Aufwands scheint die Gesundheit der Bevölkerung nicht im ausreichenden Maße gesichert; der lange Zeit unstrittige professionelle Umgang mit fehlender Gesundheit oder Krankheit stößt zunehmend auf Widerspruch; weder die Bevölkerung noch die politischen Entscheidungsträger noch die Gesundheitsberufe selbst scheinen so recht zufrieden mit der aktuellen Gesundheitsversorgung zu sein.

Die Schlagworte der öffentlichen Debatte in den letzten Jahren wie "Kostenexplosion", "AIDS", "Pflegenotstand" oder "Ärzteschwemme" verweisen nur auf die offensichtlichen und akuten Problembereiche. Es gibt aber auch schleichende Veränderungen, etwa in der Einstellung der Bevölkerung zur Gesundheit, in der Beziehung zum Arzt, in der Nachfrage nach alternativen Heilmethoden, in der Nutzung von Selbsthilfegruppen, die im historischen Rückblick eine sinkende Akzeptanz des medizinischen Systems andeuten.

Es lassen sich eine Reihe **objektiver Veränderungen** anführen (genauer in Kap. 2.2), die den angedeuteten Wandel im Verhältnis zur Gesundheit begründen:

- Im Laufe des 20.Jahrhunderts hat sich in allen industrialisierten Ländern das Spektrum der Krankheiten wesentlich verschoben. Die früher dominierenden Infektionskrankheiten wurden abgelöst durch eine Reihe von chronisch und degenerativ verlaufenden Erkrankungen: Herz- und Kreislauferkrankungen, Karzinome, rheumatische Erkrankungen, Allergien, chronische Bronchitis, Magen-Darm-Erkrankungen, Diabetes sowie Sucht- und psychische Krankheiten machen heute einen Großteil des Krankheits- und Sterbegeschehens aus. Sind diese sogenannten Zivilisationserkrankungen einmal ausgebrochen, so sind sie kaum mehr zu heilen, d.h. durch eine rein kurativ ausgerichtete Medizin nicht entscheidend zu bekämpfen.
- Wir wissen heute, daß diese Erkrankungen ganz wesentlich durch den Lebensstil und die Lebensbedingungen des modernen Menschen verursacht werden; eine notwendige und eigentlich überfällige Prävention müßte somit ganz wesentlich an diesen Bedingungen ansetzen.
- In unserem heutigen Gesundheitssystem häufen sich die Probleme. Die kurativ ausgerichtete Medizin gerät gerade wegen dieses Krankheitsspektrums immer mehr an ihre Grenzen. Sie kann durch ihre naturwissenschaftlich, somatisch und technologisch ausgerichteten Diagnose- und Behandlungsmethoden zwar häufiger ein Überleben des Kranken erreichen; sie kann aber damit nicht verhindern, daß ein zunehmender Anteil der Patienten auf eine langfristige Behandlung und Pflege angewiesen ist.

- Die gesundheitspolitische Diskussion zeigt uns schon seit längerer Zeit, daß unser modernes Gesundheitswesen an die Grenzen der Finanzierbarkeit geraten ist, obwohl es weder effektiver noch menschlicher geworden ist. Die Einsparungsversuche sind bisher nicht sehr erfolgreich gewesen und belasten das System der Gesetzlichen Krankenversicherung und damit auch den Versicherten in hohem Maße. Zudem zeigt sich eine Tendenz, die steigenden Kosten an die betroffenen Kranken weiterzugeben.

- Aus diversen Gründen besteht heute ein großer Mangel an Kranken- und Altenpflegekräften, die den größer gewordenen Teil von älteren und pflegebedürftigen Menschen betreuen könnten. Der "Pflegenotstand" ist aber nicht nur ein quantitatives Problem, sondern hat ganz wesentlich mit den schlechten Arbeitsbedingungen in den Pflegeberufen zu tun. Zudem verweist er auf eine innere Krise des medizinischen Systems: Die Arbeitsteilung zwischen einer männlich-naturwissenschaftlichen Medizin und einer weiblich-patientennahen Krankenpflege ist brüchig geworden; Krankenschwestern und -pfleger stellen heute die Autorität und Angemessenheit der modernen Medizin zunehmend in Frage und fordern mehr Zeit für patientennahe Tätigkeiten. Außerdem wachsen vor allem bei der jüngeren Generation von Ärzten/innen die Zweifel an der reinen schulmedizinischen Lehre und führen zur Suche nach alternativen Ansätzen (Ganzheitsmedizin, Psychosomatik, Naturheilkunde).

Neben diesen eher objektiven Indikatoren für einen Veränderungsprozeß lassen sich auch eine Reihe von Hinweisen auf einen **Einstellungswandel** in der Gesellschaft zum Thema Gesundheit feststellen:

- Gesundheit ist heute zu einem zentralen Wert geworden, für viele Menschen zu dem "höchsten Gut", zu einem Inbegriff von Leben. Wir achten verstärkt auf gesunde Ernährung, halten uns fit durch Sport und Bewegung, sind sensibel für die Einflüsse der Umwelt auf unsere Gesundheit geworden und bemerken manchmal sogar die körperlichen Auswirkungen unserer psychischen und sozialen Konstellationen. Es läßt sich wohl berechtigterweise von einem zunehmenden Gesundheitsbewußtsein in der Bevölkerung sprechen, auch wenn es lange nicht in allen sozialen Schichten verbreitet ist. Gewachsen ist auch das Wissen über "Risikofaktoren", vor allem im Zusammenhang mit den Herz- und Kreislauferkrankungen; es ist heute fast Allgemeingut geworden, daß Rauchen, Übergewicht oder Dauerstreß irgendwie schlecht fürs Herz ist und daher eigentlich vermieden werden müßte. Die aktuelle Karriere des Gesundheitsbegriffs verweist darauf, daß das Gesundheitsmotiv heute ein relevantes gesellschaftliches Phänomen geworden ist und ernst genommen wird. Die Menschen kümmern sich heute mehr um ihre Gesundheit und ihren Körper und überlassen sie nicht mehr ausschließlich dem ärztlichen Experten zur Reparatur.

- Es spricht einiges dafür, daß sich gegenwärtig auch ein tiefgreifender Wandel in der Konzeption des Körpers vollzieht: Die funktionalistische Vorstellung vom Körper als Instrument und als Voraussetzung der eigenen Leistungsfähigkeit, der nicht wahrgenommen wird, solange er "störungsfrei läuft" (die Metapher einer Maschine), wird überlagert und teilweise abgelöst von einem bewußteren Verständnis vom und Verhältnis zum Körper; dieses geht gelegentlich in übersteigerte Formen über, die sich - etwas polemisch - als "Körper-Kult" oder als "hypochondrischer Narzißmus" (Hörmann, 1989) kennzeichnen ließen. Aus der Körpervernachlässigung und Körperfeindlichkeit ist eine Hochstilisierung und Vermarktung des Körpers geworden. "Übergewicht und schlaffe Muskulatur, Blässe und mangelnde Sportivität, unmodische Kleidung und hausbackene Frisuren - dies und anderes mehr gelten als Indiz dafür, daß wir es mit einem Menschen zu tun haben, der nichts oder wenig für seinen Körper tut. Die Konsumgesellschaft hat die Stilisierung des Körpers als Marktlücke entdeckt und mit dem Attribut Gesundheit versehen. (...) Wo der Körper zum Gegenstand des Heils wird, resultiert entweder die verbissene Sucht nach unaufhörlicher Fitness oder ein ständiger Kampf gegen den Körper" (Hörmann, 1989, S. 11).

- Ein Beleg für einen Wandel ist auch das in den 80er Jahren sprunghaft gestiegene Phänomen der Selbsthilfegruppen, die sich vor allem um diverse chronische Erkrankungen gebildet haben und die einen offensichtlichen Mangel in der medizinischen Versorgung sichtbar gemacht haben. Die zunehmenden Selbsthilfeaktivitäten zu Fragen von Gesundheit und Krankheit lassen sich als Versuche einer Wiederaneignung der eigenen Gesundheit und des Körpers durch die Betroffenen interpretieren. Sie lassen sich auch in Zusammenhang bringen mit den Aktivitäten verschiedener sozialer Bewegungen, die offensichtliche "blinde Flecken" des Gesundheitssystems bei der Wahrnehmung gesundheitlicher Gefährdungen, etwa in der Umwelt, in der Lebenssituation von Frauen oder in der weltweiten Rüstung, aufgreifen und Initiativen zur Veränderung der sozialen, politischen und ökonomischen Ursachen dieser Gefährdungen unternehmen.

Auf dieses gestiegene gesellschaftliche Problembewußtsein antwortet die Gesundheitspolitik mit einer verstärkten Thematisierung von Gesundheit: Aus Krankenkassen werden Gesundheitskassen, aus der Prävention von Krankheiten wird die Förderung von Gesundheit. Es würde zu kurz greifen, diesen Wandel in der Begrifflichkeit als bloße Rhethorik zu verstehen. Denn obwohl sich mit Begriffen trefflich symbolische Politik machen läßt, ohne an den Verhältnissen etwas zu verändern, so stehen doch objektive Veränderungen hinter diesem Wandel. Es bleibt aber zunächst eine offene Frage, wie weit und in welche Richtung das Gesundheitsbewußtsein in der Bevölkerung fortgeschritten ist und welcher politische Druck davon ausgeht.

Das Thema Gesundheit ist auch ein Feld gesellschaftlicher Auseinandersetzungen und Machtkämpfe, auch ein Bereich, in dem die Dynamik der gesellschaftlichen Entwicklung zum Ausdruck kommt. Gesundheit ist nicht nur vielen Menschen zum individuellen Problem geworden; als gesellschaftliches Problem hat es sich auch in einer fortgeschrittenen Industriegesellschaft in einer Weise zugespitzt, daß grundlegende Lösungen gefunden werden müssen, die möglicherweise nicht mehr in den alten Bahnen verlaufen können. Diese These will ich in einem nächsten Schritt weiter ausführen, indem ich die zentrale gesellschaftliche Institution im Umgang mit Gesundheit und Krankheit, das medizinische Versorgungssystem, und seine theoretische Basis, das medizinische Krankheitsmodell, etwas näher untersuche.

2.2 Das medizinische System und das Krankheitsmodell in der Krise

Es spricht manches dafür, daß sich das medizinische System, auf das unser Gesundheitswesen aufbaut, in einer grundlegenden Krise befindet. Man muß nicht so weit gehen, die Frage nach einem "Ende der Medizin?" (Lüth, 1986) aufzuwerfen, um ihre Probleme wahrzunehmen. Ich werde die aktuellen Probleme in der medizinischen Praxis als Ausgangspunkt nehmen, um dann Fragen der konzeptionellen Grundlagen im medizinischen Krankheitsmodell zu diskutieren. Die in diesem biomedizinischen Modell fehlenden Dimensionen werden dann in den folgenden Abschnitten unter Konzentration auf den psychologischen Bereich weiter verfolgt.

Die Kritik an der Medizin als Wissenschaft, an der Ärzteschaft als Profession und an der Organisierung des Gesundheitssystems ist kein neues Phänomen. Sie hatte in den 70er Jahren schon einen Höhepunkt und äußerte sich damals in vielen wissenschaftlichen Auseinandersetzungen, aber auch in Werken mit Breitenwirkung in der Öffentlichkeit, etwa in "Die Nemesis der Medizin", dem Bestseller von Illich (1978). Obwohl bis heute die kritischen Stimmen nicht verstummt sind, blieben sie doch erstaunlich folgenlos: Die Medizin hat an ihrer naturwissenschaftlichen Grundorientierung, an ihrem somatischen Krankheitsverständnis und an einer kurativ-technologisch ausgerichteten Praxis kaum etwas verändert. Es ist in diesem Rahmen auch nicht im entferntesten möglich und auch nicht notwendig, eine fundierte Auseinandersetzung mit den Grundzügen des medizinischen Systems zu leisten. Dazu liegen eine Reihe einschlägiger Arbeiten vor (etwa McKeown, 1982; Deppe, 1980, 1987; Ongaro Basaglia, 1985; Lüth, 1986; Schaefer, 1981).

Ich will mich hier darauf beschränken, zunächst in aller Kürze die historische Gewordenheit dieser Ausrichtung zu verdeutlichen und die wesentlichen Probleme der modernen Medizin zu kennzeichnen; dann werde ich die theoretische Grundlage unseres Gesundheitswesens, das biomedizinische Krankheitsmodell, in den Mittelpunkt stellen, um an seinen Beschränkungen die Notwendigkeit einer erweiterten Perspektive zu begründen.

2.2.1 Geschichte und Bedeutung des medizinischen Systems

Es ist wichtig sich zu vergegenwärtigen, daß sich eine naturwissenschaftlich ausgerichtete Medizin und das Monopol der Ärzte als Heilberuf erst etwa seit Mitte des 19. Jahrhunderts durchgesetzt haben (Göckenjan, 1985). Etwa seit dem 16. Jahrhundert entwickelte sich allmählich eine neue Einstellung zur Natur und zum Körper: Der autonome Mensch tritt als Beherrscher der Natur auf und versucht, sie durch Erfahrung zu erkennen. Auch der Körper als Teil der Natur wird jetzt vom Subjektiven getrennt und objektiviert. Die Entstehung der Klinik verstärkt die Entfernung vom kranken Menschen; der klinische Blick richtet sich auf den kranken Körper und reduziert seine pathologischen Erscheinungen auf chemische Prozesse. Das bis heute vorherrschende **naturwissenschaftliche Paradigma** der Medizin drückt sich aus in einer Konzeption des Körpers als Organismus, dessen Funktionen ihrem Wesen nach durch physikalische und chemische Prozesse charakterisiert sind; diese sind streng naturgesetzlich determiniert und lassen sich mit naturwissenschaftlichen Analysemethoden bis in die einzelnen Elemente (Organ, Zelle, Molekül) untersuchen und in ihren kausalen Zusammenhängen beschreiben. Krankheit kann als Störung der physiologischen Prozesse im Organismus verstanden werden; sie drückt sich aus in Symptomen, deren Ursachen im Körpergeschehen mit geeigneten Diagnosemethoden als morphologisches Substrat objektiv zu messen und nachzuweisen sind. Die Therapie sollte idealerweise diese Krankheits- und Störungsursache im Organismus beseitigen.

Diesem Denk- und Praxismodell gelang ein Siegeszug in der zweiten Hälfte des 19. Jahrhunderts, als sich die naturwissenschaftliche Medizin durchsetzte und auf große Erfolge in der Behandlung der damals dominierenden Infektionskrankheiten verweisen konnte. In dieser Phase wurden die Grundlagen für das heute bestehende Gesundheitssystems gelegt, auch für die Arbeitsteilung zwischen den beiden klassischen Gesundheitsberufen, der **Medizin** und der **Krankenpflege**. In dieser Phase wurde auch eine in den Grundzügen bis heute bestehende geschlechtsspezifische Ausprägung dieser Arbeitsteilung durchgesetzt (vgl. Bischoff, 1984; Ostner & Beck-Gernsheim, 1979; Faltermaier, 1987, Kap. 3.2): Der männlichen Medizin als jetzt dominierender Heilberuf stand komplementär eine weibliche Krankenpflege als dem Arzt untergeordneter und ihm assistierender Helferberuf gegenüber. Bis zu ihrer Verdrängung war die Heilkunde aber, vor allem noch im Mittelalter, ein wichtiges Tätigkeitsgebiet von Frauen, und die Krankenpflege war eine keineswegs nur von Frauen beherrschte Arbeit. Die Entwicklung einer naturwissenschaftlichen Medizin mit ihren Spezialisierungen und ihrer organ- und krankheitsbezogenen Einstellung zum kranken Menschen scheint - als Kompensation und Ergänzung - eine ganzheitliche, von Emotionalität und Mitmenschlichkeit geprägte Pflege notwendig gemacht zu haben, die Frauen in besonderer Weise zu garantieren versprachen (Ostner & Beck-Gernsheim, 1979).

Eine weitere wichtige Erkenntnis aus der historischen Betrachtung des medizinischen Systems betrifft die **Bedeutung der Medizin** für den Gesundheitszustand der Bevölkerung. Der englische Medizinhistoriker McKeown (1982) hat sich mit der Frage auseinandergesetzt, wie der drastische Anstieg der Lebenserwartung und der Rückgang der Mortalität in den letzten beiden Jahrhunderten zu erklären sind. Aufgrund einer Sichtung des historischen Datenmaterials, überwiegend Mortalitätsstatistiken, kommt er zu dem Ergebnis, daß der für die Sterblichkeit entscheidende Rückgang der Infektionskrankheiten (insbesondere der Tuberkulose) im 19. Jahrhundert überwiegend auf Verbesserungen in den Lebensverhältnissen und nicht auf die Fortschritte der Medizin zurückzuführen ist. Effektive Therapien für Infektionskrankheiten wie Tuberkulose, Bronchitis und Ruhr wurden erst gefunden, nachdem die Mortalitätszahlen schon deutlich zurückgegangen waren. Diese Befunde schmälern nicht die unbestreitbaren Erfolge der Medizin gerade in der Bekämpfung von Infektionskrankheiten, aber sie relativieren den Beitrag der Medizin zur Erhaltung der Gesundheit, der bisher wohl überschätzt wurde. Der Blick wird dadurch stärker auf **andere Determinanten der Gesundheit** gelenkt; McKeown (1982) erkennt im historischen Rückblick die Ernährungsbedingungen, die Umweltveränderungen und den Lebensstil im Zeitalter der Industrialisierung als entscheidende Einflüsse. Eine **Geschichte der Gesundheit** hätte sich somit ganz wesentlich mit der Entwicklung der materiellen Lebensverhältnisse und der Lebensweise einer Bevölkerung zu beschäftigen: "Ernährung, Wohnungsverhältnisse, Bedingungen der Bekleidung, Körperhygiene usw. auf der einen Seite; Arbeitsbedingungen, politische, soziale und ökologische Anforderungen an die körperliche und psychische Leistungsfähigkeit (...) auf der anderen Seite. Ärzte und Medizin kommen hier nur am Rande vor. Eine Geschichte der Ärzte hat dagegen die Geschichte eines gesellschaftlichen Funktionsbedarfs zu beschreiben, die sich oft weniger mit materiellen Bedürfnissen deckt." (Göckenjan, 1985, S. 23). Hier wird ganz deutlich eine Entkoppelung der Gesundheitsentwicklung von der Entwicklung der medizinischen Profession vorgenommen, die bisher allzuoft als identisch konstruiert wurde. Lange Zeit dominierte eine ziemlich kurzschlüssige Argumentationsfigur, die Göckenjan (1985) so formuliert: "Ärzte und Medizin sind zentral für unsere Gesundheit, Gesundheit ist das Wichtigste für jeden von uns, also sind die Ärzte unsere wichtigsten Helfer und Beschützer." (S. 19). Diese Vorstellung wird durch diese historischen Analysen und durch die Medizinkritik der letzten Jahrzehnte zunehmend in Frage gestellt. Zudem wird auf die gesellschaftliche Funktion einer Berufsgruppe wie der Ärzte hingewiesen: Der Aufstieg der Ärzteschaft im 19. Jahrhundert ist zumindest auch als Antwort auf einen neuen gesellschaftlichen Integrationsbedarf zu verstehen, wie die Arbeit von Göckenjan (1985) zu belegen versucht.

Ein weiterer in diesem Zusammenhang wichtiger Befund der historischen und epidemiologischen Forschung ist der Nachweis, daß sich das **Krankheitsspektrum** in den modernen Industriegesellschaften grundlegend gewandelt hat. Haben bis weit ins 20. Jahrhundert die Infektionskrankheiten eine wichtige Rolle gespielt, so sind sie in der zweiten Hälfte dieses Jahrhunderts statisisch fast zu einer vernachlässigbaren Größe (von etwa 3 Prozent) geworden. Parallel dazu läßt sich ein deutlicher Anstieg der **chronisch-degenerativen Erkrankungen** feststellen, die - wie die Herzkrankheiten und Tumore - nicht nur eine der dominierenden Todesursachen geworden sind, sondern auch den überwiegenden Teil der behandlungsbedürftigen Krankheiten im Gesundheitswesen ausmachen. "Herz-Kreislauferkrankungen, Karzinome, nicht entzündliches Rheuma, chronische Bronchitis, einige Erkrankungen des Magen-Darm-Traktes und der Leber, der Diabetes mellitus sowie Süchte und psychisch manifestierte Leiden erklären über drei Viertel sowohl des Krankheits- als auch des Sterbegeschehens in den industrialisierten Ländern." (Rosenbrock, 1990, S. 3) Die vorliegenden Daten gehen nicht für alle Industrieländer und alle Bevölkerungsgruppen in die gleiche Richtung; die Grundtendenz eines deutlichen Anstiegs der "Zivilisationskrankheiten" läßt sich jedoch ebenso bestätigen wie ein relatives Stagnieren der Lebenserwartung, zumindest für Männer und für die unteren sozialen Schichten (von Münnich, 1987). Diese Verschiebungen im Krankheitsspektrum sind deshalb von entscheidender Bedeutung, weil diese chronisch und degenerativ verlaufenden Erkrankungen mit den Mitteln einer kurativen Medizin nur wenig zu beeinflussen sind und in der Regel nicht geheilt werden können (Rosenbrock, 1990). Zudem mehren sich die empirischen Hinweise, daß unter den lange vor Krankheitsausbruch einsetzenden multiplen Verursachungsfaktoren psycho-soziale Determinanten, Umweltbedingungen und Verhaltensstile eine entscheidende Rolle spielen. Präventive Maßnahmen wären daher gerade für die Krankheiten unserer Zeit von großer Dringlichkeit, werden aber selten realisiert (ebd.).

2.2.2 Probleme des medizinischen Systems

Die Menschen werden heute zwar älter, sind aber nicht unbedingt gesünder. Die großen Probleme der modernen Medizin, die Gesundheit der Bevölkerung sicherzustellen, hängen wesentlich damit zusammen, daß das kurativ ausgerichtete Medizinsystem gegenüber diesem Krankheitsspektrum relativ hilflos ist. Viele Menschen kommen mit Erkrankungen zum Arzt, die bereits in einem so fortgeschrittenen Stadium sind, daß eine vollständige Heilung nicht mehr möglich ist. Die heutigen technologischen Möglichkeiten der Medizin zu einer adäquaten Diagnostik stehen in keinem Verhältnis zu den oft beschränkten Möglichkeiten einer medizinischen Intervention. Für einen Herzinfarkt oder Schlaganfall, für eine allergische oder rheumatische Erkrankung, für eine Tumorerkrankung oder für die Folgen eines Unfalls gibt es zwar diverse Behandlungsmöglichkeiten, diese stellen aber nur selten die Gesundheit wieder vollständig her. Für den Erfolg und das Ausmaß einer meist sehr langwierigen Rehabilitation des Kranken sind oft andere Einflüsse viel entscheidender: die Intensität der pflegerischen Betreuung, die krankengymnastischen oder diätetischen Maßnahmen, die Unterstützung der Angehörigen und sozialen Umgebung, vor allem aber die Motivation, Einstellung und Aktivitäten des Betroffenen selbst und seine Bereitschaft, gegebenenfalls den bisherigen Lebensstil wesentlich zu verändern. Die hohen Prävalenzraten dieser Erkrankungen lassen sich durch noch so große Aufwendungen und Bemühungen des medizinischen Apparats in diesem Stadium nicht entscheidend senken. Es liegt dagegen nahe, daß Interventionen vor dem Ausbruch der Krankheit, also präventive Maßnahmen, im Prinzip effektivere Mittel zu ihrer Verringerung wären. Zwar sind die Schwierigkeiten einer präventiven Gesundheitspolitik nicht zu unterschätzen, aber, wie etwa Rosenbrock (1990) zeigt, ist schon jetzt genügend ätiologisches Wissen vorhanden, um durchaus vielversprechende präventive Maßnahmen ergreifen zu können. Nur ist das medizinische System bisher in keiner Weise darauf eingestellt, eine präventive Medizin zu betreiben, und die medizinische Forschung ist (noch) nicht bereit, Prioritäten in Forschungsbereichen zu setzen, die der Verhinderung von Krankheiten besser dienen könnten[1]. Weil das medizinische System nicht in der Lage ist, die Massenerkrankungen unserer Zeit wirksam zu bekämpfen, ist es wohl nicht übertrieben, von einer schleichenden **Krise in der gesundheitlichen Versorgung** der Bevölkerung zu sprechen. Die Gründe dafür hängen entscheidend mit dem zugrundeliegenden Denkmodell, dem biomedizinischen Modell, zusammen; es wird daher noch etwas ausführlicher zu diskutieren sein.

Schwierigkeiten ergeben sich aber auch im medizinischen System selbst. Seit einigen Jahren häufen sich Hinweise darauf, daß die bisher dominante Rolle der Medizin in die Kritik gerät. Diese schöpft sich zum Teil aus ihren eigenen Reihen: Gerade die junge Generation von Ärzten und Ärztinnen sucht aufgrund der immer deutlicher erkennbaren Grenzen der Schulmedizin nach alternativen Wegen, die etwa in der ganzheitlichen Medizin (Pelletier, 1983; Milz, 1985; Hartmann, 1989), in der Naturheilkunde oder der Psy-

---

[1] Eine aktuelle Entwicklung in der Forschungspolitik ist allerdings zu erwähnen, weil sie hierbei einen Umschwung einleiten könnte: Unter dem Etikett "Public Health" werden inzwischen auch in Deutschland Forschungsvorhaben gefördert, die verstärkt die Grundlagen für präventive Maßnahmen untersuchen sollen.

chosomatik (Uexküll, 1979) gegangen werden. Aber deutliche Kritik kommt auch von den medizinischen Assistenzberufen, die sich mit ihrer untergeordneten Position nicht mehr abfinden wollen: Die Krankenpflege als größte Berufsgruppe im Gesundheitswesen spielt hier eine besondere Rolle. Sie erlebt wegen ihrer patientennahen Arbeit die Grenzen und auch die negativen Auswirkungen medizinischer Maßnahmen sehr intensiv mit und besinnt sich zudem immer mehr auf die Eigenständigkeit und Ganzheitlichkeit ihrer Pflegetätigkeit. Das bringt sie tendenziell in Konflikt mit dem ärztlichen Berufsfeld, das nach wie vor die Krankenpflege als ausführendes und assistierendes Organ wahrnimmt. Die Emanzipationsprozesse dieser Berufsgruppe werden verstärkt durch den offensichtlichen Mangel an Arbeitskräften ("Pflegenotstand"), ihrem auch in der Öffentlichkeit immer mehr beklagten geringen Status und Einkommen sowie dem geschlechtsspezifischen Charakter der Arbeitsteilung zwischen Medizin und Krankenpflege. Die Frauen von heute (wie die Männer) sind zunehmend weniger bereit, die Belastungen der Pflegearbeit unter diesen Bedingungen zu leisten; sie fordern nicht nur eine deutliche Anhebung ihres Status und ihrer Entlohnung, sondern auch die Anerkennung der eigenständigen Qualität ihrer Tätigkeit mit entsprechenden Möglichkeiten der Weiterqualifizierung. Diese Entwicklung wirkt sich als Druck auf das medizinische System und seine traditionelle Arbeitsteilung und Hierarchisierung aus. Dieser Druck erfolgt gleichfalls und mit vielleicht noch größerer Wirkung auf der ökonomischen Ebene. Schon längere Zeit wird über die Grenzen der Finanzierbarkeit dieses Systems diskutiert, ohne allerdings ihre inhaltliche Ausrichtung in Frage zu stellen. Es wird sich zeigen, ob die auf der Kostenseite unternommenen Lösungsversuche erfolgreich sind. Sie haben jedenfalls auch zu einer deutlich höheren Belastung der Krankenversicherten und der von Krankheit Betroffenen geführt sowie beträchtliche Unruhe unter den Gesundheitsberufen ausgelöst. Insgesamt scheinen die hier nur angedeuteten "Symptome" auf eine **Identitätskrise** des bestehenden medizinischen Systems hinzudeuten, zumal eine Verstärkung dieser Tendenzen wahrscheinlicher ist als eine Abschwächung.

Wenn schließlich das Verhältnis der Patienten und der Öffentlichkeit zum System der gesundheitlichen Versorgung in Betracht gezogen wird, so gibt es einige Anzeichen dafür, daß sich das medizinische System seit einiger Zeit auch in einer **Legitimationskrise** befindet. Die Akzeptanz des Arztes und sein hoher gesellschaftlicher Status waren lange Zeit ohne Zweifel. Inzwischen verdichtet sich der Eindruck eines allmählichen Wandels im

19

Verhältnis des Patienten zum Arzt: Die bisher selbstverständliche Unterordnung des hilfsbedürftigen und aufgrund seiner Lage eher schwachen Patienten gegenüber der Autorität des medizinischen Experten scheint bei immer mehr Menschen aufzubrechen. Der mündige Patient, der seine Rechte kennt, notwendige Informationen einfordert und sich die Verantwortung für Entscheidungen über seinen Körper nicht aus der Hand nehmen läßt, kommt nun häufiger vor, obwohl die (Schicht-)Unterschiede immer noch sehr groß sind und auch bei kritischen Patienten noch beträchtliche Ambivalenzen mitschwingen. Diese Tendenz zu mehr Selbstbewußtsein läßt sich auch daran ablesen, daß bei Unzufriedenheit mit einer Behandlung heute eher nach Alternativen gesucht wird, im ärztlichen und nicht-ärztlichen Bereich (Homöopathen, Psychotherapeuten, etc.). Auch die Selbstbehandlung spielt wohl schon längere Zeit eine wichtige, aber kaum wahrgenommene Rolle; sie zeigt sich heute deutlicher, etwa im Boom der Ratgeberliteratur zu Gesundheitsfragen. Selbsthilfegruppen von chronisch erkrankten Menschen sind im letzten Jahrzehnt in großer Zahl entstanden und fast schon zu einem normalen Phänomen geworden; ihre Existenz weist darauf hin, daß die Bedürfnisse dieser Kranken im medizinischen System nicht erfüllt werden konnten und deshalb Prozesse der Selbstorganisation auslösten. In dieselbe Richtung deutet ein weiteres Phänomen der sozialen Organisierung: Viele Initiativen und soziale Bewegungen haben sich in den letzten Jahren gebildet, um gegen gesundheitliche Risiken und Gefährdungen anzugehen, die offenbar im Gesundheitssystem nicht oder nicht ausreichend wahrgenommen wurden, etwa in der Umwelt, im Verkehr, in der Lebenssituation bestimmter Bevölkerungsgruppen, in der Rüstung. Diese Aktivitäten treffen sich mit einer allgemeinen Tendenz, Experten stärker zu mißtrauen und ihre Macht einzugrenzen. Die angeführten Tendenzen sind vielleicht für sich betrachtet noch nicht weitreichend, in ihrer Gesamtheit und im historischen Vergleich deuten sie aber doch einen ernstzunehmenden Wandel an, der auch im medizinischen System wahrgenommen wird.

2.2.3 Das medizinische Krankheitsmodell

Die Grundlage unseres heutigen Gesundheitssystems ist nach wie vor das "medizinische Krankheitsmodell". Es entstand, wie schon angedeutet, aus einer naturwissenschaftlichen Sicht von der Welt und vom menschlichen Körper. Mit der Herausbildung einer naturwissenschaftlichen Medizin und ihrer Durchsetzung gegenüber vorwissenschaftlichen Vorstellungen von

20

Krankheit und Heilung entwickelte sich ein grundlegendes Verständnis von Krankheit, das als "medizinisches Krankheitsmodell" bezeichnet wird. Es blieb trotz vielfältiger Modifikationen in seinen Grundzügen erhalten und stellt bis heute das dominante Denkmodell der "Schulmedizin" dar. Ich will seine wesentlichen Merkmale kurz darstellen und dann die zentralen Einwände gegen dieses Modell anführen (vgl. Engel, 1979; von Münnich, 1987; Maschewsky, 1984).

Die Medizin nimmt bei der Betrachtung von Krankheit eine naturwissenschaftliche Perspektive ein, d.h. sie untersucht sie mit naturwissenschaftlichen Methoden und versucht, sie auf der Basis naturwissenschaftlicher Gesetze zu erklären. Die Medizin konzentriert sich dabei auf den Körper des Menschen, der als biologischer **Organismus** verstanden wird. Im Mittelpunkt des medizinischen Interesses steht der Wirkungszusammenhang pathogener Prozesse im Organismus. Krankheit wird auf ein innerkörperliches Geschehen reduziert und als Störung der normalen Funktionen der Organe oder Organsysteme im Körper verstanden. Der kranke Mensch ist dabei nur die Instanz eines pathogenen Prozesses: Er ist der (passive) Träger einer Krankheit und wird in der Folge zum Objekt einer Behandlung. Seine Psyche wird vom körperlichen Geschehen abgetrennt, da es für das eigentliche Krankheitsgeschehen ohne Bedeutung sei, womit der kranke Mensch auch als Subjekt ausgegrenzt wird. Auf diese Weise reproduziert die Medizin die klassische, auf Descartes zurückgehende Trennung von Leib und Seele. Der Körper als Organismus wird in der naturwissenschaftlichen Medizin in Analogie zu einer Maschine betrachtet, die gesetzmäßig funktioniert. Diese Körper-Maschine läßt sich in ihren normalen Funktionen und in ihren pathologischen Abweichungen erkennen, indem man sie in ihren Bestandteilen analysiert. Eine Erklärung erfolgt letztlich durch eine Reduktion auf physikalisch-chemische Prozesse. Es fällt auf, daß die Medizin in ihrer wissenschaftlichen Entwicklung die Analyseebenen immer stärker in den Mikrobereich verlagert hat: Von den Organen als Träger von Störungen (Organpathologie) wurden die Analyseeinheiten über die Zellen (Zellularpathologie in der Tradition Virchows) bis hin zu den Molekülen (Molekularpathologie) aufgespalten und dann entsprechend als Ansatzpunkte für Interventionen gewählt (vgl. Maschewsky, 1984).
Die **impliziten Grundannahmen** des "biomedizinischen Modells" lassen sich in Anlehnung an Engel (1979) und Mishler et al. (1981) wie folgt benennen: "Das Modell betrachtet Krankheit durch Abweichungen von der

Norm meßbarer biologischer (somatischer) Variablen als vollständig erklärt. Innerhalb seines Rahmens werden die sozialen, psychologischen und verhaltensmäßigen Dimensionen von Krankheit nicht berücksichtigt" (Engel, 1979, S. 66). Weiter wird angenommen, daß jede Krankheit eine spezifische Ätiologie aufweist, das heißt, daß gleiche Ursachen auch gleiche Folgen in Form einer Krankheit hervorbringen. Dabei gibt das ätiologische Modell der Keimtheorie, das sich für die Erklärung und Bekämpfung von Infektionskrankheiten bewährt hat, das allgemeine Paradigma ab. Pasteur und Koch gelang der Nachweis von Mikroorganismen, die als spezifische Ursache einen physiologischen Prozeß auslösen, der zu einer spezifischen Störung der normalen Körperfunktionen führt und damit zu einer bestimmten Krankheit. In der Folge wird bei allen Krankheiten die Suche nach ihren spezifischen Ursachen favorisiert, wobei sich der Schwerpunkt der Aufmerksamkeit von den Umwelteinwirkungen zunehmend zu den biochemischen Mechanismen im Körper verlagert hat. Die Interventionen konzentrieren sich folglich auf technologische Lösungen zur Behebung des funktionellen Defekts. Ferner werden alle Krankheiten im Modell als Gattungskrankheiten verstanden, das heißt ihre Erklärung ist für die menschliche Art universell gültig. Schließlich versteht sich die Medizin sowohl als wissenschaftlich neutrale Disziplin zur Erklärung von Krankheiten als auch als objektive Instanz, die das einzig gültige Abbild von der Wirklichkeit herstellt (vgl. ausführlicher: von Münnich, 1987).

Die **Kritik am "biomedizinischen Krankheitsmodell"** ist nicht neu. Die Debatte wurde vor allem in den 70er Jahren sehr heftig geführt und konzentrierte sich dabei besonders auf die Frage, ob eine psychische Abweichung als "Krankheit" im Sinne des medizinischen Modells verstanden werden kann (vgl. Keupp, 1972, 1979). Die entscheidenden Argumente betrafen aber schon damals nicht nur psychische sondern auch organische Krankheiten. Der amerikanische Sozialmediziner Engel (1979) hat in einem stark beachteten Artikel die wesentlichen Einwände formuliert. Engel kritisierte vor allem den Reduktionismus im biomedizinischen Modell, alle Arten von Krankheiten als eine Störung des zugrundeliegenden physikalischen Mechanismus zu verstehen und dabei die sozialen, psychologischen und verhaltensmäßigen Dimensionen zu ignorieren. Er schlug eine Erweiterung des "bio medizinischen Modells" um eben diese Dimensionen vor und formulierte ein "biopsychosoziales Modell" als Alternative. Seine Argumente für eine Einbeziehung somatischer **und** psychosozialer Faktoren bei körperlichen und psychischen Erkrankungen lauten im einzelnen (Engel, 1979):

- Eine Krankheit ist auch wesentlich dadurch bestimmt, daß sie von den Betroffenen erlebt wird, für sie Bedeutung erlangt und in ihren Auswirkungen berichtet werden kann. Der Nachweis einer biochemischen Abweichung ist eine notwendige, aber keine hinreichende Bedingung zur Kennzeichnung des Phänomens "Krankheit", nur ein Faktor unter vielen. Psychologische, soziale und kulturelle Faktoren müssen mit einbezogen werden, um Krankheit in ihrer Gesamtheit zu verstehen.
- In der klinischen Praxis werden vom Patienten Beschwerden, Erscheinungen des Leidens und der Beeinträchtigung berichtet. Ein wissenschaftlich begründeter Zugang zu diesen verhaltensmäßigen und psychosozialen Daten ist notwendig, um sie überhaupt mit den biochemischen Prozessen in Beziehung setzen zu können. Oft wird zu stark auf die technischen Untersuchungen und Laborwerte vertraut; die verbalen Patientenberichte und ihre psychologischen, sozialen und kulturellen Determinanten werden tendenziell vernachlässigt oder nicht genau genug analysiert.
- Die Lebensumstände eines Menschen haben einen bedeutsamen Einfluß auf den Ausbruch einer Krankheit und auf Schwankungen im Krankheitsverlauf. Für diese Aussage gibt es vielfache empirische Belege, die aber in das "biomedizinische Modell" nicht integriert werden können.
- "Psychologische und soziale Faktoren sind auch von entscheidender Bedeutung dafür, ob und wann Patienten, bei denen die biochemischen Abweichungen (...) vorhanden sind, sich selbst als krank betrachten oder von anderen so betrachtet werden." (Engel, 1979, S. 73) Auch das Aufsuchen von Hilfe und die Inanspruchnahme von Personen und Institutionen des Gesundheitswesens werden von ähnlichen Faktoren beeinflußt und lassen sich durch den biochemischen Defekt allein nicht erklären.
- Für den Erfolg einer Behandlung reicht in der Regel eine Beseitigung der biochemischen Störung nicht aus; psychologische und soziale Variablen spielen eine bedeutsame Rolle dabei, die Gesundheit des Patienten wiederherzustellen.
- Das Verhalten des Arztes und seine Beziehung zum Patienten beeinflussen in hohem Maße den Erfolg einer Therapie. Psychologische Prozesse können sowohl auf das Krankheitserleben als auch auf die biochemischen Mechanismen wirken. Der Arzt heilt auf der Grundlage seiner Persönlichkeit und seiner psychologischen Kompetenzen. Diese Einflüsse sind jedoch im "medizinischen Modell" nicht vorgesehen.

Die Kritik am "biomedizinischen Modell", die hier nur am Beispiel eines ihrer bekannteren Protagonisten dargestellt wurde, ist inzwischen von vielen Autoren innerhalb und außerhalb der Medizin wiederholt und ausgearbeitet worden (vgl. etwa Knowles, 1977; Totman, 1982; Maschewsky, 1984; von Münnich, 1987; Ongaro Basaglia, 1985; Weiner & Mayer, 1990). Sie ist außerdem durch die sozialwissenschaftlichen und epidemiologischen Forschungen der 70er und 80er Jahre empirisch in vieler Hinsicht bestätigt worden (siehe Kapitel 2.3). Dennoch blieb diese Kritik erstaunlich wirkungslos: Das "medizinische Modell" überstand den Höhepunkt der kritischen Auseinandersetzung relativ unbeschadet und hat bis heute trotz fast erdrückend scheinender Belege von psychosozialen und verhaltensmäßigen Einflüssen keine wesentlichen Veränderungen vorgenommen. Das brachte dem Modell den Vorwurf ein, inzwischen den "Status eines Dogmas" (Engel, 1979) erreicht zu haben, weil es einerseits die widersprechenden Daten gar nicht mehr zur Kenntnis nehmen muß und andererseits längst über die Wissenschaft hinaus zum Volksmodell von Krankheit, zu unserer kulturspezifischen Sichtweise geworden ist.

2.2.4 Risikofaktorenmedizin und Psychosomatik

Zwei Strömungen innerhalb der Medizin müssen allerdings erwähnt werden, weil sie als Alternativen zum "biomedizinischen Modell" verstanden werden könnten: Die Risikofaktorenmedizin und die Psychosomatik.

Die **Risikofaktorenmedizin** (vgl. Schaefer, 1976, 1979; Abholz et al., 1982) beruht auf der Vorstellung, daß die heute dominierenden chronisch-degenerativen Erkrankungen eine multifaktorielle Genese aufweisen, deren Bestimmungsstücke durch intensive epidemiologische Forschungen aufgedeckt werden können. Es lassen sich verschiedene Merkmale identifizieren, die als Risikofaktoren einen empirisch nachweisbaren Beitrag zur Entstehung einer Krankheit leisten. Das Konzept der Risikofaktoren ist eng verbunden mit dem epidemiologischen Forschungsparadigma, das die Häufung von Krankheitsfällen (Morbidität) und von Todesfällen (Mortalität) in der Bevölkerung analysiert und in ihrer Beziehung zu einer Fülle von Variablen untersucht, um daraus Hinweise auf die Ätiologie von Krankheiten zu gewinnen. Die epidemiologische Forschung hat eine lange Tradition in der Medizin und dabei wichtige Beiträge zum Verständnis und zur Bekämpfung von Krankheiten geleistet; man denke etwa an die im 19. Jahrhundert durch epidemiologische Analysen erkannten Zusammenhänge zwischen der Cholera und infiziertem Trinkwasser, wodurch, lange bevor der Cholerabazillus von Robert Koch entdeckt wurde, effektive Interventionen möglich wurden. Die großen **epidemiologischen Studien**, die seit den 50er Jahren vor allem in den USA durchgeführt wurden, untersuchten in besonderem Maße die koronaren Herzkrankheiten, weil diese in allen Industriegesellschaften zum größten Gesundheitsproblem und zur führenden Todesursache geworden sind. In diesen Studien wurde erstmals das Konzept der "Risikofaktoren" verwendet, um jene Variablen zu benennen, deren Zusammenhänge mit der Inzidenz (der Häufigkeit neuer Fälle einer Krankheit) sich als kausal bedeutsam erweisen und die daher zur Voraussage und zur Verhütung von Krankheit dienen können (Epstein, 1982). Die klassische, prospektiv angelegte Framingham-Studie (benannt nach einer amerikanischen Kleinstadt) kam etwa zum Ergebnis (Haynes et al., 1978), daß zwischen der über vier Jahre gemessenen Inzidenz von koronarer Herzerkrankung und folgenden **Faktoren** signifikante Zusammenhänge bestehen: hoher Blutdruck, relatives Übergewicht und hoher Cholesterinspiegel im Blut. In Folgestudien wurden Rauchen und Diabetes als weitere Risikofaktoren entdeckt. Die Schlußfolgerung aus diesen statistischen Zusammenhängen war, daß je höher die Zahl der Risikofaktoren bei einer Person ist um so größer die Wahrscheinlichkeit (das Risiko), an einer koronaren Herzkrankheit zu erkranken. Da diese somatischen Risikofaktoren nur einen begrenzten Anteil der Varianz von koronaren Herzkrankheiten erklären konnten, wurden später auch psychosoziale Variablen einbezogen: Streßbedingungen am Arbeitsplatz, belastende Lebensereignisse und eine als Typ-A bezeichnete Persönlichkeitsdisposition sind aufgrund häufiger empirischer Belege inzwischen als Risikofaktoren für Herzerkrankungen relativ breit akzeptiert (Siegrist, 1982, 1985; Krantz, Baum & Singer, 1983).

Trotz einer nun schon über 30 Jahre währenden Forschungstradition und vieler aufwendiger Studien (auch bei diversen anderen Erkrankungen) vor allem im angloamerikanischen Bereich, ist die Erkenntnislage immer noch von Unsicherheit gekennzeichnet: Neue Risikofaktoren tauchen auf, alte geraten in Vergessenheit; fast könnte man von Modewellen sprechen, die aber, weil sie häufig schnell popularisiert und zu optimistischen Interventionsprogrammen führen, eher zu einer Verunsicherung in der Bevölkerung beitragen. Die methodischen Probleme dieses Forschungsansatzes sind groß (vgl. von Münnich, 1987; Korporal & Zink, 1982) und die konzeptionellen Unzulänglichkeiten fast noch größer (vgl. von Münnich, 1987;

Maschewsky, 1984). Es fällt auf, daß die einbezogenen Variablen relativ willkürlich ausgewählt und korreliert werden, jedenfalls keinem theoretischen Konzept über die ätiologischen Zusammenhänge folgen. Wie die einzelnen Faktoren zusammenwirken und wie sie in einen vermutlich über längere Zeit andauernden ätiologischen Prozeß eingebunden sind, bleibt ziemlich unklar. Die einzelnen Faktoren werden als isolierte Variablen konzipiert, die ähnlich wie Krankheitserreger die Gesundheit bedrohen, daher bekämpft und eliminiert werden müssen. Ihre notwendige Einbindung in den jeweiligen Lebenszusammenhang einer Person wird ausgeblendet; der Mensch interessiert nur als Träger eines Bündels von Risikomerkmalen und wird so seiner Subjekthaftigkeit entkleidet. Die somatischen Risikofaktoren stehen im Vordergrund, und die Forschung konzentriert sich auf die physiologischen Prozesse der Weiterverarbeitung von Risikokonstellationen. Die psychosozialen Variablen wurden deshalb einbezogen, weil die durch die klassischen Faktoren erklärte Varianz nicht befriedigend war. Überhaupt ist der Anteil der durch Risikofaktoren erklärten Varianz des Krankheitsgeschehens nicht besonders hoch, bei Herzerkrankungen kaum mehr als 60 Prozent (Siegrist, 1982). Kritik wird auch daran geübt, daß trotz einer fehlenden Repräsentativität vieler Studien (häufig weiße Männer aus der Mittelschicht) oft weitreichende Schlußfolgerungen gezogen werden; ein in einer begrenzten Studie gefundener Faktor wird schnell zum Risiko für alle erklärt (vgl. Korporal & Zink, 1982; von Münnich, 1987).

Es stellt sich daher die Frage, ob das Modell einer Risikofaktorenmedizin das "biomedizinische Modell" transzendieren kann. Nach allem, was bisher vorliegt, wohl kaum. Die Schwerpunkte der Forschung liegen bei biomedizinisch definierten Krankheiten und bei den physiologischen Mechanismen der Wirkung von beispielsweise Rauchen, erhöhtem Cholesterin, Bluthochdruck oder Übergewicht. Entsprechend konzentrieren sich die präventiv gedachten Interventionen auf ein frühzeitiges Erfassen von Personen mit Risikomerkmalen und ihre medizinische Behandlung. Hierin zeigt sich eher eine Ausweitung des "biomedizinischen Krankheitsmodell" als eine Überwindung. Soweit Risikoverhaltensweisen wie Rauchen, fettreiche Ernährung, Bewegungsmangel oder ein ehrgeiziger und konkurrierender Verhaltensstil einbezogen werden, so sind diese ebenso mechanistisch konzipiert wie andere Risikofaktoren. Ein technizistischer Zugriff, der isolierte Verhaltensweisen "wegtherapieren" will, ist aber nicht nur naiv, sondern führt auch zur Stigmatisierung von "Risikopersonen" (Wambach, 1983) und läßt die Gefahr einer umfassenden Medikalisierung des Alltagslebens entstehen (Maschewsky, 1984; Ongaro Basaglia, 1985).

Die **psychosomatische Medizin**, wie sie hierzulande verstanden wird (vgl. Uexküll, 1979), steht in deutlichem Gegensatz sowohl zum "biomedizinischen Krankheitsmodell" wie auch zur Risikofaktorenmedizin. Sie war einst mit dem Anspruch angetreten, das Subjekt wieder in die Medizin einzuführen. Ihre bereits längere Geschichte nahm aber in Westeuropa und in den USA deutlich unterschiedliche Entwicklungen, die daher auch differenziert zu beurteilen sind. Die Psychosomatik in Westeuropa war und ist sehr stark mit dem psychoanalytischen Denkmodell verbunden; in der amerikanischen Psychosomatik dominieren dagegen heute eher Ansätze, die auf die Streßtheorie von Selye und auf die Psychophysiologie von Cannon zurückgehen. Hier kann auch nicht im entferntesten eine Auseinandersetzung mit den verschiedenen Ansätzen der psychosomatischen Medizin geführt werden. Eine konzeptionelle Analyse, der ich mich weitgehend anschließend kann, hat etwa von Münnich (1987) geleistet. Er kommt zum Schluß, daß die entscheidende Schwierigkeit des psychoanalytisch orientierten Ansatzes der Psychosomatik darin liegt, "wie ein hermeneutisch begründetes Verfahren, das sich scharf von der naturwissenschaftlichen Methode der Medizin abzugrenzen wünscht, überhaupt noch vom Körper reden" kann (S. 124). In der Begrifflichkeit der Psychoanalyse seien physische Vorgänge schwer zu erfassen, der Anspruch auf den Zugang zum Körper werde tendenziell aufgegeben. In neuerer Zeit werden allerdings Anstrengungen unternommen, den Körper über das subjektive Erleben stärker einzubeziehen (vgl. etwa Brähler, 1986). Damit befinde sich die Psychosomatik in einem umgekehrten Dilemma wie die somatische Medizin, die in ihrem Modell psychische Vorgänge ausschließt. Dementsprechend ist auch der Status der psychosomatischen Medizin in der heutigen medizinischen Versorgung eher randständig: Sie wollte zwar ursprünglich ein Modell für die gesamte Medizin abgeben, befindet sich heute jedoch vorwiegend in den Nischen einer Spezialdisziplin. Dort am Rande der "eigentlichen" Medizin wird sie eher geduldet als daß sie eine kritische Wirkung auf das "biomedizinische Modell" ausüben könnte.

Die neuere amerikanische Psychosomatik (vgl. Lipowski, 1977; Gatchel, Baum & Lang, 1982) besitzt zwar einen Begriff vom Körper, der jedoch biologisch bestimmt ist und dem der Medizin entspricht. Die psychoanalytische Tradition wurde ausgegrenzt und das Psychische ist auf jene Aspekte beschränkt, die mit den Methoden der Verhaltenswissenschaften zu erfassen sind. Sie nähert sich in ihrer Ausrichtung dem "biopsychosozialen Modell" an und versucht, ähnlich wie die Risikofaktorenmedizin, die Zusammenhänge zwischen psychosozialen und somatisch-physiologischen Aspekten durch empirisch-statistische Analysen zu belegen.

Beide Ansätze der Psychosomatik haben somit Schwierigkeiten, die Leib-Seele-Zusammenhänge in einer ganzheitlichen Perspektive zu konzeptualisieren. Dennoch stellt jeder für sich einen wichtigen Versuch dar, die psychische Dimension in die Medizin zu integrieren. Die psychoanalytische Tradition sensibilisiert für die innerpsychischen Prozesse, die ein sich körperlich manifestierendes Krankheitsgeschehen begleiten. Die amerikanische Tradition der Psychosomatik stellt ein Forschungsparadigma bereit, das psychische und soziale Einflüsse auf Krankheitsprozesse untersuchbar macht. Die psychosomatischen Ansätze stellen somit eine Kritik und Herausforderung für das biomedizinische Krankheitsmodell dar, aber sie transzendieren es nicht. Denn sie lassen sich auf die Untersuchungseinheit Krankheit ein, wie sie in der Medizin vorgegeben ist. Das macht es leicht, ihre Ergebnisse auf einige "psychosomatische" Krankheiten zu beschränken, das Krankheitsmodell als solches aber unangetastet zu lassen. Die "eigentliche" Medizin muß zwar an den Rändern Zugeständnisse machen, kann ansonsten aber so weitermachen wie bisher. Die Psychosomatik hat wichtige theoretische, empirische und praktische Anregungen gegeben und unsere Erkenntnisse über die Zusammenhänge zwischen körperlichen, psychischen und sozialen Prozessen beträchtlich erweitert. Eine wirkliche Alternative zum Krankheitsmodell stellt sie jedoch nicht dar.

2.2.5 Der soziologische Krankheitsbegriff

Bevor auf den explizit psychologischen Zugang zum Phänomen Krankheit gesondert eingegangen wird, soll zunächst noch der Frage nachgegangen werden, in welcher Weise die soziologische Perspektive eine Erweiterung des medizinischen Modells begründen kann oder gar einen Widerspruch dazu konstituiert. Die Entwicklung der Medizinsoziologie zu einer eigenständigen Disziplin hat in den letzten Dekaden auch zu einem gewaltigen Aufschwung der sozialwissenschaftlichen Forschung im Gesundheitswesen geführt, die ein umfangreiches Spektrum an Themen umfaßt (vgl. Mechanic, 1983a; Siegrist, 1988). Es soll in diesem Zusammenhang aber nur ein grundlegendes Problem angesprochen werden, nämlich wie aus soziologischer Sicht der Gegenstand "Krankheit" konzipiert ist. Wenn auch in neuerer Zeit zunehmend eigenständigere Konzeptionen von Gesundheit und Krankheit und methodische Innovationen erkennbar werden (vgl. Mechanic, 1989; Pearlin, 1992), so hat doch ein Großteil der medizinsoziologischen Forschung relativ äußerlich soziale Faktoren einem biomedizinischen Verständnis von Krankheit hinzugefügt (Levine, 1987). Sie hat damit zwar zu einer Erweiterung des Krankheitsmodells um eine soziale Dimension beigetragen, es aber in seinen biologischen Dimensionen relativ unbelassen akzeptiert. Darin liegt möglicherweise auch ein Grund, warum die Medizin nicht genötigt war, substantiell auf die Herausforderungen der soziologischen Kritik zu reagieren.

Einer der prominentesten Theoretiker der Soziologie, Talcott **Parsons**, war gleichzeitig auch einer der Grundleger der Medizinsoziologie; er hat durch seine Arbeiten das vorherrschende soziologische Verständnis von Krankheit und von der Rolle des Kranken wesentlich geprägt. Parsons sieht Gesundheit und Krankheit aus system-funktionalistischer Perspektive: Gesundheit ist "eine der funktionalen Vorbedingungen eines jeden sozialen Systems" (Parsons, 1958, S. 10). Die Mitglieder einer Gesellschaft müssen gesund sein, um ihre sozialen Rollen erfüllen zu können. Krankheit bedeutet aber die **Unfähigkeit zur Rollenerfüllung**; sie gefährdet dadurch das Fortbestehen eines sozialen Systems. Krankheit wird als eine Form **abweichenden Verhaltens** verstanden, das eine institutionalisierte Form sozialer Kontrolle, hier durch die Medizin, notwendig macht. Jede Krankheit hat sowohl eine biologische wie auch eine soziale Bestimmung: "Zusammenfassend können wir die Krankheit als einen Zustand der Störung des 'normalen' Funktionierens des Menschen bezeichnen, sowohl was den Zustand des Organismus als auch was seine individuellen und sozialen Anpassungen angeht." (Parsons, 1958, S. 12) Für ein soziales System ist es zum einen funktional notwendig zu verhindern, daß ihre Mitglieder sich ihren sozialen Verpflichtungen durch Krankheit entziehen; zum anderen müssen kranke Mitglieder möglichst schnell wieder in ihrer vollen Leistungsfähigkeit hergestellt werden. Die Gesellschaft institutionalisiert dafür zwei Mechanismen: erstens ein System für die Therapie und für die soziale Kontrolle ihrer kranken Individuen, das durch die Medizin als gesellschaftliches Subsystem repräsentiert wird, und zweitens soziale Rollen für kranke Individuen.

Die **Rolle eines Kranken** ist nach Parsons (1958, S. 16ff., 1968, S. 345ff.) durch vier spezifische Momente bestimmt:

29

a) Der Kranke kann für seine Unfähigkeit nicht verantwortlich gemacht werden und kann diese auch nicht durch einen reinen Willensakt überwinden.

b) Die Krankheit dient als Legitimation für die Befreiung des Kranken von seinen normalen Aufgaben und Rollenverpflichtungen.

c) Kranksein ist ein legitimierter Zustand, jedoch nur dann, wenn sich der Kranke um seine Gesundung bemüht.

d) Der Kranke hat die Pflicht, kompetente Hilfe aufzusuchen und mit den dafür vorgesehenen Institutionen zusammenzuarbeiten, um eine Heilung zu erreichen; das medizinische Subsystem mit seinen Einrichtungen und durch Rollen definierten Professionellen (d.h. primär die Profession des Arztes) hat das gesellschaftliche Mandat zu dieser Hilfe und zur sozialen Kontrolle.

Parsons' Gesundheits- und Krankheitsbegriff ist zweifellos sozial bestimmt. Er hat damit die medizinsoziologischen Forschungen entscheidend beeinflußt und sein Modell stellt möglicherweise noch heute eine zentrale theoretische Legitimationsbasis für das medizinische System dar. Er ist aber auch ein Ausgangspunkt für die sozialwissenschaftliche Diskussion um den Krankheitsbegriff. Das Krankheitsverständnis des Symbolischen Interaktionismus, das die Kontroversen der 70er Jahre wesentlich bestimmte, kann man ebenso als Gegenreaktion auf Parsons verstehen (Gerhardt, 1981) wie die wissenssoziologischen Ansätze in der Tradition von Alfred Schütz (Idler, 1979), die eine Grundlage für jene Forschungsthemen darstellen, die über die Grenzen des medizinisch geprägten Krankheitsverständnisses hinausgehen. Die soziale Bestimmung von Gesundheit und Krankheit ist in Parsons' Modell jedoch einseitig von den Erfordernissen des sozialen Systems her gedacht. Dieses System erscheint als universell und unveränderlich, immer "auf der Hut" vor abweichenden Mitgliedern. Mit der Vorstellung von einem "**normalen Funktionieren**" der Mitglieder einer Gesellschaft und mit der Erwartung einer "Fähigkeit zur Erfüllung vorgegebener sozialer Rollenerwartungen" wird ein Normalitätsbegriff gesetzt, der weder in seiner Entstehung noch in seinem Inhalt problematisiert wird: Es wird nicht gefragt, was "normal" ist, wer diese Normalität definiert und welche Machtprozesse der Definition und Durchsetzung normativer Regelungen zugrundeliegen. Die **soziale Anpassung** des Individuums an das soziale System gilt als Inbegriff von Gesundheit, ohne Berücksichtigung des Charakters eines Systems. Gesundheit und Krankheit werden primär unter dem **Leistungs-**

aspekt gesehen. "Gesundheit kann als der Zustand der optimalen Leistungs-fähigkeit für die Erfüllung der Aufgaben und Rollen, für die ein Individuum sozialisiert ist, definiert werden." (Parsons, 1968, S. 344) Gelingt die Rollenerfüllung nicht, so wird implizit die Verantwortung beim Individuum und in seinen fehlenden Fähigkeiten gesehen; eine mögliche Überforderung des Individuums durch die Art und das Ausmaß der Rollenverpflichtungen, damit eine gesellschaftliche Verantwortung, gerät nicht ins Blickfeld. Damit muß dieser Krankheitsbegriff als individualistisch und funktionalistisch charakterisiert werden.

Die Frage, wie Krankheit als Unfähigkeit zur Rollenerfüllung überhaupt ent-stehen kann, wird von Parsons weitgehend ausgeblendet. Allenfalls könnte man seine psychodynamisch geprägte Vorstellung, daß jede Krankheit (wie jede Abweichung) motiviert sei, als Hinweis auf eine soziale Entstehung von Krankheit werten. Dem abweichenden Kranken wird aber unterstellt, daß er damit nur seinen "sozialen Verpflichtungen aus dem Weg gehen will" (Parsons, 1958, S. 12); das gelte es im System durch geeignete Kontroll-maßnahmen zu verhindern. Letztlich reduziert sich somit die soziale Dimen-sion in Parsons' Krankheitsbegriff auf den Aspekt der Abweichung von der Normalitätserwartung. Abgesehen von der unterstellten Motivation zur Devianz, bleibt die Krankheitsentstehung damit zwangsläufig auf die bio-logische Seite beschränkt. Parsons' Krankheitsbegriff entspricht also weitge-hend dem biomedizinischen Krankheitsmodell und ergänzt dieses durch die soziologische Charakterisierung als soziale Abweichung.

Konsequenterweise konzentrierte sich die von Parsons inspirierte frühe medizinsoziologische Forschung auch vorwiegend auf Prozesse **innerhalb** des medizinischen Systems. Krankheiten, die Rolle des Patienten und des Arztes, ihre ungleiche Beziehung, sowie das medizinische System als mono-polisierter Behandlungs- und Kontrollapparat wurden als fixe Größen behan-delt, von Interesse waren nur die Störungen im Ablauf des Systems. Auch die symbolisch-interaktionistische Kritik hat sich so weit an Parsons orien-tiert, daß sie Krankheit ebenfalls primär unter dem Abweichungsaspekt betrachtete (Gerhardt, 1981); dabei sensibilisierte sie allerdings in hohem Maße für die subtilen Labellingprozesse, die durch normative Zuschreibung zur sozialen Herstellung einer Krankheitskarriere beitragen (Keupp, 1976, 1979). Der Prozeß der Krankheitsentstehung, die Entstehung von "primärer Devianz", bleibt jedoch auch in der Labelling-Theorie im Dunkeln. Das abweichende Individuum erscheint "als passives Objekt von an sie/ihn gerichteten äußeren 'Definitionen der Situation'" (Gerhardt, 1981, S. 13).

Erst spät löste sich die Medizinsoziologie von Parsons' Vorgabe einer funktionalen Definition von Krankheit und von der daraus folgenden Begrenzung auf das biomedizinische Modell, innerhalb dessen nur die Untersuchung der sozialen Konsequenzen von medizinisch definierten Phänomenen interessant war. Damit kamen vor allem zwei wichtige Gegenstandsbereiche ins Blickfeld, die uns im weiteren noch beschäftigen werden: die **subjektive Bedeutung** von Krankheit und die gesundheitlichen **Selbsthilfeaktivitäten** von Menschen **außerhalb** des medizinischen Systems (Idler, 1979; Pearlin, 1992).

2.3 Krankheit als psychologischer Forschungsgegenstand

Nachdem die Grenzen des medizinischen Krankheitsmodells aufgezeigt wurden, soll als nächster Schritt herausgearbeitet werden, welchen Beitrag die Psychologie zur Erforschung des Krankheitsgeschehens bisher geleistet hat und noch zu leisten imstande wäre. In einem ersten Teil werde ich - in der gebotenen Kürze - auf die empirische Forschung eingehen, die einen Beleg für die vielfältigen psycho-sozialen Einflüsse auf das Krankheitsgeschehen abgeben und damit die Grenzen des biomedizinischen Modells begründen. Natürlich sind diese Forschungen nur zu einem Teil von der Psychologie als Einzeldisziplin geleistet worden; sie sind vielmehr dem großen Feld einer eher sozialwissenschaftlich orientierten Forschungstradition zuzuordnen, die besonders in der Medizinsoziologie, Sozialmedizin, Psychosomatik, Sozialepidemiologie und Streßforschung, sowie in verschiedenen daraus entstandenen speziellen Forschungsrichtungen beheimatet ist. In einem zweiten Teil wird dann kurz auf die psychologischen Teildisziplinen eingegangen, die sich in letzter Zeit zunehmend mit Fragen von Gesundheit und Krankheit beschäftigt haben. Diese Entwicklung führte schließlich zur Konstitution einer neuen Spezialdisziplin, der Gesundheitspsychologie, die sich auch mit den Themenbereichen beschäftigt, die in dieser Arbeit im Mittelpunkt stehen werden.

2.3.1 Psychosoziale Einflüsse auf das Krankheitsgeschehen

Die Menge an Forschung, die sich vor allem in der letzten Dekade zu den psychosozialen Bedingungen der Entstehung, des Verlaufs und der erfolgreichen Behandlung und Rehabilitation von Krankheiten angesammelt hat, ist inzwischen kaum mehr zu übersehen (einen aktuellen Überblick geben etwa die gesundheitspsychologischen Reviewartikel von Rodin & Salovey, 1989 und von Krantz et al., 1985).

Historisch gesehen bildeten **sozialepidemiologische Untersuchungen** den Ausgangspunkt vieler Forschungsaktivitäten mit sozialätiologischen Fragestellungen. Diese haben neben psychischen Krankheiten sehr bald auch jene organischen Erkrankungen einbezogen, die wegen ihres massenhaften Auftretens, ihres großen Beitrags zur Mortalitätsrate und ihres chronischen Verlaufs als größte Gesundheitsprobleme der Industriegesellschaften gelten. Die Herz- und Kreislauferkrankungen standen und stehen hierbei an erster Stelle, weil sie die dominierende Todesursache sind, in den USA in etwa einem Drittel aller Todesfälle. Sie standen, wie schon angesprochen, seit den 50er Jahren im Mittelpunkt groß angelegter Untersuchungen, die zunehmend auch soziale, psychologische und verhaltensmäßige Faktoren einbezogen haben. Aber auch in der Erforschung von Krebserkrankungen, rheumatischen Erkrankungen, diversen psychosomatischen Störungen und des AIDS-Syndroms haben inzwischen die psychosozialen Determinanten beträchtliche Aufmerksamkeit erhalten.

Was sind nun die Erträge dieser umfangreichen Forschungen?

Die Verteilung einer Krankheit in der Bevölkerung, etwa in den sozialen Schichten, über Geschlechter, Altersgruppen, Ethnien und Kulturen, aber auch die Häufung in bestimmten Regionen gibt erste Hinweise auf mögliche ätiologische Einflüsse durch die Umwelt und durch die Lebensverhältnisse. Es besteht kein Zweifel, daß die heutigen Massenerkrankungen soziale Verteilungsmuster in der Population aufweisen; diese lassen auf soziale Einflüsse in Genese und Verlauf schließen (vgl. Waltz, 1981). So gibt es deutliche Belege für Schicht- und Geschlechtsunterschiede in der Lebenserwartung und im Risiko für bestimmte Krankheiten: Menschen, die in den unteren sozialen Schichten leben, sterben früher (Wilkinson, 1986; Townsend, 1988). Die Lebenserwartung von Männern ist um sieben Jahre geringer als die von Frauen; Männer erkranken häufiger an lebensbedrohlichen Erkrankungen, Frauen haben dagegen mehr Krankheiten, die aber weniger schwerwiegend sind (Verbrugge, 1985). Die Rangfolge der lebensbedrohlichen Krankheiten ist jedoch für beide Geschlechter ähnlich und wird angeführt von Herzerkrankungen, Krebserkrankungen, Gefäßerkrankungen und Unfällen (Verbrugge, 1985). Bei koronaren Herzerkrankungen hat sich seit den 60er Jahren der Schichtgradient umgekehrt: Waren früher mehr die oberen Schichten betroffen, so zeigen die Ergebnisse heute eine Häufung in den unteren Schichten (Susser et al., 1983). Unterschiedliche Prävalenzraten lassen sich auch im Hinblick auf den Familienstand feststellen: Geschiedene und Verwitwete (vor allem Männer) scheinen für verschiedene Erkrankungen stärker gefährdet als Verheiratete (Waltz, 1981).

Die Ergebnisse der Sozialepidemiologie, von denen hier nur einige herausgegriffen wurden, vermitteln ein komplexes und teilweise verwirrendes Bild; auf dieser Ebene von korrelativen Zusammenhängen sind sie nicht eindeutig zu interpretieren. Die in epidemiologischen Studien notwendigerweise groben Indikatoren der sozialen Verhältnisse wurden in den sich allmählich herausdiffenzierenden Forschungsrichtungen spezifischer gefaßt. Seit den 70er Jahren werden verstärkt Zusammenhänge zwischen psychosozialen Bedingungen und der Entstehung von Krankheiten untersucht; belastende Lebensereignisse (vgl. Dohrenwend & Dohrenwend, 1974, 1981) und Dauerbelastungen, im Beruf oder in anderen Lebensbereichen (vgl. Pearlin, 1983; Caplan et al., 1982; House, 1981) standen dabei im Vordergrund. Das Streßkonzept bildete hier eine wichtige theoretische Grundlage, weil es einen Transformationsprozeß von psychologisch relevanten Ereignissen in physiologische Störungen beschrieben hat. Die experimentelle **Streßforschung** in der Tradition von Cannon und Selye hat ein bestimmtes physiologisches Reaktionsmuster des Organismus auf aversive Umweltreize identifiziert und dafür den Begriff Streß geprägt: Danach führen diverse Stressoren zur Erregung des Autonomen Nervensystems, zur Ausschüttung von Streßhormonen (Adrenalin, Noradrenalin), zur Erhöhung der Herzrate und des Blutdrucks, etc.; bei andauernder Stimulation dieses zunächst adaptativen Syndroms tritt eine Erschöpfung des Organismus ein und in der Folge ist eine Schädigung der organismischen Strukturen, also Krankheit möglich (vgl. Selye, 1981; Joraschky & Köhle, 1979; Laux, 1983; Oken, 1987).

In Übertragung dieser im Labor simulierten Streßprozesse suchte die sozialwissenschaftlich orientierte Streßforschung nach empirischen Belegen für die klinische Erfahrung, daß auch externe **Belastungsbedingungen** im Alltagsleben, etwa in Form von **Ereignissen** oder von **Dauerbelastungen** zur Ätiologie einer Krankheit beitragen können. Studien in dieser Forschungstradition waren bemüht, einen korrelativen Zusammenhang zwischen dem Beginn einer Erkrankung und antezedenten Belastungsfaktoren zu belegen. Der Interpretation dieses Zusammenhangs als kausal stehen natürlich diverse methodische Probleme entgegen. Prospektive Untersuchungsdesigns würden die stärkste empirische Unterstützung abgeben, lassen sich aber selten realisieren, und retrospektive Studien bieten Anlaß zu mancherlei Einwänden. Ohne auf die methodischen und konzeptionellen Probleme der Lebensereignisforschung eingehen zu können (vgl. Faltermaier, 1987; von Münnich, 1987), lassen sich die Ergebnisse in ihrer Gesamtheit, insbesondere auf der Basis methodisch elaborierter Interviewstudien, doch als vorsichtige Unterstützung für den Einfluß von Lebensereignissen auf die körperliche Gesundheit interpretieren. Substantielle empirische Belege liegen vorwiegend für die häufig untersuchten Herzerkrankungen, aber auch für Krebs-, Magen-/Darm- und andere Erkrankungen vor (vgl. zum Beispiel Siegrist, 1980; Dittmann et al., 1981; Craig & Brown, 1984; Gilligan et al., 1987; zum aktuellen Stand: Brown & Harris, 1989); die Effekte sind jedoch für sich gesehen nicht immer sehr groß und das Zusammenwirken mit anderen Faktoren ist noch wenig geklärt. In ähnlicher Weise läßt sich deutliche empirische Unterstützung für den Einfluß von Arbeitsbelastungen auf die Genese von Herz-/Kreislauferkrankungen und anderer Krankheiten feststellen (vgl. etwa Maschewsky, 1981; Gladrow, 1981; Siegrist, 1982; Cottington & House, 1987): So scheinen Belastungsfaktoren wie eine andauernde Lärmexposition, Zeitdruck, Überstunden und Schichtarbeit sowie, allgemeiner formuliert, Arbeitsplätze und Berufsbiographien mit einem hohen Maß an psychomentalen Überforderungen bei gleichzeitig geringer Kontrollierbarkeit der Arbeitsbedingungen ein höheres Risiko für koronare Herzerkrankungen zu konstituieren.

Die anfänglich hohen Erwartungen in die Erklärungskraft dieser externen Belastungsbedingungen erfüllten sich jedoch nur teilweise, weil die erklärte Varianz einzelner Faktoren oft geringer (Rabkin & Struening, 1976) und die methodischen Probleme größer waren als erwartet. Daher hat man die anfangs noch auf wenige Variablen beschränkten konzeptionellen Modelle später immer mehr angereichert: Neben Lebensereignissen wurden verschiedenartige **chronische Belastungen** (in Arbeit, Familie und Umwelt) (vgl. etwa Pearlin et al., 1981) und die Anhäufung alltäglicher kleiner Ereignisse oder Ärgernisse ("daily hassles") (vgl. etwa DeLongis et al., 1982) einbezogen; weitere psychologisch relevante Variablen wurden als Moderatoren in die Modelle eingebaut, etwa verschiedene Persönlichkeitsmerkmale, das **Bewältigungsverhalten** und die **soziale Unterstützung** in Belastungssituationen. Vor allem die "coping"-Forschung und die "social support"-Forschung entwickelten sich zu riesigen und teilweise eigenständigen Forschungsgebieten; sie können in ihrer Gesamtheit den Einfluß dieser intervenierenden Variablen auch in der Genese diverser körperlicher Krankheiten belegen, zeigen aber wenig Klarheit über die Mechanismen, durch die ihre Wirkung zustandekommt (vgl. zum Überblick: Cohen, 1979; Lazarus & Folkman, 1984; Oken, 1987; Badura, 1981; Suls, 1982; Wallston et al., 1983; Cohen, 1988). Die neuere Belastungsforschung zieht auch stärker die **subjektive Wahrnehmung** von externen Streßbedingungen in Betracht; sie versucht, interindividuelle Unterschiede in den körperlichen Auswirkungen von Belastungserfahrungen dadurch zu erklären, daß auf individuelle Wahrnehmungs- und Bewältigungsstile, verfügbare personale und soziale Ressourcen und diverse Persönlichkeitskonstrukte zurückgegriffen wird. So wurden etwa Dispositionen wie das Typ A-Verhaltensmuster (Krantz et al., 1987; Kupfer, 1993), "hardiness" (Kobasa, 1982; Funk, 1992), Attributionsstile (Peterson & Seligman, 1987) oder die Kontrollerwartung (Folkman, 1984) als intervenierende Variablen einbezogen, um die unterschiedliche Verwundbarkeit für verschiedene organische Störungen zu erklären.

Schließlich lassen sich psychologische Einflüsse auf körperliche Erkrankungen auch in den verschiedenen **Verhaltensweisen** und Gewohnheiten von Individuen erkennen, die ihre Gesundheit gefährden können (vgl. Krantz et al., 1985; Berkman & Breslow, 1983; Schwarzer, 1992). Hinter vielen empirisch entdeckten Risikofaktoren für Krankheiten stehen Verhaltensweisen, die natürlich psychisch und sozial motiviert und aufrechterhalten werden: Gewohnheiten wie Rauchen, exzessiver Alkoholkonsum, mangelnde Bewegung, übermäßige und schlechte Ernährung, mangelnde Hygiene, riskantes Autofahren etc. sind deshalb nicht so einfach zu verändern, weil sie in die Überzeugungen und den Lebensstil von Individuen, sozialen Gruppen und Kulturen eingebunden sind. Sie sind außerdem nicht unabhängig von psychosozialen Belastungen, weil manche Risikoverhaltensweisen auch Funktionen in der Bewältigung von Streß haben. Die verhaltensmedizinische Forschung hat sich stärker mit den Möglichkeiten psychologischer Interventionen zur Veränderung von zentralen Risikoverhaltensweisen wie dem Rauchen oder dem Eßverhalten beschäftigt (vgl. Krantz et al., 1985; Basler & Florin, 1985).

Viele der modernen Krankheiten (wie Krebs und Infektionskrankheiten) hängen mit Störungen des **Immunsystems** zusammen. Der Nachweis, daß immunologische Funktionen auch durch psychologische Prozesse beeinflußt werden, war daher von großer Bedeutung und führte zur Etablierung eines rasch expandierenden interdisziplinären Forschungsgebietes, der Psychoneuroimmunologie. In Tier- und Humanstudien konnte demonstrierte werden, daß Stressoren oder negative Gefühlszustände zur Unterdrückung zentraler Mechanismen der Immunabwehr führen können und damit die Anfälligkeit für diverse Krankheiten erhöhen (vgl. Krantz et al., 1985; Kaplan, 1991).

War bisher die Rede von Erkenntnissen über die psychosozialen Bedingungen in der Genese von organischen Erkrankungen, so soll jetzt - in ebenso skizzenhafter Weise - auf jene Forschungsergebnisse eingegangen werden, die psychologische Prozesse bei manifesten Krankheiten dokumentieren. Auch hier findet sich gerade in letzter Zeit ein gewaltiger Aufschwung in den Forschungsaktivitäten. Es ist offensichtlich, daß Krankheiten und ihre Begleiterscheinungen in Form von Schmerzen, Bedrohungen, Beeinträchtigungen und Behandlungsmaßnahmen bei den Betroffenen Gefühle auslösen, ihre Lebenssituation verändern und zu Versuchen der Bewältigung dieser verschiedenartigen Anforderungen und Belastungen führen. Ein großes Forschungsgebiet befaßt sich heute mit der **Krankheitsbewältigung** und dabei schwerpunktmäßig mit der Bewältigung von chronischen Krankheiten wie Tumorerkrankungen, chronischen Nierenerkrankungen und Herz-Kreislauf-Erkrankungen (vgl. etwa Cohen & Lazarus, 1979; Heim et al., 1983; Florin, 1985; Gerhardt, 1986; Badura et al., 1987; Schröder, 1988; Faller & Verres, 1991). Die Ergebnisse deuten auch hier darauf hin, daß der Verlauf einer Erkrankung wesentlich durch die subjektive Bedeutung der Krankheit für den Betroffenen und die Art seiner psychosozialen Bewältigung beeinflußt wird. Obwohl immer noch häufig Standardfragebögen eingesetzt werden und der Nachweis der Wirksamkeit bestimmter Bewältigungsarten gegenüber anderen im Vordergrund steht, so wird doch in der "Entdeckung" immer neuer Variablen zunehmend ein komplexeres Bild des Bewältigungsprozesses sichtbar. Die Krankheitsbewältigung beginnt im Grunde schon bei der Wahrnehmung erster Symptome und der dadurch ausgelösten Abklärungen; meist wird unter Mitwirkung des sozialen Umfelder eine "Laiendiagnose" erstellt und unter Umständen wird dann Hilfe bei Experten des medizinischen Systems gesucht. Diese vielfältigen Aktivitäten der Betroffenen, von den ersten Hinweisen auf körperliche Abweichungen über den Umgang mit ausgelösten Gefühlen (der Angst, etc.) bis hin zur Inanspruchnahme des Versorgungssystems und zu Reaktionen auf medizinische Maßnahmen, wurden unter dem Begriff des "**Krankheitsverhaltens**" (Mechanic, 1976, 1983b) zusammengefaßt. Nachdem lange Zeit das Bewältigungsgeschehen aus der Perspektive des medizinischen Experten eingeschätzt wurde und Fragen des "compliance", also des zuverlässigen Ausführens von professionellen Ratschlägen und Maßnahmen, im Mittelpunkt des Forschungsinteresses standen, wird in neuerer Zeit zunehmend die Bedeutung erkannt, die kognitive und emotionale Prozesse der Krankheitsverarbeitung oder die "subjektive Krankheitstheorien" der Betroffenen haben (Rodin & Salovey, 1989; Filipp, 1990; Faller & Verres, 1991). Noch wenig wird wahrgenommen, daß jedes individuelle Bewältigungshandeln in einen sozialen Kontext eingebettet und auch außerhalb und unabhängig von der professionellen Sphäre organisiert ist (Faltermaier, 1994); die Berücksichtigung dieser sozialen Dimension würde nicht nur ermöglichen, manche Hindernisse für eine angemessene Krankheitsbewältigung zu erkennen, sondern auch manche Ressourcen dafür zu erschließen.

Schließlich darf nicht übersehen werden, daß im Kontext des gesamten **Gesundheitssystems** psychosoziale Prozesse ablaufen, die sich entscheidend auf den Krankheitsverlauf, auf den Behandlungs- und Rehabilitationsprozeß auswirken. Diese Prozesse sind in der psychologischen Forschung noch ziemlich vernachlässigte Themen (vgl. Stone et al., 1979); gelegentlich wurde etwa die Arzt-Patient-Beziehung thematisiert oder die in der Institution Krankenhaus angelegte "Infantilisierung" des Patienten, die für ihn zu einem "Kontrollverlust" mit entsprechender Hilflosigkeit führt (Taylor, 1979). Aber darüber hinaus müßten noch eine Reihe von psychosozialen Einflußquellen berücksichtigt werden: Die komplexen und oft konfliktträchtigen Beziehungen zwischen den verschiedenen Berufsgruppen des betreuenden Personals, ihre Belastungen, Motivationslagen und möglicherweise stereotype Wahrnehmungen des und Umgangsformen mit dem "Patienten", die Art der Einbeziehung von Angehörigen, die Interaktionsformen im sozialen System, das zwischen Patient, Angehörigen und therapeutisch-pflegerischem Personal entsteht, die Wirkung institutioneller Bedingungen auf diese Interaktionsformen, etc. - sie alle konstituieren psychosoziale Bedingungen, die sich potentiell auf den Krankheitsverlauf und ihre Bewältigung auswirken; sie sind bisher nicht ausreichend untersucht worden.

Mit diesem notwendigerweise sehr vergröberten Durchgang durch ein weitverzweigtes Netz an einschlägigen Forschungsgebieten sollte nur demonstriert werden, daß es, so schwierig die Erkenntnislage im einzelnen sein mag, genügend empirische Unterstutzung dafür gibt, daß das Krankheitsgeschehen in seiner Entstehung, im Verlauf und in der professionellen Behandlung als ein psychosozialer Prozeß verstanden werden muß. Die Ausgrenzung dieser Dimensionen aus der wissenschaftlichen Konzeption von und dem professionellen Umgang mit Krankheit muß daher zu Einseitigkeiten und Defiziten in der Versorgung führen, die es, würde man nach dem heutigen Stand aller relevanten Wissenschaften gehen, nicht geben dürfte. Die Beiträge der Psychologie zum Verständnis von Gesundheit und Krankheit, deren Relevanz zunächst begründet wurde, werden in dieser Arbeit im Mittelpunkt stehen. Sie sollen im nächsten Abschnitt von ihren organisatorischen Seiten her verfolgt werden, insofern sie zur Etablierung von Disziplinen und Forschungsfeldern geführt haben.

2.3.2 Beiträge der Psychologie zum Verständnis von Krankheit und Gesundheit

Mit dem Thema "Krankheit" beschäftigt sich traditionellerweise die Klinische Psychologie. Diese hat sich jedoch überwiegend auf psychischen Krankheiten und Störungen, ihre Diagnostik und Therapie konzentriert, allenfalls noch psychosomatische Störungen einbezogen. Körperliche Krankheiten wurden erst in neuerer Zeit allmählich auch in der Psychologie als Gegenstand wahrgenommen. Soweit sich Psychologen/innen damit befaßt haben, arbeiteten sie eng mit der Medizin zusammen, etwa an Fragen der Psychophysiologie oder an der Behandlung von Schmerzzuständen; die Psychologie wurde überwiegend als Hilfswissenschaft der Medizin verstanden. Die **Medizinische Psychologie** ist wie die Medizinische Soziologie seit etwa zwanzig Jahren ein Fach in der ärztlichen Grundausbildung. Beide Disziplinen waren jedoch bislang eng eingebunden in den inhaltlichen und organisatorischen Rahmen der Medizin; sie kamen so kaum über den Status eines im besten Falle interessanten, aber weniger wichtigen Nebenfaches hinaus. Die **Verhaltensmedizin** ("Behavioral Medicine") scheint vor allem wegen ihrer internationalen Organisierung und der Verankerung in der klinisch-medizinischen Praxis von Bedeutung; sie konstituierte sich 1978 in den USA als interdisziplinäres Feld (vgl. Matarazzo, 1980; Gentry, 1984). Im deutschsprachigem Raum ist sie zwar weit geringer verbreitet, aber besetzt doch relevante psychologische Bereiche in der medizinischen Versorgung und Forschung (vgl. Knapp, 1985; Basler & Florin, 1985; Traue, 1986). Sie entwickelte sich vorwiegend aus verhaltenstheoretischen und verhaltenstherapeutischen Ansätzen der Klinischen Psychologie und konzentrierte sich infolgedessen auf die Verhaltensaspekte von medizinisch definierten Störungen. Zentrale Forschungs- und Anwendungsgebiete sind etwa die Veränderung der bekannten Risikoverhaltensweisen, die Behandlung von chronischen Schmerzen, die Vorbereitung auf medizinische Eingriffe oder die Förderung des "Compliance"-Verhaltens von Patienten; aber auch die biochemische, neurophysiologische und psychoimmunologische Grundlagenforschung gehört zu ihren Anliegen.

Seit den 80er Jahren etablierte sich in den USA nahezu parallel zur Verhaltensmedizin und oft schwer davon zu unterscheiden die **Gesundheitspsychologie** ("Health Psychology") als neue Teildisziplin der Psychologie. In einem programmatischen Aufsatz im "American Psychologist" versuchte Matarazzo (1980) die drei zentralen Disziplinen dieses Arbeitsfeldes, "Behavioral Medicine", "Behavioral Health" und "Health Psychology" voneinander abzugrenzen:

> *"Behavioral Medicine is the interdisciplinary field concerned with the development and integration of behavioral and biomedical science knowledge and techniques relevant to health and illness and the applications of this knowledge and these techniques to prevention, diagnosis, treatment and rehabilitation." (S. 812)*

> *"Behavioral health is an interdisciplinary field dedicated to promoting a philosophy of health that stresses individual responsibility in the application of behavioral and biomedical science knowledge and techniques to the maintenance of health and the prevention of illness and dysfunction by a variety of self-initiated individual or shared activities." (S. 813)*

> *"Health psychology is the aggregate of the specific educational, scientific, and professional contributions of the discipline of psychology to the promotion and maintenance of health, the prevention and treatment of illness, and the identification of etiologic and diagnostic correlates of health, illness, and related dysfunction." (S. 815)*

Matarazzos **Definition** der Gesundheitspsychologie wird immer wieder zitiert. Insofern scheint ein gewisser Konsens darüber zu bestehen, daß in der Gesundheitspsychologie die disziplinspezifischen Beiträge der Psychologie zur Förderung und Aufrechterhaltung von Gesundheit zusammengefaßt werden, daß diese auch die Prävention und Behandlung von Krankheit ein schließen und daß ihre Forschungsaufgaben darin gesehen werden, die ätiologischen und diagnostischen Korrelate von Gesundheit, Krankheit und der damit verbundenen Störungen zu identifizieren (vgl. auch Schwarzer, 1990).

Unter diesem breiten Dach hat natürlich sehr viel Platz. Oft haben derartige Bestimmungen auch eine wesentliche Funktion darin, berufspolitische Ansprüche zu markieren. Dennoch sehe ich als Vorteile dieser Fassung, daß sie einen eigenständigen Zugang der Psychologie zu Fragen der Gesundheit darstellt und die Fixierung auf Krankheit, die Medizin und den Verhaltensbegriff (vgl. dazu auch Kap. 2.4) vermeidet. Natürlich erfordert ein derartig breiter Gegenstandsbereich einen interdisziplinären Zugang, aber aus der Perspektive eines biopsychosozialen Modells gilt es gerade, die Dominanz einer Disziplin und damit einer eingeengten Sichtweise zu überwinden.

In den USA wurde die Gesundheitspsychologie 1978 eine eigene Division in der "American Psychological Association" und expandierte rasch: Eine Fülle von Publikationen, eigene Zeitschriften, Lehr- und Handbücher und regelmäßige Reviewartikel geben einen Überblick über die bereits vorliegenden umfangreichen Forschungsaktivitäten zu gesundheitspsychologischen Fragen (vgl. etwa Stone et al., 1979; Stone, 1987; Krantz et al., 1985; Rodin & Salovey, 1989; Taylor, 1990; Maes et al., 1988; Feuerstein et al., 1986).

Die **Forschungsgebiete** der Gesundheitspsychologie (vgl. Stone et al., 1979; Stone, 1987) liegen zum einen im ätiologischen Bereich; sie umfassen so große Gebiete wie die Streßforschung und die psychophysiologische Forschung (z.b. Psychoimmunologie), aber auch die auf spezifische Störungen bezogene Forschungen, wie z.B. zu den Persönlichkeitsmerkmalen und Risikoverhaltensweisen in der Genese von Herz-/Kreislauferkrankungen. Ein zweiter großer Komplex beschäftigt sich mit der Bewältigung von Krankheiten und den praktischen Konsequenzen daraus für die Rehabilitation; hier werden vor allem die chronisch verlaufenden Krankheiten wie Krebs, koronare Herzerkrankung, Niereninsuffizienz, Diabetes oder AIDS untersucht. Ein dritter Schwerpunkt liegt schließlich bei den Prozessen, die sich im Gesundheitssystem bei der Behandlung von Krankheiten abspielen: hier werden z.b. die Arzt-Patient-Beziehung, das Krankheitsverhalten des Patienten, insbesondere das Befolgen von ärztlichen Ratschlägen, sowie die Situation des Patienten im Krankenhaus untersucht.

Im deutschsprachigen Bereich ist diese Entwicklung in Richtung einer Gesundheitspsychologie noch weit weniger fortgeschritten. Sie setzte eigentlich erst Mitte der 80er Jahre ein. Wesentliche Anstöße kamen aus der Sozialpsychologie (Lütjen & Frey, 1987, 1988; Haisch & Haisch, 1989, 1990); aber zunehmend werden gesundheitspsychologische Fragestellungen auch aus der Perspektive der Persönlichkeitspsychologie (Becker, 1992), der Arbeitspsychologie (Udris et al., 1991, 1992) oder der Emotionspsychologie

(Faller & Verres, 1991) angegangen. Inzwischen liegen erste Sammelwerke unter dem Etikett "Gesundheitspsychologie" vor (Schwarzer, 1990; Rüdiger et al., 1989) und 1993 wurde eine "Zeitschrift für Gesundheitspsychologie" gegründet. Eine Reihe von psychologischen Kongressen haben sich in letzter Zeit unter das Motto "Gesundheit" gestellt. Seit 1992 hat sich nun auch eine Fachgruppe für Gesundheitspsychologie in der "Deutschen Gesellschaft für Psychologie" etabliert. Gesundheitspsychologische Fragestellungen und Aktivitäten scheinen also im Aufwind.

Es stellt sich abschließend zu diesem Überblick über die Beiträge der Psychologie die Frage, ob sich unter dem neuen Etikett einer "Gesundheitspsychologie" auch neue Inhalte und Erkenntnisse verbergen. Insgesamt ist im aktuellen Stadium wohl noch eher Skepsis angebracht. Oft hat man den Eindruck, daß hier alter Wein in neuen Schläuchen verkauft wird. Sieht man sich die Forschungsaktivitäten genauer an, so haben sich weder die theoretischen Paradigmen noch die einbezogenen Variablen noch die methodischen Zugänge entscheidend verändert: Neben psychobiologisch orientierten Beiträgen dominieren Arbeiten in der Tradition der Streßforschung, der Coping-Forschung und der Risikofaktoren-Forschung sowie Untersuchungen über das Gesundheitsverhalten, die trotz kognitivistischer Ausrichtung ihre behavioristischen Grundlagen nicht verbergen können. Oft hat sich nur die Terminologie verändert: Der biomedizinisch definierte Gegenstand "Krankheit" wird in seinen psychologischen Korrelaten untersucht und dann mit Hilfe oder im Rahmen einer Gesundheitsrhetorik dargestellt. Auch eine Gesundheitspsychologie beschäftigt sich also primär mit Krankheit und hat die Grenzen des medizinischen Modells noch nicht überwunden. Möglicherweise läßt sich allerdings innerhalb ihres organisatorischen Rahmens die Perspektive einer psychologischen Gesundheitsforschung realisieren. Es soll daher im nächsten Kapitel der Frage nachgegangen werden, ob die Zielorientierung für eine gesundheitspsychologische Forschung in der Erklärung von Krankheit oder auch in der von Gesundheit gesehen werden soll, und welche Konsequenzen sich aus einer Psychologie der Gesundheit ergeben würden.

2.4 Gesundheit oder Krankheit? - Das Modell der Salutogenese als Orientierung für eine psychologische Gesundheitsforschung

Nachdem die Grenzen des biomedizinischen Krankheitsmodells aufgezeigt wurden und theoretische, empirische und praktische Argumente für die Einbeziehung psychischer und sozialer Dimensionen präsentiert wurden, stellt sich nun die weitergehende Frage, ob mit der Erweiterung zu einem biopsychosozialen Modell von Krankheit im Sinne von Engel (1979) eine angemessene Lösung gefunden ist. Ich werde im ersten Teil dieses Kapitels versuchen zu zeigen, daß mit der Orientierung an Krankheit und einer damit einhergehenden Beschränkung auf die Fragestellung nach der Pathogenese die grundlegenden und aktuellen Probleme der Gesunderhaltung und Gesundheitsversorgung nicht zu lösen sind. Dabei werde ich mich in großen Zügen auf die Argumentation des amerikanisch-israelischen Medizinsoziologen Aaron Antonovsky stützen, der in zwei herausragenden Arbeiten (Antonovsky, 1981, 1987) eine theoretische Begründung für die Orientierung an Gesundheit und an der Frage nach der Salutogenese geliefert hat. In einem zweiten Abschnitt werde ich dann Antonovskys konzeptionelles Modell darstellen und damit ein Rahmenmodell vorschlagen, in dem die in dieser Arbeit verfolgten spezifischen Fragestellungen nach den subjektiven Gesundheitstheorien eingeordnet werden können.

2.4.1 Orientierung an Krankheit oder Gesundheit?

Das biomedizinische Modell repräsentiert das dominierende Verständnis von Krankheit und Gesundheit in den modernen westlichen Industriegesellschaften. Es folgt einem Paradigma der **Pathogenese**, das auf einer Reihe von **Annahmen** basiert: Jeder Mensch ist zunächst danach klassifizierbar, ob er gesund oder krank ist. Als Ergebnis eines oft aufwendigen diagnostischen Prozesses wird er den dichotomen Kategorien Gesundheit oder Krankheit und dann einer spezifischen Krankheitskategorie zugeordnet, die international normiert in der International Classification of Diseases (ICD) vorliegt. Weiterhin weist jede Krankheit eine spezifische Ätiologie auf. Es gibt spezifische Pathogene, die die Integrität des Organismus bedrohen und eine bestimmte Krankheit bewirken können; diese können in Form bestimmter Gendefekte, bestimmter Bakterien oder Viren, bestimmter Chemikalien oder Noxen, aber auch von psychosoziale Faktoren vorliegen, zum Beispiel als

Stressoren oder anderer Risikofaktoren. Sie können einzeln pathogen wirken oder im Zusammenwirken mehrerer Faktoren, in Form einer multifaktoriellen Pathogenese. Die Aufgabe der medizinischen Forschung ist es, diese spezifischen Pathogene zu identifizieren und Mittel zu ihrer Beseitigung bereitzustellen. Die Aufgabe der medizinischen Praxis ist es, eine exakte Diagnose zu stellen, das heißt die Person auf der Grundlage entsprechender Untersuchungen einer bestimmten Krankheitskategorie zuzuordnen, und diese Krankheit mit einer spezifischen Therapie zu bekämpfen, im (seltenen) Idealfall durch eine Beseitigung der spezifischen Pathogene. Jede Krankheit hat daher ihre spezifische Behandlungsmethode. Eine Prävention ist möglich durch Beseitigung von Pathogenen vor dem Ausbruch der Krankheit.

Die Position von Antonovsky und von anderen Kritikern des pathogenen Paradigmas setzt nun daran an, daß sie es für eine Illusion halten, auch bei entsprechend langer und aufwendiger Suche allmählich alle Ursachen von Krankheiten erkennen und damit verhindern zu können. Antonovsky (1981) führt etwa epidemiologische Daten über die Morbidität aller Erkrankungsarten an und kommt zum Ergebnis, daß - wenn man sich etwa die gut beforschte USA ansieht - Krankheiten nicht etwa Ausnahme sind, sondern sich zu jedem Zeitpunkt mindestens ein Drittel der Bevölkerung (wahrscheinlich sogar die Mehrheit) im Zustand irgendeiner Krankheit befindet. Krankheit als Abweichung ist also eher "normal"; Gesundheit als die Norm ist gar nicht so verbreitet, wenn es auch schwierig ist, darüber exakte Zahlen zu bekommen, weil kaum eine Untersuchung den Anteil der gesunden Bevölkerung ermittelt hat. Eine der wenigen repräsentativen Studien, die das versucht haben, die "Alameda County Study" in Kalifornien (Berkman & Breslow, 1983), kam Ende der 60er Jahre zum Ergebnis, daß nur 29 Prozent von fast 7000 untersuchten Personen keine Beschwerden aufwiesen und weitere 28 Prozent mindestens ein Symptom zeigten; die übrigen 43 Prozent hatten mindestens eine chronische Erkrankung oder Behinderung. Ohne auf die methodischen Probleme solcher Studien einzugehen oder auf die unklare Bestimmung von Gesundheit, die immer nur negativ bestimmt wird über die Abwesenheit von Krankheit, so sollen die Daten nur eine Schlußfolgerung Antonovskys belegen: In den meisten industrialisierten Gesellschaften ist in der zweiten Hälfte des 20. Jahrhunderts trotz eines vergleichsweise hohen Lebensstandards und eines hohen Niveaus der Medizintechnologie ein großer Anteil der Bevölkerung krank. Gleichzeitig sind die heute bekannten Pathogene in Form exogener und endogener Erreger, in Form von Viren und Umweltgiften, sowie in Form psychosozialer Stressoren so verbreitet, daß die eigentliche Frage, das "Geheimnis", darin besteht, warum so viele Menschen in einer so "feindlichen" Umwelt gesund bleiben.

Die Frage nach der **Salutogenese** ist in dieser Situation das entscheidende Problem: Warum und wie bleiben Menschen gesund? Der Begriff der Salutogenese ist ein Neologismus, den Antonovsky als Gegenbegriff zur Pathogenese als der bisher dominierenden Orientierung setzt. Er geht dabei von einem Postulat aus, das einer philosophischen Grundposition gleichkommt: Leben bedeutet nicht, im Gleichgewicht zu sein sondern im Ungleichgewicht; nicht Homöostase sondern Heterostase, das heißt auch Leiden und Tod, ist das Grundprinzip menschlicher Existenz. Der menschliche Organismus als System drängt zu Entropie. Die entscheidende Frage ist daher, wie das System erhalten wird. Mit der Salutogenese wird eine Orientierung vorgeschlagen, die in radikalem Gegensatz zum Paradigma der Pathogenese steht; sie öffnet **neue Perspektiven** und Problemstellungen für die Gesundheitsforschung und -praxis, die sich auf folgenden Dimensionen ausdrücken lassen:

Die salutogenetische Orientierung

"(1) ... läßt uns die dichotome Klassifikation von Menschen in gesund oder krank zurückweisen zugunsten ihrer Lokalisierung auf einem multidimensionalen Kontinuum von Gesundheit/Krankheit (health ease/dis-ease). (2) Sie vermeidet die Falle, uns allein auf die Ätiologie einer bestimmten Krankheit zu konzentrieren, vielmehr läßt sie uns nach der ganzen Lebensgeschichte eines Menschen fragen, einschließlich seiner oder ihrer Krankheit. (3) Anstatt zu fragen, 'Was war die Ursache dafür (...), daß eine Person einer bestimmten Krankheit zum Opfer fiel?' - das heißt, anstatt sich auf die Stressoren zu konzentrieren - werden wir gedrängt zu fragen, 'Welche Faktoren sind daran beteiligt, seine oder ihre Position auf dem Kontinuum zumindest zu erhalten oder sie in Richtung des gesunden Pols zu bewegen?'; das heißt, wir werden uns auf die Bewältigungsressourcen konzentrieren. (4) Stressoren werden nicht mehr als negativer Begriff verstanden, als etwas, was immer zu beseitigen ist, sondern sie sind allgegenwärtig. Zudem werden die Folgen von Stressoren nicht als notwendigerweise pathogen angesehen, sondern sie können entsprechend der Art eines Stressors und bei einer erfolgreichen Spannungslösung durchaus auch gesundheitsförderlich wirken. (5) Im Gegensatz zur Suche nach "magic bullet"-Lösungen, werden wir gedrängt, nach allen Quellen von negativer Entropie zu suchen, die eine aktive Anpassung des Organismus an die Umwelt erleichtern könnten. (6) Schließlich führt uns die salutogenetische Orientierung über die Daten einer pathogenetischen Untersuchung hinaus, indem sie uns immer die abweichenden

Fälle (d.h. jene, die gesund bleiben, T.F.) einer solchen Studie vor Augen hält. "
(Antonovsky, 1987, S. 12-13).

Der damit eingeleitete Perspektivenwechsel öffnet den Blick von Forschung und Praxis, aber auch der Gesundheitspolitik, für die Menschen, die weder einen Patientenstatus haben noch als "krank" bezeichnet werden. Alle relativ **gesunden Personen**, die in einer pathogenen Perspektive ausgeblendet waren, sind nun interessant für eine Gesundheitsforschung unter folgenden Fragestellungen: Wie schaffen sie es gesund zu bleiben? Welche Kräfte führen zu ihrer Bewegung auf dem Kontinuum gesund-krank? Welche Ressourcen haben sie, um ihre Gesundheit zu erhalten? Wie gehen sie mit Belastungen und anderen widrigen Umständen so um, daß sie ihre Gesundheit erhalten oder fördern können? Wie gehen sie mit gesundheitlichen Beschwerden und Beeinträchtigungen um, damit sie ihre Position auf dem Gesundheitskontinuum erhalten oder verbessern können? Gibt es generelle Faktoren, die etwa ätiologisch bei verschiedenen Krankheiten relevant sind und die eine Bewegung auf dem gesund/krank-Kontinuum erklären könnten?

In einer salutogenetischen Perspektive verändert sich allerdings auch die Wahrnehmung von "kranken" Menschen. Werden sie auf dem Gesundheitskontinuum "health ease/ dis-ease" verortet, so sind sie nicht nur mehr oder weniger krank sondern auch mehr oder weniger gesund; es interessieren also auch ihre gesundheitlichen Ressourcen und ihre Stärken, sowie die Möglichkeiten ihrer Förderung. Wie groß auch die Einschränkungen eines Menschen sind, es stellt sich immer auch die Frage, wie und durch welche Unterstützungen er oder sie sich in Richtung des gesunden Pols bewegen könnte. Damit werden kranke Personen eher in ihrer Ganzheitlichkeit wahrgenommen und nicht mehr auf ihre Störungen reduziert.

Ein wesentlicher Vorteil der Vorstellung eines **Kontinuums**, das in ähnlicher Form auch von diversen anderen Autoren/innen formuliert wurde (vgl. Antonovsky, 1981, Kap.2), liegt darin, daß nun eine komplexere Einschätzung des gesundheitlichen Zustands einer Person möglich ist: Ihre gesundheitlichen Probleme können nun im Zusammenhang und im Verhältnis zu den Stärken gesehen werden. Ein Mensch kann zugleich krank und gesund sein und sich krank und gesund fühlen. Die im pathogenetischen Paradigma vorgenommene dichotome Zuordnung in die Kategorie "krank" oder "gesund" hat diese Komplexität verdeckt und damit eine Konstruktion der Realität vorgenommen, die oft grob verzerrend war: Die Wahrnehmung der Person und ihre Behandlung als Person traten zurück hinter der Wahrnehmung und Behandlung einer Krankheit. Das Subjekt wurde objektiviert und damit tendenziell entmündigt. Die häufig kritisierte fehlende Humanität im medizinischen Versorgungssystem hat wesentlich mit dieser Kategorisierung und Stereotypisierung zu tun. Der in das Behandlungssystem eintretende Mensch erleidet mit der Zuordnung einer Patientenrolle nahezu zwangsläufig eine Entpersonalisierung, mit seinem Austritt wird er wieder "Mensch", ohne daß sich bei diesen Übergängen sein Gesundheitszustand oder seine Identität entscheidend ändern müßten. Die Etikettierungsprozesse, die mit der Diagnose einer Krankheit verbunden sind, wurden in ihrer Eigendynamik schon von der Labelling-Theorie differenziert beschrieben (vgl. Keupp, 1976, 1979). Die eigentlichen Beschwerden und Leiden werden mit der Krankheitszuschreibung häufig verdeckt, das subjektive Erleben wird verdrängt und die sozialen Hintergründe werden individualisiert.

Um von Anfang an schon mögliche Mißverständnisse von Antonovskys Ansatz auszuräumen, seien noch einige Erläuterungen angefügt: Es geht ihm nicht darum, mit diesem Perspektivenwechsel nun die Untersuchung aller Krankheiten aufzugeben. Vielmehr plädiert er dafür, sich von der ausschließlichen Konzentration auf Krankheiten zu lösen und die Schwerpunkte der Forschung soweit zu verlagern, daß auch die Salutogenese thematisiert werden kann. Die Erkenntnisse, die bei der Untersuchung von Krankheiten erreicht wurden, sind damit auch keinesfalls wertlos, sondern sie können, wie er selbst demonstriert hat (siehe unten), in die neue Fragestellung nach der Salutogenese integriert werden. Die durchaus reale Gefahr, mit der Verlagerung der Aufmerksamkeit von der negativen Erscheinung Krankheit zu einem positiven Phänomen wie Gesundheit nur eine Reproduktion des optimistischen "Zeitgeistes" vorzunehmen und damit das eigentliche Leiden in der Gesellschaft zu verdrängen und zu vernachlässigen, scheint mir in Antonovskys Konzeption nicht gegeben. Er fordert eine Erweiterung des Blicks und nicht das Ausblenden aller Krankheits- und Leidenszustände; diese können vielmehr durch die salutogenetische Perspektive bei allen Menschen in einer fruchtbareren Weise wahrgenommen und angegangen werden.

Die Vorstellung eines multidimensionalen Kontinuums stellt potentiell einen Rahmen her, der die Probleme überwindet, die mit einer Dichotomie Krankheit/Gesundheit und einer spezifischen Krankheitsdiagnose, einer engen Ursachensuche und Behandlung der Krankheit statt der Person verbunden sind. Das Paradima der Salutogenese lenkt den Blick auf die Gesunderhaltung und Gesundheitsförderung auf individueller, lebensweltlicher und gesellschaftlicher Ebene sowie auf die ganzheitlich verstandenen Krankheits-prozesse einer Person in ihrem biographischen und sozialen Kontext.

2.4.2 Das Modell der Salutogenese

Wie läßt sich nun die Gesunderhaltung und die Bewegung auf dem Gesundheitskontinuum erklären? - Antonovsky, selbst lange Zeit in der sozial-epidemiologischen Streßforschung engagiert, greift auf Konzepte zurück, die in der pathogenetischen Forschung hohe Erklärungskraft für die Entstehung von Krankheiten erlangt haben und die - wie oben angedeutet - auf eine beträchtliche empirische Unterstützung verweisen können; nur gibt er ihnen in seinem Modell der Salutogenese einen anderen Stellenwert. Er formuliert mit ihrer Hilfe eine Theorie der Gesundheit (Antonovsky, 1981, 1987). Sie ist in Abbildung 2.1 schematisch dargestellt und wird im folgenden in ihren wesentlichen Zügen beschrieben.

Stressoren, ob im psychosozialen oder im physikalisch-biochemischen Sinn, spielen im Modell eine zentrale Rolle, weil sie sich bei einer Vielzahl von Krankheiten als Risikofaktoren erwiesen haben. In Einklang mit transaktionalen Konzeptionen von Streß, insbesondere mit der von Lazarus (1981), definiert Antonovsky (1981) einen Stressor "als eine Anforderung der internen oder externen Umwelt eines Organismus, die sein Gleichgewicht stört, und dessen Wiederherstellung eine nicht-automatische und nicht unmittelbar verfügbare, energieverbrauchende Handlung erfordert" (S. 72). Ob Anforderungen zu Stressoren werden, hängt wesentlich von ihrer subjektiven Bedeutung für eine Person ab und von der Verfügbarkeit von Ressourcen zur Wiederherstellung des Gleichgewichts. Stressoren können somit auch im Gegensatz zu den generalisierten Widerstandsressourcen gesehen werden, das heißt als Mangel an Ressourcen. Antonovsky hat in seiner neueren Arbeit (1987) eine gewisse Rekonzeptualisierung von Stressoren vorgenommen und sie wie folgt bestimmt: "Ein Stressor kann zusammenfassend als ein Merkmal verstanden werden, das Entropie in das System einführt - das heißt, eine Lebenserfahrung, die charakterisiert ist durch Inkonsistenz, Unter- oder Überbelastung, sowie durch einen Ausschluß an der Teilhabe bei Entscheidungen" (S. 28). Er unterscheidet - in Übereinstimmung mit der Forschungsliteratur - drei Arten von Stressoren: chronische Stressoren, größere Lebensereignisse und "daily hassles" (alltägliche Ärgernisse).

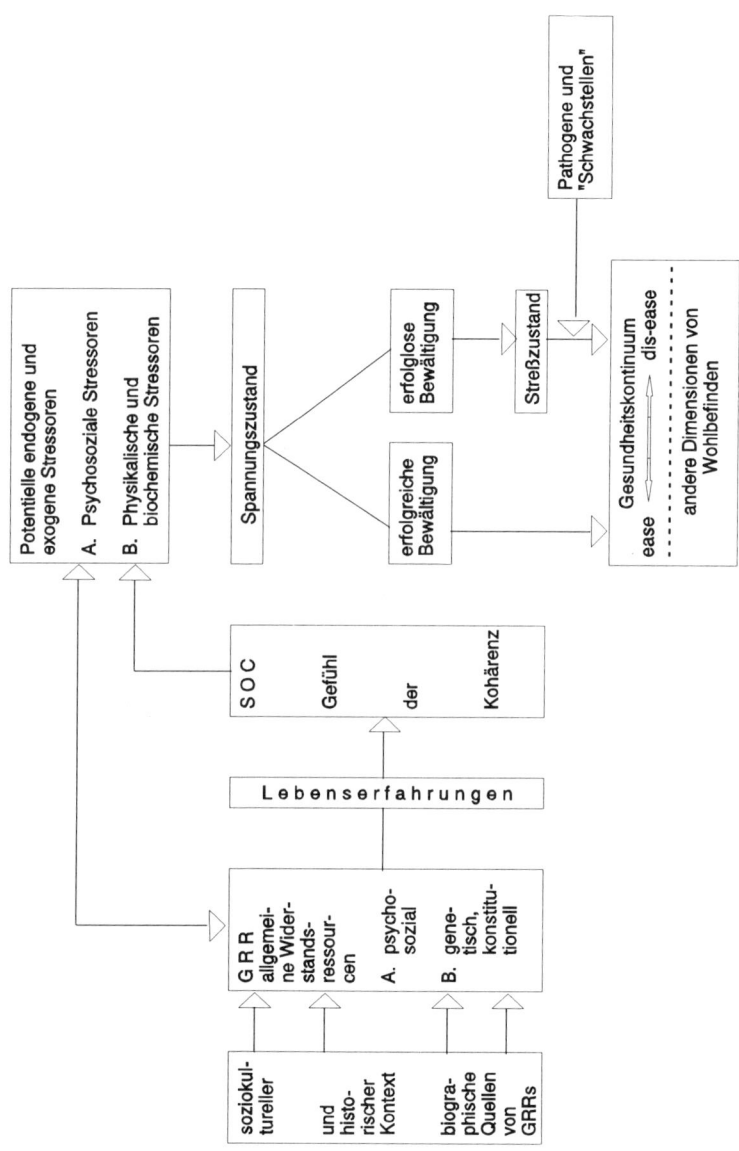

49

Diese Stressoren erzeugen im Organismus einen **Spannungszustand**[2], der von (positiven oder negativen) Affekten und physiologischer Erregung begleitet ist und bewältigt werden muß; er kann sich auf den Gesundheitszustand eines Menschen positiv oder negativ auswirken. Obwohl große individuelle und soziale Variationen im Erleben von belastenden Erfahrungen bestehen, so sind doch, so die zentrale These von Antonovsky (1981), "wir alle in unserem Leben, selbst in den günstigsten und geschütztesten Umgebungen, ständig Erfahrungen ausgesetzt, die wir als Stressoren definieren" (S. 77). Stressoren sind überall und allgegenwärtig. Sie lassen sich nur beschränkt vermeiden. Es ist daher im Hinblick auf die gesundheitlichen Folgen die entscheidende Frage, wie der durch Stressoren ausgelöste Spannungszustand wieder gelöst wird, das heißt wie eine Person mit der belastenden Situation und der mit ihrer Anspannung verbundenen emotionalen und physiologischen Erregung umgeht, wie sie diese bewältigt. Im Modell der Salutogenese ist daher das **"coping"-Konzept** noch zentraler als das Streßkonzept; Antonovsky spricht des öfteren davon, daß es hierin eigentlich um die Formulierung einer Theorie der Bewältigung geht. Können die Stressoren und Spannungen erfolgreich bewältigt werden, so bewegt sich ein Individuum auf dem Gesundheitskontinuum eher in die positive Richtung; gelingt das nicht, dann reagiert der Organismus mit einem Streßzustand (im Sinne von Selye), der - in Interaktion mit anderen Pathogenen und möglichen Schwachstellen des Organismus - eine Bewegung in Richtung des "kranken" Pols auf dem Kontinuum bewirkt.

Die Art und der Erfolg von Bewältigungsversuchen wird wesentlich dadurch bestimmt, auf welche **Ressourcen** eine Person zurückgreifen kann. Das Ressourcenkonzept wird in neuerer Zeit in der Streßforschung zunehmend populär (vgl. etwa Hobfoll, 1989; Beutel, 1989). Antonovsky war aber wohl der erste, der dieses Konzept ausdifferenziert und in ein salutogenetisches Erklärungsmodell eingearbeitet hat. Zwar lassen sich auch spezifische Ressourcen formulieren, die für bestimmte Situationen oder bestimmte Krankheiten von Bedeutung sind. Verläßt man jedoch das pathogenetische Denken zugunsten einer salutogenetischen Orientierung, dann geraten unweigerlich eher die allgemeinen Ressourcen ins Blickfeld, die zur Bewältigung verschiedenartiger Anforderungen eingesetzt werden können. Antonovsky

---

[2] In der Annahme eines Spannungszustands, der vom Streßzustand zu unterscheiden ist, setzt sich Antonovsky von anderen Streßkonzeptionen ab: "Streß ist ein Faktor, der zur Pathogenese beiträgt. Spannung kann salutogenetisch sein, aber sie kann auch zu Streß führen." (Antonovsky 1981, S.96)

(1981) nennt sie "generalized resistance resources" (GRR), also **generalisierte Widerstandsressourcen**, und versteht darunter "jedes Merkmal einer Person, Gruppe oder Umwelt, das eine wirksame Spannungsbewältigung erleichtern kann." (S. 99). Er diskutiert jene Widerstandsressourcen, die auf eine gewisse empirische Unterstützung verweisen und auf verschiedenen Ebenen wirksam sein können (vgl. Antonovsky, 1981, Kap.4). Sie sollen an dieser Stelle nur kurz aufgezählt werden, um einen ersten Eindruck zu vermitteln:

- eine präventive Gesundheitsorientierung als unmittelbar für die Gesunderhaltung relevante GRR, die sich z.B. ausdrückt in der Vermeidung von Stressoren oder im Aufsuchen von Vorsorgeuntersuchungen;
- physikalische und biochemische GRRs wie z.B. eine besondere Reagibilität des Immunsystems;
- materielle GRRs wie z.B. Geld oder die Verfügbarkeit über Güter oder Dienstleistungen;
- kognitive und emotionale GRRs wie z.B. Wissen und Intelligenz oder Ich-Identität (etwa im Sinne von Erikson);
- effektive Bewältigungsstile als GRRs, die sich etwa durch Rationalität, Flexibilität und Voraussicht charakterisieren lassen;
- interpersonale GRRs wie z.B. die Verfügbarkeit von soziale Unterstützung oder die Eingebundenheit in und Bindung an soziale Netzwerke;
- makrosoziokulturelle GGRs wie z.B. die Verbundenheit mit stabilen Kulturen, rituell-magischen Aktivitäten oder religiösen Glaubenssystemen.

Lassen sich nun hinter diesen verschiedenen generalisierten Widerstandsressourcen gemeinsame Züge erkennen? Was ist die zentrale Kraft zur erfolgreichen Bewältigung von Spannungen und Stressoren? Diese Frage stand für Antonovsky (1987) in letzter Zeit im Mittelpunkt seiner Arbeit, weil er sie als Kern des Problems der Salutogenese versteht. Seine Antwort ist der Vorschlag eines alle Widerstandsressourcen integrierenden Konzepts und damit einer Hauptdeterminante für die Bewegung auf dem Gesundheitskontinuum: Er nennt sie **"sense of coherence"** (SOC) oder das **Gefühl der Kohärenz**[3] und versteht folgendes darunter:

---

[3] Die deutsche Übersetzung ist hier nicht einfach. Ich habe mich gegen die von Becker (1982) eingeführte Fassung "Kohärenzsinn" entschieden, weil mir der Terminus "Sinn" etwas mißverständlich und zu definitiv erscheint. Mit "Gefühl der Kohärenz" ist die im Konzept implizierte Unbestimmtheit einer Sicht von der Welt m.E. deutlicher ausgedrückt und zudem eine Nähe zur Umgangssprache hergestellt. Voll überzeugen kann diese Übersetzung jedoch auch nicht, weil mit "Gefühl" leicht der falsche Eindruck entstehen kann, es handle sich um eine Emotion.

"Das Gefühl der Kohärenz ist eine globale Orientierung, die ausdrückt, in welchem Ausmaß man ein durchgehendes, überdauerndes und dennoch dynamisches Gefühl der Zuversicht hat, daß (1) die Ereignisse der eigenen inneren und äußeren Umwelt im Lebenslauf strukturiert, vorhersehbar und erklärbar sind; (2) die Ressourcen verfügbar sind, um den durch diese Ereignisse gestellten Anforderungen gerecht zu werden; und (3) diese Anforderungen als Herausforderungen zu verstehen sind, die es wert sind, sich dafür einzusetzen und zu engagieren."
(Antonovsky, 1987, S. 19)

Drei Komponenten bilden somit den Kern des SOC-Konzepts:

(1) **Verstehbarkeit** ("comprehensibility") umschreibt das Ausmaß, in dem die Reize und Situationen, mit denen man alltäglich konfrontiert wird, Sinn machen und kognitiv als klare, geordnete Information verstanden werden können.

(2) **Bewältigbarkeit** ("manageability") meint das Ausmaß, in dem man die Anforderungen, die auf einen zukommen, mit den verfügbaren Ressourcen als bewältigbar wahrnimmt.

(3) **Sinnhaftigkeit** ("meaningfulness") stellt das motivationale Moment dar und bezieht sich auf das Ausmaß, in dem ein Leben emotional Sinn macht, das heißt in dem die Probleme und Anforderungen des Lebens als solche erlebt werden, für die es sich einzusetzen lohnt.

Das SOC-Konzept ist zunächst nur ein theoretisches Konstrukt, für das einige Plausibilitäten, Ähnlichkeiten zu anderen Konzepten (z.B. "hardiness") und eine Fülle indirekter empirischer Hinweise sprechen. Es ist natürlich sehr viel differenzierter ausgearbeitet und mit den anderen Komponenten der Salutogenese verwoben als ich es hier darstellen konnte (vgl. Antonovsky, 1987). Inzwischen gibt es auch ein Fragebogeninstrument[4], die "Sense of Coherence scale", das dieses komplexe Konzept erfassen soll; die Skala wurde bereits in Studien aus 20 Ländern eingesetzt und scheint ausreichende testtheoretische Qualitäten zu besitzen (Antonovsky, 1993). Der schwierig zu führende Nachweis, daß das Konzept die Zentralität in der Salutogenese hat, die Antonovsky ihm zuschreibt, steht allerdings noch aus. Aber sein Wert als integrierendes und sensitivierendes Konzept scheint mir unbestritten und bei weitem noch nicht ausgeschöpft.

---

[4] Das englischsprachige Original ist in Antonovsky (1987) abgedruckt; eine autorisierte deutsche Version wurde 1991 von Noack et al. am Institut für Sozial- und Präventivmedizin der Universität Bern erstellt.

Auf welche Weise kann nun ein ausgeprägtes Gefühl der Kohärenz die Gesundheit fördern? - Antonovsky nimmt zunächst drei Einflußmechanismen über die **Wahrnehmung von Stressoren** an, die er in Anlehnung an das transaktionale Modell von Lazarus konzipiert hat: Auf einer ersten Stufe der Einschätzung, Antonovsky nennt sie "primary appraisal I", wird vorhergesagt, daß Menschen mit einem starken SOC eher dazu tendieren, fordernde Situationen nicht als Belastung (Non-Stressor) einzuschätzen, und daher gar keinen Spannungszustand erfahren. In einem zweiten Schritt, "primary appraisal II", wird eingeschätzt, ob die als Stressor wahrgenommene Situation das eigene Wohlbefinden gefährdet, ob es positiv oder irrelevant dafür ist. Auch hier wird angenommen, daß eine Person mit einem starken SOC die Streßsituation eher als günstig oder irrelevant wahrnehmen wird als eine mit einem schwachen SOC. Weil sie in der Vergangenheit die Erfahrung gemacht hat, daß solche Situationen in der Regel gut ausgehen, hat sie Zuversicht, daß das auch aktuell der Fall sein wird; daher wird sich ihre Spannung rasch abbauen. Schließlich kann das Individuum noch eine dritte Einschätzung vornehmen, das "primary appraisal III", bevor es bereit zum eigentlichen Handeln ist, das die Streßsituation bewältigen soll: Wie wird das Problem instrumentell wahrgenommen und welche Emotionen werden ausgelöst? Antonovsky stellt die Hypothese auf, daß Personen mit hohem SOC im Vorteil sind, weil sie das Problem klarer und differenzierter wahrnehmen und weil ihre Emotionen eher fokussiert und weniger diffus (und damit lähmend) sein werden; indem sie auch belastende Situationen als verständlich und sinnvoll wahrnehmen, haben sie eine bessere motivationale Grundlage für das Bewältigungshandeln.

Um die ausgelöste Spannung zu lösen, muß das Individuum also etwas tun. Es muß seine Widerstandsressourcen mobilisieren, um das Problem zu **bewältigen**. Das aktuelle Bewältigungshandeln wird von Antonovsky als Prozeß verstanden, der immer auf eine konkrete Belastungssituation bezogen ist; dabei ist er aber auch abhängig von den einer Person zur Verfügung stehenden Ressourcen. Eine Person mit einem hohen SOC wird eher in der Lage sein, aus ihren generalisierten und spezifischen Widerstandsressourcen die geeignete Kombination zu mobilisieren und die für die Situation angemessene Copingstrategie zu wählen; sie wird das Problem eher als verstehbar wahrnehmen, stark motiviert sein, es zu lösen, und auch eher von einer erfolgreichen Bewältigung überzeugt sein. Letztlich trägt somit ein hohes Gefühl der Kohärenz dazu bei, die durch Stressoren ausgelöste Spannungszustände des Organismus erfolgreich zu lösen und die zugrundeliegenden

Probleme zu bewältigen. Indem ein Streßzustand verhindert werden kann, wird eine Bewegung zum gesunden Pol des Gesundheitskontinuums gefördert.

Wie verlaufen aber die Wege im einzelnen, durch die ein erfolgreiches Coping zu einer Förderung der Gesundheit führen kann? Antonovsky muß gestehen, daß er hierzu allenfalls einige Hypothesen anzubieten hat, jedoch kaum auf empirische Daten verweisen kann. Er schneidet zwei Linien der Argumentation an, durch die ein Einfluß des SOC und des Bewältigungshandelns auf die Salutogenese begründet werden könnte: zum einen über das Gesundheitsverhalten, zum anderen über physiologische Mechanismen. Der erste Hypothesenstrang würde unterstellen, daß Personen mit hohem SOC dazu tendieren, Belastungssituationen weniger durch riskante Verhaltensweisen zu bewältigen, wie z.B. durch Rauchen, Alkoholkonsum oder die Verleugnung von Symptomen; sie würden in solchen Situationen vielmehr eher gesundheitsförderliches Verhalten zeigen und dadurch gesünder bleiben. Dieser Einfluß des Gesundheitshandelns auf die Gesunderhaltung wird - in einem weiteren Sinn als hier formuliert - in dieser Arbeit im Mittelpunkt stehen. In einem zweiten Strang an Hypothesen versucht Antonovsky einen noch direkteren Einfluß auf die Gesundheit zu begründen, nämlich über Auswirkungen des SOC auf zerebrale Mechanismen der Regulation von Streß. Er meint, und wagt sich dabei in eher spekulative Bereiche vor, daß Personen mit hohem SOC möglicherweise eher neuroimmunologische und neuroendokrinologische Ressourcen mobilisieren und dadurch eine Schädigung des Organismus unter Streß verhindern können.

Diese Darstellung des Modells der Salutogenese in seinen großen Zügen soll genügen. Es ging mir darum, das meiner Ansicht nach bisher am weitesten entwickelte Gebäude einer Theorie der Gesundheit als Rahmen für die folgende Konzentrierung der Fragestellungen zu verwenden. Dabei ist es weniger wichtig, ob diese Konzeption in allen Aspekten schlüssig und empirisch begründet ist. Antonovsky weist selbst auf diverse ungeklärte Fragen und auf den heuristischen Charakter des Modells hin. Dennoch ist es in seiner Komplexität, Geschlossenheit und der Fähigkeit zur Integration vieler Forschungsbefunde beeindruckend und setzt sich wohltuend von vielen Forschungsmodellen mit minimaler Ausstattung ab. Als biopsychosoziales Modell steht es in deutlichem Gegensatz zu allen biomedizinischen Konzeptionen und orientiert sich in überzeugender Konsequenz am "Ziel" Gesundheit, ohne es zu idealisieren.

2.5   Gesundheit und Gesundheitsförderung

Im vergangenen Abschnitt habe ich begründet, warum mir für eine gesund-heitspsychologische Forschung eine konsequente Orientierung an Gesundheit ein sinnvoller Weg erscheint, um die Beschränkungen des medizinischen Modells zu überwinden. Ich habe das Modell der Salutogenese als Rahmen vorgestellt, in dem sich wichtige neue Fragen und Hypothesen ergeben sowie zentrale empirische Erkenntnisse integrieren lassen. Nun ist es an der Zeit, den zentralen Begriff Gesundheit etwas näher zu beleuchten und zu-mindest zu einer vorläufigen Bestimmung zu kommen. Nach diese begriff-lichen Klärung gilt es, die praktisch-politische Seite einer Orientierung an Gesundheit zu behandeln. Unter dem Begriff der Gesundheitsförderung ist sie in letzter Zeit in aller Munde. Es stellt sich die Frage, ob damit eine neue und sinnvolle Perspektive für eine Gesundheitspolitik und -praxis ent-standen ist, in der sich auch gesundheitspsychologische Fragestellungen einordnen lassen.

2.5.1 Gesundheit - eine begriffliche Annäherung

Eine eindeutige begriffliche Bestimmung von Gesundheit ist ein sehr schwie-riges Unterfangen. Ich werde mich im folgenden damit begnügen, einige Bestimmungsstücke zusammenzutragen und damit einen Rahmen abzu-stecken, in dem eine angemessene Konzeption von Gesundheit anzusiedeln wäre.
Sieht man sich in einer ersten Annäherung den Begriff "Gesundheit" von seiner sprachlichen Bedeutung an, so verweist das deutsche Wort "gesund" in seinen etymologischen Ursprüngen auf **"mächtig, stark"**. Das englische "health" (altenglisch: "hale") hat ebenso wie das deutsche Wort "heil" den Bedeutungsgehalt von **"ganz"**. Ein interessanter Hinweis der Alltagssprache scheint auch, daß im Englischen der Gegenpol zu Krankheit ("dis-ease") durch den Begriff **"ease"** markiert wird, was sich etwa mit "Sorglosigkeit", "Leichtigkeit", "Behaglichkeit" übersetzen läßt.
Jeder Begriff von Gesundheit stellt immer eine bestimmte individuelle und soziale **Konstruktion der Wirklichkeit** dar. Diese Konstruktion ist nicht statisch, sondern muß im Wandel verstanden werden. Gesundheit ist auch durchaus kein einheitlicher Begriff, sondern variiert - möglicherweise systematisch - zwischen verschiedenen sozialen Gruppen. Von der bei weitem nicht uniformen Bestimmung durch Experten läßt sich ein Laienbe-

griff von Gesundheit unterscheiden; beide sind natürlich nicht unabhängig voneinander, sondern sie beeinflussen sich gegenseitig. Der alltägliche Begriff von Gesundheit, also ihre Bestimmung durch die Subjekte, wird im folgenden das zentrale Thema dieser Arbeit sein und soll hier zunächst noch zurückgestellt bleiben.

Die Bemühungen, den Begriff Gesundheit **wissenschaftlich** in den Griff zu bekommen, sind zahlreich und reichen historisch weit zurück; sie sind aber insgesamt nicht sehr befriedigend ausgefallen. Den schillernden Begriff Gesundheit positiv zu bestimmen, scheint eine ebenso reizvolle wie schwierige Aufgabe, an der sich viele mit Enthusiasmus versucht haben, aber viele auch gescheitert sind. Der Gesundheitsbegriff scheint insbesondere die Tendenz auszulösen, ideologische Vorstellungen und normative Vorgaben vom "richtigen Leben" hineinzuprojizieren. Eine systematische Diskussion der wissenschaftlichen Definitionen von Gesundheit (vgl. etwa Becker, 1982; Noack, 1987; Wenzel, 1986) zeigt, daß eine Bestimmung von Gesundheit nicht objektiv erfolgen kann; sie wird immer im Rahmen eines Denkparadigmas vorgenommen und fällt daher so unterschiedlich aus: Biomedizinische, system-funktionalistische (Parsons, 1958; siehe auch Kap. 2.3), systemtheoretische (Noack, 1987; Seeman, 1989), handlungstheoretische (Greiner & Ducki, 1991; Udris et al., 1991), wissenssoziologische (Idler, 1979) oder sozialökologische (Erben et al., 1986) Ansätze werden jeweils andere Schwerpunkte setzen.

Von medizinischer Seite her ist eine eigenartige Abstinenz bei diesem Thema zu bemerken. Es hat sich der Eindruck festgesetzt, daß die **Medizin**, wenn überhaupt, nur eine negative Definition von Gesundheit besitzt und Gesundheit als das Fehlen einer Krankheit versteht. Ein ebenso populärer wie häufig kritisierter positiver Entwurf von Gesundheit stammt von der **Weltgesundheitsorganisation** (WHO), die schon 1948 folgende Definition dagegen hielt:

"Gesundheit ist der Zustand eines vollkommenen körperlichen, seelischen und sozialen Wohlbefindens und nicht nur die Abwesenheit von Krankheit und Gebrechlichkeit."

Trotz heftiger Kritik daran übernehmen medizinische Lehrbücher bezeichnenderweise oft diese Definition, offenbar aus Mangel an eigenen Alternativen. In dieser Polarität zwischen einem fehlenden medizinischen Gesundheitsbegriff und der WHO-Definition bewegt sich die Diskussion um den Gesundheitsbegriff.

Ich werde mich im folgenden auf keine eigene Definition von Gesundheit festlegen, vielmehr - auf der Basis der einschlägigen Literatur (vgl. etwa Schlenger, 1976; Becker, 1982; Wenzel, 1986; Noack, 1987; von Münnich, 1987) - einige **Bestimmungsstücke** für eine angemessene Konzeption zusammenstellen. Gesundheit bedeutet zunächst einen bestimmten **körperlichen und psychischen Zustand** des Individuums. Vor der Frage, ob dieser Zustand objektiv meßbar ist, muß festgehalten werden, daß er vom Subjekt erlebbar ist: Gesundheit ist eine bestimmte **Befindlichkeit** des Körpers und der Psyche, wenn man will ein Wohl-Befinden; sie impliziert eine relative Freiheit von Beschwerden, Beeinträchtigungen und Krankheit, aber beschränkt sich nicht darauf. Das Erleben von Gesundheit setzt auf jeden Fall eine Selbstwahrnehmung und Selbstreflexion des Individuums voraus. Gesundheit bedeutet somit ein bestimmtes Verhältnis des Individuums zu seinem Körper und zu seiner Psyche. Sie ist **Teil der Identität** einer Person. Die Wahrnehmung von Gesundheit erfordert allerdings eine gewisse bewußte Anstrengung, denn eine wichtige Eigenart von Gesundheit besteht darin, daß sie schwer erkennbar ist; sie macht sich im Gegensatz zu Krankheit nicht bemerkbar, fällt nicht auf.

Gesundheit ist allerdings kein statischer Zustand, sondern in permanenter Veränderung, ist also eigentlich ein **Prozeß**: Gesundheit muß immer wieder hergestellt werden, weil sich das Individuum in der Auseinandersetzung mit seiner Umwelt ständig verändert. Gesundheit setzt daher ein transaktionales Verständnis der **Person-Umwelt-Interaktion** voraus: Das Individuum muß auf Anforderungen seiner sozialen und ökologischen Umwelt reagieren und wirkt umgekehrt durch seine Handlungen auf die Umgebung ein, gestaltet Beziehungen und die materielle Umwelt; dadurch verändert sich die Person und ihre Umwelt. Systemtheoretisch betrachtet ist das Individuum ein offenes System, das sich, wenn es gesund ist, in einem **dynamischen Gleichgewicht** befindet.

Gesundheit stellt für Menschen nur ausnahmsweise ein Ziel im Leben dar, vielmehr liegt ihre Bedeutung darin, daß sie die Voraussetzung für Lebensaktivitäten ist, auch dafür, sich im Leben zu verwirklichen. Gesundheit heißt also, ein bestimmtes **Potential** zu haben, Ressourcen zu besitzen und mobilisieren zu können, um handeln zu können. In diesem Sinne meint Gesundheit **Handlungsfähigkeit**, die aber nicht nur Leistungsfähigkeit umfaßt sondern auch Erlebnisfähigkeit. Was ein Individuum als ausreichendes Potential versteht und dann für sich als Gesundheit definiert, hängt von seiner persönlichen Norm ab; diese wird aber in vielfacher Weise von sozialen Normen beeinflußt, ist also nicht beliebig bestimmbar. Obwohl Gesundheit also immer eine **Norm** impliziert, muß ein Begriff von Gesundheit genügend offen bleiben, um auch Wachstum und Entwicklungsprozesse des Individuums erfassen zu können. Wenn Gesundheit ständig im Wandel ist und immer wieder hergestellt wird, dann bedeutet das lebensgeschichtlich einen Entwicklungsprozeß, in sozialer Hinsicht eine **Sozialisation** von Gesundheit.

Gesundheit ist zwar zunächst ein Phänomen, das sich am Individuum bemerkbar macht, aber ohne den sozialen Kontext nicht verständlich. Wie ein Mensch mit seiner sozialen Umwelt interagiert und dabei sein dynamisches Gleichgewicht erhält, ist ebenso wesentlich ein **sozialer Prozeß** wie die Entwicklung seines Potentials und seiner Ressourcen. Gesundheit muß daher immer auch als **soziale Kategorie** verstanden werden.

2.5.2 Gesundheitsförderung - eine öffentliche Aufgabe

Wurde bisher aus einer primär wissenschaftlichen Sicht für eine verstärkte Orientierung an Gesundheit argumentiert, so ergäben sich aus einem derartigen Perspektivenwechsel natürliche große praktisch-politische Aufgaben. Die Orientierung an Krankheit und das Denken in einem Paradigma der Pathogenese bedeutet bis heute die Dominanz einer kurativen medizinischen Praxis, das heißt die Behandlung spezifischer Krankheiten, und - im Ausnahmefall - Versuche einer Prävention von spezifischen Krankheiten. Entsprechend ist das medizinische System organisiert und die Gesundheitspolitik ausgerichtet. Die Orientierung an Gesundheit und das Denken und Handeln in einem Paradigma der Salutogenese würde die Förderung von Gesundheit in den Mittelpunkt einer Gesundheitspraxis und -politik stellen. Spätestens seit Beginn der 80er Jahre gibt es Konzepte und Aktivitäten der **Weltgesundheitsorganisation** (WHO), um eine Gesundheitspolitik im eigentlichen Wortsinn zu betreiben und auch am Ziel Gesundheit zu orientieren. Mit Kampagnen wie "Gesundheit für alle bis zum Jahr 2000" (O'Neill, 1984) oder dem aktuell laufenden Programm "Healthy Cities" (vgl. Stark & Hildebrandt, 1989) macht sie sich für eine Umorientierung in der Gesundheitspolitik stark. Eine neue Perspektive wird dabei in der **Gesundheitsförderung** ("health promotion") entworfen. Im Gegensatz zu den bisherigen Strategien der Gesundheitserziehung, die primär am Individuum und seinem Risikoverhalten ansetzten, konzentriert sich die Gesundheitsförderung auf eine Veränderung von Lebensverhältnissen und Lebensweisen, auf eine

58

grundlegende Umorientierung der Gesundheitsdienste sowie auf die größtmögliche Beteiligung der Bevölkerung, um auf diese Weise dem Ziel Gesundheit näher zu kommen (vgl. Franzkowiak & Wenzel, 1985, 1990; Wenzel, 1986; Stark, 1989).

Der Begriff der Gesundheitsförderung hat in kurzer Zeit eine erstaunliche Karriere gemacht und die gesundheitspolitische Diskussion der letzten Jahre stark bestimmt. Er geht zurück auf eine Konferenz der WHO, die 1986 in Ottawa (Kanada) stattfand und die "Ottawa-Charta zur Gesundheitsförderung" verabschiedet hat. Sie beginnt folgendermaßen:

"Gesundheitsförderung zielt auf einen Prozeß, allen Menschen ein höheres Maß an Selbstbestimmung über ihre Lebensumstände und Umwelt zu ermöglichen und sie damit zur Stärkung ihrer Gesundheit zu befähigen." (zitiert nach Conrad & Kickbusch, 1988, S. 145)

Die Vorstellungen der WHO zur Gesundheitsförderung bauen auf fünf **Grundsätzen** auf:

"1. Gesundheitsförderung umfaßt die gesamte Bevölkerung in ihren alltäglichen Lebenszusammenhängen und nicht ausschließlich spezifische Risikogruppen.

2. Gesundheitsförderung zielt darauf ab, die Bedingungen und Ursachen von Gesundheit zu beeinflussen.

3. Gesundheitsförderung verbindet unterschiedliche, aber einander ergänzende Maßnahmen oder Ansätze, einschließlich Information, Erziehung, Gesetzgebung, steuerliche Maßnahmen, organisatorische Regelungen, gemeindenahe Änderungen sowie spontane Aktivitäten gegen Gesundheitsgefährdungen.

4. Gesundheitsförderung bemüht sich besonders um eine konkrete und wirkungsvolle Teilnahme der Öffentlichkeit.

5. Gesundheitsförderung ist primär eine Aufgabe im Gesundheits- und Sozialbereich und keine medizinische Dienstleistung." (Conrad & Kickbusch, 1988, S. 142 f.)

Obwohl diese Vorstellungen noch eher allgemein und programmatisch gehalten sind, lassen sie doch eine deutliche Schwerpunktverlagerung erkennen: Gesundheitsförderung wird zunächst als öffentliche Aufgabe verstanden und nicht allein in der Verantwortung des Individuums gesehen. Die Gesundheitspolitik hat die Voraussetzungen dafür zu schaffen, daß Menschen gesund leben können. Gesundheit ist dabei ein Bestandteil des alltäglichen Lebens und kein davon isolierter Bereich. Sie betrifft ebenso die soziale und ökologische Umwelt wie die Lebensbedingungen und Lebensweisen von Menschen. Gesundheitsförderung ist nur mit aktiver Beteiligung der betroffenen Menschen möglich und nicht durch Entscheidungen über ihre Köpfe hinweg. Ihre Einflußmöglichkeiten auf die eigene Gesundheit und die unmittelbare Lebenswelt müssen gestärkt werden. Schließlich müssen die Gesundheitsdienste so umorientiert werden, daß sie Gesundheit wirklich fördern können und die Bedürfnisse und Aktivitäten von Bürgern und Bürgerinnen zu gesünderen Lebensweisen aufgreifen und unterstützen anstatt sie zu bevormunden.

Trotz diverser Aktivitäten in diese Richtung sind diese Vorstellungen doch noch weitgehend Utopie geblieben; die Gesundheitsversorgung und -politik hat sich nicht wesentlich verändert. Doch es wird heute verstärkt über Möglichkeiten einer Gesundheitsförderung diskutiert, auf wissenschaftlichen Kongressen, bei den Krankenkassen, in Kommunalverwaltungen und im Selbsthilfebereich, weniger im medizinischen System selbst. Allerdings kann man sich gelegentlich nicht des Eindrucks erwehren, daß viele traditionelle Maßnahmen der Risikoprävention einfach nur "neue Kleider", eine positivere Begrifflichkeit bekommen haben und heute eben als Gesundheitsförderung präsentiert werden. Insofern hat sich vermutlich mehr eine Rhethorik der Gesundheit verbreitet als eine wirkliche Politik der Gesundheit.

Es soll an dieser Stelle keine Auseinandersetzung mit den Vorstellungen der WHO zur Gesundheitsförderung geleistet werden. Sie sollten hier nur als Illustration dafür dienen, welche Perspektiven sich für Praxis und Politik aus einer Umorientierung auf die Förderung von Gesundheit ergeben könnten. Für unsere Thema ergeben sich daraus folgende Überlegungen: In der Perspektive einer Gesundheitsförderung gelangen potentiell alle Menschen und nicht nur Risikogruppen in den Blick. Dabei interessieren insbesondere ihre gesundheitsbezogenen **Lebensweisen** (BZgA, 1983): Was machen sie, um ihre Gesundheit zu erhalten, inwiefern verhalten sie sich riskant, und wobei brauchen sie Unterstützung für eine gesundheitsbewußtere Lebensweise? Nimmt man die Forderung ernst, daß Gesundheitsförderung die Selbstbestimmung der Subjekte, die Entwicklung von persönlichen Kompetenzen und die Stärkung der Bürgeraktivitäten in den Mittelpunkt stellen sollte, dann gilt für Experten/innen zunächst große Zurückhaltung. Sie müssen zuerst die gesundheitsbezogenen Lebensumstände und Lebensweisen genauer kennenlernen, bevor sie - zusammen mit den Betroffenen - Strategien zur Förderung der Gesundheit entwerfen. Denn vorschnelle Interventionen können vorhandene Selbsthilfekompetenzen entwerten, Betroffene demotivieren und sie wieder zum Objekt einer "gut gemeinten" Intervention machen. Aber wissen wir genügend über die gesundheitsbezogenen Aktivitäten von Laien in ihrem Alltag? Ich würde behaupten, sehr wenig! Wir sind uns nicht einmal ihrer großen Bedeutung für die Aufrechterhaltung der Gesundheit bewußt. Die Wissenschaften haben bis vor kurzem die **Gesundheitsselbsthilfe** im Alltag (Grunow et al., 1983) kaum wahrgenommen; im Gegensatz zum professionellen Gesundheitssystem hat sich nur ein Bruchteil der Forschungsaktivitäten mit dem "hidden health care system" (Levin & Idler, 1981) beschäftigt, den tief in den Alltag integrierten, daher verborgenen Handlungen zur Erhaltung von Gesundheit.

Die praktisch-politische Aufgabe einer Gesundheitsförderung, deren Bedeutung durch die bisherigen Ausführungen ausreichend begründet sein dürfte, bedarf einer Fundierung und Unterstützung durch eine Gesundheitsforschung, die sich verstärkt mit dieser Gesundheitsselbsthilfe beschäftigen sollte. Da es hierbei ganz wesentlich auch um psychologische Fragen geht, soll im nächsten Abschnitt noch kurz das Spektrum an Fragestellungen skizziert werden, die sich im Rahmen einer salutogenetischen Perspektive und unter der praktisch-politischen Zielsetzung einer Gesundheitsförderung ergeben.

2.6 Gesundheit als psychologisches Problem

Im Verlauf dieses Kapitels ist ein Weg skizziert und begründet worden, der zu einer Psychologie der Gesundheit führen könnte. Ich möchte aber nochmal mit aller Deutlichkeit darauf hinweisen, daß die Perspektive einer Gesundheitsforschung nur als **interdisziplinäres** Projekt verstanden werden kann (vgl. Hurrelmann & Laaser, 1993), ebenso wie die Perspektive einer Gesundheitsförderung und -praxis nur als multiprofessionelles Unternehmen Sinn macht, unter Einschluß, aber nicht Dominanz der traditionellen Gesundheitsberufe. In dieser Arbeit wird jedoch der psychologische Anteil zu diesem Projekt im Mittelpunkt stehen.

Die spezifisch psychologischen Fragestellungen einer Salutogenese sind schon mehrfach angeklungen. Es ist hoffentlich auch deutlich geworden, daß alle psychologischen Praxis- und Forschungsgebiete um Krankheitsphänomene herum mit dem Plädoyer für eine Gesundheitsforschung und -förderung nicht einfach desavouiert werden sollen: Viele von ihnen sind nach wie vor sinnvoll, würden aber in einem salutogenetischen Paradigma, das die Dichotomie gesund/krank zugunsten eines Kontinumms verläßt, einen anderen

Stellenwert bekommen. Aber - und das ist für mich in diesem Zusammenhang der entscheidende Punkt - die Orientierung der psychologischen Forschung an Gesundheit bringt eine Fülle neuer und für die Praxis wesentlicher Fragen in das Blickfeld. Sie verlagert die Aufmerksamkeit in einen Phänomenbereich, der weit vor der Manifestation einer ernsthaften oder chronischen Krankheit liegt und der auf dem Gesundheitskontinuum mehr in Richtung des gesunden Pols lokalisiert ist. Das Interesse gilt nun auch relativ gesunden Personen unter der Fragestellung, wie sie es zunächst noch ohne Hilfe von Professionellen schaffen, ihre Gesundheit zu erhalten, wie sie mit gesundheitlichen Problemen umgehen und auf welchem Weg sie bei welchen Personen und Instanzen Hilfe suchen. Kurz gesagt: Der expertenorientierte Blick auf gesundheitliche Probleme und auf das Gesundheitsverhalten wird zurückgestellt zugunsten eines betroffenenorientierten Blicks; im Mittelpunkt steht die **Sicht** und Handlungslogik **des Alltagsmenschen** bei seinen Bemühungen, sich gesund zu erhalten, und nicht die vorschnelle Be- und Abwertung des Laienverhaltens aus der Sicht des medizinischen Experten.

Denn jeder Mensch geht tagtäglich mit seinem Körper um, bemerkt möglicherweise Veränderungen, Beschwerden oder Beeinträchtigungen, deutet sie und reagiert darauf, bezieht eventuell nahestehende Personen mit ein und sucht Rat und Hilfe in seinem sozialen Netzwerk. Erst im Laufe eines mehr oder weniger langen Prozesses des alltäglichen Umgangs mit seinen gesundheitlichen Problemen, nach möglicherweise langen Selbst- und Fremdbehandlungsversuchen wenden sich Betroffene mit unterschiedlichen Erwartungen an Experten und nehmen das professionelle Gesundheitssystem in Anspruch. Wir wissen inzwischen, daß das Hilfesuchen bei und die Inanspruchnahme von Experten ein komplexes Geschehen ist, das von einer Vielzahl psychischer, sozialer und institutioneller Faktoren beeinflußt wird (vgl. Mechanic, 1983b). Weit weniger wissen wir von den davorliegenden Prozessen, nämlich wie die Gesundheitsselbsthilfe im Alltag oder die Laienversorgung ("lay care") vor sich geht und sozial organisiert ist.

Auf die große Bedeutung eines **nicht-professionellen Gesundheitssystems** hat schon die medizinisch-anthropologische Forschung durch interkulturelle Vergleiche aufmerksam gemacht. Der "popular sector", also das Laiensystem, ist in allen, auch den modernen Gesellschaften der größte und bedeutsamste Bereich der Gesundheitsversorgung; er spielt eine große Rolle im Prozeß des Hilfesuchens bei gesundheitlichen Problemen, weil kulturell geprägte kollektive Gesundheitseinstellungen und -praktiken die individuellen Entscheidungen und Handlungen bei der Wahrnehmung und Definition von Beschwerden, bei der Konsultation von Laien und Experten, sowie bei der Befolgung und Bewertung professioneller Behandlungsmaßnahmen entscheidend beeinflussen (vgl. Chrisman & Kleinman, 1983). Insofern relativiert sich die Bedeutung eines meist medizinisch-naturwissenschaftlich geprägten "professional sector" der Gesundheitsversorgung; dieser stellt nicht nur ein gegenüber dem nicht-professionellen Gesundheitssystem geringeres Ausmaß an Gesundheitsleistungen bereit, seine Wissensvorräte sind auch nicht automatisch den "laienhaften" Vorstellungen von Gesundheit und Krankheit überlegen.

Der beträchtliche Umfang einer Gesundheitsselbsthilfe im Alltag wird auch durch medizinsoziologische Analysen bestätigt. Nach Schätzungen werden etwa zwei Drittel bis drei Viertel aller Gesundheitsprobleme im Familien-, Freundes- und Bekanntenkreis bewältigt (Breitkopf et al., 1980). Eine erste repräsentative Studie in der Bundesrepublik Deutschland zeigt, daß Laien sehr viel mehr tun als Professionelle glauben: 77 Prozent der Befragten ergriffen häufig oder gelegentlich Selbsthilfemaßnahmen, um gesund zu werden, 63 Prozent holten gesundheitsbezogene Informationen von Familienmitgliedern ein und 50 Prozent ließen sich praktisch von diesen unterstützen (Grunow et al., 1983). Die Maßnahmen von Laien sind überwiegend konkurrenzlos, das heißt sie könnten durch Experten gar nicht ersetzt werden, und sind zudem stärker auf die Gesunderhaltung ausgerichtet. Dennoch wird das Laiensystem von Gesundheit von den Wissenschaften häufig noch als Residuum des Medizinsystems behandelt und in seinen Leistungen eher skeptisch bis negativ eingeschätzt.

Wenn man die zentrale Frage der Salutogenese beantworten will, nämlich wie es Menschen schaffen, gesund zu bleiben, und wenn man nach sinnvollen Strategien der Gesundheitsförderung sucht, dann stellt nach meiner Überzeugung das **System der Gesundheitsselbsthilfe** im Alltag einen der Schlüsselbereiche dar. Dieser Forschungsbereich wirft eine Reihe **psychologisch** relevanter **Fragen** auf:
- Zunächst stellt sich die Frage nach der Motivation für die Erhaltung der eigenen Gesundheit. Ungeachtet der allgemein hohen Wertschätzung von Gesundheit ("Gesundheit als höchstes Gut") scheint sie doch für das tatsächliche Handeln ein weit weniger zentrales Motiv zu sein. Zumindest wäre genauer zu untersuchen, unter welchen biographischen und sozialen Bedingungen die Motivation zur Gesunderhaltung entsteht und handlungs-

relevant wird, wie sie mit anderen Motiven konkurriert, wie sie aufrechterhalten wird und gefördert werden kann.

- Ein zentraler Komplex von Fragestellungen betrifft das Gesundheitshandeln von Menschen in ihrem Alltag: Welche Verhaltensweisen werden präventiv zur Erhaltung der eigenen Gesundheit eingesetzt? Welche Rolle spielen beispielsweise vorsorgende Aktivitäten im Bereich von Bewegung oder Ernährung, im Umgang mit Risiken in der Arbeit und Umwelt, die Inanspruchnahme von Vorsorgeuntersuchungen, die Selbstbehandlung von Beschwerden, das Hilfesuchen bei gesundheitlichen Problemen im eigenen sozialen Netzwerk, bei Paraprofessionellen und im medizinischen Versorgungssystem. Es stellt sich die Frage, unter welchen Bedingungen Menschen präventives Gesundheitshandeln zeigen, aber natürlich auch unter welchen Bedingungen sie Verhaltensstile aufrechterhalten, die eher riskant sind und ihre Gesundheit schädigen.

- Es scheint sinnvoll anzunehmen, daß wesentliche Voraussetzungen für ein gesundheitsförderliches Verhalten in den Vorstellungen liegen, die sich Menschen von Gesundheit machen und davon, wie sie sie erhalten können. Damit sind einmal kognitive Aspekte angesprochen: der je individuellen Begriff von Gesundheit einschließlich der Vorstellung vom eigenen Körper, mögliche subjektive Theorien und Wissensvorräte von Gesundheit (was gefährdet mich, wie bleibe ich gesund, was hilft mir bei Beschwerden?). Zum anderen gehören natürlich auch emotionale Aspekte dazu wie beispielsweise Ängste vor Krankheiten oder bestimmten Risiken, aber auch positive Gefühle zum eigenen Körper und zur eigenen Person.

- Die Vorstellungen von Gesundheit und die konkreten Aktivitäten zur Erhaltung der Gesundheit sind keine rein individuelle Angelegenheit. Sie entstehen in einem sozialen und kulturellen Milieu, sie werden milieuspezifisch sozialisiert und sind sozial organisiert. Die informelle "Gesundheitsarbeit" in der Familie scheint beispielsweise ausgesprochen geschlechtsspezifisch organisiert zu sein. Frauen leisten offenbar den überwiegenden Teil dieser Arbeit: Sie sind meist die "Expertinnen" für Fragen der Gesundheit, an die sich Familienmitglieder um Rat und Hilfe wenden, sie geben die praktischen Hilfen bei Gesundheitsproblemen, können allerdings selbst weniger mit Hilfe rechnen (Grunow et al., 1983). Weiterhin gibt es starke Hinweise auf eine schichtspezifische Organisierung der Gesundheitsselbsthilfe (vgl. Kap. 3).

- Schließlich müssen Gesundheitsvorstellungen und das Gesundheitshandeln auch in einem lebensgeschichtlichen Zusammenhang verstanden werden.

Die Entwicklung eines Begriffs vom Körper und die Einstellungen zum eigenen Körper sind ein wesentliches Moment des Sozialisationsprozesses und prägen die späteren Vorstellungen von Gesundheit und Krankheit sowie den Umgang damit. Die Motivation zur Gesunderhaltung ist sehr wahrscheinlich abhängig vom Alter einer Person. Wenn das Gesundheitshandeln in verschiedenen Lebensphasen unterschiedlich ausgeprägt ist, dann stellt sich die Frage nach den biographischen Einflüssen, etwa in Form von kritischen Lebensereignissen (eigener Krankheit, Krankheiten und Todesfällen bei Nahestehenden, Partnerschaft und Trennung, etc.), und nach einschneidenden Veränderungen in der gesundheitsbezogenen Lebensweise.

Diese nur grob angedeuteten psychologischen Fragestellungen zur Gesundheitsselbsthilfe im Alltag bilden den Ausgangspunkt für die folgende theoretische und empirische **Untersuchung**. Sie wird sich insbesondere mit den **subjektiven Vorstellungen von Gesundheit**, die später unter dem Konstrukt "Gesundheitsbewußtsein" laufen werden, und dem **präventiven Gesundheitshandeln** beschäftigen. Im folgenden Kapitel 3 wird zunächst der Forschungsstand gesichtet. In Kapitel 4 werden dann die Ergebnisse dieser Analyse in eine eigene Konzeption des Gesundheitsbewußtseins und Gesundheitshandelns münden und so die theoretische Grundlage für die empirische Studie abgeben.

Kapitel 3
Subjektive Theorien von Gesundheit und präventives Gesundheitsverhalten als Forschungsgegenstand

Erst in jüngster Zeit haben sich die Gesundheitswissenschaften damit beschäftigte, welche Vorstellungen relativ gesunde Menschen von Gesundheit, Körper und Krankheit haben und welche Aktivitäten sie im Alltag zum Erhalt ihrer Gesundheit zeigen. Die Gründe für das geringe Interesse an solchen Fragen liegen einmal in der Orientierung am medizinischen Krankheitsmodell und einer entsprechenden Zentrierung auf die Erfordernisse des medizinischen Systems und seiner Experten. Was Laien denken und tun, war überwiegend nur insofern von Bedeutung, als es von den Funktionalitäten des medizinischen Systems abwich und deshalb korrigierend eingegriffen werden mußte, um das Verhalten von Patienten entsprechend anzupassen. Die Compliance-Forschung ist das beste Beispiel für diesen funktionalistischen Blick auf den Laien. Ansonsten wurden ihre Vorstellungen eben als "laienhaft" verstanden ("Sie können es einfach nicht besser wissen") - und damit abqualifiziert. Mit der Umorientierung auf ein Gesundheitsparadigma müssen die Aktivitäten von Laien eine größere Relevanz bekommen, weil diese ihre Gesunderhaltung überwiegend als Teil ihres Alltaglebens betreiben und jeglicher wissenschaftliche Zugang zu den gesundheitsrelevanten Verhaltensweisen auf die Erfahrungen des Subjekts angewiesen ist. Das in den Sozialwissenschaften erst seit den 80er Jahren allmählich entstandene Interesse am Alltagsleben und an der Sicht der Subjekte kann als weitere Voraussetzung dafür verstanden werden, daß jetzt Gesundheitsvorstellungen auf breiterer Basis thematisiert werden können. Inzwischen liegen Rahmentheorien und Methoden einer qualitativen Sozialforschung vor (vgl. Flick, von Kardorff, Keupp et al., 1991), die diese Gegenstände auch wissenschaftlich legitim untersuchbar machen.
Ich habe schon angedeutet, daß eine Konzeptualisierung von Gesundheitsvorstellungen als rein individuelle Phänomene viel zu kurz greifen würde. Sie entstehen im gesellschaftlichen und historischen Kontext, sie sind Teil der Gesundheitskultur einer Epoche. Es gibt deutliche Wechselwirkungen zwischen den Vorstellungen von Professionellen und von Laien, die durch-

aus nicht nur in eine Richtung laufen. Es muß auch eine historische Kontinuität angenommen werden in der Form, daß alle Gesellschaftsmitglieder tendenziell in das dominante Gesundheitsparadigma hineinsozialisiert werden. Der Begriff von Gesundheit stellt eine soziale Konstruktion der Wirklichkeit dar; er wird vom Individuum subjektiv angeeignet und entsprechend seiner Lebenssituation und -erfahrungen transformiert. Um der Gefahr der Individualisierung dieser Vorstellungen von Anfang an entgegenzusteuern, scheint es notwendig, vor der Diskussion der subjektiven Konstruktion von Gesundheit einen Überblick über die soziale Konstruktion von Gesundheit, über das in den modernen Gesellschaften dominierende Gesundheitsverständnis und seine historische Entwicklung zu geben.

3.1 Gesundheitsvorstellungen gestern und heute

Es läßt sich nicht übersehen, daß die Gesundheit in den heutigen Industriegesellschaften zunehmend ein Gegenstand öffentlicher Aufmerksamkeit geworden ist. Gesundheit ist nicht nur ein hoher abstrakter Wert, sondern immer mehr Menschen interessiert es heute, wie sie ihre Gesundheit erhalten und wie sie gesund leben können. Im Gegensatz zu früheren Zeiten gilt Gesundheit heute als machbar. Der Aufwertung des Gesundheitsmotivs und der verstärkten Nachfrage von Gesundheit entspricht die zunehmende öffentliche Vermarktung von Gesundheit: Mit der Wertschätzung von Gesundheit wird geworben, über gesundes Leben werden Ratschläge gegeben, zu ihrer Steigerung werden Mittel angepriesen, am Umgang mit Gesundheit werden soziale Differenzierungen vorgenommen. Der Gesundheitsbegriff ist interpretationsfähig und auch deshalb Gegenstand eines gesellschaftlichen Diskurses.

Das medizinisch geprägte negative Verständnis von Gesundheit, die nicht wahrgenommen wird, solange der Körper funktioniert und leistungsfähig ist, solange keine Störungen in Form einer Krankheit vorliegen, scheint zwar immer noch in weiten Kreisen der Bevölkerung bestimmend zu sein. Aber es ist auf dem Rückzug und wird allmählich überlagert von einem neuen Verständnis: Gesundheit als positive Kategorie und als eigenständige Dimension der Erfahrung. Dieses gesundheitliche Wohlbefinden läßt sich erhalten und steigern. Aus einer dem Körper gegenüber eher gleichgültigen bis feindlichen Einstellung scheint ein neues, positiveres Verhältnis zum eigenen Körper zu entstehen (vgl. Rittner, 1982). Im Vergleich zum negativen Gesundheitsbegriff wird in diesem neuen Verständnis eine größere Selbstbestimmung über die eigene Gesundheit für möglich gehalten; gleichzeitig werden die medizinischen Experten mit größerer Skepsis betrachtet (vgl. Rodenstein, 1987). Bei diesem Wandel gewinnt man jedoch gelegentlich den Eindruck, daß sich die Beschäftigung mit Gesundheit fast zu einem neuen Kult entwickelt hat und daß der Körper in hohem Maße zu einem Mittel der Stilisierung des Selbst wird (Hörmann, 1989). Zudem kommt eine neue moralische Haltung zur Gesundheit mit entsprechendem sozialen Druck auf, die für den Einzelnen körperliche Fitness zur Norm und Gesundheit tendenziell zu einer sozialen Pflicht macht. Und die körperliche Inszenierung des Selbst wird zu einer verbreiteten Strategie sozialer Differenzierung.

Dieser aktuelle **Wandel im Gesundheitsverständnis** bedarf einer genaueren Analyse, wozu auch diese psychologische Studie beitragen will. Um seine Chancen und Widersprüchlichkeiten besser beurteilen und einordnen zu können, kann ein Blick zurück in die Geschichte von großem Wert sein. Wie haben sich die heutigen Vorstellungen von Gesundheit und die Einstellungen zum Körper entwickelt? Welche Funktion hatte der gesellschaftliche Diskurs über Gesundheit seit Beginn der Neuzeit? - Ich werde zu diesen Fragen einen kurzen **historischen Abriß** geben, der auf der Grundlage der umfassenden sozialhistorischen Studie von Göckenjan (1985) über die Gesundheit und die Rolle der Medizin in der bürgerlichen Welt vorgenommen wird.

Im Übergang vom Mittelalter zur Neuzeit, das heißt mit der Herausbildung einer bürgerlichen Gesellschaft, hat das bis dahin dominierende religiöse Weltbild allmählich seine Geltung verloren. Bis dahin wurden **Gesundheit und Krankheit als göttliche Fügung** verstanden, als Schicksal, gegen das der Mensch wenig machen kann, außer gottgefällig zu leben. Krankheit wurde entsprechend als Strafe Gottes erlebt, als Buße für ein sündhaftes Leben, als Mahnung zur Rückbesinnung auf Gott. Das Leben war in Gottes Hand; nur ein frommes und der christlichen Moral entsprechendes Leben konnte helfen, nur mit Gottes Hilfe konnte Krankheit geheilt werden. Ein gesellschaftlicher Diskurs über Gesundheit war innerhalb dieser Weltsicht nicht nötig.

Mit der allmählichen Säkularisierung des Weltbildes lösten sich die Menschen langsam von der Vorstellung, daß Gott die alleinige Verfügung über ihr Leben hätte: Die Annahme, daß Krankheit und früher Tod zu verhindern sind, daß das Leben vielmehr häufig durch unvernünftiges Verhalten verkürzt wird, war eine vollkommen neue Idee. Entsprechend den bürgerlichen

Wertvorstellungen, daß der Einzelne und die Gesellschaft für die Lebensumstände verantwortlich sind, wurde im Zeitalter der **Aufklärung** die
Selbstverantwortung für die Gesundheit propagiert. Durch Vernunft und
durch entsprechendes Verhalten ist Krankheit zu vermeiden und Leben zu
verlängern. Ab Mitte des 18. Jahrhunderts wurde dem Thema Gesundheit in
den medizinischen Schriften große Aufmerksamkeit zuteil. Die Ärzte klärten
ihre vorwiegend bürgerlichen Leser darüber auf, wie sie nach einer ver-
nunftgemäßen Ordnung leben sollen und dadurch von selbst gesund bleiben.
Denn Gesundheit ist ein **"natürlicher" Zustand.** Stark beeinflußt von
Rousseau wurde das Ideal des "Naturzustandes" entdeckt; die Vorteile des
einfachen Lebens, das den Körper leistungsfähig macht und abhärtet, wurde
der unmäßigen, untätigen und empfindlichen aristokratischen Körperkultur
gegenübergestellt. Nur durch die schädlichen Einflüsse der Zivilisation, der
städtischen Lebensverhältnisse, durch das Leben in Luxus und Laster bei
den wohlhabenden Schichten einerseits oder übermäßiger Arbeit, mangeln-
der Ausgleich und Armut bei den arbeitenden Schichten andererseits, werden die Menschen krank. In diesen neuen Lebensverhältnissen, "die jetzt ein
überwiegend sitzendes Leben fordern, die Ernährung, Bekleidung, Wohnung
nach schwankenden Modebedürfnissen (...) ausrichten" und "die den Konsum von Stimulanzien wie Kaffee, Tee, Tabak, Branntwein in immer größeren Mengen nach sich ziehen, um 'das Ganze in einer unnatürlichen Spannung zu erhalten'"(Göckenjan, 1985, S. 72), ist dem menschlichen Körper
die natürliche Kraft und Widerstandsfähigkeit verlorengegangen. Daher
wurde in der bürgerlichen Gesellschaft die Gesundheit zum Problem.
Die aufklärerischen Schriften von **Ärzten** (wie Hufeland, Tissot, Triller)
wandten sich in dieser Situation an die sich bedroht fühlenden Bürger und
propagierten ein grundlegendes Gesundheitsprogramm, die **Diätetik.** Diese
aus der Antike stammenden Regeln für ein natürliches Leben sprechen den
Einzelnen und seine Vernunft an; sie fordern eigenes Tun und Selbstdisziplin, um die Lebenskräfte und den Regenerationsbedarf in Balance zu
halten. Sie zielen ab auf Mäßigung in allen Lebens-Mitteln (Luft, Nahrung
und Getränke), im Geschlechtsverkehr, auf den Ausgleich von Bewegung
und Ruhe, auf die Reinigung des Körpers und die Entwicklung von Körper-
sensibilität. Aber Gesundheit ist kein Selbstzweck, sondern Voraussetzung
für ein tätiges und moralisches Leben. Die "menschliche Maschine" muß in
Übung und Tätigkeit bleiben, um sich zu erhalten. Sie ist aber insgesamt
kraft der menschlichen Vernunft zur Selbstregulation fähig und, bei entsprechender Selbstdisziplin, zur mäßigen und damit "natürlichen" Lebens-

führung. Es stellt sich die Frage, wozu der Bürger dann überhaupt noch den Arzt braucht. Zwar ist durchaus auch ein emanzipatorischer Gedanke in der damaligen Gesundheitslehre, der den in seinem körperlichen Wohl mündigen Bürger anspricht. "Dennoch sind die Professionalisierungsinteressen (der Ärzte, T.F.) überall klar formuliert. Es geht in allen Gesundheitsschriften nicht zuletzt um die Frage der 'richtigen Benutzung' der Ärzte. ... Die Gesundheitslehren der Aufklärungszeit sind auch Öffentlichkeitskampagnen, Imagewerbung, Verkaufsstrategien der Profession." (ebd., S. 85) Diese Phase der intensiven Thematisierung von Gesundheit endet Mitte des 19. Jahrhunderts. Die **Schulmedizin** gibt in der Phase einer politischen Reaktion die Ganzheitsvorstellungen, die Förderung einer Selbstregulation, die Aufklärung der Bevölkerung über die Regeln eines "natürlichen Lebens" völlig auf und versteht sich in der Folge als moderne **Naturwissenschaft.** Die Erfolge der experimentellen medizinischen Forschung auf Gebieten wie der Physiologie, Chemie oder Pathologie fördern eine Entwicklung, die den Körper als Einheit in immer kleinere Einheiten (Organ, Gewebe, Zelle) aufspaltet, die Aufmerksamkeit zunehmend auf die Krankheit lenkt, diese in den Organen lokalisiert, objektiviert und von der Person und ihrem Leben trennt (vgl. Winau, 1982). Diese Entwicklung mündet in das biomedizinische Modell (wie es in Kapitel 2.2 beschrieben wurde), das sich in der zweiten Hälfte des 19. Jahrhunderts durchsetzte und das bis heute die Vorstellungen von Krankheit und Gesundheit bestimmt. In diesem "iatrotechnischen Konzept" (Rothschuh, 1978) wird Krankheit verstanden "als Defekt einer Maschine, der möglichst adäquat repariert werden muß. Der Körper wird dabei reduziert (...) auf ein technisch funktionierendes Gebilde von Einzelteilen." (Winau, 1982, S. 296) Da der Laie davon nichts versteht, ist er auf den ärztlichen Experten verwiesen; aus der in der Aufklärung möglichen Selbstregulation von Gesundheit ist die **medizinische Kontrolle über den kranken Körper** geworden. Dieses Krankheitsverständnis ist das dominierende Denkmodell der Moderne und kennt keinen positiven Gesundheitsbegriff.

Wenn heute neuerlich die Gesundheit thematisiert wird und wenn die "**Wiederkehr des Körpers**" (Kamper & Wulf, 1982) als Sinn-Instanz zu beobachten ist, dann kann diese Entwicklung nicht nur als Reaktion auf die Krise des medizinischen Modells interpretiert werden. Sie scheint auch mit den Krisenerscheinungen der Moderne in Verbindung zu stehen und muß somit in einem breiteren gesellschaftlichen Kontext gesehen werden. Diese Phänomene können jedoch durchaus auch eine positive Seite haben: "Sieht man die Krise unserer Gesellschaft (...) in der eigendynamischen Fortsetzung des 'Entzauberungsprozesses', in der unheiligen Allianz, die Naturwissenschaft und Technik mit dem ökonomischen und politischen System eingegangen sind (...), dann könnte man das positive Gesundheitsbewußtsein mit seinen neuen Normen und Disziplinierungen wie seinem Selbstbestimmungspotential als Ausdruck einer neuen Moral interpretieren. Ihre Funktion im gesellschaftlichen Prozeß wäre nicht als Krisenerscheinung, sondern im Sinne einer neuen 'Produktivkraft' als Basis einer erforderlichen neuen Sensibilität für die Gefährdungen der Gesellschaft wie auch deren Abwehr zu bestimmen." (Rodenstein, 1987, S. 298) Insofern könnte der **neue Gesundheitsdiskurs** auch als Ausdruck einer postmodernen gesellschaftlichen Entwicklung verstanden werden. So zeigen beispielsweise Analysen der amerikanischen Fitness-Bewegung, die sich sowohl stark von der traditionellen Medizin absetzt als auch eng mit dem Gesundheitsmotiv verknüpft ist, daß diese Praktiken in ästhetischer und ideologischer Hinsicht Gemeinsamkeiten mit den kulturellen Aktivitäten aufweist, die als postmodern bezeichnet werden (Glassner, 1989). Fitness-Aktivitäten wie Jogging, Aerobic oder gesunde Ernährung werden als Schutz vor den Gefahren und Krankheiten des modernen Lebens angesehen. Sie zielen ab auf eine Versöhnung von Körper und Selbst; die Menschen wollen sich selbst wieder in Einklang mit ihrem Körper bringen. Weiter schwingt in den Ideologien der Fitness-Bewegung mit, daß sich mit der Erreichung von Fitness zentrale Polaritäten der modernen Gesellschaft, die zwischen Frauen und Männern, zwischen Arbeit und Freizeit oder zwischen Innen und Außen auflösen lassen (ebd.).

Auf der anderen Seite sind die **Gefahren einer Individualisierung** der Verantwortung für Gesundheit nicht zu übersehen. Der verstärkte Wunsch der Bevölkerung, etwas für die eigene Gesundheit zu tun, hat in den Medien, der Werbung und auch in der Gesundheitspolitik Tendenzen losgetreten, die allein auf die Verantwortung des Individuums setzen: Gesundheit erscheint als vollkommen abhängig vom persönlichen Verhalten; wer sich nicht gesundheitsbewußt verhält, das heißt wer nichts für seine körperliche Fitness, gesunde Ernährung tut, eine der fast zum Stigma erhobenen Risikoverhaltensweisen zeigt und nicht regelmäßig zum medizinischen Check-up geht, der ist selbst schuld, wenn er krank wird. Die Ideologie eines "blaming the victim" (Crawford, 1987) ist die Folge einer Moralisierung des Gesundheitsdiskurses, in dem suggeriert wird, daß es ein eindeutig "richtiges" und "falsches" Verhalten gibt, in dem das Bild eines "perfekten" Körpers propagiert wird und absolute Lösungen zur Erreichung dieser Gesundheitsideale angeboten werden (Brownell, 1991). Gesundheit erscheint so als öffentliche Pflicht, die Ausweitung der sozialen Kontrolle selbst in den intimen Alltag hinein wird zur Schreckensvision.

Der aktuelle Gesundheitsdiskurs weist manche Parallelen auf zu demjenigen der bürgerlichen Epoche; er deutet vielleicht auch auf der gesellschaftlichen Ebene eine Übergangszeit an. In seiner ganzen Widersprüchlichkeit zeigen sich wohl auch in der Pluralisierung von Gesundheitsvorstellungen für das Subjekt "riskante Chancen" (Keupp, 1988). Diese gilt es in einer psychologischen Analyse im Detail zu verfolgen.

3.2 Subjektive Vorstellungen von Gesundheit: ein Forschungsüberblick

In der folgenden Literaturanalyse sollen - als breites Ziel - Arbeiten gesichtet und bewertet werden, die das "verdeckte" Gesundheitssystem, die Gesundheitsselbsthilfe im Alltag beschreiben und erklären können, die insbesondere das präventive Verhalten von Laien für den Erhalt der eigenen Gesundheit in ihren psychosozialen Bedingungen beleuchten. Aus psychologischer Sicht sind dafür zwei Forschungsfelder von besonderer Relevanz: die Untersuchung des präventiven Gesundheitsverhaltens und die Untersuchung der subjektiven Vorstellungen von Gesundheit, die als wesentliche Bedingung dieses Verhaltens gelten können. Diese Gegenstände sind zwar eng miteinander verknüpft, sie werden aber hier aus analytischen Gründen getrennt dargestellt. Ich werde mich also zunächst mit den Arbeiten beschäftigen, die **subjektive Vorstellungen von Gesundheit** im weiteren Sinne untersucht haben, und dann (in Kap. 3.3) die Forschung zum präventiven Gesundheitsverhalten analysieren.

Bedingt durch die noch junge Geschichte der Forschungen, die sich explizit mit den Gesundheitsvorstellungen von Laien befaßt haben, sind ihre Erträge noch entsprechend gering. Auch wenn vereinzelte Untersuchungen schon früher datiert sind, so ist der Großteil vorliegender Studien doch erst in den 80er Jahren entstanden. Würde man den Fokus auf die Untersuchung von subjektiven Vorstellungen von Gesundheit im engeren Sinn setzen, dann könnte man nur auf wenige Studien zurückgreifen. Aus diesem Grunde und weil der Gegenstand durchaus so viele Facetten aufweist, daß er nicht so einfach einzugrenzen ist, habe ich die Sichtung der Literatur eher breit angelegt. Neben Arbeiten aus verschiedenen Disziplinen der Psychologie haben vor allem die Medizinsoziologie und die Medizinische Anthropologie Beiträge zu diesem Thema geliefert.

Die einschlägigen Untersuchungen zu den subjektiven Vorstellungen von Gesundheit werden unter diversen Begriffen eingeordnet: Es ist etwa die Rede von "Einstellungen", "Überzeugungen", "Attributionen", "subjektiven Theorien", "subjektiven Konzepten", "Laienbegriffen", "Repräsentationen" oder "Alltagswissen" von Gesundheit. Ich werde mich in diesem Kapitel terminologisch noch nicht festlegen und vorerst überwiegend mit dem mehr Komplexität andeutenden und in der Literatur gebräuchlichen Begriff der "subjektive Theorie" von Gesundheit und Krankheit arbeiten, ohne damit die dahinterstehende Konzeption zu übernehmen. Erst nach der Diskussion der vorliegenden Ansätze werde ich eine konzeptionelle und begriffliche Vereinheitlichung vornehmen. Im Kapitel 4 soll als Ergebnis dieses Überblicks über die Forschungsliteratur versucht werden, den Gegenstand präziser zu fassen und ihm durch Komponenten einer Theorie Struktur zu geben.

Forschungsarbeiten, die subjektive Vorstellungen von Gesundheit als mögliche Bedingungen von gesundheitsrelevantem Verhalten thematisiert haben, lassen sich in folgende Bereiche unterteilen und darstellen:

(1) spezifische kognitive Einstellungen oder Überzeugungen, die präventive Verhaltensweisen voraussagen sollen;

(2) die Wahrnehmung und das Erleben des Körpers als Ganzes oder von körperliche Beschwerden und Empfindungen;

(3) subjektive Theorien von Krankheit, sowohl bezogen auf Krankheit im Allgemeinen als auch auf spezifische Erkrankungen;

(4) subjektive Vorstellungen und Theorien von Gesundheit.

3.2.1 Gesundheitsbezogene Kognitionen

Zur Erklärung von gesundheitsbezogenen Verhaltensweisen wurden eine Vielzahl von kognitiven Variablen herangezogen und teilweise in kognitiven Modellen organisiert. Diese Forschungsansätze beanspruchen, auf der Grundlage von kognitiven Einstellungen, Überzeugungen oder Attributionen das jeweils untersuchte Gesundheitsverhalten voraussagen und damit auch Ansatzpunkte für eine Veränderung dieses Verhaltens aufzeigen zu können. Ich werde im folgenden zunächst den Schwerpunkt auf die kognitiven Prädiktoren setzen; das Gesundheitsverhalten selbst werde ich später (Kap. 3.3) noch gesondert behandeln. Ich kann dabei aber bei weitem nicht auf alle Ansätze eingehen; zum genaueren Einblick in diese Forschungsrichtung muß auf einige Übersichtsarbeiten verwiesen werden (Becker & Maiman, 1983; Wallston & Wallston, 1984; Cleary, 1987; Mullen et al., 1987; Schwarzer, 1992). Vielmehr werde ich zentrale Modelle und Kognitionen herausgreifen und ihre Aussagekraft exemplarisch diskutieren.

Kognitive Modelle

Das bei weitem bekannteste und einflußreichste dieser Modelle ist das "**Health Belief Modell**" (HBM), das bereits in den 50er und 60er Jahren formuliert wurde (vgl. etwa Becker, 1974) und bis heute eine Vielzahl empirischer Untersuchungen angeregt hat (vgl. obige Übersichten). Es sollte ursprünglich erklären, warum medizinische Vorsorge- und Früherkennungsuntersuchungen so wenig in Anspruch genommen werden. In der Folge wurde es auch auf eine Fülle präventiver Verhaltensweisen und auf verschiedene Aspekte des Compliance-Verhaltens bezogen, also inwieweit Patienten die Anordnungen der behandelnden Institutionen befolgen. Das HBM ist entscheidungstheoretisch orientiert und basiert auf der zentralen Annahme, daß Individuen nur dann ein präventives Verhalten zeigen, wenn der Nutzen einer Maßnahme die erwarteten Kosten übersteigt. Die wichtigsten kognitiven Determinanten des Verhaltens (neben soziodemographischen Variablen) sind gesundheitsbezogene **Überzeugungen** ("health beliefs"), die sich einmal auf die wahrgenommene **Bedrohung** durch eine bestimmte Krankheit beziehen: Diese setzt sich zusammen aus der wahrgenommenen Anfälligkeit ("susceptibility") für diese Krankheit und aus der wahrgenommene Schwere der Bedrohung ("severity of threat"). Diesen Überzeugungen steht eine Einschätzung des **Nutzens** und der **Kosten** einer bestimmten Maßnahme, eines bestimmten Verhaltens zur Verhinderung oder Linderung der Krankheit gegenüber: Diese wird bestimmt durch den wahrgenommenen Nutzen ("benefits") einer Maßnahme im Verhältnis zu den Hindernissen und Kosten ihrer Ausführung ("barriers/costs"). Kommt eine Person aufgrund einer Abwägung dieser verschiedenen Einschätzungen zu einer positiven Bilanz und kommen noch bestimmte aktivierende Momente ("cues of action") hinzu, wie etwa der Hinweis eines Arztes, das Lesen eines Zeitungsartikels oder der Rat eines Freundes, dann ist die Wahrscheinlichkeit groß, daß sie dieses Verhalten ausführen wird.

Ein ähnliches und ebenfalls sehr verbreitetes Modell der kognitiven Begründung von Gesundheitsverhalten ist die "**Theorie der Handlungsveranlassung**" (**Theory of Reasoned Action**) (Fishbein & Ajzen, 1975; Ajzen & Fishbein, 1980). Sie geht wie das HBM von spezifischen Kognitionen aus;

im Mittelpunkt stehen persönliche Überzeugungen bezüglich der (positiven oder negativen) Konsequenzen eines Verhaltens. Die Ausführung eines Verhalten wird gleichfalls durch einen rationalen Entscheidungsprozeß bedingt gesehen. Im Unterschied zum HBM werden jedoch zum einen subjektive Normen (bezüglich des Verhaltens und seiner sozialen Erwünschtheit) einbezogen und in Relation zu den Überzeugungen gesetzt; zum anderen wird eine Vorsatzbildung (Intention) angenommen, die als Ergebnis einer Abwägung zwischen Normen und Überzeugungen entsteht. Die Aktualisierung des Verhaltens wäre dann eine Frage des Willens ("volition"), der die Ausführung eines Vorsatzes und die Aufrechterhaltung eines Verhaltens steuert; diese Momente werden aber im Modell nicht weiter behandelt (vgl. dazu Fuchs et al., 1989; Schwarzer, 1992).

Diese beiden kognitiven Modelle sind wohl die am meisten verbreiteten Ansätze der Vorhersage von Gesundheitsverhalten (vgl. Schwarzer, 1992, zu einer ausführlichen Darstellung dieser und weiterer Modelle). Sie organisieren eine Reihe von kognitiven Variablen in Beziehungen, die ein lineares und statisches Modell ergeben. Die Dynamik und Veränderbarkeit des kognitiven Prozesses, der zu gesundheitsbezogenen Aktivitäten führt, wird damit jedoch unterschätzt. Ein wesentlicher Nachteil dieses Ansatzes liegt darin, daß er sich immer nur auf einzelne Verhaltensweisen konzentriert und diese zudem weit überwiegend expertendefinierte Maßnahmen betreffen: So verschiedene Maßnahmen wie die Inanspruchnahme von Polioimpfungen, medizinischer Vorsorgeuntersuchungen und Check-ups, die Selbstuntersuchung der Brust, präventive Zahnpflege, das Befolgen von ärztlichen Empfehlungen und die eigene Weiterführung von Behandlungsmaßnahmen stehen im Mittelpunkt der Untersuchungen. Je nach untersuchtem Verhalten erwiesen sich jeweils andere kognitive Prädiktoren als bedeutsam; die Vorhersage ist um so besser je spezifischer die Kognitionen im Hinblick auf das Verhalten formuliert sind. Die berichteten Zusammenhänge sind aber dennoch oft sehr schwach, die vom Modell erklärte Varianz ist gering. Die immanente **Kritik** (vgl. Cleary, 1987; Wallston & Wallston, 1984; Kirscht, 1983) setzt daher vor allem an der geringen empirischen Vorhersagekraft der Modelle an und zeigt immer weitere wichtige Variablen auf, die nicht berücksichtigt wurden. Modelle dieser Art weisen eine stark kognitivistische und rationalistische Orientierung auf. Sie berücksichtigen überwiegend kognitive Determinanten des Gesundheitsverhaltens und behandeln den Entscheidungsprozeß für ein Verhalten als einen ausgesprochen rational ablaufenden Vorgang; emotionale Einflüsse werden nicht berücksichtigt, obwohl doch beispielsweise die Einschätzung der Bedrohung durch eine Krankheit auch die Möglichkeit von Ängsten nahelegen würde. Die handelnde Person scheint zweckrational und überwiegend nach einem ökonomischen Kalkül von Kosten und Nutzen vorzugehen. Damit wird aber übersehen, daß gerade das gesundheitbezogene Verhalten irrational sein kann, oft aus früh gelernten Gewohnheiten besteht und keineswegs immer auf einem bewußten Entscheidungsprozeß beruht. Zudem ist offensichtlich, daß einmal getroffene Entscheidungen für ein Verhalten in vielen Fällen nicht ausgeführt werden oder nicht in der notwendigen Konstanz und Dauer aufrechterhalten werden. Die Untersuchungen konzentrieren sich in der Regel auf isolierte Verhaltensweisen und lassen dabei den Kontext an anderen gesundheitsbezogenen Handlungen sowie an sonstigen Lebensaktivitäten einer Person unberücksichtigt; ebenso wird der gesamte soziale Kontext ignoriert, in dem diese kognitiven Prozesse stattfinden.

Die kognitiven Modelle in der Tradition des HBM sind somit als Theorien zur Erklärung von Gesundheitsverhalten weitgehend unbefriedigend und empirisch nur von beschränkter Vorhersagekraft. Das heißt aber nicht, daß die in ihnen enthaltenen spezifischen gesundheitsbezogenen Überzeugungen irrelevant wären. Es wäre somit als nächster Schritt zu klären, ob in der Forschungsliteratur kognitive Konstrukte zu entdecken sind, die besonders bedeutsam für die Erklärung des Gesundheitshandelns sind.

Kognitive Konstrukte

Zwar werden eine große Zahl von kognitiven Variablen herangezogen, um ein präventives Gesundheitsverhalten zu erklären; diese sind aber oft ziemlich eklektisch ausgewählt, kaum geordnet und noch weniger konzeptuell geklärt. Cleary (1987) berichtet von einem Versuch, die 109 in verschiedenen Modellen auftauchenden Variablen zu ordnen; eine Experteneinteilung ergab sechs Kategorien: die Wahrnehmung von Krankheit, die Bedrohung durch Krankheit, das Wissen über Krankheit, das soziale Netzwerk, den Zugang zur Versorgung und die Einstellung zum Gesundheitssystem.

Aus der Fülle der kognitiven Variablen scheinen mir zwei Konstrukte theoretisch von größerem Interesse zu sein:

(a) Einschätzungen des eigenen gesundheitlichen Risikos oder der Verwundbarkeit für Gesundheitsrisiken;

(b) Überzeugungen und Attributionen über die personale Kontrolle in gesundheitlichen Belangen.

(a) Risiko und Verwundbarkeit. Die wahrgenommene Anfälligkeit für eine Krankheit ist im "Health Belief Model" eine zentrale Variable; sie könnte für das Gesundheitshandeln eine durchaus wichtige Kognition sein. Sie hat jedoch durch die pathogenetische Orientierung dieser Forschung eine unnötige Einengung auf Krankheit erhalten, welche für gesunde Laien nicht unbedingt im Vordergrund stehen muß. Wird die Variable etwas weiter gefaßt, so entsteht ein kognitives Konstrukt, das man als subjektive Wahrnehmung und Einschätzung von Risiken für die eigene Gesundheit beschreiben könnte und das auch eine Vorstellung von der persönlichen Gefährdung und Vulnerabilität einschließt. Die Untersuchung der **Risikowahrnehmung** (vgl. Slovic et al., 1987) ist ein wichtiges psychologisches Forschungsgebiet, das jedoch bisher noch wenig mit gesundheitlichen Fragen in Verbindung gebracht wurde (vgl. aber: Weinstein 1984; Schwarzer, 1993). Die etwa in der Gesundheitserziehung häufig implizite Annahme, daß man Menschen nur über ihre objektiven Risiken aufklären muß, dann werden sie sich schon entsprechend schützen, erwies sich in vieler Hinsicht als Illusion. Zum einen können "objektive" Risiken, etwa das Erkrankungsrisiko, immer nur Wahrscheinlichkeitsaussagen von Experten aufgrund statistischer Berechnungen sein, die für den Einzelnen nur eine unsichere und zunehmend kritischer betrachtete Entscheidungsgrundlage darstellen (Jeffrey, 1989). Zum anderen gibt es offenbar systematische Verzerrungen in der Wahrnehmung persönlicher Risiken, die tendenziell in die Richtung einer Unterschätzung von Risiken und eines "unrealistischen Optimismus" bezüglich der eigenen Gefährdung gehen (vgl. Weinstein 1984; Schwarzer, 1993). Unrealistischen Einschätzungen von Risiken und Illusionen werden andererseits jedoch auch als ein Merkmal von psychischer Gesundheit gewertet; denn im Vergleich zu depressiven Menschen haben "Normale" eine "unrealistisch positive Sicht von sich selbst, einen übertriebenen Glauben an ihre Fähigkeit, Kontrolle über ihre Umgebung auszuüben, und eine Zukunftsperspektive, welche die eigene Zukunft viel besser sieht als die einer Durchschnittsperson." (Taylor & Brown, 1988, S. 197) Zudem gibt es empirische Hinweise (Scheier & Carver, 1987), daß Menschen mit der Persönlichkeitsdisposition "Optimismus" auch körperlich gesünder sind. Schwarzer (1993) unterscheidet in diesem Zusammenhang zwischen einem "defensiven" Optimismus, der zur Unterschätzung von gesundheitlichen Risiken führt und daher einem positiven Gesundheitsverhalten entgegensteht, und einem "funktionalen" Optimismus, der seiner Meinung nach deshalb positive Auswirkung auf die Gesundheit hat, weil Optimisten ihre eigenen Handlungsmöglichkeiten positiv einschätzen (oder überschätzen); Schwarzer zieht es daher vor, in letzterem Fall von einer generalisierten Kompetenzerwartung zu sprechen.

In jüngster Zeit beschäftigen sich psychologische Studien auch verstärkt mit der offenbar verbreiteten Illusion von der eigenen **Unverwundbarkeit** für negative Ereignisse, die auch Krankheitsereignisse einschließt (Perloff, 1987); diese Illusion ist in ihren zugrundeliegenden Mechanismen und gesundheitlichen Konsequenzen noch kaum verstanden. Auf jeden Fall scheint die subjektive Einschätzung von gesundheitlichen Risiken und von der eigenen Verwundbarkeit eine sehr komplexe Angelegenheit, die sich auch methodisch nicht einfach abfragen läßt. Zwar gibt es empirische Hinweise, daß sie eine wichtige Bedingung für vorsorgende und schützende Aktivitäten darstellen könnte (Cleary, 1987), aber die Bedeutung dieses Vorstellungskomplexes von der eigenen Widerstandskraft und von den Gefährdungen durch die Umwelt für ein Verständnis des Gesundheitsverhaltens ist noch weitgehend ungeklärt.

(b) Personale Kontrolle. Das Konstrukt der personalen Kontrolle hat in der Psychologie einen wichtigen Stellenwert. Die Thematisierung der Kontrollerwartung als kognitive Variable zur Erklärung von gesundheitsbezogenen Verhaltensweisen ist daher theoretisch von größerem Interesse. Dabei muß man jedoch verschiedene Aspekte der kognitiven Kontrolle unterscheiden: Kontrolle kann einmal in der Tradition von Heider (1977) in Zusammenhang mit der kausalen Attribution von Ereignissen verstanden werden; als Kontrollerwartung kann sie eine wichtige handlungsleitende Funktion haben. Rotters Unterscheidung zwischen internalen und externalen Orten der Kontrolle ist natürlich auch für gesundheitsbezogene Ereignisse von Interesse. Die These, daß ein Mensch, der sich für seine Gesundheit selbst verantwortlich hält und sie weniger unter der Kontrolle externer Kräfte (Ärzte, Schicksal, Glück) sieht, auch mehr für seine Gesundheit tut, ist nicht nur plausibel, sondern auch von beträchtlicher gesundheitspolitischer Brisanz. Aufbauend auf Rotters Konzept des "locus of control" hat sich daher in der Gesundheitspsychologie ein Forschungsgebiet mit der Vorhersage von Gesundheitsverhalten durch Kontrollüberzeugungen beschäftigt. **Kontrollüberzeugungen** können entweder als relativ stabile Attributionsstile im Sinne eines Persönlichkeitsmerkmals verstanden werden oder als relativ flüchtige situationsspezifische Kognitionen. Unter der Annahme, daß Kontrollerwartungen eine bereichsspezifische Ausprägung haben, wurden -

analog zu anderen Bereichen - eigene Instrumente für den Gesundheitsbereich entwickelt. Die "Health Locus of Control"(HLC)-Skalen bestanden in ersten Versionen (Wallston et al., 1976) in Anlehnung an Rotter aus zwei Dimensionen, die internale und externale Kontrollerwartungen in gesundheitlichen Belangen differenzierten. Später wurde von denselben Autoren eine dreidimensionale Form entwickelt, die "Multidimensional Health of Control"(MHLC)-Skale[1]; dabei wurde die externale Komponente nochmal aufgeteilt, woraus sich die folgenden Dimensionen und Skalen ergaben (vgl. Wallston & Wallston, 1982):

- Die Skala "powerful others" mißt die Überzeugung, daß die eigene Gesundheit von mächtigen anderen bestimmt wird, z.B. von Ärzten, Krankenschwestern oder Familienangehörigen.
- Die Skala "chance" mißt die Überzeugung, daß seine Gesundheit eher eine Sache von Schicksal, Zufall oder Glück ist.
- Die Skala "internality" mißt schließlich die Überzeugung, daß das Individuum selbst oder Bedingungen in ihm für seine Gesundheit verantwortlich sind.

Untersuchungen, die mit dem Konstrukt des **"health locus of control"** einer Vorhersage von verschiedenen Arten von präventivem Gesundheitsverhalten erreichen wollten, haben eher enttäuschende Ergebnisse erbracht, und zwar mit beiden Skalenversionen (vgl. Wallston & Wallston, 1982; Calnan, 1988). Wenn überhaupt Einflüsse der Kontrollüberzeugungen auf die Informationssuche, das Vorsorgeverhalten oder die Inanspruchnahme von medizinischen Institutionen festgestellt wurden, dann waren die Varianzanteile gering. Die Forscher/innen erklären das damit, daß jedes Gesundheitsverhalten multifaktoriell bedingt sei und mit den Kontrollüberzeugung eben nur eine Komponente herausgegriffen wurde; andere Einflüsse wie die persönliche Wertung von Gesundheit, die spezifischen Überzeugungen bezüglich eines Verhaltens und die situationsspezifischen Bedingungen der Ausführung eines Verhaltens wurden dagegen in diesem Forschungsansatz bisher vernachlässigt. Die dichotome oder trichotome typologische Zuordnung in diesem Attributionsstil ist wohl eine zu starke Vereinfachung des komplexen und oft ambivalenten kognitiven Geschehens, das man sich bei der Vorsorge um seine Gesundheit vorstellen muß. Überhaupt stellt sich die Frage, ob das

---

[1] Auch im deutschen Sprachraum gibt es inzwischen zwei Instrumente, die gesundheitsbezogene Kontrollüberzeugungen erfassen: einen "Fragebogen zur Erfassung gesundheitlicher Kontrollüberzeugungen" (FEGK) von Ferring und Filipp (1989) und einen Fragebogen zur Erfassung körperbezogener Kontrollüberzeugungen, KLC (= körperbezogener Locus of Control), von Mrazek (1989).

Konstrukt des "health locus of control" in seiner personologischen Konzeption und seiner Konzentration auf die individuellen Unterschiede bei Kontrollerwartungen nicht die situativen Bedingungen und damit auch die Frage einer objektiven Kontrollierbarkeit von gesundheitlichen Belangen durch das Individuum außer acht läßt.

Von dieser Kontrollerwartung zu unterscheiden ist jedoch die Erwartung einer Kontrolle durch das **eigene** Verhalten. Jemand kann der Überzeugung sein, daß er im Prinzip selbst für seine Gesundheit verantwortlich ist, aber gleichzeitig für sich keine Möglichkeit einer wirksamen Einflußnahme sehen. Bandura (1977) hat diese Erwartung unter dem Konzept der "wahrgenommenen **Selbstwirksamkeit**" ("self-efficacy") beschrieben und meint damit die Überzeugung, selbst über die Fähigkeiten und das Handlungsrepertoire zu verfügen, um ein erwünschtes Ergebnis zu erreichen. Die Selbstwirksamkeit oder auch Kompetenzerwartung ist in letzter Zeit verstärkt als kognitive Variable in Modelle des Gesundheitsverhaltens einbezogen worden (vgl. Schwarzer, 1992). Sie könnte beispielsweise durch die Überzeugung illustriert werden, eine bestimmte für sinnvoll erachtete Diät auch wirklich durchführen und durchstehen zu können. In diesem Fall würde man von einer "spezifischen Kompetenzerwartung" im Hinblick auf das Eßverhalten sprechen; bezieht sich die Erwartung auf mehrere Verhaltensbereiche, dann wird diese als "generalisierte Kompetenzerwartung" verstanden (Schwarzer, 1993).

Ich halte diese subjektiven Erwartungen der Kontrolle durchaus für wichtige Aspekte, um die subjektive Konstruktion von Gesundheit zu verstehen und das Gesundheitshandeln von Laien zu erklären. Das Konstrukt der personalen Kontrolle und die kausalen Attributionen und Kontrollerwartungen in gesundheitlichen Belangen wären aber meines Erachtens besser integriert in den Rahmen von subjektiven Theorien von Gesundheit und Krankheit, wie sie in dieser Arbeit favorisiert werden.

Es kann resümierend festgehalten werden, daß die hier diskutierten mehr oder weniger spezifischen kognitiven Überzeugungen weder als einzelne Konstrukte noch in der Kombination, in die sie in den dargestellten Modellen zur Vorhersage von Gesundheitsverhalten gebracht wurden, theoretisch überzeugen können. Die vorliegende empirische Forschung in dieser kognitiv-verhaltensorientierten Tradition konnte bisher nach meinem Eindruck nicht den Nachweis liefern, daß sie eine wirklich ertragreiche Konzeption zur Erklärung und Vorhersage von gesundheitsbezogenen Aktivitäten besitzt.

So wird auch von Forschern/innen in diesem Feld Skepsis laut, ob die bisherige Strategie, die zunehmende Fülle von als relevant erachteten Variablen in immer komplexeren Modellen anzuordnen, der geeignete Weg ist. "Statt noch elaboriertere prädiktive 'Modelle' zu entwickeln, sollten wir versuchen, die **Bedeutung** des Verhaltens für die Individuen und die **Prozesse** bei der Verarbeitung einwirkender Informationen zu verstehen. Ein prozeßorientierter Ansatz der Untersuchung von Gesundheitsverhalten wäre sehr viel nützlicher als ein gigantisches prädiktives Modell, das gelegentlich etwas vorhersagt." (Cleary, 1987, S. 141, Hervorhebung, T.F.)

Die hier diskutierten gesundheitsrelevanten Attributionen und Kognitionen werden jedoch durchaus als bedeutsame Momente einer subjektiven Konstruktion von Gesundheit gesehen. Sie scheinen jedoch erst im Rahmen von umfassenderen Vorstellungen von Gesundheit, im Kontext einer "subjektiven Theorie", in ihrer Bedeutung für das Subjekt und in ihrer Handlungsrelevanz einschätzbar. Anstatt relevante kognitive Variablen zu sammeln, diese in zunehmend kleinere Elemente auszudifferenzieren, immer wieder neu in aktualgenetischen Modellen zu kombinieren und dann ihre Vorhersagekraft statistisch zu prüfen, wird es in dieser Arbeit für erfolgversprechender gehalten, die Komplexität an gesundheitsbezogenen Vorstellungen in ihren Bedeutungen, biographischen Prozessen und lebensweltlichen Bezügen aus der Sicht des Subjekts zu rekonstruieren. Weitere, in dieser Forschungstradition vernachlässigten Fragen nach der generellen Motivation zur Gesunderhaltung (vgl. Verres, 1986), nach den emotionalen Einflüssen (vgl. Faller & Verres, 1991) auf das präventive Handeln und nach den sozialen Quellen von "health beliefs" können hier zunächst nur konstatiert werden und sollen später in einem größeren Zusammenhang wieder aufgegriffen werden.

3.2.2 Die Wahrnehmung des Körpers und seiner Beschwerden

Obwohl offensichtlich ist, daß Gesundheit auch immer etwas mit dem Erleben unseres Körper zu tun haben muß und daß die Gesunderhaltung wie der Umgang mit gesundheitlichen Störungen auch immer einen Umgang des Subjekts mit seinem Körper bedeutet, ist doch in der Medizin kaum etwas so vernachlässigt worden wie das Körpererleben (vgl. Brähler, 1986). In dem Maße, wie der Körper im naturwissenschaftlich-technischen Zugriff zum Objekt gemacht wurde und Maschinenform annahm, scheint er auch dem Menschen des Alltags entfremdet worden zu sein. Dennoch ist für die Patienten im Umgang mit ihrer Krankheit wie für die um die Erhaltung ihrer Gesundheit bemühten Individuen das Erleben ihres Körpers eine Wirklichkeit, an der Professionelle nicht vorbeigehen können. Fast scheint es, als hätte die Wiederkehr und Renaissance des Körpers in der Öffentlichkeit (Kamper & Wulf, 1982; Brähler, 1986) erst den Weg für eine wissenschaftliche Beschäftigung mit dem Körpererleben frei gemacht.

Diese Einschätzung gilt im übrigen auch für die Gesundheitspsychologie, in der körperliche Phänomene immer noch überwiegend aus der Sicht physiologischer Meßverfahren und -parameter, Symptome und Krankheitskategorien, also aus einer biomedizinischen Sicht betrachtet werden. Die subjektive Wahrnehmung des Körpers, seiner Empfindungen und Beschwerden war bisher eher ein Randgebiet der Forschung. Diese Gegenstände sind aber für unsere Fragen so wesentlich, daß auch die spärlichen Beiträgen dazu sondiert werden müssen.

Körperliche Empfindungen und Beschwerden
Von entscheidender Bedeutung für ein gesundheitsbezogenes Handeln ist die Wahrnehmung körperlicher Empfindungen und Symptome. Wie etwa die großen interindividuellen Unterschiede bei der Schmerzempfindung oder die Diskrepanzen zwischen physiologischen Abläufen und Körperempfindungen zeigen, ist die Körperwahrnehmung ein stark psychologisch geprägter Prozeß. Erst in jüngerer Zeit hat sich die Forschung intensiver mit der Wahrnehmung körperlicher Empfindungen beschäftigt und zu ihrer Erklärung kognitive Modelle entwickelt, die vorwiegend auf Ansätzen aus der Wahrnehmungs- und Sozialpsychologie beruhen (vgl. Skelton & Pennebaker, 1982; Pennebaker, 1982).

Die Wahrnehmung von Körperreizen erfolgt nach ähnlichen Prinzipien wie die Wahrnehmung äußerer Objekte; insofern sind die Erkenntnisse der Wahrnehmungspsychologie auch grundlegend für die Körperwahrnehmung. So spielen Prozesse **selektiver Aufmerksamkeit** auch für körperliche Empfindungen eine große Rolle: Erst bei einem geringem Maß an externer Information werden körperliche Phänomene deutlicher wahrgenommen; sie werden auch dann besser rezipiert, wenn es neue, herausgehobene oder komplexe Empfindungen sind. Solange unser Körper "reibungslos funktioniert" tendieren wir offenbar dazu, ihn gar nicht zu spüren. Erst ungewöhnliche Empfindungen oder Schmerzen machen uns auf ihn aufmerksam. Diese Selektionsprozesse verschränken sich mit einem aktiven Prozeß der Strukturierung von Informationen durch die Generierung von **Hypothesen**, die wiederum die weitere Informationssammlung anleiten und zur Verifikation einer Hypothese führen. Die Bedeutung dieser Hypothesen in Form von Konzepten, Schemata oder Repräsentationen für das Wahrnehmungsresultat ist deshalb so groß, weil die verfügbaren Daten, nämlich körperliche Empfindungen, oft sehr vage und mehrdeutig sind. Die Hauptquellen dieser Hypothesen sind frühere Erfahrungen und soziale Informationen, beispielsweise der Vergleich mit anderen Menschen oder deren Anregungen (vgl. Skelton & Pennebaker, 1982). Die Körperwahrnehmung ist somit ein Lern- und Entwicklungsprozeß und findet im sozialen Kontext statt. Gravierende Fehlinterpretationen von Körpersignalen lassen sich aus dieser Sicht dadurch erklären, daß "falsche" Schemata gelernt wurden, sozial aufrechterhalten werden und dann wegen des selektiven Charakters der Körperwahrnehmung schwer zu korrigieren sind.

Der hohe Grad an Unsicherheit in der Körperwahrnehmung motiviert die wahrnehmende Person dazu, **Informationen** und Ratschläge aus ihrem **sozialen Umfeld** einzuholen. Studien zeigen, daß Laien in einem beträchtlichen Ausmaß gesundheitsbezogene Informationen im sozialen Netzwerk austauschen: Die Ergebnisse lassen vermuten, daß betroffene Laien in mindestens 50 Prozent aller wahrgenommenen Symptome andere Laien um Rat fragen, obwohl die Zahlen je nach Studie und untersuchten Symptomen stark schwanken (Sanders, 1982). Die Laienkonsultation hat einen größeren Stellenwert als die Konsultation medizinischer Experten. Das "lay referral system" umfaßt das informelle Netzwerk an Personen, die gesundheitsrelevante Informationen austauschen. Zur Erklärung dieses häufigen gesundheitsbezogenen Austausches unter Laien werden soziale Vergleichsprozesse (vgl. Haisch & Haisch, 1989; Festinger, 1954) angenommen; wegen der Unsicherheit und der mangelnden Objektivität bei der Wahrnehmung körperlicher Empfindungen liegt es nahe, zur Interpretation und Absicherung der eigenen Einschätzung soziale Vergleiche anzustellen. In der Forschungsliteratur wird jedoch auch darauf verwiesen, daß als wesentliche Determinanten dieses sozialen Austausches über körperliche Beschwerden intuitive Laientheorien über Krankheit und Gesundheit angenommen werden müssen; es sei wesentlich, diese Laientheorien in ihren Inhalten und ihrer Verbreitung zu kennen, um die Art der im "lay referral system" ausgetauschten Informationen näher aufzuklären (Sanders, 1982).

Körper-Schema und Körper-Selbst
Die angeführten kognitions- und sozialpsychologischen Forschungen verweisen uns also auf die Existenz und Bedeutung komplexer Vorstellungen vom

Körper, von körperlichen Empfindungen und Störungen, damit auch auf Vorstellungen von Gesundheit und Krankheit. Die Prozesse der Wahrnehmung einzelner Empfindungen und Beschwerden sind nur im Kontext der Wahrnehmung des ganzen Körpers zu verstehen. Sie setzen eine gewisse Konstanz in der Wahrnehmung des Körpers voraus und legen eine kognitive Struktur nahe, die als "Körperschema" bezeichnet wird (Joraschky, 1986). Das **Körperschema** bildet sich im Laufe der psychischen Entwicklung heraus und hat - wie schon Piaget beschrieben hat - eine wichtige Funktion für das Erleben der Umwelt, für die subjektive Konstruktion der Umwelt. Der Körper ist ein zentraler Bezugspunkt für das Handeln des Kindes und für die Herausbildung von kognitiven Schemata zur Erfassung seiner Umwelt. Die Entwicklung des Körpererlebens verläuft zunächst in unmittelbarer Verbindung mit dem Umwelterleben (ebd.); erst allmählich entsteht eine Distanz zum eigenen Körper, die es ermöglicht, ihn auch als Objekt wahrzunehmen und "mit dem Körper als Objekt unter Objekten umzugehen. Die Orientierung des Körpers im Raum läuft 'automatisch' ab, das Körperbewußtsein ist 'peripher' (...), d.h. Selbsterleben und Körpererleben sind untrennbar verbunden, werden unbewußt reguliert und treten nur unter besonderen Bedingungen (Schmerzen, Freude, Außeneinflüsse etc.) in das Bewußtsein." (Joraschky, 1986, S. 41) Gerade weil der Körper nach der frühen Herausbildung eines Körperschemas in der Regel so unmerklich erlebt wird, sind die Phasen der Entwicklung von besonderer psychologischer Bedeutung, in denen größere körperliche Veränderungen vor sich gehen (etwa Pubertät, Geburt, Klimakterium, Alter). Spätestens hier zeigt sich dann auch, daß die Sozialisation des Körpers, seines Erlebens und des Umgangs damit als geschlechtsspezifisch differenziert verstanden werden muß: Körperkarrieren werden wie Lebensläufe geschlechtsspezifisch konstruiert (Baur, 1988). Nicht nur bilden sich körperliche Merkmale geschlechtstypisch aus, sondern von frühester Kindheit an wird der Körper sozial definiert und als männlicher oder weiblicher unterschieden; entsprechend ist der Umgang mit dem Körper nach dem Geschlecht differenziert. In der Sozialisation einer Geschlechtsrollenidentität stellt das Verhältnis zum Körper ein wesentliches Moment dar (vgl. Bilden, 1991). Frauen und Männer werden im Laufe ihres Lebens im Verhältnis zu ihrem Körper mit unterschiedlichen Anforderungen konfrontiert und sie haben je spezifische Formen entwickelt, damit umzugehen (Vogt & Bormann, 1992). Der hier nur angedeutete entwicklungspsychologische Entstehungszusammenhang (vgl. ausführlicher Joraschky, 1986; du Bois, 1990) ist für ein Verstehen der

Wahrnehmung des Körpers und der körperlichen Empfindungen ebenso wesentlich wie die sozialen Abstimmungsprozesse, die - wie wir gesehen haben - die körperbezogenen Schemata aufrechterhalten.

Die subjektive Bedeutung von **alltäglichen Beschwerden** und der Umgang damit kann uns umgekehrt auch etwas über die subjektive Konzeption des ganzen Körpers sagen. Über sie könnte daher ein zentraler methodischer Zugang zum Erleben des Körpers eröffnet werden. Neben dem Körper-Schema als Bezeichnung für die kognitive Struktur der Körperwahrnehmung wird in der Literatur häufig der Begriff des "Körper-Selbst" verwendet. Das **Körper-Selbst** kann als integrierendes Konstrukt verstanden werden, das die körperlichen Repräsentationen des Selbst oder den körperlichen Teil der Identität enthält und Körpererfahrungen und -vorstellungen reguliert (vgl. Joraschky, 1986; Olesen et al., 1990). Die Annahme eines subjektiven Konstrukts vom Körper, das mehr enthält als kognitive Aspekte und mit der Gesamtheit an Vorstellungen vom Selbst, mit der persönlichen Identität integrierbar ist, scheint mir ein sinnvoller Ansatz, der sich mit der psychologischen Selbstkonzept-Forschung (vgl. Bengel, 1992) wie mit psychoanalytischen Theorieansätzen (vgl. Joraschky, 1986) verbinden läßt.

Auf dieser Grundlage entwickeln etwa Olesen et al. (1990) eine sehr interessante Konzeption der Verbindung von körperlichen Beschwerden mit dem Körper-Selbst. Sie verstehen das Körper-Selbst, ähnlich wie andere Teile des Selbst, in ständigen Transformationen, die vor allem durch die kleinen und größeren Beschwerden des Alltags vorangetrieben werden. Die Veränderungen des Körpers durch Alltagsbeschwerden oder beispielsweise auch durch einen operativen Eingriff stoßen die Selbstreflexion über den Körper an. Über die persönliche Analyse dieser Veränderungen und die dadurch ausgelösten sozialen Abstimmungen wird das Körper-Selbst ständig neu konzipiert; es kann häufig wiederkehrende Beschwerden, Anfälligkeiten und Schwachstellen des Körpers ebenso enthalten wie seine besonderen Stärken. Auf diese Weise könnte man sich die Entstehung und Weiterentwicklung eines Wissens über den Körper und seine Beschwerden vorstellen, das im Lebenslauf gesehen eine Gesundheitsbiographie formt. Unter Gesundheitsbiographie verstehen die Autoren/innen "eine Konzeption des Körpers und seiner Teile, die aus der Geschichte seiner Empfindlichkeiten, Möglichkeiten und der Verwundbarkeiten oder Immunitäten für Leiden besteht." (Olesen et al., 1990, S. 451). Diese subjektiven Prozesse der Formung eines Körper-Selbst sind jedoch in einen zutiefst kulturellen Prozeß eingebunden; gesellschaftliche Anforderungen wirken auf die subjektive Konstruktion des

Körper-Selbst, beispielsweise über Geschlechtsrollen, über Normen am Arbeitsplatz, über Metaphern des Körpers oder Körper-Ideale, die von Experten oder der Werbung transportiert werden. Das subjektiv angeeignete Wissen von seinem Körper entsteht auf der Folie von gesellschaftlichen Prozessen, ist somit immer auch ein Produkt der Gesellschaft, in der man lebt.

Erst in jüngster Zeit hat sich ein Forschungsgebiet etabliert, das sich in Absetzung von der überwiegenden Beschäftigung mit den gestörten Anteilen des Körpers explizit mit den positiven Phänomenen beschäftigt, mit dem **körperlichen Wohlbefinden** (Frank, 1991); es steht in Zusammenhang mit der Herausbildung einer Wohlbefindensforschung (vgl. Abele & Becker, 1991; Mayring, 1991). Das Konzept des körperlichen Wohlbefindens konzentriert sich auf "körperliche Zustände, die von dem betroffenen Individuum in positiver Weise wahrgenommen, erlebt und bewertet werden." (Frank, 1991, S. 72) Es wird zugestanden, daß es nicht möglich ist, die körperlichen von den emotionalen Momenten des Wohlbefindens zu trennen; diese Verbindung ist allerdings im Begriff des körperlichen Wohlbefindens schon angelegt. Die Forschungen befinden sich aktuell in der Phase einer Klärung der Dimensionen dieses Konstrukts und der Entwicklung eigener Meßinstrumente. So wurde etwa ein Fragebogen zur Erfassung des aktuellen körperlichen Wohlbefindens (FAW) entwickelt, der sieben Faktoren enthält: Zufriedenheit mit dem momentanen Körperzustand; Gefühl von Ruhe und Muße; Vitalität und Lebensfreude; Nachlassende Anspannung, angenehme Müdigkeit; Genußfreude/Lustempfinden; Konzentrations- und Reaktionsfähigkeit; Gepflegtheit, Frische, angenehmes Körperempfinden (vgl. Frank, 1991). Im Konzept des körperlichen Wohlbefindens liegt ein weiteres Beispiel für einen psychologischen Zugang zu einem ganzheitlich verstandenen und positiven Körpererleben vor. Es muß an dieser Stelle offen bleiben, ob das Empfinden eines körperlichen Wohlbefindens als ein eigenständiges Phänomen zu werten ist, das sich von anderen Aspekten des Wohlbefindens oder vom subjektiven Erleben von Gesundheit trennen läßt.

Insgesamt kann aus der Sichtung der Literatur zum Körpererleben und zur Wahrnehmung verschiedener körperlicher Empfindungen geschlossen werden, daß die subjektiven Vorstellungen vom Körper einen wichtigen Aspekt innerhalb der subjektiven Konstruktion von Gesundheit darstellen. Sie wurden allerdings auch in der psychologischen Forschung bisher stark vernachlässigt, vor allem in den Momenten, die sich auf ein ganzheitliches

Erleben des Körpers und auf seine positiven Anteile beziehen. Das Körper-Selbst könnte als integrierendes Konstrukt eine Schlüsselrolle spielen, das sich mit körperlichen Beschwerden einerseits und mit dem gesamten Selbst andererseits verbinden läßt. Als wichtig erwies sich, die biographische Entwicklung des Körper-Selbst an seinen kritischen Veränderungen einzubeziehen und die Wahrnehmung von körperlichen Empfindungen wie die Konstruktion des Körper-Selbst als einen sozial abgestimmten und kulturell geformten Prozeß zu begreifen.

3.2.3 Subjektive Theorien von Krankheit

Es ist schon mehrfach angeklungen, daß die verschiedenen kognitiven Einflüsse auf das Gesundheitsverhalten des Individuums in einer systematischen Verknüpfung verstanden werden müssen und nicht als einzelne Gedankenelemente. Die Wahrnehmungen von körperlichen Beschwerden, die Attribuierung ihrer Ursachen, das Erleben des Körpers, die Vorstellungen von der eigenen gesundheitlichen Gefährdung oder vom persönlichen Einfluß auf gesundheitliche Belange formen möglicherweise ein komplexes kognitives System, das man auch in Analogie zu wissenschaftlichen Theorien verstehen könnte.

Die Annahme von "Laientheorien" ist relativ neu; im deutschsprachigen Raum ist sie insbesondere im Zusammenhang mit der Einführung eines reflexiven Subjekts und eines epistemiologischen Subjektmodells in die Psychologie (Groeben & Scheele, 1977) zu sehen. Das hieraus entstandene "Forschungsprogramm Subjektive Theorien" (Groeben, Wahl, Schlee & Scheele, 1988) hat bereits mehrere Gegenstandsbereiche der Psychologie erfaßt, inzwischen auch den Gesundheitsbereich (vgl. Flick, 1991a; Dann, 1991; Filipp, 1990). Die Konzeption und Untersuchung von subjektiven Theorien von Krankheit ist jedoch durchaus nicht nur auf den Kontext des angesprochenen Forschungsprogramms beschränkt; sie war eine fast zwangsläufige Folge der sich akkumulierenden Erkenntnisse über die Komplexität der kognitiven Einflüsse auf das Gesundheits- und Krankheitsverhalten.

In dieser Arbeit stehen die Vorstellungen von Gesundheit im Mittelpunkt. Die subjektiven Konzepte, die eine Person von Gesundheit entwickelt, sind aber keinesfalls unabhängig von ihren Überlegungen zur Krankheit, möglicherweise erschließt sich das Gesundheitsverständnis erst über die Krankheit. Die Wahrnehmung des Körpers ist, wie wir gesehen haben, schon bei relativ gesunden Menschen eher auf die gestörten Anteile und Funktionen konzentriert; um so mehr ist sie es bei kranken. Zudem werden wir durch ein kulturell dominierendes Krankheitsmodell wohl tendenziell mehr zur Entwicklung von Vorstellungen über Krankheiten angeregt als zu Vorstellungen über die Gesundheit. Es scheint somit zunächst naheliegender, sich auf die Krankheit zu konzentrieren, wenn man einen wissenschaftlichen Zugang zu den komplexeren Vorstellungen von Laien sucht.

Tatsächlich ist in den letzten Jahren ein zunehmendes Interesse an der Erforschung der subjektiven Krankheitstheorien von Laien entstanden. Dabei lag das Schwergewicht der Forschung auf den Theorien von bereits erkrankten Menschen: Studien liegen etwa vor über die subjektiven Theorien bei Krebserkrankungen, Herz- und Kreislauferkrankungen, rheumatischen Erkrankungen, AIDS und auch bei psychischen Krankheiten (vgl. Bischoff & Zenz, 1989; Flick, 1991a; Filipp, 1990). Es werden jedoch zunehmend auch Untersuchungen über die Krankheitstheorien von gesunden Menschen durchgeführt. In diese Literaturanalyse sollen die subjektiven Krankheitstheorien einbezogen werden, auch wenn hier notwendigerweise nur ein begrenzter Überblick gegeben werden kann.

Für die folgende Darstellung unterscheide ich zwischen

(a) den Vorstellungen von kranken Menschen von ihrer spezifischen Krankheit,

(b) den Vorstellungen von relativ gesunden Laien von spezifischen Krankheitseinheiten und

(c) den Vorstellungen von relativ gesunden Laien von Krankheit im Allgemeinen.

(a) Subjektive Theorien von kranken Menschen

Die persönliche Betroffenheit durch eine Krankheit mit allen ihren körperlichen, psychischen und sozialen Folgen führt, vor allem wenn sie ernsthaft ist und chronisch verläuft, zu einem oft lange andauernden Prozeß der Auseinandersetzung, der kognitive, emotionale und aktionale Aspekte aufweist und sozial abgestimmt wird. In der Coping-Forschung wird dieser Bewältigungsprozeß von Krankheiten zunehmend zum Gegenstand gemacht (vgl. etwa Heim, Augustiny & Blaser, 1983; Beutel, 1988). Der Begriff der Bewältigung drückt jedoch nur unvollkommen aus, was dabei für die Betroffenen auch an Identitätsarbeit zu leisten ist, welche Sinnfragen sich stellen und welche grundlegende Umstellung der Lebensverhältnisse und sozialen Bezüge in der Karriere eines Patienten (Filipp, 1990; Gerhardt, 1986) oft erfolgen muß. Es ist evident, daß sich kranke Menschen in der Auseinandersetzung mit ihrer Krankheit Gedanken machen über die Art ihrer Erkrankung, Informationen einholen, nach Erklärungen suchen, Prognosen stellen und Behandlungsmöglichkeiten erwägen. Die subjektive Krankheitstheorie eines Kranken kann als wesentliche Bedingung für seine Bewältigungsversuche verstanden werden: Die Art, wie ein Patient seine Krankheit sieht und konstruiert, wird seinen Umgang damit beeinflussen. Sie wird auch mitbestimmen, wie er zur medizinischen Behandlung eingestellt ist und wie er mit den behandelnden und betreuenden Professionellen umgeht. Insofern haben die subjektiven Vorstellungen des Patienten eine große praktische Bedeutung für die Arzt-Patient-Beziehung und für den Behandlungsverlauf (vgl. Becker, 1984; Zenz, Bischoff, Fritz, Duvenhorst & Keller, 1989; Thommen, Blaser, Ringer & Heim, 1990). Die subjektiven Theorien des Patienten stehen den wissenschaftlichen **und** subjektiven Theorien des Arztes gegenüber; die Erwartung einer überwiegenden Entsprechung oder einer problemlosen Anpassung der Laientheorie an die professionelle wäre naiv und unrealistisch. Die fehlende Berücksichtigung der Vorstellungen des Patienten in der therapeutischen Beziehung ist vielmehr wohl häufig gerade ein Grund für das beklagte Noncompliance-Verhalten.

Umgekehrt kann die Krankheitstheorie jedoch auch als Resultat eines Bewältigungsprozesses und als Abschluß der Suche nach Bedeutung und Sinn einer Krankheit gesehen werden. Die subjektive Konstruktion und Rekonstruktion der Vorstellungen von einer Krankheit ist somit ein dynamisches Geschehen. In den verschiedenen Phasen des Bewältigungsgeschehens können die subjektiven Theorien für den Betroffenen verschiedene Funktionen erfüllen; sie können etwa zur Abwehr von Emotionen (Verres, 1989), zur Rekonstruktion der Identität als chronisch Kranker (Williams, 1984) oder zur Sinnfindung (Filipp, 1990) dienen.

Wie sind nun subjektive Krankheitstheorien kognitiv repräsentiert? Weisen sie eine gemeinsame kognitive Struktur auf?
Die Forschungsgruppe um den amerikanischen Gesundheitspsychologen Leventhal entwickelte auf der Grundlage von Studien mit Patienten, die an Krebs, Bluthochdruck oder Herzerkrankungen litten, ein Modell der **kognitiven Repräsentation** von Krankheit (Leventhal, Meyer & Nerenz, 1980), das vier Attribute enthält:
- Identität: die Verknüpfung von körperlichen Symptomen mit dem Etikett einer Krankheit;

- Kausalität: Annahmen über die Gründe für die Entstehung der Krankheit;
- Zeitverlauf: Erwartungen über den zeitlichen Verlauf und die Dauer der Krankheit;
- Konsequenzen: Erwartungen über die unmittelbaren und langfristigen Folgen der Krankheit.

Die Forschungsgruppe um Lau (Lau & Hartmann, 1983; Lau, Bernard & Hartmann, 1989) fügte diesen Komponenten aufgrund ihrer Studien über eher alltäglichere Erkrankungen wie Grippe und Erkältung eine fünfte Komponente hinzu:
- Heilung: Annahmen über die Maßnahmen, die zur Überwindung der Krankheit beitragen.

Die Ausprägung in diesen verschiedenen Komponenten einer subjektiven Repräsentation von Krankheit kann nun nach Ansicht der Vertreter/innen dieses Ansatzes erklären, wie jemand eine Krankheit definiert und darauf reagiert, insbesondere ob er oder sie sich ärztlich untersuchen und behandeln läßt, eine Behandlung aufrechterhält oder abbricht und wie weit er oder sie zur Selbstbehandlung greift. Obwohl es gewisse empirische Unterstützung für dieses Modell gibt, ist doch noch weitgehend unklar, ob diese Aspekte die wesentlichen Repräsentationen von Krankheit umschreiben und ob sie nur für spezifische Krankheiten gelten oder verallgemeinerbar sind. Außerdem scheint mir nicht ausgeschlossen, daß diese Komponenten einer subjektiven Theorie zumindest teilweise methodische Artefakte sind: Sie haben große Ähnlichkeiten mit dem Muster professioneller Theorien von Krankheit und die Verwendung von geschlossenen Erhebungsmethoden birgt die Gefahr, daß von diesem Modell abweichende Inhalte und Komponenten gar nicht erkannt werden.

Insgesamt ist aber in jüngster Zeit erkennbar, daß die psychologische und sozialwissenschaftliche Forschung Krankheiten zunehmend aus einer Innenperspektive untersucht, d.h. sie bezieht sich mehr auf die subjektive Bedeutung und die Erfahrungen des Lebens mit einer Krankheit (Kleinman, 1988; Conrad, 1987) und auf die kognitiven Repräsentationen der kranken Menschen (Rodin & Salovey, 1989). Mit dieser Erweiterung des Gegenstands auf die subjektive Sicht der Kranken werden aber auch methodische Umorientierungen und Innovationen notwendig; das Verstehen der subjektiven Theorien von Kranken erfordert methodische Zugänge, die stärker am Subjekt orientiert sind und offener für seine Deutungen sind. "Wenn die Annahme Gültigkeit haben soll, daß die Kenntnis subjektiver Krankheitstheorien von hohem Wert im Umgang mit Kranken ist, dann müssen wir den Betroffenen die Gelegenheit geben, ihre Theorien zu elaborieren, und uns bemühen, durch interpretatives Verstehen der Innensicht unserer 'Erkenntnisobjekte' diesem Forschungsgegenstand besser gerecht zu werden." (Filipp, 1990, S. 259 f).

(b) Subjektive Theorien von spezifischen Krankheiten

Subjektive Theorien von Krankheiten haben aber natürlich nicht nur erkrankte Menschen. Wir machen uns alle Vorstellungen von bestimmten Krankheiten und nicht erst, wenn wir krank geworden sind. Über eine Vielzahl von Informationsquellen wird heute ein umfangreiches Wissen über eine Fülle von Krankheiten transportiert. Ärzte und Medien einerseits, betroffene Menschen im sozialen Netzwerk andererseits vermitteln mehr oder weniger konkrete Vorstellungen von alltäglichen, ernsten oder spektakulären Erkrankungen (wie z.B. vom Herzinfarkt, von Krebserkrankungen oder von AIDS). Insofern müssen wir davon ausgehen, daß der in das medizinische System eintretende Mensch bereits ein komplexes Vorwissen, Erklärungsmuster und Überzeugungen mitbringt und in die Interaktionen mit den Professionellen explizit oder implizit einbringt. Aber auch für unser alltägliches Handeln werden unsere Vorstellungen von bestimmten Krankheiten Konsequenzen haben, etwa für das Ergreifen von Vorsorgemaßnahmen, für den Umgang mit eigenen Beschwerden, für das Aufsuchen von Hilfe oder für den Umgang mit erkrankten Mitmenschen.

Wie kommen Laien überhaupt dazu, ein bestimmtes Muster von Symptomen als Krankheit zu werten und dann entsprechend darauf zu reagieren? Es ist vorgeschlagen worden, diesen Prozeß einer **Laiendiagnose** mit Hilfe des Prototypen-Ansatzes aus der Wissenspsychologie zu erklären (Bishop & Converse, 1986). Danach besitzen wir gut strukturierte und stabile kognitive Repräsentationen von den mit bestimmten Krankheitseinheiten verbundenen Symptomen und anderen Merkmalen; diese idealisierten Konzeptionen oder Prototypen dienen als Standard, mit dem wir die wahrgenommenen Informationen über Symptome vergleichen. Besteht überwiegende, aber nicht unbedingt vollständige Übereinstimmung zwischen den Symptomen und den Prototypen, dann wird eine Krankheit diagnostiziert. Experimentelle Belege zur Unterstützung dieser Prototypen-Hypothese bei einer Reihe häufiger Krankheiten wie Grippe, Heuschnupfen, Herzinfarkt, Lungenentzündung oder Schlaganfall wurden berichtet (Bishop & Converse, 1986). Es ist aber wahrscheinlich, daß derartige Prototype neben den typischen Symptomen der

Krankheit auch noch andere Komponenten enthalten, etwa wie oben angeführt, Vorstellungen über ihre Ursache, ihren Verlauf und über geeignete Behandlungsmaßnahmen.

Inzwischen liegen eine Reihe von **Studien** vor, die subjektive Theorien von spezifischen Krankheiten bei nicht persönlich betroffenen Laien untersucht haben. So wurden insbesondere die Vorstellungen thematisiert, die sich Laien von Krebs (Dornheim, 1983; Verres, 1986), von Herz- und Kreislauferkrankung (Davison, Smith & Frankel, 1991; Stern, 1989) und von psychischer Krankheit (etwa Jodelet, 1991 oder Buchholtz, 1991) machen. Diese Studien hatten zum einen das Ziel, die Implikationen derartiger subjektiver Theorien für die Aktivitäten von Laien zur Vorsorge und Früherkennung zu klären; zum anderen war von Interesse, wie die subjektive und soziale Konstruktion einer Krankheit den sozialen Umgang (etwa von Angehörigen oder der Dorföffentlichkeit) mit den Kranken beeinflußt.

Ich möchte zur Illustration zwei Untersuchungen herausgreifen und kurz darstellen:

Verres (1986) hat eine umfassende Untersuchung über die **subjektiven Theorien von Krebserkrankungen** vorgelegt; sie demonstriert sowohl die Notwendigkeit eines eher offenen und qualitativen methodischen Herangehens als auch die Komplexität der Vorstellungen von Laien. So wurden, um nur wenige Ergebnisse herauszugreifen, auf offene Fragen eine Fülle von Ursachen genannt und zudem auf einer vorgegebenen Liste von 27 Kategorien mögliche Ursachen eingeschätzt. Diese ließen sich in einer Clusteranalyse am besten durch die Cluster "Psyche" (z.B. Unzufriedenheit, Belastungen, Enttäuschungen im Leben), "Biologie" (z.B. Vererbung), "Welt" (z.B. ungesunder Arbeitsplatz, Luftverschmutzung), "Strafe" beschreiben, wobei die psychologischen Vorstellungen von der Krebsentstehung am ehesten eine homogene Dimension darzustellen scheinen. Der Versuch, die im Interview geäußerten Ursachenannahmen als subjektive Theorien zu interpretieren und zu ordnen, ergab drei Denkmodelle: "Abwehr/Anfälligkeit" als Erschöpfung der eigenen Widerstandskraft; "Disposition/Auslöser" als Vorstellung, daß ein Ereignis die bisher latente Krankheit auslöst; "multifaktorielles Modell", nach dem erst das Zusammentreffen vieler Faktoren die Krankheit verursacht. Das erstere Modell, das die körperlichen Abwehrkräfte betont, war deutlich am verbreitetsten und bei 50 Prozent der 100 Probanden (Patienten/innen einer Allgemeinpraxis ohne schwerwiegende Erkrankung) zu erkennen. Auffallend ist weiterhin die deutliche Diskrepanz in der Einschätzung des Risikos, an Krebs zu erkranken, zwischen sich und anderen: "Während 81% das generelle Krebsrisiko für Menschen als sehr groß bis ziemlich groß einschätzen, stuften nur 24% ihr eigenes Risiko als sehr groß bis ziemlich groß ein." (Verres, 1986, S. 166) Diese Verteilung erinnert an die schon erwähnte Illusion von der eigenen Unverwundbarkeit. Einen anderen Schwerpunkt hatte eine ethnographische Studie in Wales (Davison et al., 1991), die in kritischer Absicht die Auswirkungen von gesundheitspolitischen Kampagnen gegen Herzerkrankungen auf die Laienvorstellungen untersuchte. Die Forscher/innen verwandten das Konzept des **"Kandidaten" für eine Herzerkrankung**, um die "Laienepidemiologie" und das Erklärungsmodell in den Alltagstheorien zu erkennen. Dieses Konzept wird im Alltag dazu verwendet, die Erkrankung oder den Tod anderer Leute an Herzerkrankungen retrospektiv zu erklären oder vorherzusagen, sowie um eigene frühere Erkrankungen am Herzen zu erklären oder um das eigene Risiko dafür einzuschätzen. Ein "Kandidat" für eine Herzerkrankung wird danach auf der Basis von drei Informationsquellen eingeschätzt:

- der äußeren Erscheinung: Ist er oder sie übergewichtig, wenig fit oder sehr rot/bleich im Gesicht?
- von Informationen über seine oder ihre sozialen Verhältnisse: Gab es Herzerkrankungen in der Familie, ist die Arbeit psychisch sehr belastend, körperlich sehr anstrengend, von schlechten Bedingungen (Dämpfe, Staub, Hitze) oder Mangel an Bewegung gekennzeichnet?
- von Informationen über seine oder ihre Person: Welche Verhaltensweisen zeigt er oder sie (Rauchen, übermäßiges Essen oder Alkoholkonsum) und welche "Natur" hat er oder sie (tendiert er oder sie zu Nervosität, übertriebenen Sorgen oder häufigen Wutausbrüchen)?

Diese breite Palette an möglichen Bedingungen und Verhaltensweisen, die mit einer Herzerkrankung verbunden werden, zeigt, daß fast jeder Mensch ein "Kandidat" sein kann. Die Autoren/innen weisen darauf hin, daß viele dieser Faktoren auch von den aktuellen Gesundheitskampagnen hervorgehoben und häufig als sehr einfache Botschaften verbreitet werden, etwa nach dem Muster: Rauchen oder fette Nahrung ist immer und für alle schlecht! Sie bewirken im Alltagsverständnis, daß die Schwelle für die Wahrnehmung eines Risikos gesenkt wird: Immer mehr Menschen sehen sich in der Gefahr, herzkrank zu werden, bemerken aber andererseits immer mehr Ausnahmen von der verbreiteten Botschaft: Die Zahl an Menschen nimmt zu, die trotz offenbar vieler Risikofaktoren gesund bleiben oder trotz "gesunder" Lebensweise erkranken. Das führt in den Alltagstheorien zu fatalistischen Attributionen der Art, letztlich ist es doch "Glück" oder

"Schicksal", die von einer modernen Gesundheitserziehung gerade nicht gewollt sein kann.

(c) Subjektive Theorien von Krankheit im Allgemeinen

Obwohl wir durch die Popularisierung des "medizinischen Krankheitsmodells" tendenziell darauf orientiert werden, einzelne Krankheitseinheiten wahrzunehmen, ist es doch wahrscheinlich, daß hinter den Alltagsvorstellungen von verschiedenen Krankheiten auch Konzeptionen von der Krankheit im Allgemeinen stehen. Diese sind für unser Thema noch interessanter als die zuvor besprochenen Ansätze, weil die Vorstellungen von Gesundheit ähnlich generelle Züge aufweisen werden wie das Alltagsdenken über "Krankheit". Wenn wir davon ausgehen, daß unser Alltagswissen über Krankheit auch unabhängig vom professionellen Denken konstruiert und historisch weitergetragen wird, dann werden dafür eher die allgemeinen Züge eines Verständnisses von Krankheit von Bedeutung sein, in die das Wissen über spezielle Erkrankungen eingebettet ist.

Das Wissen über Krankheit ist **sozial** organisiert und wird **kulturell** tradiert. Vorstellungen über Krankheit und Gesundheit sind nicht nur durch gesellschaftliche und soziale Verhältnisse geprägt. Sie können auch als kulturelles System verstanden werden, das in sozialen Gruppen und Gesellschaften von Generation zu Generation weitergetragen wird. Die medizinisch-anthropologische Forschung hat durch interkulturelle Vergleiche auf Parallelen und Unterschiede in den Gesundheits- und Krankheitskulturen aufmerksam gemacht (vgl. Chrisman & Kleinman, 1983). Die Bedeutung einer medizinisch-naturwissenschaftlich geprägten Vorstellungswelt von Krankheit, der Einfluß des "medizinischen Krankheitsmodells" wird dadurch relativiert. Es beeinflußt zwar auf vielfältige Weise die Laientheorien von Krankheit, ihre Wissensvorräte werden aber nicht einfach übernommen und sind auch nicht automatisch den "laienhaften" Vorstellungen von Gesundheit und Krankheit überlegen. Laien haben einfach eine andere Perspektive auf ihren Körper und ihre Krankheit als Experten, die aufgrund ihres beruflichen Zugangs notwendigerweise mehr Distanz herstellen. Daher ist von der Existenz relativ eigenständiger Gesundheitskulturen und "verborgener" Wissensbestände in der Bevölkerung auszugehen; diese drücken sich etwa aus im Verhältnis zum Körper und zu körperlichen Phänomenen wie Schmerz, in der Bedeutung der Ernährung oder eben in den Laientheorien von Krankheiten und von ihren Ursachen (vgl. Helman, 1984). Die Wurzeln dieser Kulturen reichen bis weit in früher bedeutungsvollere Traditionen einer 'Volksmedizin' zurück; ihre Ausläufer sind z.b. noch gut sichtbar in der dörflichen Lebenswelt, in den dortigen Vorstellungen von Krankheit und in den Einstellungen gegenüber und im Umgang mit Kranken (vgl. Dornheim, 1983).

Ein **historischer** Blick auf den **Wandel in den Vorstellungen von Krankheit**, wie in der Untersuchung von Herzlich und Pierret (1991) unternommen, zeigt die Eigenständigkeit der "Laienkultur" gegenüber dem medizinischen Diskurs, aber auch ihre wechselseitige Beeinflussung noch klarer. Krankheit wird immer am Körper wahrgenommen. Der Körper ist aber ebenso das Medium der Arbeit, der Lust und des Wohlbefindens, wie er der Sitz von Krankheit, Schmerz und Tod ist. Da die Interpretation des Körpers immer auch eine soziale Konstruktion ist, zeigt sich in der Wahrnehmung des **kranken Körpers** auch eine kulturelle Ordnung, ein Weltbild und ein Menschenbild. So wie in frühen Zeitaltern die Krankheit am veränderten und gepeinigten Körper ablesbar und mit Unglück, Sünde und dem Bösen verbunden war, so ist die moderne Krankheit unsichtbar, in einem stummen, äußerlich oft unversehrten Körper, der wie eine Maschine von der Medizin kontrollierbar ist. Die Durchsetzung dieser Vorstellung vom Körper und von der Krankheit ist historisch eine relativ junge Entwicklung. Sie ist geprägt durch die Entwicklung der anatomisch-klinischen Methode, das dadurch mögliche Eindringen in das Körperinnere und bessere Verständnis von seiner Funktionsweise. Wir entschlüsseln Krankheit nicht mehr am Körper, sondern im Körper. Die Krankheit ist von einem äußerlich unversehrten Körper nicht mehr so leicht abzulesen. Der Kranke ist daher angewiesen auf die medizinische Wahrnehmung der Krankheit und den technischen Zugang zum Körper; durch technische Daten wird ihm die Krankheit vermittelt, die er vielleicht an Symptomen ahnen kann, aber nicht muß.

Ähnlich wie das Verhältnis zum kranken Körper haben sich die Vorstellungen von der **Ursache** der Krankheit im historischen Verlauf verändert. Das einschneidende Ereignis einer Krankheit hat immer Erklärungen ausgelöst, die über das Körperliche hinausgehen. Bis zum Ende des 18. Jahrhunderts dominierten Erklärungen, die die Ursache von Krankheit in einer Strafe Gottes sahen oder - damit in engem Zusammenhang - in Störungen der Natur: Kalte, feuchte oder verdorbene Luft konnte ebenso zu Krankheit führen wie verdorbene Sitten. Die Vorstellung, daß Krankheiten durch Ansteckung entstehen können, war schon lange im Volk verbreitet, bevor sie im 19. Jahrhundert nach der Entdeckung der Bakterien auch von der Medizin übernommen wurde. Die heute sehr aktuelle Theorie, daß Krankheiten durch die moderne Lebensweise und Ernährung erzeugt werden, ist schon in der beginnenden Industrialisierung aufgekommen, als das Leben in den Städten und die Mangelernährung für die Entstehung von Krankheiten verantwortlich gemacht wurden. Gleichfalls entstand in dieser Phase der raschen Industrialisierung die Vorstellung, daß der Verschleiß durch Arbeit eine wesentliche Krankheitsursache ist. Diese Idee hat sich vor allem bei Arbeitern gehalten. Heute stehen allerdings nicht mehr die körperlichen Abnutzungserscheinungen im Vordergrund, sondern nervöse Spannungen und die Überforderung im Beruf. Überhaupt rückten in neuerer Zeit mehr das Individuum und seine seelische Verfassung in den Mittelpunkt ätiologischer Vorstellungen. Die endogene Auffassung, Krankheit entstehe aus dem Individuum heraus, war zwar schon im 19. Jahrhundert präsent, damals stand aber noch die Idee einer Vererbung oder einer Störung der körperlichen Harmonie im Vordergrund. Heute dagegen wird immer mehr die seelische Verfassung, das Leiden an der eigenen Persönlichkeit als Ursache von Krankheit thematisiert; in der Psychosomatik wurde sie wissenschaftlich ausgearbeitet.

Dieser historische Überblick sollte verdeutlichen, welche Vielfalt an Vorstellungen von Krankheit in der Bevölkerung verbreitet war und noch ist. Die Ergebnisse von neueren Interviewstudien (Herzlich und Pierret, 1991) lassen vermuten, daß diese verschiedenen Theorien überwiegend heute noch existieren; sie sind wohl zum Teil überlagert durch moderne Ansätze, aber nicht unbedingt verschwunden. Eine Untersuchung der aktuellen subjektiven Krankheitstheorien muß natürlich verschiedene Differenzierungen vornehmen; vor allem ist davon auszugehen, daß sie sich nach **Kultur**, sozialer **Schicht** oder **Geschlecht** unterscheiden. Die vorliegenden Studien über Laientheorien von Krankheit haben sich in der Regel auf bestimmte soziale Gruppen konzentriert. Das war schon deshalb notwendig, weil der Anspruch, subjektive Theorien und nicht nur isolierte kognitive Variablen zu erfassen, einen intensiven methodischen Ansatz erforderlich macht, der die Zahl an untersuchten Personen notwendigerweise reduziert.

Ich werde kurz zwei Studien aus Großbritannien ansprechen, die sich auf **Frauen** mittleren Alters aus der **Arbeiterschicht** konzentriert haben. Die Untersuchungen von Pill und Stott (1982) und von Blaxter (1983) stellten beide die **Ursachenvorstellungen** der Frauen in den Mittelpunkt; die Fragen, wie sie ihre eigene Rolle bei der Entstehung einer Krankheit sehen und ob sie sich für ihre Gesundheit verantwortlich halten, sind nicht nur zentral für ein Verständnis der Krankheitstheorie, sondern auch gesundheitspolitisch von großer Bedeutung.

Blaxter (1983) fand in ihren relativ offenen Interviews mit vielen narrativen Momenten, daß die Frauen typischerweise eine sehr fatalistische Sicht von Krankheit hatten, sie oft sogar als "Schwäche" sahen; sie erzählten darüber wie von einer "bösartigen Entität außerhalb ihrer Person, die nur darauf wartet, sie anzufallen" (S.61). Zwar wurde von einigen Krankheiten (Krebs, Tuberkulose, Herzerkrankung) auch ohne Bezug auf ihre Ursachen berichtet; bei diesen entstand dann das Bild einer nicht vorhersagbaren, zufällig eintretenden Krankheit. Doch von den meisten Krankheiten hatten die Frauen explizite und zum Teil komplexe Vorstellungen von ihrer Genese: Sie waren oft multifaktoriell, als komplexe Ursachenketten im biographischen Verlauf angelegt und enthielten auch psychosomatische Aspekte; häufig schwingt jedoch auch eine moralische Wertung mit. Manche Laientheorien sind mit wissenschaftlichen Modellen durchaus vergleichbar, wenn auch nicht in allen Details richtig. Als wichtigste Ursachen ergaben sich die Kategorien Infektion (durch Keime oder Viren), Vererbung (oder familiäre Anfälligkeit) und Umweltbedingungen (wie das Klima oder die Arbeitsbedingungen); auch psychologische Erklärungen durch Streß waren relativ beliebt. Eine geringe Bedeutung hatte in den Erklärungen der Frauen jedoch das eigene Verhalten (nicht richtig zu essen, zu rauchen oder übergewichtig zu sein); von den wenigen Befragten, die einen Einfluß des Verhaltens zugestanden, wurde aber eine persönliche Verantwortung zumeist abgestritten und auf schwierige Lebensumstände verwiesen. Die meisten dieser Frauen attribuierten also Krankheit extern.

Diese Frage, ob in den ätiologischen Vorstellungen von Laien die Verantwortung mehr in die eigenen Person gelegt wird oder nicht, stand auch im Mittelpunkt der Studie von Pill und Stott (1982), die eine ähnliche Stichprobe von Müttern aus der Arbeiterschicht befragten. Die Antworten auf offene Fragen und die Transkripte von halbstrukturierten Interviews wurden inhaltsanalytisch ausgewertet. Es ergaben sich ganz ähnliche Ursachenkategorien wie in der Studie von Blaxter, wobei ebenfalls das Modell einer Infektion durch Keime am häufigsten vorkam. Etwa die Hälfte der 41 befragten Frauen gestanden jedoch zu, daß sie durch ihr eigenes Verhalten und ihren Lebensstil einen Einfluß auf die Entstehung einer Krankheit haben; selbst wenn sie Bakterien als Hauptursache ansahen, so war für sie doch die eigene Verwundbarkeit für diese Keime individuell kontrollierbar. Krankheit und Gesundheit wurde in diesen Laienmodellen nicht als entweder extern oder intern verursacht verstanden, sondern mehr in einer Interaktion von Umwelt und Individuum. Jene Frauen, die einen Einfluß des eigenen Verhaltens auf die Entstehung von Krankheiten annehmen, hatten ein höheres Bildungs- und Wohnungsniveau als die extern attribuierenden Frauen. Sie waren auch eher bereit, eine Mitschuld von Menschen anzunehmen, die krank werden: Diese haben entweder zu riskant und sorglos gelebt oder sind nicht rechtzeitig zum Arzt gegangen.

Dieser Einblick in die Laienvorstellungen von Krankheit mag genügen, um die Komplexität dieser Vorstellungen zu verdeutlichen und Hinweise auf ihre Inhalte zu geben. Der Überblick über die vorliegenden Forschung konnte auch methodische Ansätze illustrieren, die geeignet sind, subjektive Theorien zu untersuchen. Eine Untersuchung der subjektiven Theorien von Gesundheit wird die Laienmodelle von Krankheit nicht außer acht lassen können. Im folgenden werden aber jetzt die Forschungsarbeiten im Mittelpunkt stehen, die dem Thema dieser Arbeit, subjektiven Vorstellungen von Gesundheit, am nächsten stehen.

3.2.4 Subjektive Vorstellungen und Theorien von Gesundheit

Obwohl wir den Begriff "Gesundheit" im Alltag sehr häufig verwenden, ist doch ziemlich unklar, was genau wir darunter verstehen. Die Vieldeutigkeit des Alltagsbegriffs von Gesundheit entspricht der Varianz und Unklarheit in seiner wissenschaftlichen Verwendung. Wir begeben uns somit auf ein ziemlich glattes Terrain, wenn wir uns die Aufgabe stellen, die Alltagsvorstellungen von Gesundheit näher zu untersuchen. Dennoch dürfte aus der bisherigen Arbeit deutlich geworden sein, daß es für eine nähere Klärung der Mechanismen einer Salutogenese und der Möglichkeiten einer Gesundheitsförderung eine entscheidende Frage ist, wie Gesundheit subjektiv konstruiert wird, welche subjektiven Theorien von Gesundheit im Alltag vorherrschen. Auch wenn die Vorstellungen, die sich Laien von Gesundheit machen, eng mit ihren Vorstellungen von Leben verbunden sein mögen und damit ein sehr breites und komplexes Untersuchungsfeld eröffnet wird, auch wenn also bei der Erforschung dieses Gegenstands einige Schwierigkeiten zu überwinden sind, das Unternehmen scheint mir sinnvoll und potentiell einer wissenschaftlichen Klärung zugänglich.

Es stellt sich somit die Frage, wieweit die Laienvorstellungen von Gesundheit bisher ein Gegenstand der Forschung waren und auf welche Vorarbeiten für diese Studie zurückgegriffen werden kann. Eine Sichtung der Forschungsliteratur ergab, daß dieses Feld bisher nur wenig untersucht worden ist, aber in den 80er Jahren ein gewisses neues Interesse an den subjektiven Theorien oder Laienkonzepten von Gesundheit erwacht ist. Es gibt bereits eine gewisse Tradition für dieses Thema in Frankreich und in Großbritannien; aber auch im deutschsprachigen Raum ist an der Rezeption der internationalen Forschungen (vgl. die Übersichten von Bengel & Belz-Merk, 1990; Dann, 1991; Faltermaier, 1991; Bengel, 1992) und an einigen aktuellen Untersuchungen eine gewisse Bewegung zu erkennen.

Ich habe in der folgenden Übersicht (Tabelle 3.1) die bisher vorliegenden empirischen Studien zur subjektiven Konzeption von Gesundheit aufgeführt. Die Auflistung ist zwar nicht erschöpfend (weitere Hinweise finden sich in den genannten Übersichtsarbeiten), aber sie umfaßt das bearbeitete Spektrum und die wesentlichen Arbeiten.

Tab. 3.1:   Empirische Studien über subjektive Konzepte von Gesundheit

Autoren <Land>	Sample (Schicht/Geschlecht/Alter)	Methode	Frageschwerpunkt
Herzlich, 1973 <F>	n = 80 Mittelschicht 25-40 / >40, ♂ / ♀	qualitative Interviews; inhaltsanalyt. Auswertung	soziale Repräsentation von Gesundheit / Krankheit und ihre Entstehung
d´Houtaud/Field, 1984 <F>	n = 4000 alle Schichten repräsent.(etwa) f. Region	eine offene Frage, Inhaltsanalyse	Definition von Gesundheit in Abhängigkeit von Schicht
Pierret, 1988 <F>	n = 130 alle Schichten alle Altersstufen, ♂ / ♀	qualitative Interviews, interpretative Auswertung	Konzepte von Gesundheit und Krankheit in Abhängigkeit von Art der Arbeit
Williams, 1983 <GB>	n = 70 alle Schichten Ältere (>60), ♂ / ♀	qualitative Interviews interpretat. Auswertung	Konzepte von Gesundheit und Dimensionen
Pill/Stott, 1982 **Pill**,1988 <GB>	n = 41 Arbeiterschicht 30-35, nur ♀	qualitative Interviews und standardisierte Skalen	Konzepte von Gesundheit, Einflußbedingungen, Konzepte der Krankheitsverursachung und Verantwortlichkeit
Blaxter, 1983 **Blaxter/Paterson**, 1982 <GB>	n = 46 Arbeiterschicht frühes und mittleres Erwachsenenalter, nur ♀	qualitative, biographische Interviews und andere Methoden	Konzepte von Gesundheit, Laientheorien über Krankheit. Vergleich Mütter und Töchter
Blaxter, 1990 <GB>	n = 9003 repräsentativ alle Altersstufen (>18), ♂ / ♀	zwei offene Fragen, Inhaltsanalyse (Kategoriensystem)	Konzepte von Gesundheit, Dimensionen, Abhängigkeit von Alter, Geschlecht, Schicht
Backett, 1992 <GB>	n = 28 Paare aus Mittelschicht mit Kindern	mehrere qualitative Einzel- und Gruppeninterviews; "grounded theory"	moralische Bewertung in subjektiven Definitionen von Gesundheit u.Gesundheitsverhalten
Robinson/ McCluskey 1992 <GB,Ireland>	n = 475 Zufallssample, repräsentativ für Region	geschlossene und offene Fragen	Definitionen und Ursachen von Gesundheit, Geschlechtsunterschiede
Calnan, 1987 **Calnan/Johnson**, 1985 <GB>	n = 60 obere/untere Schicht, 21-55, nur ♀	qualitative Interviews und standardisierte Methoden	Konzepte von Gesundheit und Verwundbarkeit

Autoren <Land>	Sample (Schicht/Geschlecht/Alter)	Methode	Frageschwerpunkt
Baumann, 1961 <USA>	n = 201 Patienten n = 262 Medizinstudenten Alter gemischt, ♂ / ♀	eine offene Frage, In-haltsanalyse	Konzepte von Gesundheit und Dimension
Crawford, 1987 <USA>	n = 60 alle Schichten alle Altersstufen, ♂ / ♀	qualitative Interviews	Konzepte und Theorien von Gesundheit, von ihrer Bedro-hung und Erhaltung
Olesen et al., 1990 <USA>	n = 20 ges.junge Erwach. n = 35 Patienten (>60) n = 32 gesunde sozial Bedürftige (25-50), ♂ / ♀	qualitative, biographische Interviews	Gesundheitsbiographie, Um-gang mit Alltagsbeschwerden, Körper-Selbst
Saltonstall, 1993 <USA>	n = 21 Mittelschicht, Alter: 35-55, ♂ / ♀, "sample of convenience"	qualitative Interviews, "grounded-theory"-Ansatz	Konzepte von Gesundheit und Körper, Geschlechtsunter-schiede
Clarke/Lowe, 1989 <AUS>	n = 61 alle Altersstufen, ♂ / ♀ "sample of convenience"	3 offene Fragen, Inhaltsanalyse	Konzepte von Gesundheit und von ihren Bedingungen
Grunow et al., 1984 <D>	n = 87 Teil einer Re-präsentativstudie, ♂/♀	qualitative Interviews und Gruppendiskussion	Laienkompetenz in Gesundheits-selbsthilfe, Gesundheitsbegriff als Voraussetzung
Horn et al., 1983 <D>	n = 10 Arbeiterfamilien 27-50, ♂ / ♀	tiefenhermeneutische Interviews	Krankheitserleben, -verhalten, -gewinn, Konfliktbewältigung
Deneke et al., 1987 <D>	n = 38 ausgewählte Ge-sunde (Zeitungsinserat) alle Altersstufen, ♂ / ♀	FB zu Narzismus, klini-sche Interviews mit psy-choanalyt. Hintergrund	Persönlichkeitseinstellungen und Bewältigungsstile von Gesunden
Schulze/Welters, 1991 <D>	n = 100 Nichtakade-mikerInnen, frühes (20-29) und spätes (60-69) Er-wachsenenalter, ♂ / ♀	Fragebogen mit offenen Fragen, Inhaltsanalyse	Definition und Bedingungen von Gesundheit, Alters- und Geschlechtsunterschieden
Belz-Merk/ Bengel, 1992 <D>	n = 228 alle Schichten Alter 20-43, ♂ / ♀	offene Frage in halb-strukturierten Interviews, Inhaltsanalyse	Konzepte von Gesundheit, Geschlechtsunterschiede
Mussmann et al., 1993 <CH>	n = 29 Alter 30-55, ♂ / ♀, gesunde Personen	qualitative Interviews, inhaltsanalytische Aus-wertung	Konzepte von Gesundheit und Krankheit, auch Biographie, Belastungen, Ressourcen
Udris et al., 1991 <CH>	n = 37 Studenten n = 41 Angestellte frühes/mittleres Erwach-senenalter, ♂ / ♀	eine offene Frage, In-haltsanalyse	Konzepte von Gesundheit und Streß

Wie daraus zu ersehen ist, wurde der Großteil der Untersuchungen in den 80er Jahren durchgeführt. Es liegen jedoch einige wichtige frühe Arbeiten vor, die nicht nur von historischem Interesse sind. Die Diskussion dieser Studien erfolgt unter der Fragestellung: Welche Gesundheitsvorstellungen wurden untersucht, wie wurde dabei methodisch vorgegangen und welche Erkenntnisse sind bisher herausgekommen?

In einer ersten und vorweggenommenen Bilanz kann festgestellt werden, daß sich die empirische Forschung bisher vorwiegend damit beschäftigt hat,

- welche Dimensionen das subjektive Konzept von Gesundheit aufweist und

- wie die Laienkonzepte in verschiedenen sozialen Gruppen variieren, also wie sie z.B. nach Alter, Geschlecht oder sozialer Schicht verteilt sind. Dabei wurden im wesentlichen zwei Arten von **methodischen** Zugängen gewählt, die jeweils unterschiedliche Forschungsansätze repräsentieren:
- die Untersuchung von Gesundheitskonzepte durch offene Fragen (in Fragebogen) und die anschließende inhaltsanalytische Kategorisierung der Antworten bei relativ großen, teilweise repräsentativen Stichproben;
- die Untersuchung von Gesundheitskonzepten als Teil von komplexeren Vorstellungen oder einer subjektiven Theorie von Gesundheit, die mit Hilfe qualitativer (und teilweise biographischer) Interviews auf dem Hintergrund der Lebensvollzüge bei einer notwendigerweise eingeschränkten Bevölkerungsgruppe rekonstruiert werden.

Ich werde im folgenden zunächst die sehr einflußreiche, fast schon klassische Studie der französischen Sozialpsychologin Claudine Herzlich (1973) etwas ausführlicher vorstellen. Sie ist in vieler Hinsicht exemplarisch, sowohl für den Untersuchungsansatz als auch für die erwartbaren Erkenntnisse. Anschließend werden wichtige neuere Studien ergänzend einbezogen und diskutiert.

Soziale Repräsentationen von Gesundheit: Die Studie von Herzlich

Die Studie von Herzlich (1973) ist die in diesem Forschungsfeld am meisten zitierte Untersuchung. Sie ragt nicht nur deshalb heraus, weil sie die erste größere Studie dieser Art war, sondern sie ist von der Komplexität des theoretischen Ansatzes und methodischen Vorgehens immer noch beispielhaft. Herzlich stützt sich auf die Konzeption der "**sozialen Repräsentationen**"; dieser Begriff geht auf Emile Durkheim zurück, lebte vor allem durch die Anstöße von Moscovici in den 60er Jahren in der französischen Sozialpsychologie und Soziologie wieder auf und umschreibt eine bis heute reichende, aber international wenig wahrgenommene Forschungstradition (vgl. Farr & Moscovici, 1984). Diese Tradition geht von der Prämisse aus, daß für die Psychologie immer das Verhältnis des Individuums zur Gesellschaft im Mittelpunkt stehen sollte. Repräsentationen beschreiben zunächst das psychische Ergebnis der Wahrnehmung eines Objektes durch ein Individuum; da das Individuum aber seine Umwelt immer nur als soziale wahrnehmen kann, muß eigentlich von sozialen Repräsentationen die Rede sein. Bei der Untersuchung von sozialen Repräsentationen geht es um "die Art und Weise, wie ein Individuum seine soziale Realität konstruiert und sich in ihr orientiert." (Herzlich, 1973, S. 10). Entsprechend versteht Herzlich "unter der Repräsentation von Gesundheit und Krankheit (...) die komplexe psychologische Konstruktion, durch die die Erfahrung jedes Menschen und die in der Gesellschaft gültigen Werte und Wissensbestände zu einem bedeutsamen Bild integriert werden." (1973, S. 11). Es geht ihr um "die Bedeutsamkeit von Gesundheit und Krankheit für das Individuum in der Gesellschaft. Die soziale Repräsentation spiegelt das Verhältnis des Individuums zu Krankheit und Gesundheit wie auch zur Gesellschaft wider." (S. 11f.)

Auf diesem theoretischen Hintergrund unternahm Herzlich eine **explorative Studie**, in der die subjektiven Konzepte von Gesundheit und Krankheit, ihre Wechselbeziehungen, die Vorstellungen von den Ursachen von Krankheit und Gesundheit, sowie die Bezüge zu sozialen Normen und Verhaltensweisen im Mittelpunkt standen. Sie untersuchte mit Hilfe intensiver, qualitativer Interviews 80 Personen, die vorwiegend aus Paris und aus der Mittelschicht kamen; die Untersuchungsgruppe umfaßte etwa gleich viele Frauen und Männer sowie Erwachsene im jungen (von 25 bis 40 Jahren) und mittleren (über 40 Jahre) Alter. Das durch Transkription der auf Band mitgeschnittenen Interviews erhaltene Datenmaterial wurde inhaltsanalytisch und durch überwiegend qualitative Analysen ausgewertet.

Die Ergebnisse deuten zunächst darauf hin, daß Laien Gesundheit und Krankheit zwar als verschiedene Zustände wahrnehmen; diese sind aber keine klar definierten Einheiten, sondern komplexe, mehrschichtige Konzepte und bei weitem nicht immer scharf voneinander abgegrenzt. So ist eine Kombination von Gesundheit und Krankheit möglich: Eine Person kann eine Krankheit haben und sich dennoch gesund fühlen; sie kann eigentlich gesund sein und sich dennoch krank fühlen. Weiterhin fand Herzlich, daß viele Befragte einen Zustand kennen, in dem sie sich nicht eindeutig als gesund oder krank bezeichnen: Sie ordnen sich dann in einen **Zwischenzustand** ("intermediate state") ein, wo sie zwar noch nicht krank sind, aber auch nicht mehr richtig gesund; es ist eine Art Erschöpfungszustand, der von einigen Beschwerden gekennzeichnet ist und oft einer Krankheit vorausgeht.

Gesundheit kann in verschiedener Weise erfahren und bestimmt werden. Einmal wird sie in einer negativen Bestimmung als Abwesenheit einer Krankheit verstanden; die Gesundheit wird dabei gar nicht bemerkt, der Körper wird nicht bewußt wahrgenommen und die "Organe schweigen". Gesundheit kann jedoch gleichzeitig und manchmal von derselben Person positiv definiert werden und bewußt erlebt werden "als ein Gefühl der Freiheit und des körperlichen und funktionalen Wohlbefindens, oder der Widerstandskraft und körperlichen Robustheit." (S. 53) Die gleiche Vielfalt gilt auch für das Phänomen Krankheit. Sie wird nicht als einfache Entität verstanden, sondern wird aufgespaltet in verschiedene Formen. Es gibt im Alltagsverständnis eigentlich nicht "die Krankheit", sondern nur verschiedene "Krankheiten".

Die in den Äußerungen der interviewten Laien erkennbare Vielfalt an Konzeptionen von Gesundheit, ihre sozialen Repräsentationen, lassen sich nach Herzlich auf drei **Dimensionen** ordnen, die sie "Gesundheit als Vakuum", "Reservoir an Gesundheit" und "Gesundheit als Gleichgewicht" nennt. Sie sind in Abbildung 3.1 in ihren Inhalten, Bezügen und Beziehungen zusammengefaßt.

Häufig wird **Gesundheit als Vakuum** ("health-in-a-vacuum") wahrgenommen. Es ist ein Phänomen, das nur negativ bestimmt werden kann, nämlich durch die Abwesenheit von Krankheit. Gesundheit in diesem Sinn kann nicht positiv definiert werden, denn sie wird nicht erlebt; ihr einziger Bezugspunkt ist Krankheit. Tritt eine Krankheit ein, so ist die Gesundheit automatisch zerstört. Oft ist mit dieser Vorstellung verbunden, daß auch der Körper gar nicht bewußt wahrgenommen wird.

Dagegen ist Gesundheit potentiell erlebbar, wenn sie als **Reservoir** ("reserve of health") verstanden wird. Gesundheit wird dann als organisch-biologisches Charakteristikum des Individuums begriffen, als "Kapital" an Gesundheit, das jeder Mensch besitzt. Im Gegensatz zur Vorstellung eines Vakuums, wo man gesund "ist", also das "Sein" betont wird, steht hier das "Haben" im Vordergrund: Man "hat" eine gute Gesundheit, weil man auf ein entsprechendes Reservoir zurückgreifen kann. Zwei Aspekte lassen sich bei dieser Dimension unterscheiden: eine körperliche Robustheit und Stärke sowie eine Widerstandskraft gegenüber äußeren Einflüssen, gegenüber Erschöpfung und Krankheit. Gerade dieser letztere Aspekt erinnert an Antonovskys Konzept der generalisierten Widerstandsressourcen (siehe oben, Kap. 2.4). Dieses Potential wird bei Herzlich aber klar als körperliche Ressource verstanden und hatte für einige der Befragten eine eindeutig konstitutionelle Basis: Jeder Mensch sei von Geburt an mit mehr oder weniger Gesundheit ausgestattet. Aber das Reservoir an Gesundheit kann sich im Laufe des Lebens erhöhen oder verringern, je nachdem wie eine Person lebt. Die Kindheit ist dafür die entscheidende Lebensphase; in ihr wird die Basis für das gesundheitliche Reservoir eines Menschen gelegt. Krankheiten können die gesundheitlichen Kräfte schwinden lassen, müssen es aber nicht. Dieses Reservoir an Gesundheit ist somit ein relativ stabiles persönliches Merkmal, das sich im Leben verändern kann, das sich auch messen läßt und das sich ein Mensch bewußt machen kann.

Abb. 3.1:   *Laienvorstellungen von Gesundheit - drei Dimensionen (nach Herzlich 1973, S. 63)*

	Gesundheit als Vakuum	Reservoir an Gesundheit	Gesundheit als Gleichgewicht
	Sein	Haben	Tun
Inhalt	ein positiv bestimmter Inhalt fehlt	- Robustheit und Stärke - Widerstandspotential gegenüber äußeren Einflüssen	- körperliches Wohlbefinden - gute Stimmung - Aktivität - gute Beziehung zu anderen
Beziehung zur Person	- unpersönliche Tatsache - alles oder nichts	- persönliches Merkmal - meßbar, stabil, veränderbar - sekundär bewußt	- persönliche Norm - alles oder nichts - unmittelbar bewußt
Beziehung zu anderen Formen	-	Grundlage von Gesundheit als Gleichgewicht	basiert auf Reservoir an Gesundheit
Beziehung zur Krankheit	wird durch Krankheit zerstört	Widerstand gegen Krankheit	Störungen werden assimiliert

Die dritte Dimension, **Gesundheit als Gleichgewicht** ("equilibrium"), umschreibt schließlich eine autonome und unmittelbare persönliche Erfahrung. Es ist Gesundheit im eigentlichen und im höchsten Sinn. Entsprechend selten kommt sie vor. Aber es ist ein Wert, den man erreichen will, ein Ideal; es meint die Realisierung seiner Möglichkeiten, seines Reservoirs an Gesundheit. Bei diesem Verständnis von Gesundheit gibt es keine Abstufungen: Man fühlt sich im Gleichgewicht oder man hat es verloren. Die Vorstellung von Gesundheit als Gleichgewicht drückt die Gesamtheit an individuellen Erfahrungen aus, der körperlichen wie der psychischen und sozialen: Es ist körperliches und psychisches Wohlbefinden; man fühlt sich glücklich, gut gelaunt und leicht, ist aktiv und erfolgreich in seinen Handlungen, kann schwierige Situationen meistern, hat fast einen Überschuß an Energie und hat gute Beziehungen zu anderen Menschen. Dennoch ist damit kein perfekter Zustand gemeint, eher ein optimaler; kleinere gesundheitliche Einschränkungen können vorkommen und werden assimiliert.

Im Unterschied zu den festgestellten Dimensionen in der subjektiven Konzeption von Gesundheit lassen sich die Vorstellungen von **Krankheit** nicht in vergleichbarer Weise ordnen. Krankheitskonzepte liegen in Pluralität vor und beziehen sich auf jeweils verschiedene Krankheiten; diese sind zwar auch kognitiv organisiert, aber in einer Vielzahl von oft mehrdeutigen Kategorien. Die Vorstellung von Krankheit impliziert jedoch wie die von Gesundheit immer auch ein Verhältnis des Individuums zur Gesellschaft. In dieser Hinsicht lassen sich für Herzlich die sozialen Repräsentationen von Krankheit nach der Bedeutung ordnen, die eine Person der Krankheit an Auswirkungen auf ihre Teilhabe am (oder ihren Ausschluß aus) dem gesellschaftlichen Leben zuschreibt. Ihre Analyse erbrachte **drei subjektive Konzeptionen** von Krankheit:

- Krankheit ist zerstörend ("destructive"):
  Für eine sehr aktive und in der Gesellschaft engagierte Person wird Krankheit vorwiegend mit Inaktivität verknüpft sein. Sie bedeutet möglicherweise eine Aufgabe der beruflichen und familiären Rolle sowie einen Verlust an Kontakten und Bindungen zu anderen Menschen. Insofern zerstört die Krankheit die Verbindung des Individuums mit der Gesellschaft, sie bedeutet seinen sozialen Ausschluß.
- Krankheit ist befreiend ("liberator"):
  Aber Krankheit kann auch als eine Befreiung von alltäglichen Belastungen, Verantwortlichkeiten und Verpflichtungen verstanden werden. Sie wird dann entweder als eine vorübergehende Phase der Ruhe und ganz angenehme Entlastung verstanden. Oder sie wird, eher bei schweren Erkrankungen, als intensive und außerordentliche Erfahrung erlebt, die persönlich in einer Weise bereichert, wie es ohne diese Krankheit nicht möglich wäre.
- Krankheit ist eine "Aufgabe" ("occupation"):
  Für das betroffene Individuum steht der Kampf gegen die Krankheit im Vordergrund. Es akzeptiert die Krankheit und sieht sie als Herausforderung. Die Krankheit erfordert eigene Aktivitäten; dadurch kann ihr begegnet und positive Auswirkungen erzielt werden. Ein bestimmtes Maß an persönlicher Kontrolle über die Krankheit scheint möglich.

Die **Ursachen** von Krankheiten werden in Herzlichs Untersuchung primär **exogen** attribuiert und in mehrfacher Weise mit dem städtischen Leben, also der Gesellschaft in Verbindung gebracht. Die typischen Zivilisationskrankheiten wie Krebs, Herzerkrankung und psychische Störungen werden genannt, um den schädlichen Einfluß des modernen gesellschaftlichen Lebens zu begründen; es wirkt pathogen, indem es Pathogene schafft (z.B. mehr Keime, mehr Unfälle), indem es die Widerstandskraft schwächt (durch die Erzeugung von körperlicher Erschöpfung und nervösen Anspannungen) und schließlich indem es die Krankheiten auslöst. Dagegen ist Gesundheit eher **endogen** repräsentiert; Faktoren im Individuum wie seine Konstitution und Erbanlagen, seine Widerstandskraft und seine Schutzmaßnahmen tragen dazu bei, die Gesundheit zu erhalten. So wie die Krankheit vom gesellschaftlichen Leben kommt, so wird Gesundheit mit dem Individuum und seiner Widerstandskraft gegen Krankheiten verknüpft. Die aktive Rolle in der Entscheidung zwischen Gesundheit und Krankheit spielt also die Gesellschaft, die passive das Individuum.

Die Studie von Herzlich (1973) legte eine sehr differenzierte Analyse der subjektiven und sozialen Konstruktion von Gesundheit vor. Ihre Bedeutung liegt erstens in den **Ergebnissen**: Der Hinweis auf die komplexe Beziehung zwischen Gesundheit und Krankheit; die Beschreibung dreier Dimensionen von Gesundheit, die als differenzierte Laientheorien verstanden werden können; die Bezüge zwischen den subjektiven Konzepten von Gesundheit und Krankheit zu gesellschaftlichen Prozessen, die vor allem über die Analyse der ätiologischen Vorstellungen hervortraten. Zweitens ist der **methodische Ansatz** bemerkenswert: Er läßt die Fruchtbarkeit, ja Notwendigkeit eines qualitativen Zugangs erkennen, um der Komplexität des Gegenstands gerecht zu werden. Schließlich ist drittens der ausgearbeitete **theoretische** Hintergrund hervorzuheben, der zur Formulierung wesentlicher Fragen beitrug und zudem der Gefahr begegnete, daß subjektive Konzepte von Gesundheit als isolierte kognitive Variablen behandelt werden. Die **Grenzen** dieser Untersuchung liegen zum einen sicher in der begrenzten Stichprobe, die zunächst nur Aussagen über die Vorstellungen von städtischen Mittelschichtbürgern/innen ermöglicht. Zum anderen hat sie als erste Studie dieser Art natürlich in vieler Hinsicht Neuland betreten und Fragen offen lassen müssen: Die Bezüge zwischen den sozialen Repräsentationen und dem konkreten Gesundheitshandeln bleiben wenig ausgearbeitet; auch hätte man sich gelegentlich mehr Transparanz über die Auswertungsschritte gewünscht, die Grenze zwischen Schlüssen aus dem Material und theoretischen Schlußfolgerungen ist oft schwer erkennbar.

Insgesamt kann diese Studie jedoch immer noch als ein Meilenstein in der Untersuchung subjektiver Konzepte von Gesundheit verstanden werden, an der sich alle weiteren Forschungen orientieren müssen. Ich werde im folgenden die in der Übersicht in Tabelle 3.1 angeführten Studien insoweit einbeziehen als sie Ergänzungen zu den Erkenntnissen von Herzlich beigetragen haben. Es ging dabei insbesondere um die Klärung der Dimensionen der alltäglichen Konzepte von Gesundheit, um die Einbeziehung anderer Bevölkerungsschichten, um die Varianz des Gesundheitsbegriffs nach verschiedenen sozialen Merkmalen und um die Vorstellungen von der Genese von Gesundheit, also von Bedingungen der Gesunderhaltung.

Dimensionen des alltäglichen Gesundheitsbegriffs

Es stellt sich nun die Frage, wieweit die Ergebnisse dieser sehr komplexen, aber auf eine Mittelschichtpopulation beschränkte Studie zu verallgemeinern sind. Eine gültige Antwort läßt sich meines Erachtens aufgrund des aktuellen Forschungsstandes noch nicht geben, aber durch die Einbeziehung neuerer Studien läßt sich die Erkenntnisbasis zumindest etwas verbreitern. Dabei ist jedoch zu berücksichtigen, daß verschiedene Forschungsansätze auch zu unterschiedlichen Ergebnissen führen. Es sind im wesentlichen bisher zwei **methodische Zugänge** gewählt worden, um den Alltagsbegriff von Gesundheit zu klären:

- Mehrere Studien sind dem Ansatz von Herzlich gefolgt und der Tradition einer qualitativen Sozialforschung zuzuordnen. Sie haben sich den subjektiven Konzepten von Laien durch intensive qualitative Interviews genähert, dabei in der Regel die Gesundheitsvorstellungen im weiteren Sinn untersucht, sowie meist auch Lebensbedingungen, gesundheitsbezogene Handlungen oder biographische Hintergründe einbezogen. Dieser aufwendige methodische Zugang bedingte eine relativ beschränkte Stichprobe.
- Dagegen war es mit einer einfacheren Methode möglich, den Gesundheitsbegriff auch bei großen, zum Teil repräsentativen Stichproben zu untersuchen. In diesen Fragebogenstudien wurden eine oder mehrere offene Fragen nach der Definition von Gesundheit gestellt und dann die Antworten mit Hilfe von Kategoriensystemen ausgewertet; damit waren Aussagen über die Verteilung bestimmter Vorstellungen von Gesundheit in der Bevölkerung möglich.

Die von Herzlich formulierten drei Dimensionen des subjektiven Konzepts von Gesundheit scheinen das Bedeutungsfeld der Laienvorstellungen von Gesundheit schon recht gut zu umreißen. Neuere qualitative Studien bei verschiedenen Bevölkerungsgruppen konvergieren darin, daß sie im wesentlichen vier Dimensionen von Gesundheit beschreiben; in der Tabelle 3.2 werden sie im Überblick fünf wichtigen qualitativen Studien zugeordnet.

Tab. 3.2: *Dimensionen eines subjektiven Konzepts von Gesundheit in verschiedenen qualitativen Studien*

	Herzlich <F> Mittel- schicht	**Williams** <GB> ältere Men- schen	**Calnan** <GB> Frauen	**Blaxter** <GB> Mütter aus Arbeiter- schicht	**Pill** <GB> Mütter aus Arbeiter- schicht
Abwesenheit von Krankheit	+	+	+	+	+
funktionale Leistungsfähig- keit		+	+	+	+
Reservoir an Energie/ Stärke	+	+	(+)		
Gleichgewicht oder Wohlbe- finden (kör- perlich, psychisch)	+	(+)			+

Die intensive Interviewstudie von Williams (1983) in Aberdeen (Schottland) bei 70 älteren Menschen (über 60 Jahren) kommt ebenfalls zu drei zentralen Dimensionen:
- Gesundheit als Abwesenheit von Krankheit,
- Gesundheit als Stärke, und
- Gesundheit als funktionale "Fitness".

Während die beiden ersten Dimensionen auch in ihren Inhalten recht gut mit den Ergebnissen von Herzlich (1973) übereinstimmen, unterscheidet sich die dritte wesentlich: Gesundheit wird durch die Erfüllung der normalen Rollenverpflichtungen bestimmt. Gesundheit als **funktionale Leistungsfähigkeit** ("fitness") bedeutet für diese älteren Menschen, zur Ausübung entweder einer normalen Erwerbsarbeit oder der normalen Arbeiten in Haus und Garten in der Lage zu sein. Die Fitnessdimension steht in enger Beziehung zum Verständnis von Krankheit; denn krank zu sein impliziert in der Regel, seine normalen Verpflichtungen nicht erfüllen zu können. Dagegen scheint die Vorstellung von Gesundheit als **Stärke** oder als Energiereservoir eine davon unabhängige Dimension darzustellen: Eine gesundheitliche Schwäche bedeutet nicht notwendig, krank zu sein oder seine Arbeiten nicht mehr erledigen zu können. Die Vorstellung einer gesundheitlichen Stärke oder Schwäche wurde von den Befragten zum einen in einem längeren biographischen Verlauf konstruiert: Gesundheit kann etwa durch verschiedene Krankheiten generell geschwächt werden; sie kann sich aber auch nach einer vorübergehenden Erschöpfung (der Energie) wieder regenerieren, sie kann wieder aufgebaut werden. Die Vorstellung einer Schwäche impliziert zum anderen eine gewisse Verwundbarkeit, die von den Befragten häufig mit der Anfälligkeit von bestimmten Teilen des Körpers oder Organen verknüpft wurde.

Die Dimension einer funktionalen Leistungsfähigkeit findet sich in allen weiteren Studien, die sich auf Frauen konzentriert haben, besonders ausgeprägt bei Müttern aus den Arbeiterschichten. Blaxter und Paterson (1982) untersuchten etwa die Vorstellungen von Gesundheit und Krankheit in 58 schottischen 3-Generationen-Familien aus der Arbeiterschicht; sie befragten dazu die Mütter und ihre Töchtern (die wiederum Mütter kleinerer Kinder waren), also Frauen im frühen und mittleren Erwachsenenalter. In beiden Generationen wurde die Norm für Gesundheit sehr niedrig angesetzt und primär als Fehlen von schwerwiegenden Krankheiten oder Krankenhausaufenthalten verstanden; Gesundheit bedeutete für sie, daß sie in die Lage sind, ihre normalen Arbeiten und sonstige Handlungen wie üblich zu erledigen. In beiden Generationen gab es wenig Hinweise auf ein positives Verständnis von Gesundheit, etwa im Sinne von körperlicher Fitness oder von Wohlbefinden. Dagegen fand eine ähnlich angelegte Studie bei Müttern in Wales (Pill, 1988) neben den Dimensionen der Abwesenheit von Krankheit und der funktionalen Fähigkeit auch ein positives Konzept: Gesundheit war für einen Teil der Frauen auch körperliches und psychisches Wohlbefinden, wo sie sich "munter, fröhlich und unternehmungslustig" fühlten. Diese Frauen kamen zwar auch aus der Arbeiterschicht, aber als Frauen von Facharbeitern gehören sie einer höheren Schicht (IIIb) an als die von Blaxter und Paterson (1982) befragten Frauen, die der an- und ungelernten Arbeiterschicht (IV und V) zuzuordnen sind. Möglicherweise findet sich also ein positiver Gesundheitsbegriff mit größerer Wahrscheinlichkeit in den höheren Schichten.

Dieser Frage gingen auch Calnan und Johnson (1985) in ihrer Untersuchung bei 60 englischen Frauen mittleren Alters nach; sie verglichen Frauen aus der oberen und mittleren Schicht (I und II) mit Frauen aus unteren Schichten (IV und V) in ihren Gesundheitskonzepten. In qualitativen Interviews stellten sie verschiedene offene Fragen nach ihrem Gesundheitsverständnis, einige mehr abstrakt, andere mehr auf sie persönlich bezogen. Interessanterweise unterschieden sich die Ergebnisse je nachdem, wie die Fragen formuliert waren. Es zeigte sich, daß die Frauen Gesundheit überwiegend körperlich definierten, als körperliches Befinden oder als körperliches Vermögen. Neben der negativen Bestimmung als Abwesenheit von Krankheit stand die funktionale Sicht von Leistungsfähigkeit im Vordergrund. Die Unterschiede zwischen den Schichten waren zwar nicht so groß wie die Autoren/innen erwarteten, doch sie waren erkennbar. Die Frauen aus den höheren Schichten nannten ein breiteres Spektrum an Definitionen, die mehr Dimensionen und mehr positive Elemente als Merkmale von Gesundheit enthielten als die Arbeiterinnen; bei ihnen kann daher zumindest von Ansätzen einer Dimension von Stärke oder eines Energiereservoirs sowie einer Wohlbefindensdimension gesprochen werden, welche zum Teil auch psychische Elemente enthielt.

Die geringe Zahl an Studien und die geringe Zahl an einbezogenen Personen läßt die Basis für Schlußfolgerungen bezüglich der Dimensionen des alltäglichen Gesundheitsbegriffs immer noch sehr schmal erscheinen. Wenden wir uns daher den Studien zu, die Gesundheitskonzepte von Laien bei **großen Stichproben** untersucht haben. Drei Studien sind hier zu nennen, die mit einer ähnlichen Fragebogenmethode mehrere hundert bis tausend Personen befragt haben. Ihre Ergebnisse sind in Tabelle 3.3 im Überblick zusammengestellt. Die Befragung so vieler Probanden mußte sich auf eine relativ einfache Methode stützen; es wurden offene Fragen gestellt nach der Definition von Gesundheit und die Antworten dann durch ein Ratingverfahren in Kategorien geordnet.

In einer frühen amerikanischen Studie von Baumann (1961) wurden eine Gruppe von Medizinstudenten und eine Gruppe von Patienten, insgesamt 463 Personen, danach befragt, was sie glauben, daß die meisten Menschen unter "Gesundheit" oder "guter körperlicher Verfassung" verstehen. Die

Antworten wurden inhaltsanalytisch ausgewertet und ergaben eine Reihe von Themen, die in drei allgemeinen Orientierungen zusammengefaßt und wie folgt charakterisiert wurden:
- Symptomorientierung: Gesundheit wird als Abwesenheit von Symptomen einer Krankheit verstanden;
- Gefühlszustand: Gesundheit wird als allgemeines Wohlbefinden bezeichnet;
- Leistungsorientierung: Gesundheit wird als körperliche Fähigkeit zur Ausführung alltäglicher Handlungen und Rollenverpflichtungen definiert.

Tab. 3.3 :   *Laienkonzepte von Gesundheit - Ergebnisse (relative Häufigkeit) dreier Studien mit offenen Fragen im Vergleich*

	Blaxter, 1990 <GB> n = 9000 Gesundheit: persönlich + andere (in Klammern)	d´Houtaud & Field, 1984 <F> n = 4000	Baumann, 1961 n = 262 Studenten	<USA> n = 201 Patienten
Abwesenheit von Krankheit	13 (37)	11,7	74	52
körperliche Fitness, Energie	28 (23)	8,9		
funktionale Leistungsfähigkeit	30 (16)		59	64
psychische Fitness	42 (9)			
gesundes Leben	- (17)	12,4		
psychisches Wohlbefinden		11,8	34	53
Gleichgewicht		15,4		
Prävention		14,7		
hedonistische Lebensweise		7,4		
Körperbezug		6,4		
Vitalität		4,1		
Gesundheit als Wert		7,2		

Diese Orientierungen treten allein auf, aber bei mehr als der Hälfte der Probanden auch in Kombinationen, was deutlich macht, daß Gesundheit kein eindimensionales Konzept ist. In diesen sehr speziellen Stichproben dominieren die negative Dimension von Gesundheit als Abwesenheit von Krankheitssymptomen und die funktionale Dimension der Leistungsfähigkeit; sie sind jedoch in beiden Gruppen unterschiedlich verteilt: Bei den Medizinstudenten herrscht, wie zu erwarten, eine medizinorientierte Definition vor; bei den chronischen Patienten sind alle drei Orientierungen etwa gleich verteilt, die gefühlsorientierte Definition eines psychischen Wohlbefindens ist deutlich stärker ausgeprägt als bei den Studenten. Es gibt Hinweise, daß die Ausprägung dieser drei Orientierungen von Merkmalen wie dem Alter, dem Bildungsstand und der Religionszugehörigkeit beeinflußt wird.

Eine weniger ausgewählte Stichprobe wurde von d'Houtaud und Field (1984) untersucht. Sie befragten 4000 Personen aus der **französischen** Region der Lorraine, die an einer allgemeinen Gesundheitsuntersuchung teilgenommen haben. Obwohl ein derartiges Sample keinen Anspruch auf Repräsentativität erheben kann und wohl eine Auswahl von an ihrer Gesundheit stärker interessierten Menschen darstellt, entspricht es doch in wesentlichen Parametern der Population dieser Region, insbesondere im Hinblick auf die Verteilung der sozialen Schicht, die im Zentrum dieser Studie stand. Auch hier wurde die Methode einer offenen Frage verwendet, die wie folgt lautete: "Was ist ihrer Meinung nach die beste Definition von Gesundheit?" Die auf diese Weise erhaltenen über 6000 Antworten wurden inhaltsanalytisch ausgewertet und ergaben 41 Kategorien; diese wurden wiederum in 10 Themen gruppiert, allerdings hier mit der Absicht, der Verteilung nach sozialer Schicht möglichst gut zu entsprechen. Die am häufigsten genannten Kategorien sind in Tabelle 3.3 mit der relativen Häufigkeit ihrer Nennungen aufgeführt. Keine Kategorie war besonders dominant, aber es zeigte sich eine charakteristische Verteilung über die sozialen Schichten: In der oberen und mittleren Schicht dominierten Kategorien, die eine positive und personalisierte Vorstellung von Gesundheit nahelegen (z.B. Gleichgewicht, hedonistische Lebensweise), in den Arbeiterschichten eine eher negative und instrumentelle Definition von Gesundheit, die etwa die Abwesenheit von Krankheit, die körperliche Fitness und vorsorgende Maßnahmen betont.

Schließlich ist die größte Untersuchung des Laienbegriffs von Gesundheit jüngst in **Großbritannien** als Teil einer Repräsentativstudie unternommen worden. Die Forschungsgruppe um Blaxter (1990) befragte 9000 erwachsene Personen in einem Gesundheits-Survey, der in den Jahren 1984 und 1985 in England, Wales und Schottland durchgeführt wurde. Dabei wurde unter anderem auch das subjektive Verständnis von Gesundheit erhoben, indem zwei offene Fragen gestellt wurden: Eine Frage bezog sich auf die persönliche Gesundheit ("Wie würden Sie es beschreiben, wenn Sie gesund sind?"), eine zweite auf die Gesundheit andere Menschen ("Warum würden Sie diese als gesund bezeichnen?"). Wiederum wurden die Antworten inhaltsanalytisch ausgewertet und nach einem Kategoriensystem geordnet. Auch bei dieser Studie zeigte sich, wie in den beiden vorher dargestellten, daß die Probanden bei ihren Bestimmungen von Gesundheit mehrere Dimensionen ansprachen, im Durchschnitt etwa 1,5 Kategorien pro Person. Es gab aber auch einen nennenswerten Anteil an Probanden, die sich nicht zu einer Antwort in der Lage sahen: etwa 10 Prozent bei der Frage nach der persönlichen Gesundheit, etwa 15 Prozent bei der Frage nach der Gesundheit anderer. Das wichtigste Ergebnis ist aber wohl die relativ gute Übereinstimmung dieser Kategorien mit den **Dimensionen**, die in den qualitativen Interviewstudien gefunden wurden: Abwesenheit von Krankheit, funktionale Leistungsfähigkeit und eine positiv definierte Fitness, die sich hier allerdings deutlich in eine psychische und eine körperliche Komponente aufteilen ließ (vgl. Tabelle 3.4).

Tab. 3.4: *Zentrale Konzepte von Gesundheit bei der Beschreibung von sich und anderen (in Klammern): Ausgewählte Ergebnisse (relative Häufigkeit) einer britischen Repräsentativstichprobe nach Alter und Geschlecht (nach Blaxter, 1990, S. 18, Tab. 3.1 und 3.2)*

| | Männer | | | Frauen | | |
	Alter 18-39	40-59	60 +	Alter 18-39	40-59	60+
nie krank, keine Krankheit	14(25)	17(37)	16(35)	12(43)	10(49)	10(34)
körperliche Fitness, Energie	39(44)	27(26)	12(10)	41(28)	32(20)	16(10)
funktionale Leistungsfähigkeit	22(12)	26(15)	43(19)	22(13)	36(17)	34(18)
psychische Fitness	31(8)	40(9)	36(12)	48(10)	52(8)	44(5)

Auffallend waren die großen Unterschiede der Ergebnisse für die Frage nach der eigenen Gesundheit und nach der Gesundheit anderer: Während bei ersterer die psychische Fitness eine zentrale Dimension darstellt, ist sie bei letzterer von geringer Bedeutung; in der Beschreibung der Gesundheit anderer dominiert dagegen die negative Definition einer Abwesenheit von Krankheit. Die Formulierung der Frage scheint somit großen Einfluß zu haben und könnte die teilweise großen Unterschiede zwischen einigen Studien erklären. Im Gegensatz zur britischen Studie, die die Probanden nach der Vorstellung von ihrer eigenen Gesundheit fragte, haben die dargestellte französische und die amerikanische Untersuchung jeweils nur nach einer abstrakten Definition von Gesundheit gefragt.

Weiterhin sind die Unterschiede zwischen den **Altersgruppen** und zwischen den **Geschlechtern** von großer Bedeutung: Jüngere Männer betonen besonders die körperliche Stärke und Fitness, während für jüngere Frauen neben ihrem körperlichen Aussehen, ihrer Fitness und Energie mehr die psychischen Komponenten einer Vitalität und Bewältigungsfähigkeit im Vordergrund stehen. Im mittleren Alter werden die Gesundheitskonzepte komplexer und das psychische (vor allem bei Frauen) wie körperliche Wohlbefinden rücken in den Mittelpunkt. Die älteren Menschen betonen dann stärker die eigene Leistungsfähigkeit, vor allem Männer, aber auch die psychische Dimension bleibt bedeutsam; dagegen spielen Aspekte der körperlichen Fitness keine große Rolle mehr. Insgesamt zeigen die Frauen aller Altersstufen die am meisten differenzierten Konzepte von Gesundheit; in ihren Definitionen kommen auch häufig soziale Beziehungen vor, bei Männern kaum.

Der methodische Ansatz einer Befragung mit Hilfe offener Fragen kann natürlich die in den qualitativen Studien angedeutete Komplexität von Gesundheitsvorstellungen in keiner Weise einfangen. Er scheint außerdem sehr anfällig für die Art der Frageformulierung; daher sind Ergebnisse derartiger Studien immer sehr genau danach zu analysieren, auf welche Art sie erhoben wurden. Der Frage nach der persönlichen Gesundheit dürfte die größte Relevanz zukommen, weil das eigene Handeln eher davon beeinflußt sein wird als von einer abstrakten, möglicherweise angelernten Definition. Aber auch der Vergleich mit der Wahrnehmung der Gesundheit anderer Menschen, den Blaxter vornahm, ergibt eine wichtige zusätzliche Information. Dennoch ist schwerlich sicherzustellen, daß Probanden die Fragen immer so auffassen wie sie intendiert sind. Der Ergebnisse von Studien mit offenen

Fragen, insbesondere der repräsentativen Studie von Blaxter (1990), sind aber insofern von Bedeutung, weil sie Hinweise auf die soziale Verteilung von Gesundheitsvorstellungen geben. Die schon mehrfach angesprochene Frage nach den sozialen Unterschieden in der subjektiven Konstruktion von Gesundheit, vor allem nach der Verteilung der bisher gefundenen Dimensionen in den sozialen Schichten, den Geschlechtern oder Altersphasen, werde ich im nächsten Abschnitt diskutieren.

Die Entwicklung eines subjektiven Konzeptes von Gesundheit: Der Einfluß sozialer Erfahrungen

Es spricht einiges dafür, die subjektive Konstruktion von Gesundheit als Ergebnis eines Sozialisationsprozesses zu verstehen, in dem etwa die Körpersozialisation, Erfahrungen mit Krankheiten oder mit Altersprozessen, aber auch andere Lebenserfahrungen eine bedeutsame Rolle spielen können. Die Variation der Laienvorstellungen von Gesundheit nach verschiedenen sozialen Merkmalen der Bevölkerung kann wichtige Hinweise auf die sozialen Entstehungshintergründe dieser subjektiven Konzepte bringen. In diesem Forschungsfeld hat man sich bisher auf Merkmale wie die soziale Schicht, das Geschlecht und die Altersphase konzentriert.

Vor allem in der Nachfolge der Studie von Herzlich (1973) entstand die Frage, inwieweit die bei Personen aus der städtischen Mittelschicht gefundenen Dimensionen subjektiver Gesundheit auch darüber hinaus zu verallgemeinern sind. Zudem wurde die wissenschaftliche Thematisierung der **sozialen Schicht** durch das gesundheitspolitisch heftig diskutierte Problem stimuliert, wie denn die soziale Ungleichheit im Gesundheitszustand zu erklären und anzugehen sei, ob etwa die häufigeren Gesundheitsprobleme in den unteren Schichten nicht auch durch eine andere Lebenskultur zu erklären seien, durch unterschiedliche Verhaltensweisen und Vorstellungen von Gesundheit. Gerade einige britischen Studien, aber auch die französische Untersuchung von d'Houtard und Field (1984) sind dieser Argumentation gefolgt und haben sich entweder auf die Arbeiterschicht konzentriert oder Vergleiche mit ihr angestellt. Die bereits dargestellten Ergebnisse deuten in der Tat darauf hin, daß in den unteren Schichten eine eher funktionale und negative Definition von Gesundheit vorherrscht und in den mittleren und höheren Schichten vermehrt positive und psychologisch geprägte Konzepte vorzufinden sind. Aber allgemeine Schlußfolgerungen sind sicher verfrüht, solange die Erkenntnisbasis noch so schmal ist. Denn nur wenige Studien haben direkte Vergleiche angestellt und diese sind entweder auf eine kleine Stichprobe von Frauen beschränkt (Calnan, 1987) oder haben sich auf eine Methode gestützt, die nicht voll überzeugen kann (etwa d'Houtaud & Field, 1984). Zudem stellt die Arbeiterschicht bei weitem keine homogene Einheit dar; es gibt empirische Hinweise, daß etwa bei Frauen aus der Facharbeiterschicht durchaus auch positive Vorstellungen im Sinne eines körperlichen und psychischen Wohlbefindens zu finden sind (vgl. Pill, 1988). Das Dilemma der Forschung besteht darin, daß die methodisch aussagekräftigeren qualitativen Studien nur beschränkte Untersuchungsgruppen zulassen, innerhalb denen dann ein Vergleich zwischen sozialen Schichten schwierig wird.

Einen Versuch in diese Richtung machte aber Pierret (1988), als sie Vorstellungen von Gesundheit mit einem qualitativen Ansatz in der Tradition von Herzlich untersuchte. Sie teilte 65 Probanden, etwa gleich viele Frauen und Männer, junge und mittlere Erwachsene, aus städtischen und ländlichen Regionen Frankreichs nach ihren **Berufen** in fünf Gruppen ein: Kleinbauern, angelernte Arbeiter/innen, Facharbeiter/innen, Angestellte im öffentlichen Dienst und Lehrer/innen höherer Schulen wurden miteinander verglichen. Unterschiede in den Konzepten von Gesundheit und Krankheit zeigten sich zwischen allen Gruppen:

Für die **Bauern** ist gute Gesundheit ein großes Glück und ein hoher Wert. Sie stellt einen Reichtum dar, den sie durch die Geburt mitbekommen haben und den es zu erhalten gilt. Durch ihre Arbeit haben sie aber gute Voraussetzungen dafür, weil diese gesund ist und widerstandsfähig gegen Krankheiten macht. Krankheiten sind eine natürliche und meist unvorhersehbare Sache. Aber sie dürfen die Arbeit nicht unterbrechen; denn diese geht absolut vor und kann nicht warten. Nur bei ernsten Erkrankungen sind sie gezwungen, den Arzt aufzusuchen, und sie werden dann von der Familie gepflegt. Für die Gesundheit kann nichts getan werden, denn sie hat man oder hat man nicht. Die Idee der Vorsorge ist für sie eher eine Bedrohung, denn sie bringt unnötigerweise Gedanken an die Krankheit in ihr Leben.

Für die **angelernten Arbeiter/innen** ist Gesundheit eine Voraussetzung für ihre Arbeit und damit für ihre Teilhabe in der Gesellschaft. Während die Gesundheit eine Kraft darstellt, die zur Verwirklichung ihrer Pläne im Leben notwendig ist, bedeutet Krankheit eine große Bedrohung, denn sie verhindert die Erfüllung ihrer Verpflichtungen in Arbeit und Familie. Krankheiten zehren ebenso den Körper aus wie die schlechten Lebens- und Arbeitsbedingungen; gegen diese Risiken kann man aber schwerlich etwas

117

machen, auch nicht durch gewerkschaftliche Aktivitäten. Überhaupt sehen sie wenig Möglichkeiten, für den Erhalt ihrer Gesundheit etwas zu tun; soweit sie etwa einer gesünderen Ernährung einen Einfluß zugestehen, scheitert die Verwirklichung doch meist an den zu hohen Kosten. Was sie für wichtiger halten als Vorsorge, ist eine gute und nicht so teure medizinische Versorgung für den Fall, daß sie krank werden.

Für die **Facharbeiter/innen** ist Gesundheit dagegen ein Ziel, ein Stück Lebensqualität, das sie durch ihre individuellen Bemühungen erreichen können. Jeder Mensch kann sich für ein gesünderes Leben entscheiden, indem er auf gesunde Ernährung und auf Rauchen und Alkoholkonsum achtet. Die Risiken dieser Genußmittel muß aber jede/r selbst abwägen; es ist nicht richtig, sie zu "verteufeln". Denn in einem immer schwierigeren modernen Leben sind sie auch ein Stück Entspannung und Spaß. Wegen Krankheiten scheinen sie sich keine besonderen Sorgen zu machen. Sie sind primär ein Hindernis für ein glückliches Leben.

Für **Angestellte im öffentlichen Dienst** ist Gesundheit dagegen weniger eine private als eine öffentliche Aufgabe. Sie betonen zwar den gesundheitlichen Nutzen eines körperlichen Trainings, aber scheinen sonst wenig von einer Veränderung ihrer Verhaltensweisen (z.B. in der Ernährung) zu halten. Sie sehen es vielmehr als Aufgabe der medizinischen Institutionen an, die Menschen zur Veränderung falscher Gewohnheiten zu bringen. Sie fordern eine bessere Gesundheitsversorgung, neue Einrichtungen und mehr präventive Medizin, vor allem in den Schulen und am Arbeitsplatz.

Lehrer/innen an höheren Schulen sehen die Probleme der Gesundheit noch mehr als politische und gesellschaftliche Aufgabe. Da das städtische Leben die Menschen immer mehr aus dem Gleichgewicht bringt und zunehmend zu Krankheiten, vor allem zu psychischen Störungen führt, muß die Gesellschaft stärker auf präventive Maßnahmen setzen. Die Medizin hat zwar einen beträchtlichen Fortschritt gebracht, aber sie repariert doch immer nur, was eigentlich soziale Ursachen hat. Daher ist eine präventive Medizin notwendig und politische Aktivitäten müssen die gesellschaftlichen Ursachen von Gesundheitsproblemen, etwa in den Arbeitsbedingungen oder der Umweltverschmutzung angehen.

Obwohl die Ergebnisse dieser Untersuchung manchmal etwas holzschnittartig wirken, natürlich auf geringen Fallzahlen beruhen und oft nicht transparent ist, auf welcher empirischen Basis die Aussagen gemacht werden, so macht sie doch deutlich, wie unterschiedlich die Kulturen des Denkens über Gesundheit mit entsprechend darauf abgestimmten Lebenspraxen in verschiedenen Berufsfeldern sein können. Gesundheitsvorstellungen können sich sowohl durch die Sozialisation in den Beruf wie durch die beruflichen Erfahrungen entwickeln. Berufe stellen daher neben der gröberen Kategorie der sozialen Schichten potentielle Merkmale zur Differenzierung der subjektiven Konzepte von Gesundheit dar. Sie verweisen auf Arbeitsbedingungen und Lebensverhältnisse, auf verschiedene Kulturen des Umgangs mit Gesundheit. Zur genaueren Klärung ihres Einflusses wären biographische Untersuchungen hilfreich, die die berufliche Sozialisation berücksichtigen.

Ein mindestens ebenso wichtiger Einfluß auf subjektive Konzepte von Gesundheit stellt das **Geschlecht** dar. Wie bereits die dargestellten Ergebnisse der Studie von Blaxter (1990) im Vergleich zwischen Männern und Frauen aller Altersstufen gezeigt haben, bestehen wesentliche Unterschiede: Frauen scheinen die psychische Dimension stärker zu betonen und soziale Beziehungen mehr in die Überlegungen zur Gesundheit einzubeziehen. Das bestätigen tendenziell, aber mit einigen Widersprüchen auch zwei methodisch ähnliche, nämlich mit offenen Fragen vorgehende deutsche Studien: Schulze & Welters (1991) fanden, daß bei 100 jungen und älteren Erwachsenen in der Gesundheitsdefinition insgesamt die psychische Dimension die größte Rolle spielte, bei den jüngeren wie älteren Frauen aber noch etwas mehr als bei den Männern. Auch in der Untersuchung von Belz-Merk & Bengel (1992) an 228 jungen und mittleren Erwachsenen dominierte bei 60 Prozent der Befragten eine psychische Dimension, "subjektives Wohlbefinden", allerdings war kein Unterschied zwischen Frauen und Männern zu erkennen. Geschlechtsunterschiede zeigten sich insofern, als Männer Gesundheit häufiger als Fehlen von Schmerzen und Beschwerden sowie als Funktionieren im Alltag und bei der Arbeit definieren, während Frauen mehr den Einfluß eigener Verhaltensweisen auf die Gesundheit hervorheben. Leider gibt es nur wenige Erkenntnisse aus qualitativen Studien, entweder weil nur Frauen untersucht wurden oder weil Unterschiede zwischen Männern und Frauen nicht thematisiert wurden. Dieser Vergleich sollte daher verstärkt in den zukünftigen Untersuchungen einbezogen werden. Zudem sollten die Konzepte im Zusammenhang mit den unterschiedlichen Lebens- und Arbeitsbedingungen von Frauen und Männern gesehen werden; das Thema Gesundheit spielt wahrscheinlich in ihren Lebensläufen eine unterschiedliche Rolle und muß daher in geschlechtsspezifischer Weise angeeignet werden.

Schließlich ist auch ein Einfluß des **Alters** auf die subjektive Konzeption von Gesundheit naheliegend und es lassen sich in Ansätzen auch empirische Belege dafür nennen. Wie schon angesprochen, fand Blaxter (1990) in ihrer repräsentativen Studie vor allem Unterschiede in der Dimension körperliche Fitness und Stärke, die mit zunehmenden Alter weniger genannt wurde; dagegen wurde die Leistungsfähigkeit mit fortschreitendem Alter eine tendenziell wichtigere Dimension. Auch in der Untersuchung von Schulze und Welters (1991) lagen die Hauptunterschiede zwischen jungen und älteren Erwachsenen in der körperlichen Bestimmung von Gesundheit, die vor allem bei älteren Frauen kaum positiv und stark durch die Abwesenheit von Krankheit bestimmt war. Auf die Bedeutung der funktionalen Leistungsfähigkeit im Alter verweist schließlich noch die qualitative Studie von Williams (1983). Im Gesundheitsverständnis der untersuchten älteren Menschen spielte es eine wichtige Rolle, welche Arbeiten und Aktivitäten sie noch ausführen können; das steht in enger Beziehung zu möglicherweise einschränkenden Krankheiten.

Es muß aber aufgrund fehlender Vergleiche zwischen Altersgruppen bei den intensiveren Studien weitgehend offen bleiben, welche Dimensionen im Gesundheitskonzept sich letztlich mit dem Alter verändern. Dabei ist jedoch zu berücksichtigen, daß hinter Altersdifferenzen auch Kohortenunterschiede stehen können. Der angedeutete gesellschaftliche Wandel im Gesundheitsverständnis und der rege öffentliche Diskurs über Gesundheitsfragen legen die Möglichkeit nahe, daß die jüngere Generation ein anderes Verhältnis zu Gesundheit entwickelt als die ältere. Wichtiger als die Konstatierung von Unterschieden wäre es jedoch, den Wandel im Verständnis von Gesundheit über den Lebenslauf nachzuvollziehen und in seinen Bedingungen wie im Verhältnis zu gesundheitlichen Aktivitäten zu verstehen. Das spricht wieder für die Notwendigkeit stärker biographisch angelegter Untersuchungen. Die eigene **Gesundheitsbiographie** kann auch als Interpretationsleistung des Individuums verstanden werden, als subjektive Konstruktion von Gesundheit, die bei einschneidenden Veränderungen immer wieder neu konzipiert werden muß. Im biographischen Verlauf können alle Arten von Körper-Ereignissen einen zentralen Einfluß auf das Gesundheitskonzept haben: Krankheiten, alltägliche Beschwerden, eine Schwangerschaft und die Geburt eines Kindes sind sicher Anforderungen, an denen sich eine intensive Auseinandersetzung mit dem Körper, Prozesse der Selbstreflexion und entsprechende Transformationen im Körper-Selbst ergeben können (vgl. Olesen et al., 1990).

Im bisherigen Verlauf der Arbeit wurden Vorstellungen von Gesundheit immer wie selbstverständlich als Konzepte von Erwachsenen behandelt. Die Gesundheit und das Verhalten von Erwachsenen wird auch im folgenden das Thema bleiben. Wenn hier aber die **Entwicklung von Gesundheitskonzepten** im biographischen Verlauf angesprochen wurde, dann muß zumindest kurz erwähnt werden, daß sich die Grundlagen des Gesundheitsbegriffs natürlich schon in früheren Lebensphasen entwickelt haben. Natürlich haben auch Kinder und Jugendliche Vorstellungen von Gesundheit.

Interessanterweise sind bei **Kindern** verschiedener Altersstufen die Konzepte von Gesundheit unabhängig von ihrer Definition von Krankheit. Untersuchungen (im Überblick, vgl. Lohaus, 1990) zeigen, daß schon 6-jährige Kinder relativ differenzierte Vorstellungen von Gesundheit haben, wobei die positiven Bestimmungen überwiegen und die Abwesenheit von Krankheit nur von 22 Prozent der Kinder genannt wird. Diese negativen Definitionen nehmen bei etwas älteren Kindern (9- und 12- Jährige) ebenso zu wie die positiven Definitionen, die Gesundheit als Wohlbefinden oder als Zustand, in dem man erwünschte Dinge tun kann, beschreiben. Die Konzepte von Gesundheit werden also zunehmend differenzierter und integrieren das Konzept von Krankheit.

Eine **entwicklungspsychologische** Forschungstradition hat sich besonders mit den Vorstellungen beschäftigt, die Kinder von Krankheit entwickeln (vgl. Eiser, 1985, 1989; Wilkinson, 1988; Lau & Klepper, 1988; Lohaus, 1990). Diese Untersuchungen wurden vor allem durch wichtige praktische Probleme motiviert, etwa wie Kinder bei der Verarbeitung von eigenen Erfahrungen mit Krankheiten und mit medizinischen Behandlungen unterstützt werden können, wie ihnen Krankheiten erklärt werden können, oder auch wie sich eine allgemeine Gesundheitserziehung sinnvoll gestalten ließe. Die Forschungsarbeiten haben sich bislang vorwiegend auf Piagets theoretisches Modell einer kognitiven Entwicklung in Phasen gestützt und entsprechend die Entwicklung von Gesundheits- und Krankheitskonzepten als qualitative Veränderungsschritte in Einklang mit dem phasenspezifischen Denkvermögen verstanden. In letzter Zeit wird dieser strukturalistische Rahmen aber zunehmend kritisiert, weil er davon ausgeht, daß Kinder erst in bestimmten Phasen in der Lage sind, Krankheiten zu verstehen. Alternative Erklärungen werden in funktionalistischen kognitiven Ansätzen gesehen, die das Kind als "Konstrukteur" von naiven Theorien verstehen (vgl. Eiser, 1989). Danach verarbeiten Kinder Informationen nicht prinzipiell anders als Erwachsene, vorausgesetzt sie können auf ähnliche Erfahrungen zurückgreifen. Sie organisieren krankheitsrelevante Ereignisse z.B. in "Skripten"; das sind kognitive Schemata vom zeitlichen Ablauf von Ereignissen, die alle weitere Erfahrungen organisieren. Danach hängt also das Verständnis von Krankheiten mehr davon ab, welche Erfahrungen Kinder schon gemacht haben und nicht in welcher Entwicklungsphase sie sich befinden.

Auch über die Vorstellungen **Jugendlicher** von Gesundheit liegen Forschungsarbeiten vor, über die ich aber hier ebenfalls nur einen kurzen Einblick geben kann. Untersuchungen waren zum einen daran orientiert, die Zusammenhänge mit ihrem Gesundheits- und Risikoverhalten zu klären und Ansatzpunkte für eine Gesundheitsförderung bei Jugendlichen zu finden (vgl. Franzkowiak, 1986; Helfferich, Walter & Franzkowiak, 1986; Hildebrandt, 1987; Kolip, 1994). Zum anderen haben Arbeiten in der Tradition der Frauenforschung versucht, die Entwicklung des Gesundheitskonzepts von Mädchen im Vergleich zu Jungen nachzuvollziehen, um etwa Unterschiede in riskanten Verhaltensweisen wie dem Drogenkonsum zu erklären (vgl. Vogt, 1985). Die vor allem bei Mädchen komplizierten Prozesse einer Neuorganisation des Gesundheitskonzepts in der Adoleszenz hängen zum einen mit den körperlichen Veränderungen in der Pubertät zusammen, die wesentlich mit dem Bewußtsein der eigenen Gebärfähigkeit verknüpft sind; zum anderen erfolgt in dieser Phase die Übernahme einer Geschlechtsrollenidentität, die für Frauen über eine starke Identifikation mit der Mutter auch die Zuständigkeit für die Gesundheit anderer einschließt. Als globaler Eindruck kann festgehalten werden, daß Jugendliche ähnlich differenzierte Vorstellungen von Gesundheit haben wie Erwachsene (Millstein & Irwin, 1987), daß bei ihnen anscheinend die positiven Aspekte noch mehr im Vordergrund stehen und daß es grundlegende Unterschiede zwischen den Geschlechtern gibt.

Es wäre somit eine dringliche Aufgabe für die entwicklungspsychologische Forschung, durch eine Klärung der gesundheitsbezogenen Entwicklungsprozesse Grundlagen für die Gesundheitsförderung in Kindheit und Jugend zu legen. Die Entwicklung der Konzepte von Körper, Gesundheit und Krankheit, sowie ihr Bezug zum eigenen Handeln, zu den Vorstellungen der Eltern und anderer Einflußpersonen sollte dabei einen zentralen Gegenstandsbereich bilden, der auch ein besseres Verständnis für die Gesundheitstheorien und -handlungen Erwachsener mit sich bringen würde.

Gesundheit als subjektive Theorie und Metapher

Die Vorstellungen von Gesundheit wurden bisher überwiegend als Begriffe oder Konzepte diskutiert. Es wurde aber schon an verschiedenen Stellen deutlich, vor allem bei den qualitativ ansetzenden Studien, daß Gesundheit zum einen in einem komplexen Netzwerk von Bezügen mit anderen Begriffen steht, insbesondere mit dem Abgrenzungsbegriff Krankheit; zum anderen bestehen nicht nur Vorstellungen davon, was Gesundheit ist, sondern auch welche Bedingungen die Gesundheit positiv und negativ beeinflussen. Insofern könnte man, ähnlich wie bei Krankheit, auch nach der Existenz von subjektiven Theorien von Gesundheit fragen, sowie danach, welche Komplexität und Lebenserfahrungen in der subjektiven Konstruktion zum Ausdruck kommen.

In der Analyse von Herzlich (1973) wird die **Genese** von Gesundheit in Kontrast zur Genese von Krankheit gesehen: Während die Krankheit durch Einflüsse der Gesellschaft, durch die schädlichen Bedingungen der modernen Lebensweise entsteht, werden die Kräfte zur Erhaltung der Gesundheit im Individuum gesehen. Gesundheit wird vom Individuum hergestellt; durch sein Verhalten ist es in der Lage, die Gesundheit zu erhalten und den Gefährdungen des Lebens zu begegnen. Wie wir aber schon aus anderen Untersuchungen wissen, trifft die Vorstellung einer weitgehend internalen Kontrolle, wenn überhaupt, am ehesten für eine individuumorientierte Mittelschichtkultur zu. Die einfachen Bauern und Arbeiter etwa sehen, wie in der Studie von Pierret (1988) gezeigt, wenig Möglichkeiten, selbst etwas für den Erhalt ihrer Gesundheit zu tun. Auch die von Pill (1988) befragten über 200 Mütter aus den Arbeiterschichten (IV und V) meinten nur zu einem Drittel, ihre Gesundheit durch eine entsprechende Lebensweise selbst in der Hand zu haben. Etwa die Hälfte der Frauen verwiesen dagegen auf eine Krankheit als Grund dafür, nicht so gesund zu sein, und etwa 10 Prozent nannten den Einfluß von Streß und Sorgen. Ansonsten ist eher von einem breiten Spektrum an Vorstellungen von der Beeinflußbarkeit von Gesundheit generell und vom Einfluß des Individuums auszugehen. Sie variieren, wie Grunow, Breitkopf und Grunow-Lutter (1984) in einer qualitativen Studie fanden, von der fatalistischen Auffassung, Gesundheit sei ein unabweisbares Schicksal oder eine Glückssache, über Vorstellungen einer bedingten Kontrolle, bis hin zur Idee einer nahezu vollständigen Kontrollierbarkeit, sei es daß Gesundheit vom Individuum erst erarbeitet werden muß oder daß sie von der Medizin hergestellt werden kann. Die Extreme in diesen Auffassungen sind allerdings selten.

Wird nach der Art des **eigenen Einflusses** auf die Gesundheit gefragt (vgl. Schulze & Welters, 1991; Calnan, 1986; Clarke & Lowe, 1989), dann werden vorwiegend körperliche Aspekte wie Ernährung, Sport oder Schlaf genannt; psychische Bedingungen wie positives Denken scheinen bevorzugt junge Frauen als wichtig zu betrachten. Diese Ergebnisse beruhen aber überwiegend auf Stichproben aus der Mittelschicht. Frauen aus der Arbeiterschicht sehen das etwas anders: Körperliches Training scheint ihnen beispielsweise überflüssig, weil sie genug Bewegung in ihrer Arbeit haben, und in der Ernährung wird mehr die Regelmäßigkeit als die Empfehlungen der modernen Diättheorien beachtet (Calnan, 1986).

Insgesamt liegen aber über die beschriebenen Dimensionen des alltäglichen Gesundheitsbegriffs hinaus nur wenig Erkenntnisse über umfassendere "Theorien" vor, die Laien möglicherweise von Gesundheit haben. Das mag auch damit zusammenhängen, daß sich komplexere Vorstellungen von der Genese oder dem Erhalt der Gesundheit nicht direkt abfragen lassen, weil sie stark in die alltäglichen Handlungen integriert sind und nicht an der Bewußtseinsoberfläche repräsentiert sind.

Wie wir aus der historischen Betrachtung der Gesundheitsvorstellungen gesehen haben (Kapitel 3.1), schwingt in der individuellen wie gesellschaftlichen Auseinandersetzung mit Fragen der Gesundheit oft auch eine **moralische** Dimension mit, in der Normen über richtiges und falsches Verhalten, Attributionen von Glück und Schuld eine Rolle spielen. Was wir über Gesundheit denken und für oder gegen sie tun, ist auch das Ergebnis von sozialen Prozessen, in denen Werte und Machtstrukturen wirksam sind. Gesundheit kann somit auch als **Metapher** in einem größeren historischen und gesellschaftliche Zusammenhang verstanden werden (Crawford, 1987). Der gesellschaftliche Diskurs der letzten Jahre über Gesundheit hat zunehmend gesundheitliche Gefahren in das öffentliche Bewußtsein gerückt und dadurch beim einzelnen Menschen ein Gefühl der Verwundbarkeit erzeugt; andererseits wurden vielfache Möglichkeiten des eigenen Schutzes durch angemessenes Verhalten propagiert und die eigene Verantwortlichkeit für die Gesundheitsvorsorge hervorgehoben. Gesundheit ist zwar nicht erst jetzt zu einem hohen Wert geworden, aber die individuelle Zuständigkeit wird zunehmend ins Bewußtsein gebracht. In dieser Situation fragt sich, wie weit dieser Diskurs in das Alltagsbewußtsein von Gesundheit eingedrungen ist. Crawford (1987) unternahm eine qualitative Studie, um die Vorstellungen von Gesundheit auch nach ihren verborgenen gesellschaftlichen Bedeutungen zu explorieren. Er befragte durch intensive Interviews eine ausgewählte Gruppe von 60 Personen aus Chicago, die jedoch in ihren demographischen Merkmalen breit gestreut waren. In ihren Erzählungen über Gesundheit ließen sich zwei zentrale Themen erkennen:

Die Vorstellung, die eigene Gesundheit selbst beeinflussen zu können, also **Kontrolle** über seine Gesundheit zu haben, fand sich überwiegend bei Leuten aus der Mittelschicht. Sie glauben, Gesundheit durch Selbstkontrolle, Selbstdisziplin und starkem Willen erreichen zu können. Gesundheit ist für sie ein wichtiges Ziel, das sie nur durch entsprechende Anstrengungen erreichen können. Eine Art protestantischer Ethik überträgt sich hier von der Arbeit auch auf den Körper. Die Freizeit wird dem Ziel Gesundheit untergeordnet und einem gesunden Lebensstil unterworfen. Der Körper wird trainiert und auf Fitness getrimmt, das Selbst diszipliniert. Für das Gelingen dieses gesunden Lebensstils hält sich das Individuum selbst für verantwortlich; entsprechend werden Enttäuschung und Schuld geäußert, wenn sie es nicht schaffen.

Auf der anderen Seite fanden sich Probanden, vorwiegend aus den unteren Schichten, die diese Forderung nach Selbstkontrolle ablehnten und ihre freie Zeit eher für ihr Vergnügen reservieren wollten. In dieser Konzeption, Crawford nennt sie **"release"**, wird Gesundheit als Wert nicht abgelehnt; sie wird aber mehr als Ergebnis von Freude und einer positiven Einstellung im Leben verstanden und nicht als ein Ziel, das sich durch instrumentelles Handeln erreichen ließe. Zwar sehen sie auch viele gesundheitliche Gefahren und haben viele Belastungen in ihrem Leben, aber sie glauben, nicht viel dagegen machen zu können. So lassen sie es eher laufen, versuchen sich wenig Sorgen zu machen und das Leben trotzdem zu genießen: "Don't worry, be happy".

Natürlich sind diese beiden Konzeptionen von Gesundheit nur als Idealtypen zu verstehen, die auch in vielfältigen Mischformen vorkommen. Auch ist ihre Verbreitung empirisch keineswegs schon geklärt. Sie beschreiben jedoch zwei wichtige Dimensionen im Umgang mit dem Thema Gesundheit, die bisher noch wenig beachtet wurden. Sie haben deshalb große Bedeutung für die Frage nach einer sinnvollen Förderung von Gesundheit, weil sie auf die Gefahren der Verbreitung einer "Gesundheitsideologie" und einer Individualisierung der Verantwortung für die Gesundheit aufmerksam machen. Sie deuten möglicherweise auch eine zentrale Dimension im Umgang mit Gesundheit an, die in ihren Extremen sicher nicht zu Gesundheit führen wird: Weder sind überzogene Kontroll- und Disziplinierungsversuche, die letztlich

125

Gesundheit zum Selbstzweck machen und vom "eigentlichen Leben" wegführen, zu empfehlen, noch ist es eine extreme Genußhaltung, die letztlich gesundheitliche Belange ignoriert, zur Sucht und zur Ablehnung jeder Eigenverantwortung führt. Aber eine Balance zwischen diesen beiden Strebungen könnte ein wichtiges Moment in der Salutogenese darstellen. Schließlich verweist Crawford (1987) mit der Gegenüberstellung von Kontrolle und "release" auch darauf, daß sich in den beiden gegensätzlichen Zugängen zur Gesundheit auch ein größerer gesellschaftlicher Konflikt spiegelt, in dem sich eine Kultur der Produktion und eine Kultur der Konsumption gegenüberstehen. Noch etwas weiter gefaßt, könnte man sogar eine Verbindung zur aktuellen ökologischen Diskussion erkennen: Die lange dominante Haltung einer Naturbeherrschung, also einer Kontrolle über die Natur (wie über den Körper), wird zunehmend durch die Haltung eines Lebens in einer möglichst unbeeinflußten und in ihrer Eigengesetzlichkeit respektierten Natur (wie die körperlichen Bedürfnisse) kontrastiert.

3.3 Präventives Gesundheitsverhalten und Gesundheitsselbsthilfe: ein Forschungsüberblick

Stand das vorangegangene Kapitel unter der Fragestellung, welche Vorstellungen "Laien" von der Gesundheit haben, so werde ich in diesem Kapitel die daran anschließende Frage in den Mittelpunkt stellen: Was tun Menschen im Alltag, um ihre Gesundheit zu erhalten? Ich gehe davon aus, daß beide Fragen eng miteinander zusammenhängen, weil sich die gesundheitlichen Aktivitäten auf der Grundlage der subjektiven Konzepte und Theorien von Gesundheit entwickeln werden. Aber da es sich hier um teilweise voneinander getrennte Forschungsfelder handelt, werde ich eine Integration dieser Fragenkomplexe erst in Kapitel 4 vornehmen. Es soll im folgenden ein Überblick darüber gegeben werden, was bislang sozialwissenschaftliche, medizinische und psychologische Untersuchungen über das gesundheitsbezogene Verhalten von Laien an Erkenntnissen oder an Hinweisen geliefert haben.

Ich werde zunächst einige begriffliche Klärungen vornehmen und versuchen, die Bedeutung eines Alltagshandelns für die Gesunderhaltung zu begründen; in den anschließenden Abschnitten werden verschiedene Forschungrichtungen gesichtet, die sich auf diesen Gegenstand aus unterschiedlichen Perspektiven bezogen haben. Wie schon im vorangegangenen Kapitel muß auch hier der Literaturüberblick etwas breiter angegangen werden. Eine angemes-

126

sene Fassung des Themas einer Gesunderhaltung im Alltag muß meines Erachtens das gesundheitsbezogene Handeln aus der Sicht der Subjekte konzipieren und erfassen sowie in ihr Alltagsleben integrieren. Da die vorliegende Forschung das nur zu einem geringen Teil gemacht hat, werde ich meine Position in der Diskussion der einschlägigen, aber jeweils nicht voll überzeugenden Ansätze begründen und dabei versuchen, ihre jeweils begrenzten Erkenntnisse herauszuarbeiten.

3.3.1 Das Gesundheitsverhalten von Laien und seine Bedeutung

Zunächst muß festgestellt werden, daß in diesem Forschungsfeld einige begriffliche Konfusion herrscht und eine Reihe von Begriffen nicht sehr konsistent verwendet werden. Vielleicht kann daher eine historische Einordnung der Begriffe weiterhelfen. Es wird oft auf die von Kasl und Cobb (1966) eingeführte Unterscheidung zwischen "health behavior", "illness behavior" und "sick-role behavior" verwiesen. Während das **Krankheitsverhalten** ("illness behavior") alle Verhaltensweisen von Laien bezeichnet, die bei vorliegenden Symptomen darauf gerichtet sind, eine Diagnose und eine geeignete Behandlung zu erhalten, umschreibt das **Krankenrollenverhalten** ("sick-role behavior") alle Verhaltensweisen von Laien, bei einer diagnostizierten Krankheit eine Behandlung zu erlangen, die ihre Gesundheit wiederherstellt oder das Fortschreiten der Krankheit verhindert.
In Abgrenzung dazu definieren Kasl und Cobb (1966) das **Gesundheitsverhalten** ("health behavior") als "jede Aktivität einer sich gesund empfindenen Person, die Krankheiten verhindern oder sie in einer noch nicht symptomatischen Phase entdecken soll" (S. 246). Da es sich in der Forschung aber eingebürgert hat, den Begriff des Gesundheitsverhaltens als eine Art "Umbrella"-Konzept für alle diese Verhaltensweisen zu verwenden, wird häufig der Zusatz **"präventives"** Gesundheitsverhalten ("preventive health behavior") gebraucht, wenn sich auf die Phase bezogen wird, in der das Individuum noch keine Symptome einer Krankheit hat. Dabei ist es durchaus nicht unproblematisch, zwischen einer symptomatischen und asymptomatischen Phase zu unterscheiden, weil diese medizinischen Begriffe die sehr komplexen Prozesse der Wahrnehmung des Körpers und seiner Beschwerden als einfache und objektive Entscheidung erscheinen lassen. In dieser Arbeit steht das präventive Gesundheitsverhalten im Mittelpunkt, aber die Forderung einer Symptomfreiheit wird nicht im strengen Sinn übernommen; denn gerade im Umgang mit alltäglichen Beschwerden

kann sich ein wichtiger Aspekt des Gesundheitsverhaltens ausdrücken. Zudem drückt der präventive Aspekt in diesem Begriff immer noch einen starken Bezug auf eine spezifische Krankheit aus, den es in einer saluto-genetischen Perspektive gerade zu überwinden gilt. Zentraler erscheint mir in diesem Rahmen, daß das Verhalten für die Person die Bedeutung hat und in der Absicht ausgeführt wird, ihre Gesundheit zu schützen, zu fördern und aufrechtzuerhalten. Harris und Guten (1979) verwenden dafür den Begriff **"health protective behavior"**, also eines die Gesundheit schützenden Verhaltens.

Wenn sich das präventive Verhalten im weiteren Sinn auf die gesundheits-bezogene Lebensweise bezieht, dann werden auch die Begriffe der Selbst-versorgung ("self care") oder der Laienversorgung ("lay care") verwendet, die allerdings in einer anderen Forschungstradition stehen (vgl. 3.3.4). Man könnte die **Laienversorgung** als Gesamtheit an Gesundheitsleistungen ver-stehen, die Laien außerhalb des professionellen Gesundheitsversorgungs-systems für sich und andere in natürlichen und formalen Settings erbringen. Die gesundheitliche **Selbstversorgung** wäre dann ein Teilbereich, der eher die nicht organisierten, spontanen Hilfen und Selbsthilfen in intimeren Be-reichen wie Familie, Freundschaft und Nachbarschaft umfaßt. Im deutschen Sprachraum wird auch von **Gesundheitsselbsthilfe** gesprochen; darunter werden "laienhaft, nicht erwerbsmäßig und informell im Rahmen sozialer Gruppen erbrachte Eigenleistungen und gegenseitige Hilfestellungen" (Grunow et al., 1983, S. 14) verstanden. **Individuelle** Formen, bei denen sich das Individuum selbst hilft, können von **sozialen** Formen der Gesund-heitsselbsthilfe, bei denen es anderen hilft oder ihm geholfen wird, unter-schieden werden. Der Begriff der Gesundheitsselbsthilfe unterscheidet nicht zwischen präventiven Maßnahmen und Versorgungsleistungen bei Krankhei-ten.

Es wurde schon angesprochen (Kapitel 2.5), daß der Bereich der Gesund-heitsselbsthilfe im Alltag sowohl quantitativ als auch qualitativ einen be-trächtlichen und lange unterschätzten Teil der Gesundheitsversorgung aus-macht, der weitgehend konkurrenzlos ist und durch das professionelle System gar nicht ersetzt werden könnte. Gerade im präventiven Bereich laufen eine Vielzahl von tief in das Alltagshandeln eingebetteten Aktivitäten, die für die Gesunderhaltung wesentliche Funktionen haben: Die Art der Er-nährung, der Umgang mit Genußmitteln, das Ausmaß an Bewegung, die Wahrnehmung von Körpersignalen, die Kommunikation über Beschwerden, die Selbstbehandlung von Beschwerden, die Bewältigung von Krankheiten und die Pflege von Kranken, usw.. Diese verschiedenen gesundheitsbezogenen Verhaltensweisen und aufeinander abgestimmten Formen der Hilfe sind häufig so selbstverständlich, daß sie kaum wahrgenommen werden. Dennoch erhalten sie Gesundheit, lange bevor ein Kontakt zum professionellen System hergestellt wird. Diese Aktivitäten generell negativ einzuschätzen und dem Laien die Kompetenz für den Erhalt seiner Gesundheit abzusprechen, wie es im Begriff ("laienhaft") mitschwingt, ist verfehlt. Sollen präventive Orientierungen in der Gesundheitspolitik verstärkt werden, dann kann an den Aktivitäten von Laien nicht vorbeigegangen werden. Dieses "verdeckte Gesundheitssystem" (Levin & Idler, 1981) wurde daher in letzter Zeit auch in der Gesundheitsforschung verstärkt wahrgenommen und zum Gegenstand umfangreicher Untersuchungen gemacht (in Deutschland etwa der Forschungsverbund Laienpotential, Patientenaktivierung und Gesundheitsselbsthilfe, 1987).

Das Gesundheitsverhalten von Laien wurde in der Medizin im Zusammenhang mit der Entdeckung von Risikofaktoren für bestimmte Krankheiten (vgl. Kapitel 2.2) allmählich in seiner Bedeutung erkannt. Aber das individuelle Verhalten wurde lediglich als ein Risikofaktor unter vielen verstanden, der ähnlich wie andere Pathogene zur Ätiologie einer spezifischen Krankheit beiträgt, somit als **Risikoverhalten** oder als Risikogewohnheit beseitigt werden muß (eine Aufgabe, für die man auch Psychologen/innen ganz gut gebrauchen könnte). Ähnlich wie bei anderen Risikofaktoren haben große epidemiologische Studien die Annahme fundiert, daß die Verhaltensweisen des Individuums wesentlich zur Entstehung einer Krankheit beitragen. Besonders die groß angelegte Alameda-County-Studie (Berkman & Breslow, 1983), die in den 60er Jahren in Kalifornien begonnen wurde und als Längsschnittstudie über 10 Jahre gelaufen ist, hat dafür einen wichtigen Beitrag geleistet. Sie hat erstmals eine Reihe von Verhaltensweisen als Merkmale eines Lebensstils einbezogen, um Gesundheit und Mortalität vorauszusagen. Die Forschergruppe konnte auf der Basis von fast 7000 befragten Erwachsenen zeigen, daß ein Indikator für Verhaltensgewohnheiten wie Rauchen, Alkoholkonsum, Bewegung, Körpergewicht und Schlafen einen guten Prädiktor sowohl für den subjektiv eingeschätzten Gesundheitszustand als auch für die Mortalität in dieser Bevölkerung abgibt. In allen Altersgruppen und bei Männern wie Frauen war das Mortalitätsrisiko um so höher und der Gesundheitszustand um so schlechter, je höher die Zahl der als riskant eingeschätzten Verhaltensweisen war, und umgekehrt. Die Bedeutung des individuellen Verhaltens für die Gesundheit wurde somit in der

Medizin in dem Maße anerkannt, als sich sein Einfluß auf die Ätiologie von Krankheiten empirisch nachweisen ließ. Obwohl damit im Grunde eine psychologische Bedingung von Gesundheit einbezogen wurde, war damit nur eine begrenzte Öffnung des biomedizinischen Denkmodells verbunden. Das Spektrum an Verhaltensweisen, das in den sich nun entwickelnden Forschungen zum Gesundheitsverhalten berücksichtigt wurde, war aber, wie wir sehen werden, sehr eng; es beschränkte sich im wesentlichen auf die bekannten Risikoverhaltensweisen (Rauchen, Alkohol, mangelnde Bewegung), die Inanspruchnahme von medizinischen Untersuchungen und die Kooperation mit den medizinischen Experten.

Im folgenden werden vier verschiedene Zugänge zur Untersuchung des Gesundheitsverhaltens von Laien vorgestellt und unter Einbezug exemplarischer Studien diskutiert. Dabei interessieren in diesem Zusammenhang vorwiegend die präventiven, die Gesundheit schützenden und fördernden Verhaltensweisen und Aktivitäten, die Laien ohne schwere Erkrankungen in ihrem Alltag zeigen. Ich werde mich mit den Forschungen zu folgenden Bereichen beschäftigen:

- präventives Gesundheitsverhalten,
- Risikoverhalten und Schutzverhalten,
- Umgang mit Alltagsbeschwerden und Selbstbehandlung,
- Gesundheitsselbsthilfe.

Diese angeführten Konzepte repräsentieren teilweise unterschiedliche Forschungstraditionen, die durch ausgewählte Studien in ihren Erkenntnismöglichkeiten und -grenzen diskutiert werden sollen. In Tabelle 3.5 wird ein Überblick über wichtige empirische Untersuchungen zum Gesundheitsverhalten gegeben, die ich im weiteren überwiegend in die Darstellung mit einbeziehen werde.

Tab. 3.5:   *Empirische Studien zum Gesundheitsverhalten (Auswahl)*

Autoren <Land>	Sample (Schicht/Geschlecht/Alter)	Methode	Frageschwerpunkt
Harris/Guten, 1979 <USA>	n = 842 repräsentativ für Region	offene + geschlossene Fragen	**"health protective behavior"**, Dimensionen, Beziehung zu Gesundheitsstatus und zu "Health Belief Model"
Berkman/Breslow 1983 <USA> (Alameda County Study)	n = 7000 repräsentativ für Region / Längsschnitt über ca. 10 Jahre	geschlossen, Fragebogen	Gesundheitssurvey, einige **Gesundheitspraktiken** (6) mituntersucht bzgl. Einfluß auf Gesundheit/Mortalität
Langlie, 1977 <USA>	n = 383 Zufallssample (städtisch) Erwachsene: >18	Fragebogen	"preventive health behavior" **PHB** (expertendefiniert), Einfluß von "health beliefs" und soz. Netzwerk

Autoren <Land>	Sample (Schicht/Geschlecht/Alter)	Methode	Frageschwerpunkt
Calnan, 1985 <GB>	n = 2084 regionaler Zufalls-Sample von Allge- meinarzt, 45-64, nur ♀	geschlosse- ne Fragen	7 Typen von **PHB**, expertendefiniert, Zusammenhänge und Bedingungen (Schicht etc.)
Pill & Stott, 1985 <GB>	n = 204 Arbeiterschicht 25-40, nur ♀, mit Kindern	strukturierte Interviews	präventives Gesundheitsverhalten (PHB) (alltags- und versorgungsbezogen) und seine Dimensionen
Pill et al., 1993 <GB>	n = 360 (Teilstichprobe eines repräsentat. Surveys) untere soz.Schicht (IV, V) 20-45, ♀ mit Kind	strukturierte Interviews	"Health Practice Index" (7 expertendefi- nierte Verhaltensweisen) und Einfluß- faktoren
Blaxter, 1990 <GB>	n = 9003 repräsentativ für GB, alle Altersstufen >18, ♀ und ♂	strukt.Inter- views,+ of- fene Fragen	4 Risikoverhaltensweisen (expertendefi- niert) und gesunder Lebensstil (selbst- definiert)
Mullen, 1992 <GB>	n = 70, regional, theoret. Sampling, Arbeiter, 30-49, ♂	qualitative Interviews	Umgang mit Gesundheitsrisiken (Coping) in der Arbeit
Buchmann et al., 1985 <CH>	n = 443 repräsentativ für CH, 20-65	struktur.In- terviews	Gesundheits- und Krankheitsverhalten, Alltagskonzepte v. Gesundheit/Krankheit
Bucher & Gutzwiller, 1988 <CH>	n = 3419 Repräsentativstichprobe, Erwachsene: >20	Fragebogen	Indikator für **PHB** (expertendefiniert, ähnlich Alameda-Studie), Einflüsse von demographischen Variablen
Grunow et al., 1983 <D>	n =2037 Haushalte repräsentativ	struktierte Interv. und Fragebogen	individuelle + soziale **Gesundheits- selbsthilfe** (präventiv, krankheitsbezo- gen)
Lengen, 1985 <D>	n = 378 Zufallsample aus Aurich, Erwachsene: >18	Fragebogen	Gesundheits- und Krankheitsverhalten (Gesundheitspflege, Ernährung, Medi- kamente, Arztbesuch)
Pajung, 1983 <D>	n = 205 Haushalte, Klein- stadt, nicht repräsentativ! ♀ (mit Kind) befragt	standardi- sierte Interviews	**Selbstbehandlungs**maßnahmen bei Alltagsbeschwerden (Selbstmedikation, Hausmittel, diät. Maßnahmen)
Klesse et al., 1992 <D>	n = 50 sozial benachtei- ligte Mütter, 20 - 35	qualitative (biograph.) Interviews	Gesundheitshandeln von Frauen und subjektive Konzepte von Gesundheit
Dean, 1986 Dean et al. 1983 <DK>	n = 1462 Repräsentativ- stichprobe 18-78	Fragebogen	'Illness behavior' bei Alltagserkrankun- gen (Rückenschmerzen, Grippe, Erkäl- tung, Depression); Selbstbehandlung, Medikamente, Arzt, Nichtstun
Umberson, 1987 <USA>	n = 2200 repräsentatives Sample	Fragebogen	Risk-taking-Skala, Life-style-Skala, Dro- genkonsum als 'health behavior', sollen Einfluß von Ehestatus auf Gesundheit erklären
Brody, 1988 <USA>	n = 670 Zufallsample aus Stahl- Betrieb überwiegend ♂, weiß; 19-68	Fragebogen	Coping-Stile (problem-, emotionssystem- focussed) mit Gesundheitsgefahren bei Arbeit, appraisal der Bedrohung + Kon- trollmöglichkeit
Cockerham et al., 1988	n = 1606 Vergleich USA - D Zufallsstichproben aus Regionen	Telefon- Interviews	6 Indices für 'health lifestyles' (Sport, Ernährung, Rauchen, Alkohol, Entspan- nung), Vergleich zweier Länder, Einfluß soziodemographischer Variablen

Die vorliegende Forschung wird in einer Weise dargestellt, daß das dominante Konzept, präventives Gesundheitsverhalten, durch schrittweisen Einbezug weiterer Aspekte angereichert wird, so daß am Ende des Kapitels die Komplexität erkennbar sein sollte, die mir angemessen für diesen Gegenstand scheint. Diese wird dann im theoretischen Entwurf des Kapitels 4 integriert und ausgearbeitet.

3.3.2 Präventives Gesundheitsverhalten

Die Untersuchung des Gesundheitsverhaltens war lange Zeit dadurch bestimmt, daß man die Nutzung des professionellen Gesundheitssystems durch Patienten und Laien optimieren wollte. Im Vordergrund stand zum einen das Krankheitsverhalten, über dessen Erforschung die Mitarbeit des Patienten im Behandlungsverlauf verbessert und Schwierigkeiten in der Interaktion mit dem Arzt beseitigt werden sollten ("compliance"); zum anderen wurde das Krankenrollenverhalten untersucht, um das Hilfesuchen bei und die Inanspruchnahme von medizinischen Einrichtungen zu optimieren (vgl. Mechanic, 1983b). Soweit das Gesundheitsverhalten unter präventiven Zielsetzungen untersucht wurde, hat man sich entweder auf die jeweils neu entdeckten Risikoverhaltensweisen für spezifische Krankheiten konzentriert oder auf andere Verhaltensweisen, die medizinische Experten als sinnvoll erachten (vgl. im Überblick: Kirscht, 1983; Wallston & Wallston, 1984; Cleary, 1987; Anderson, 1988). So gibt es eine kaum mehr überschaubare Literatur zu den Bedingungen und Veränderungsmöglichkeiten von Risikoverhaltensweisen im Zusammenhang mit AIDS oder Rauchen (vgl. z.B. Cleary, 1987). In Anlehnung an die Alameda-Studie wurden Verhaltensgewohnheiten wie regelmäßige Bewegung und Sport, regelmäßiges Essen, die Kontrolle des Körpergewichts, ausreichender Schlaf oder der Alkoholkonsum untersucht. Ein weiterer bevorzugter Bereich war die Inanspruchnahme von Vorsorgeuntersuchungen (beim Zahnarzt, in der Schwangerschaftsvorsorge oder als medizinische Check-ups) oder Impfungen, sowie die Ausführung von Selbstuntersuchungen (z.B. der Brust).
Es fällt auf, daß sich in diesen Verhaltensweisen das Präventionsverständnis des medizinischen Modells widerspiegelt. Es wurde fast ausschließlich jenes Verhalten einbezogen, das hinter spezifischen Risikofaktoren für Krankheiten steht oder zur Früherkennung von Krankheiten durch den Arzt dient. Präventives Gesundheitsverhalten wird als Verhinderung einer Krankheit und nicht als Erhalt und Förderung von Gesundheit gesehen; es wird aus der

Sicht von Experten und nicht aus der Sicht von Laien definiert (Harris & Guten, 1979; Anderson, 1988). Einzelne Verhaltenselemente werden isoliert und so operationalisiert, daß sie möglichst gut meßbar sind (Anderson, 1988): etwa die Zahl der Arztbesuche pro Jahr, der Zigaretten pro Tag oder der sportlichen Aktivitäten pro Woche. Der Zusammenhang dieser Verhaltensweisen wird daher zum Problem.

Die Untersuchung von Harris und Guten (1979) war eine der wenigen Studien, in der ein Versuch gemacht wurde, das Gesundheitsverhalten von den Probanden selbst bestimmen zu lassen. Sie konzentrierten sich bewußt auf jene Verhaltensweisen, die Menschen zum Schutz ihrer Gesundheit unternehmen, also auf "jedes Verhalten, das von einer Person unabhängig von ihrem Gesundheitszustand ausgeführt wird, um ihre Gesundheit zu schützen, zu fördern oder zu erhalten, ob dieses Verhalten nun letztlich objektiv wirksam ist oder nicht." (S.18) Auf eine offene Frage nach den drei wichtigsten Aktivitäten nannten die 842 Probanden einer Zufallsstichprobe der Region Cleveland vorwiegend Eß- und Ernährungsgewohnheiten (71%), Schlaf, Ruhe und Entspannung (46%) sowie körperliche Bewegung, Übung und Erholung (36%). Die meisten Befragten unternahmen mehrere Aktivitäten zur Erhaltung ihrer Gesundheit; der Kontakt mit medizinischen Professionellen spielte nur für einen relativ geringen Teil (19%) eine Rolle.

Ein wichtiges Problem dieses Forschungsgebietes, das vorwiegend diskrete Verhaltensweisen untersucht, besteht also darin, wie diese zusammenhängen: Gibt es gemeinsame **Dimensionen** des präventiven Gesundheitsverhaltens, gibt es so etwas wie einen gesunden Lebensstil? Machen beispielsweise Menschen, die regelmäßig zum Arzt gehen auch regelmäßig Sport oder andere Sachen für ihre Gesundheit? Ungünstigerweise scheint das nicht der Fall zu sein. Untersuchungen, die verschiedene gesundheitsbezogene Verhaltensweisen miteinander korrelierten, zeigen meist wenig gemeinsame Varianz (vgl. Langlie, 1977; Harris & Guten, 1979; Pill & Stott, 1985; Calnan, 1985). Gesundheitsförderliche und riskante Verhaltensweisen hängen zwar zusammen, aber in ziemlich geringem Ausmaß (vgl. Leventhal et al., 1985). Das Gesundheitsverhalten scheint also auf jeden Fall kein einheitliches, sondern ein multidimensionales Konstrukt zu sein; es fragt sich daher, welche Dimensionen im Vordergrund stehen.

Die Untersuchung von Harris und Guten (1979) kam auf der Basis einer Clusteranalyse von 30 vorgegebenen Gesundheitsverhaltensweisen zu folgenden fünf Dimensionen:

- Gesundheitspraktiken wie genügend Schlaf, Entspannung und gesundes Essen,
- Sicherheitspraktiken zur Vermeidung von Unfällen oder zur Vorsorge für den Notfall (Erste-Hilfe-Ausrüstung),
- Vorsorgeuntersuchungen bei Arzt und Zahnarzt,
- Vermeidung von Gefahren in der Umwelt wie Gebiete mit hoher Kriminalität und Umweltverschmutzung,
- Vermeidung schädlicher Substanzen (Rauchen, Alkohol).

Der Cluster mit den ärztlichen Vorsorgeuntersuchungen unterscheidet sich am stärksten von allen anderen; das deutet darauf hin, daß Menschen, die regelmäßig zur ärztlichen Kontrolle gehen, sich deshalb noch lange nicht im Alltag gesund verhalten. Diese Clusterlösung schließt allerdings nur 18 der 30 Items ein und die Korrelationen zwischen den Items eines Clusters sind nicht gerade hoch. Neben einer Reihe methodischer Probleme (z.B. die Unsicherheit, wie die vorgegebenen Items aufgefaßt wurden) sind die gefundenen Dimensionen natürlich in großem Maße davon abhängig, welche Verhaltensweisen ausgewählt wurden.

Dennoch ist die Studie von Harris und Guten (1979) einer der wenigen Versuche, auf der Basis relativ vieler Verhaltensweisen die zunächst isoliert konzipierten Verhaltenssegmente empirisch wieder zusammenzubringen. Es fragt sich allerdings, ob das ein sinnvoller Weg ist. Denn warum sollen sich die befragten Leute nichts dabei gedacht haben, wenn sie bestimmte Möglichkeiten einer Gesundheitsvorsorge ausführen und andere nicht, also wenn sie zwar rauchen, aber dennoch auf gesunde Ernährung achten? Wenn man sie nicht nach der Bedeutung bestimmter Verhaltensweisen fragt und nach der "Logik" und dem Zusammenhang einer bestimmten Art, für die eigene Gesundheit zu sorgen oder nicht, dann braucht man sich nicht zu wundern, wenn im Nachhinein keine Bedeutung mehr zu erkennen ist. Wenn der individuell möglicherweise stimmige Lebensstil in bezug auf Gesundheit in isolierte Verhaltenssegmente aufgeteilt wird, dann ist auch der statistisch noch so aufwendige Versuch, in den aggregierten Daten eine Ordnung zu finden, meist von beschränktem Erfolg.

Als nächstes stellt sich die Frage, von welchen **Bedingungen** es abhängt, ob Menschen präventives Gesundheitsverhalten ausführen. Lassen sich aufgrund des Forschungsstandes generelle Aussagen über die Einflüsse auf die individuelle Gesundheitsvorsorge treffen? Im wesentlichen wurden drei Arten von Bedingungen untersucht: soziodemographische Variablen (soziale Schicht,

Bildung, Geschlecht), bestimmte Einstellungen und Überzeugungen zur Gesundheit, sowie soziale Einflüsse (soziale Unterstützung und soziale Netzwerke). Die Ergebnisse der regen Forschungsaktivitäten zur Vorhersage des Gesundheitsverhaltens sind insgesamt betrachtet enttäuschend; das wird auch in der Literatur durchaus eingestanden. Bei der Vielzahl an untersuchten Verhaltensweisen sind bei einigen jene, bei anderen andere Zusammenhänge mit erklärenden Variablen gefunden worden. Der aufwendigste und bekannteste Versuch, präventives Verhalten vorauszusagen, ist das "Health Belief Model"; es wurde bereits (in Kapitel 3.2.1) ausführlich diskutiert und soll daher hier nicht wiederholt werden. Die in verschiedenen Modellen mit einer Reihe kognitiver, struktureller und demographischer Variablen erklärte Varianz in der Voraussage von fast ausschließlich expertendefinierten Gesundheitsverhaltensweisen ist durchgehend nicht sehr hoch (vgl. die Reviews von Kirscht, 1983; Becker & Maiman, 1983; Wallston & Wallston, 1984; Cleary, 1987).

In der Studie von Harris & Guten (1979) fanden sich zwar für die Cluster Vorsorgeuntersuchungen, Gesundheitspraktiken und Sicherheitspraktiken einige signifikante Prädiktoren, aber die Zusammenhänge waren enttäuschend gering und betrafen mehr die demographischen Variablen als die kognitiven. Britische Untersuchungen bei Frauen mittleren Alters (Calnan, 1985), bei Frauen aus der Arbeiterschicht (Pill & Stott, 1985, Pill et al., 1993) und in einer Repräsentativstichprobe (Blaxter, 1990) fanden Hinweise auf den Einfluß von soziodemographischen Faktoren wie Schicht, Bildung, Einkommen und Wohnstatus, von sozialen Faktoren wie der sozialen Unterstützung, der Zahl der Kinder oder der Erwerbstätigkeit, und von einer kognitiven Variable wie der Kontrollerwartung. Die erklärte Varianz war jedoch gering und ließ etwa 80 Prozent ungeklärt (Pill & Stott, 1985). Soziostrukturelle Faktoren scheinen einen größeren Anteil an der Varianz der wichtigsten Risikoverhaltensweisen zu erklären als gesundheitlichen Einstellungen (Blaxter, 1990). Eine repräsentative Schweizer Survey-Studie (Bucher & Gutzwiller, 1988) fand Einflüsse des Geschlechts, des Alters und Bildungsniveaus sowie des subjektiven Gesundheitszustands auf einen Index präventiver Aktivitäten, der Vorsorgeuntersuchungen und Risikogewohnheiten umfaßte. Ein Vergleich ausgewählter Gesundheitspraktiken zwischen Deutschland und den USA anhand zweier Regionen (Cockerham, Kunz & Lueschen, 1988) ergab keine bedeutsamen Unterschiede; die Deutschen tendierten dazu, etwas mehr auf die Auswahl der Nahrung und auf Erholung zu achten, die Amerikaner tranken weniger Alkohol und schauten mehr auf das eigene Aussehen. Von den demographischen Variablen hatte vorwiegend das Alter einen Einfluß auf die Art des Gesundheitsverhaltens, teilweise auch das Geschlecht und Bildungsniveau, die soziale Schicht war nahezu ohne Bedeutung.

Langlie (1977) untersuchte die gemeinsamen Effekte von Variablen des "Health Belief Models" und des sozialen Netzwerkes auf zwei Arten des präventiven Gesundheitsverhaltens, dem Verhalten bei direkten Risiken (im Autoverkehr, als Fußgänger, bei der persönlichen Hygiene und beim Rauchen) und bei indirekten Risiken (verschiedene medizinische Vorsorgemaßnahmen, Essen, Bewegung, Sicherheitsgurt). Während präventive Verhaltensweisen bei direkten Risiken nur durch die demographischen Variablen Alter und Geschlecht beeinflußt werden, ließ sich für das Gesundheitsverhalten bei indirekten Risiken ein gemeinsamer Effekt von kognitiven Variablen und Netzwerkvariablen nachweisen, der immerhin 40 Prozent der Varianz erklärte.

Es läßt sich somit die Schlußfolgerung ziehen, daß zum einen eine dimensionale Differenzierung des präventiven Gesundheitsverhaltens und zum anderen eine Kombination von Einflüssen auf verschiedenen Ebenen vorgenommen werden muß, um mit diesem empirischen Ansatz zu halbwegs befriedigenden Ergebnissen zu kommen. Anderson (1988) kommt in seiner Analyse der Forschungsliteratur zu einem ähnlichen Ergebnis: "Die sicherste Schlußfolgerung scheint zu sein, daß soziale Netzwerke, Einstellungen zur Gesundheit und soziodemographische Merkmale alle einen gewissen Einfluß auf das Gesundheitsverhalten haben, daß sie interagieren und daß kein einziger Faktor einen größeren Teil der Varianz erklären kann." (S. 29)

Die Erklärung von Laienaktivitäten zur Gesunderhaltung scheint also eher eines Forschungsansatzes zu bedürfen, der Komplexität in der Datenerhebung anreichert anstatt sie zu reduzieren, zumindest solange die Prozesse so unklar sind wie das der aktuelle Forschungsstand aufweist. Insofern ist die Entwicklung von **Theorien** und integrierenden Modellen des Gesundheitsverhaltens von großer Bedeutung. Kirscht (1983) unterscheidet in seiner Review zwischen soziokulturellen, behavioralen und sozialkognitiven Theorien zum Gesundheitsverhalten. Die kognitiven Ansätze scheinen bis heute zu dominieren. Dabei findet aktuell eine Weiterentwicklung durch die Integration verschiedener kognitiver Modelle statt. In einem sozial-kognitiven Prozeßmodell wird etwa die Motivationsphase weiter ausgearbeitet, indem verschiedene gesundheitsbezogene Erwartungen und die Kompetenzerwartung in eine kausale Ordnung gebracht werden; die Ergänzung bisheriger Modelle durch eine Volitionsphase soll besser erklären, unter welchen Bedingungen Intentionen umgesetzt und Handlungen ausgeführt werden (vgl. Fuchs et al., 1989; Schwarzer, 1992). Allerdings sind diese kognitiven Ansätzen oft sehr abstrakte, aktualgenetische Konzeptionen, in denen soziale und kulturelle Einflüsse sowie lebensweltliche und biographische Bedingungen nur eine geringe Rolle spielen. Zudem beziehen sie sich meist auf die Erklärung einer isolierten Handlung, deren Bedeutung ohne den Kontext der Lebensweise und der Biographie eines Individuums schwer verständlich zu machen ist.

Die Forschungsgruppe um Leventhal hat ein theoretisches Modell entwickelt, das über die kognitive Ebene hinausgeht (Leventhal et al., 1985). Sie formulierten einen selbstregulativen Prozeß, der das aktuelle Gesundheitsverhalten über verschiedene Mechanismen der Kontrolle steuert und im Kontext des gesamten Lebenslaufs wirksam ist. Drei Phasen der Auseinandersetzung mit gesundheitlichen Bedrohungen werden postuliert: (a) die Phase der Repräsentation, d.h. die Wahrnehmung einer Krankheit und die subjektive Theorien darüber; (b) die Phase der Bewältigung, d.h. die Pläne und Handlungen im Umgang mit dem Gesundheitsproblem, also das Gesundheitsverhalten; und (c) die Phase der Bewertung, in der die Ergebnisse von Bewältigungsversuchen eingeschätzt werden. In jeder dieser Phasen lassen sich nun vier Ebenen oder **Mechanismen der Kontrolle** unterscheiden:

(a) Soziale Kontrolle: Der soziokulturelle und ökonomische Hintergrund sowie die sozialen Netzwerke, in denen eine Person lebt, bestimmen die Art, wie sie gesundheitliche Risiken wahrnimmt, darüber denkt und mit ihnen umgeht.

(b) Affektive Kontrolle: Ein gesundheitlich riskantes Verhalten kann in Zusammenhang mit der Regulierung von Emotionen stehen und etwa zur Bewältigung von belastenden Situationen dienen.

(c) Symptomorientierte Kontrolle: Körperliche Empfindungen und Beschwerden werden als Zeichen einer Krankheit interpretiert und führen zu entsprechenden Behandlungsmaßnahmen.

(d) Konzeptuelle Kontrolle: Gesundheitsbezogene Überzeugungen wie z.B. Kognitionen über die eigene Verwundbarkeit, über Risiken oder über die Kontrollierbarkeit eines gesundheitlichen Problems üben einen Einfluß auf die Art des Umgangs damit aus.

Dieses Modell ist vor allem deshalb von Interesse, weil es soziale, emotionale und körperbezogene Bedingungen einbezieht und damit die Ebene einer kognitivistischen Konzeption des Gesundheitsverhaltens überwindet. Indem Gesundheits- und Risikoverhaltensweisen auch als Bewältigungsversuche verstanden werden, wird eine Beziehung zur Belastungsforschung hergestellt; das Gesundheitsverhalten kann als Auseinandersetzung mit Anforderungen der Umwelt gesehen werden und verliert so potentiell seine personologische Einengung. Die Formulierung eines biographischen Rahmens, in dem Veränderungen des Gesundheitsverhaltens mit dem Alter und über den Lebensverlauf thematisiert werden, ist ebenfalls ein wichtiger Fortschritt gegenüber den vorherrschenden statischen Modellen. Es ist jedoch auch nicht zu übersehen, daß der Ansatz der Leventhal-Gruppe stark krankheitsorientiert formuliert ist und bisher vorwiegend das Verhalten von Patienten untersucht hat.

Der Überblick über die Untersuchung des präventiven Gesundheitsverhaltens und ihre kritische Einschätzung läßt sich zusammenfassen, indem die bisherigen Schwerpunkte der Forschung den vernachlässigten Aspekten gegenübergestellt werden (Tabelle 3.6):

Tab. 3.6:   *Schwerpunkte in der Untersuchung des präventiven Gesundheitsverhaltens: In der Forschung verwirklichte (linke Spalte) und vernachlässigte (rechte Spalte) Momente*

Präventives Gesundheitsverhalten	
expertendefiniert	selbstdefiniert
bedeutsam im Expertenmodell	bedeutsam für Subjekt
symptombezogen	lebensstilbezogen
persönliche Veränderung	Umweltveränderung
riskantes, gefährdendes Verhalten	vorsorgendes, schützendes Verhalten
risiko-, krankheitsbezogen	gesundheitsbezogen
individuell	kollektiv: Familie, soziales Netzwerk, Gemeinde, Gesellschaft
Verhaltenselemente	konsistente Lebensweise

Danach wäre es meines Erachtens wünschenswert, das präventive Gesundheitsverhalten im Alltag stärker von den Befragten selbst definieren zu

138

lassen, weil bisher nicht geklärt ist, welche Maßnahmen von Laien überhaupt eingesetzt werden und ob die von Experten für gesundheitsförderlich gehaltenen Aktivitäten es auch wirklich sind. Das würde implizieren, die Bedeutung des Verhaltens für das Subjekt stärker einzubeziehen, weil so wichtige Informationen über den Stellenwert einer Aktivität im Kontext des Alltagslebens einer Person zu gewinnen sind. Im Gegensatz zur überwiegenden Thematisierung von Verhaltensweisen, die an Risikofaktoren oder Symptomen ansetzen, somit primär im Hinblick auf Krankheitsvermeidung formuliert sind, sollten verstärkt jene Aktivitäten von Laien einbezogen werden, die ihre gesamte Lebensweise betreffen, auch jene, die positiv an der Förderung von Gesundheit ausgerichtet sind. Dabei wären natürlich nicht nur Handlungen von Interesse, die auf eine Verhaltensänderung der Person abzielen, sondern auch jene, die eine Veränderung von Umweltbedingungen anstreben, die die Gesundheit gefährden oder sie nicht genug fördern. Der individuumzentrierte Ansatz der bisherigen Untersuchung von Gesundheitsverhalten hat vollkommen übersehen, daß viele Aktivitäten sozial eingebunden sind und daher ihre Veränderung auch nicht am Individuum allein ansetzen kann; die soziale Dimension der Gesundheitsvorsorge spielt auf allen Ebenen eine Rolle, von der engeren Familie über das erweiterte soziale Netzwerk bis hin zur Ebene der Gemeinde und von gesellschaftlichen Institutionen. Insgesamt müßte der wohl noch aus der behavioristischen Tradition stammende Ansatz, individuelles Handeln in verschiedene Verhaltenssegmente aufzuteilen, die dann in keinem für das Individuum bedeutungsvollen Zusammenhang stehen, überwunden werden. Gesundheitlich förderliches Verhalten sollte vielmehr als konsistente Lebensweise einer Person verstanden und methodisch auch entsprechend erfaßt werden.

3.3.3 Risikoverhalten und Schutzverhalten

Das Spektrum an untersuchten Verhaltensweisen zum Erhalt der Gesundheit war bisher relativ eng und an den von Experten und ihren krankheitsbezogenen Denkmodellen für sinnvoll erachteten Praktiken orientiert. Insbesondere haben die Modelle der Risikofaktorenmedizin bestimmte Verhaltensweisen als risikoreich bestimmt, weil sie laut epidemiologischen Studien die Wahrscheinlichkeit der Entstehung einer spezifischen Krankheit erhöhen. Rauchen, ein erhöhter Alkoholkonsum, zu wenig Bewegung, fettreiche Ernährung und andere Gewohnheiten sind als **Risikoverhaltensweisen** eingestuft worden, weil sie sich bei einer Reihe von Krankheiten, etwa Herz- und

Kreislauferkrankungen, Krebs und anderen chronischen Erkrankungen, als Risikofaktoren erwiesen haben. Andere Verhaltensweisen haben im Zusammenhang mit spezifischen Krankheiten Bedeutung als Risiko erlangt, etwa bestimmte Sexualpraktiken als Risikofaktor für AIDS. Diese Risikoverhaltensweisen haben inzwischen weite öffentliche Popularität erlangt, stehen im Mittelpunkt von Kampagnen der Gesundheitserziehung und werden in manchen Bevölkerungskreisen fast schon stigmatisiert. In den USA sind umfangreiche Surveys über die Prävalenz bestimmter Risikoverhaltensweisen durchgeführt worden. Auf dieser Basis liegen Schätzungen für die Prävalenz von Risikofaktoren im Verhalten vor: Die landesweiten Raten lauten etwa für Übergewicht 22,6, für Zigarettenrauchen 31,5, für übermäßiges Trinken 8,7, für einen sitzenden Lebensstil 12,1, für Alkohol am Steuer 8,7 und für das Nichtanlegen von Sicherheitsgurten 75,9 Prozent der Bevölkerung (Hogelin, 1988).

Diese Daten geben den Gesundheitspolitikern Hinweise, an welchen Verhaltensweisen sie in Zukunft ansetzen müssen, welche sich im Zeittrend bei welchen Bevölkerungsgruppen verändert haben (etwa die Abnahme des Rauchens, die allerdings bei Frauen viel geringer war und bei jüngeren Frauen sogar in den 80er Jahren einen umgekehrten Trend zeigt) und wieviele Lebensjahre (und Kosten) sich durch welche Maßnahmen einsparen ließen. Nun waren allerdings die Erfolge gesundheitspolitischer Aktionen zur "Bekämpfung" bestimmter Formen des Risikoverhaltens sehr begrenzt und standen oft in keinem Verhältnis zu den eingesetzten Mitteln.

Die mangelnde Überzeugungskraft von Gesundheitskampagnen gegen Risikoverhalten hat viel damit zutun, daß sie an **einzelnen Faktoren** ansetzen und eine **Veränderung isolierter Verhaltensweisen** anstreben. Sie fordern vom Individuum - oft mit moralischem Zeigefinger - einen Verzicht auf eine für ihn positive Aktivität oder eine Gewohnheit, dessen Nutzen in Form des Nichteintretens des negativen Ereignisses einer Krankheit nur unter Verweis auf die Wahrscheinlichkeit begründet werden kann. Die Entscheidung zur Veränderung eines Verhaltens muß aber das Individuum treffen; seine Perspektive ist eine andere als die auf die Bevölkerung gerichtete (vgl. Jeffery, 1989), aufgrund der die Identifizierung eines Risikoverhaltens erfolgt ist[2]. Wie Jeffery (1989) ausführte, steht in der persönlichen Ent-

---

[2] Ganz abgesehen von den methodischen Schwierigkeiten einer Identifizierung von Risikofaktoren, die schon mehrfach im Nachhinein zur Relativierung eines mit großer Sicherheit verkündeten "neuen Risikofaktors" geführt hat.

dungsfindung im Vordergrund, was das Individuum von der Aufgabe eines Verhaltens gewinnen kann; sein Gewinn ist am größten, wenn das absolute Risiko einer Erkrankung hoch ist. Daher ist auch der Anteil von Personen, die nach einem Herzinfarkt das Rauchen aufhören, relativ hoch (etwa 50 Prozent) im Vergleich zu jenen, denen es ein Arzt dringend anrät (etwa 10 Prozent) und im Vergleich zu den 5 Prozent in der Allgemeinbevölkerung (ebd.). Außerdem laufen Entscheidungsprozesse nicht in dem Sinne rational ab, wie es aus einer Perspektive wünschenswert wäre, die die Lebenslänge maximieren will: Das Individuum urteilt häufig aus einer verkürzten Zeitperspektive, in der unmittelbare Gratifikationen mehr zählen als unsichere in der Zukunft; und Menschen haben die Tendenz, eigene Risiken zu unterschätzen (vgl. Kapitel 3.2.1) und den momentanen Zustand gegenüber Veränderungen zu verteidigen (ebd.).

Ein in diesem Zusammenhang wichtiges Risikoverhalten ist das vieldiskutierte Typ-A-Verhaltensmuster (vgl. zum aktuellen Stand: Kupfer, 1993). Es wurde überwiegend als psychologischer Faktor in der Ätiologie von Herz- und Kreislauferkrankungen untersucht (vgl. Siegrist, 1985; Dembroski et al., 1983), wird in jüngster Zeit aber auch als genereller Risikofaktor für körperliche Krankheiten diskutiert (Suls & Sanders, 1988). Die Bedeutung des übermäßig konkurrierenden, ungeduldigen, fast feindseligen Verhaltens einer Person, die unter ständigem Zeitdruck steht, liegt vor allem darin, daß es ein sehr verbreiteter Lebensstil ist, der zudem durch gesellschaftliche Anforderungen und Normen miterzeugt und aufrechterhalten zu werden scheint. Hier ist es ziemlich offensichtlich, daß das Risiko nicht in einzelnen Verhaltensweisen, sondern im gesamten Lebensstil eines Menschen liegt, daß es auch eine beträchtliche Rolle in der Bewältigung von Anforderungen erfüllt und nicht unabhängig von strukturellen gesellschaftlichen Bedingungen verstanden werden kann.

Jedes Risikoverhalten ist also eingebunden in die gesamte **Lebensweise** einer Person und nur innerhalb dieses Kontextes verständlich. Es ist motiviert und kann eine Reihe von **Funktionen** erfüllen, deren wichtigste wohl in der Bewältigung von Belastungen und Konflikten liegen. Es ist außerdem in einem **sozialen Zusammenhang** entstanden und wird in der Regel durch soziale Normen und kulturelle Praktiken mit aufrechterhalten. Essen, Trinken und Genußmittel sowie der Umgang mit dem Körper sind tief in Kulturen des Alltagslebens verankert, die sich nicht einfach verändern lassen. Auf das Individuum treffen somit häufig widersprüchliche Erwartungen, wenn einerseits aus gesundheitlichen Gründen eine Aufgabe von riskanten Gewohnheiten verlangt wird und diese andererseits durch eine Vielzahl von sozialen Einflüssen (etwa durch Anregungen, Modelle und Normen im sozialen Netzwerk, durch Werbung) bestärkt werden.

Die von Experten als Risiko definierten Verhaltensweisen sind aber natürlich nicht die einzigen, die für die Gesundheit eine Gefährdung darstellen können. Es ist vielmehr davon auszugehen, daß jedes Individuum in seinem Lebensalltag einer Reihe von gesundheitlichen Risiken ausgesetzt ist und diese oft auch benennen kann; die Beschreibung und **subjektive Einschätzung von gesundheitlichen Risiken** im Leben kann vielleicht die gesundheitliche Situation einer Person besser treffen als die Liste der klassischen Risikofaktoren. Das können Risiken im Verhalten sein, aber auch Risiken in der Umwelt, mit denen jeder Mensch irgendwie umgehen muß. Nur hat sich die gesundheitspsychologische Forschung[3] bisher nicht damit beschäftigt, welche **Risiken** Alltagsmenschen in ihrer **Umwelt** und ihrem **Verhalten** selbst erkennen und wie sie diese im Hinblick auf die gesundheitliche Gefährdung bewerten; sie unterstellt möglicherweise, daß Laien das nicht beurteilen können. Aber die Berücksichtigung von subjektiv wahrgenommenen gesundheitlichen Risiken als Gegenstand würde schon durch die Tatsache gerechtfertigt, daß die Menschen von heute über eine Vielzahl gesundheitlicher Gefährdungen informiert sind, sich darüber Gedanken machen und sich dazu in irgendeiner Weise verhalten müssen. Die Annahme einer Nichtkompetenz gegenüber eigenen gesundheitlichen Gefährdungen korrespondiert mit der Annahme, daß Laien ihren Körper und seine Störungen nicht erkennen oder behandeln können. Beide Unterstellungen scheinen sich so nicht halten zu lassen. Solange wir weder Erkenntnisse über den Umgang mit gesundheitlichen Störungen noch über den Umgang mit gesundheitlichen Risiken im Alltag haben, ist es ratsamer, auch selbstdefinierte Risiken in die Erforschung des Gesundheitsverhaltens mit aufzunehmen.

Wie die oben zitierte Studie von Harris und Guten (1979) zeigte, nennen Laien auf offene Fragen nach den Aktivitäten zum Schutz ihrer Gesundheit auch Verhaltensweisen, die sich auf diverse Risiken beziehen: Sie ergreifen Sicherheitsvorkehrungen zur Vermeidung oder zum Umgang mit Unfällen, sie vermeiden bestimmte Gefahrensituationen in ihrer Umwelt und erkennen

---

[3] Es bestehen durchaus Ansätze einer psychologischen Risikoforschung (vgl. Rohrmann 1991), die jedoch bislang eher verstreut in verschiedenen Gebieten sind, theoretisch wenig integriert sind und in die Gesundheitspsychologie kaum Eingang gefunden haben.

in manchen Substanzen, die sie zu sich nehmen, auch ihre schädlichen Wirkungen. Die Untersuchung des präventiven Gesundheitsverhaltens muß daher auf jeden Fall über den engen Rahmen expertendefinierten Risikoverhaltens hinausgehen, um den ganzen Reichtum an alltäglichen Praktiken zum Erhalt der Gesundheit kennenzulernen. Dazu gehören zum einen die Risiken, die das Subjekt in ihrem Alltagsleben selbst erkennt, im eigenen Verhalten und in der Umwelt, und dazu gehört zum anderen, wie es zum eigenen Schutz mit Risiken umgeht.

Wahrgenommene und für sich persönlich als bedrohlich eingeschätzte Risiken können auch als Belastungen verstanden werden, die Versuche der Bewältigung auslösen. Insofern wäre über den **Umgang mit Risiken** eine theoretisch wahrscheinlich fruchtbare Verbindung mit der Coping-Forschung vorstellbar. Zwei methodisch unterschiedlich orientierte Studien machen das deutlich. Brody (1988) hat etwa bei Stahlarbeitern die Einschätzung und Bewältigung von gesundheitlichen Gefahren am Arbeitsplatz mit quantitativen Methoden untersucht und dabei gezeigt, daß sich beispielsweise der Coping-Ansatz von Lazarus auch sinnvoll auf gesundheitliche Risiken beziehen läßt. Mullen (1992) konnte bei Arbeitern in Glasgow mit einem qualitativen Ansatz zeigen, daß diese sehr wohl in der Lage sind, die gesundheitlichen Risiken ihrer Arbeit realistisch einzuschätzen; ihr Gesundheitsverhalten bestand aus einem erst im individuellen Kontext verstehbaren Umgang mit diesen Belastungen, der darauf gerichtet war, das gesundheitliche Gleichgewicht wieder herzustellen. In diesen Arbeiten lassen sich aber auch die Grenzen eines individuumzentrierten Konzepts der Bewältigung erkennen; eine Ergänzung um eine systemorientierte Form des Coping ist notwendig, um auch für strukturelle Gefahrenquellen angemessene Verhaltensstrategien zu haben.

Einige Forschungsarbeiten beschäftigen sich zwar mit den **Vorsichtsmaßnahmen**, die Menschen im Alltag zu ihrem Selbstschutz unternehmen. Sie sind aber sehr zersplittert, weil sie sich auf jeweils einzelne Gefahrenquellen konzentriert haben. Weinstein (1987, 1988) hat Versuche einer Integration unternommen. Er faßt unter dem Konzept des **"self-protective behavior"** jene Handlungen zusammen, "die Menschen unternehmen, um ihre eigene Verwundbarkeit für Schädigungen oder die Verwundbarkeit von Gruppen, denen sie angehören, zu reduzieren." (1987, S. 2) Unter diesem Konzept werden Arbeiten zu einem weiten Bereich von Gefahren in der Umwelt, im Beruf, in der Kriminalität, im Gesundheitsbereich und in der Natur integriert. Der Vorteil eines Ansatzes an multiplen Gefahren wird darin gesehen, daß sich Menschen im Umgang mit verschiedenen Risiken oft ähnlich verhalten. Die gängigen Modelle des Gesundheitsverhaltens konzentrieren sich in der Regel auf einzelne Bedrohungen und auf einzelne Verhaltensweisen; sie ignorieren damit, daß möglicherweise noch andere Handlungen gegen diese Bedrohung unternommen werden, daß eine Person auch noch andere Risiken in ihrem Leben sieht, mit denen sie sich auseinandersetzen muß, und daß sie natürlich auch noch andere Verantwortlichkeiten hat, die ihre Zeit, Energie und materiellen Ressourcen in Anspruch nehmen. Im Gegensatz zu den besprochenen statischen Modellen des Gesundheitsverhaltens nimmt Weinstein (1988) einen Prozeß der Auseinandersetzung mit Gefahren an, der als Stufenprozeß konzipiert wird. Er geht zwar von ähnlichen Überzeugungen aus wie sie im "Health Belief Model" formuliert sind; diese werden aber jeweils in mehrere Stufen der Dringlichkeit für eine Person unterteilt:

Die Überzeugung von der eigenen Verwundbarkeit setzt auf einer Stufe 1 voraus, daß jemand über eine Gefahr (z.B. dem Asbestproblem in Gebäuden) überhaupt informiert ist; auf einer Stufe 2 muß er oder sie aufgrund von weiteren Informationen und Erfahrungen zur Überzeugung kommen, daß die Gefahr zumindest für einige Leute als bedeutsam einzuschätzen ist; schließlich sind weitere Informationen und Erfahrungen notwendig bis er oder sie glaubt (Stufe 3), daß eine echte persönliche Gefahr besteht (d.h. die Möglichkeit, Asbest in der eigenen Wohnung oder am Arbeitsplatz zu haben).

Ähnliche Stufen werden auch bei anderen Überzeugungen wie der Schwere einer Bedrohung, der Wirksamkeit einer Vorsichtsmaßnahme und den wahrgenommenen Kosten dieser Maßnahme angenommen bis eine Entscheidung zum präventiven Handeln gefällt wird und schließlich auch ausgeführt werden kann.

Diese Vorstellung eines Prozesses der Auseinandersetzung mit gesundheitlichen Risiken und die Konzeption vielfältiger Bedrohungen, die in ökonomischen, kulturellen und sozialen Zusammenhängen stehen, ist sicher ein Fortschritt (vgl. Weinstein & Sandman, 1992, zur aktuellen Version dieses Modells). In diesem Ansatz kann individuelles Gesundheitsverhalten auf Bedrohungen und Risiken in Gesellschaft und Umwelt bezogen werden. Es wird damit zumindest im Prinzip in einen gesellschaftlichen Handlungskontext gestellt. Dieser Anspruch wird allerdings nur selten eingelöst; zu sehr ist auch diese Konzeption noch an dem Verhaltensbegriff und das Individuum gebunden, so daß bevorzugt individuelle Entscheidungen und Veränderungen in den Blick geraten.

Zusammenfassend kann also festgehalten werden, daß sowohl das gesundheitlich riskante wie das vorsorgende Verhalten in die Untersuchung des Gesundheitsverhaltens integriert werden muß. Über die bislang primär untersuchten klassischen Risikoverhaltensweisen hinaus sollten die von Alltagssubjekten selbst wahrgenommenen Risiken in ihrer Umwelt und in ihrem Verhalten einbezogen werden. Es muß jedoch bedacht werden, daß die Einschätzung eines persönlichen Risikos selbst einen komplexen psychologischen Prozeß darstellt (vgl. 3.2.1), in dem auch Abwehrprozesse, soziale Abstimmungen, persönliches Wissen und Einstellungen wirksam sind. Dabei ist es wichtig, jedes Risiko und jedes Risikoverhalten in den Kontext der gesamten Lebensumstände und Lebensweisen zu stellen, um die individuelle Abwägung von Risiken und die Ökonomie im Einsatz eigener Energien und Ressourcen in den Blick zu bekommen. Der Umgang mit Risiken kann auch als Bewältigungsprozeß mit Belastungen verstanden werden und eröffnet so eine theoretisch sinnvolle Verbindung zu einem großen Forschungsgebiet. In einer gesellschaftlichen Situation, die zunehmend Risiken ins Bewußtsein der einzelnen Menschen hebt, die in ihrer Fülle und strukturellen Verankerung die Handlungsmöglichkeiten des Einzelnen bei weitem überschreiten, wäre es nicht nur für eine Gesundheitsforschung wichtig zu wissen, wie im Alltag diese Informationen verarbeitet werden, wo Handlungsschwerpunkte gesetzt werden und inwieweit soziale Organisierungen gegenüber gesundheitlichen Gefährdungen unternommen werden. Eine salutogenetische Perspektive läßt schließlich die Frage aufkommen, wie Alltagsmenschen in ihrem Lebenslauf gesundheitliche Risiken und gesundheitliche Schutz- und Vorsichtsmaßnahmen gewichten und in welchem Verhältnis sie zu sonstigen Zielen im Leben stehen, das ja als solches keineswegs frei von Risiken und Belastungen ist.

3.3.4 Umgang mit Alltagsbeschwerden und Selbstbehandlung

Ich habe in dieser Arbeit den Schwerpunkt auf das präventive Gesundheitsverhalten gelegt. Es wäre aber ein Fehler, das Gesundheitsverhalten streng von den verschiedenen Formen des Krankheitsverhaltens abzugrenzen. Damit würde genau die Dichotomie zwischen Gesundheit und Krankheit reproduziert, die oben kritisiert wurde. Denn in einer salutogenetischen Perspektive interessiert das Gesundheitskontinuum, in dieser Arbeit zwar mehr auf der Seite ihres gesunden Pols, auf dem aber doch keineswegs Beschwerdefreiheit herrscht. Der Umgang mit alltäglichen Beschwerden oder mit den Alltagskrankheiten stellt daher einen wichtigen Aspekt des Gesundheitsverhaltens dar und ist wesentlicher Teil einer Gesundheitsselbsthilfe.

Unter **Krankheitsverhalten** versteht Mechanic, einer der führenden Forscher in diesem Bereich, "die Art, wie Menschen ihren Körper beobachten, Symptome definieren und interpretieren, Aktivitäten zur Heilung unternehmen und das Gesundheitsversorgungssystem in Anspruch nehmen." (1983b, S. 591) Die psychologischen Prozesse bei der Wahrnehmung des Körpers und bei den Abweichungen vom normalen Funktionieren des Körpers haben wir bereits behandelt (Kapitel 3.2.2); dabei wurden die Einflüsse von sozialen und kulturellen Bezugsgruppen, frühen Lernprozessen und subjektiven Krankheitstheorien betont.

Es sind oft erst die Abweichungen in Form von Beschwerden und Schmerzen, die auf körperliche Vorgänge aufmerksam machen und die daher einen Anstoß zu präventiven oder gesundheitsfördernden Aktivitäten geben können. Als häufige **Alltagsbeschwerden** werden beispielsweise Kopfschmerzen, Magen- und Verdauungsbeschwerden, Erkältungs- und Grippesymptome, Hautausschläge, Rückenbeschwerden, "Frauenbeschwerden" und Zahnschmerzen betrachtet. Solche Beschwerden sind alltäglich, weil sie fast jeder und jede kennt, weil sie sehr verbreitet sind und weil sie nicht notwendig zur unmittelbaren Konsultation eines Experten führen müssen. Eine repräsentative deutsche Befragung (Grunow et al., 1983) zeigt, daß im Zeitraum eines Jahres nur 13 Prozent der Bevölkerung keine Beschwerden hatten und nur 38 Prozent keine Krankheiten. Der Umgang mit Beschwerden oder die Selbstbehandlung von alltäglichen Krankheiten müssen somit als wichtige Momente des Gesundheitshandelns von Laien verstanden werden.

Die **Selbstbehandlungen** des Subjekts sind auch als Versuche zu begreifen, in der sozialen Situation und Rolle zu verbleiben, die beschwerdebedingten Abweichungen zu normalisieren, um sie nicht über eine Konsultation von Experten öffentlich zu machen und damit in eine Krankenrolle zu geraten. Nach Alonzo (1979) lassen sich eine Reihe von Faktoren benennen, die diesen **Normalisierungsprozeß** beeinflussen, die bestimmen, ob es einer Person trotz Symptomen gelingt, Teilnehmer am sozialen Prozeß zu bleiben. Das hängt etwa davon ab, wie stark sie in die sozialen Situationen verwickelt ist und dadurch von Beschwerden abgelenkt wird, wieviel Toleranz die Interaktionspartner zeigen, welche Ressourcen in der Situation zur Bewältigung von Beschwerden zur Verfügung stehen oder ob man von ihr im Hinblick auf Alter oder Geschlecht erwartet, soziale Aktivitäten trotz Beschwerden fortzusetzen (ebd.). Natürlich gibt es umgekehrt auch ein Bedürfnis nach Entlastung von sozialen Anforderungen und nach sozialer Unterstützung von außerhalb, welche das Aufsuchen einer Behandlung im Versorgungssystem motiviert; das Krankheitsverhalten würde dann eher als Bewältigungsversuch von psychischen Belastungen zu interpretieren sein, die nur indirekt mit den Beschwerden zu tun haben (Mechanic, 1983b). Auf jeden Fall kann der Umgang mit Beschwerden als komplexe Interaktion zwischen der subjektiven Wahrnehmung und Deutung von Körperzuständen und der sozialen Situation, ihren Anforderungen und Hilfsmöglichkeiten gesehen werden. Persönlichkeitsunterschiede im Umgang mit Beschwerden sind ebenso zu berücksichtigen wie kulturelle Interpretations- und Handlungsmuster oder soziale Unterstützungssysteme, ohne daß die diversen Einflüsse in ihren Zusammenhängen schon geklärt wären.

Der **Umfang der Selbstbehandlung** von alltäglichen Beschwerden und Krankheiten als Teil der Laienversorgung außerhalb des professionellen Versorgungssystems wird in neuerer Zeit in teilweise repräsentativen Studien untersucht. Schon in den 70er Jahren haben britische und amerikanische Untersuchungsergebnisse angedeutet, daß ein hoher Anteil der Krankheitsepisoden (um 80 Prozent) in der Familie selbst behandelt werden oder als keiner Behandlung bedürftig interpretiert werden (vgl. Levin & Idler, 1981). Eine dänische Fragebogenstudie (Dean, 1986; Dean, Holst & Wagner, 1983) hat in einer Zufallsstichprobe von 1462 erwachsenen Bürgern/ innen die Reaktionen auf sechs alltäglichen Krankheiten oder Beschwerden erhoben. In einem Bezugszeitraum von 6 Monaten wurden insgesamt 3100 Episoden genannt; Erkältungen kamen mit 67 Prozent am häufigsten vor, Rückenschmerzen, Depression und Grippe betrafen immerhin noch mehr als ein Drittel, Hautausschlag und Schmerzen in der Brust wurden von 18 bzw. 16 Prozent berichtet. Das große Spektrum an Umgangsweisen mit diesen sechs Beschwerdekomplexen wurde für die Auswertung in vier Arten zusammengefaßt:

(a) Die Entscheidung, nichts gegen die Beschwerden zu unternehmen; sie variierte je nach Episode zwischen 7 und 29 Prozent (bei Schmerzen in der Brust).

(b) Die Anwendung von Medikamenten, also die Selbstmedikation, wurde zwischen 20 und 49 Prozent (bei Hautausschlag) gewählt;

(c) Die Selbstbehandlung ohne Medikamente war absolut die häufigste Form und wurde bei Grippe, Erkältung, Rückenschmerzen und Depression von jeweils um die 80 Prozent der Probanden genannt; bei den Infektionskrankheiten standen dabei Ruhe und vermehrte Aufnahme von Flüssigkeit und Vitaminen im Vordergrund, bei den Rückenschmerzen waren neben dem Vermeiden bestimmter Aktivitäten Ruhe, Heizkissen, spezielle Übungen und Massagen sehr verbreitet.

(d) Für die Konsultation eines Arztes haben sich zwischen 13 (bei Erkältung) und 39 Prozent (bei Hautausschlag) der Befragten entschieden. Die Inanspruchnahme eines Experten nahm mit dem Alter zu und war bei Frauen häufiger; aber auch Personen, die nicht erwerbstätig waren, eine vertrauensvolle Einstellung zum Arzt hatten und sich in schlechterer Gesundheit fühlten, gingen bei Alltagsbeschwerden eher zum Arzt.

Den Umfang und die Bedeutung der Selbstbehandlung von Alltagsbeschwerden zeigt auch eine deutsche Studie (Pajung, 1983). Von 205 Familien mit Kindern einer nicht repräsentativen Stichprobe wurden jeweils die Mütter durch standardisierte Interviews befragt und zusätzlich gebeten, Gesundheitstagebücher zu führen. Beschwerden, die sie aufgrund der Dauer, Intensität und Ursache als "leicht" einschätzten, betrafen vorwiegend Erkältungsbeschwerden, Kopfschmerzen und Magen-Darm-Beschwerden. Die häufigste Reaktion auf derartige Symptome war zunächst einmal abzuwarten, ob die Beschwerden von alleine besser werden. War das nicht der Fall, dann versuchten 81,5 Prozent der Befragten, die Symptome selbst zu behandeln, 18,5 Prozent gingen zum Arzt. Die bevorzugte Form der Selbstbehandlung war in dieser Untersuchung die Einnahme von Medikamenten, häufig ein bekanntes Medikament, das sich noch von einer früheren ärztlichen Verordnung im Haushalt befand. In den ebenfalls ausgewerteten Hausapotheken befanden sich durchschnittlich 20 Medikamente, von denen 16 ärztlich verordnet waren. Die Dosierung erfolgte zunächst in kleinen Dosen (oder durch ein pflanzliches Mittel) und wurde dann gelegentlich kurzfristig gesteigert, wenn sich keine positive Wirkung einstellte. Neben Medikamenten wurden zur Behandlung von Alltagsbeschwerden auch Hausmittel eingesetzt, zu denen Anwendungen (z.B. Umschläge, Dämpfe), Tees und sonstige Getränke, besondere Nahrungsmittel (Kräuter) und andere Heilmittel (z.B. Melissengeist, Franzbranntwein) gezählt wurden. Zwar kannten fast alle

Befragten Hausmittel, doch wendeten nur 36 Prozent sie auch in der Selbstbehandlung an.

Diese wenigen empirischen Hinweise zeigen, daß der Umgang mit Beschwerden und die Selbstbehandlung eine wichtige und verbreitete Form des Gesundheitsverhaltens im Alltag darstellt. Die meisten Menschen probieren zunächst diverse Formen der Selbstbehandlung aus und versuchen, die sozialen Rollen möglichst lange aufrechtzuerhalten, bevor sie eine professionelle Hilfe aufsuchen.

3.3.5 Gesundheitsselbsthilfe im Alltag

Die Selbstbehandlung bei Alltagsbeschwerden ist jedoch nur ein Aspekt der Gesundheitsselbsthilfe. Das Laiengesundheitssystem umfaßt alle gesundheitsbezogenen Aktivitäten von der Gesundheitsvorsorge bis hin zur Betreuung und Pflege chronisch Kranker in der Familie. Mit Grunow (1987) verstehe ich unter **Gesundheitsselbsthilfe** die "laienhaft, nicht erwerbsmäßig und informell im Rahmen sozialer Gruppen erbrachten Eigenleistungen und gegenseitigen Hilfestellungen, die auf die Gesunderhaltung oder Bewältigung von Krankheiten gerichtet sind." (S.247) Dabei ist die **individuelle** Gesundheitsselbsthilfe, in der das betroffene Individuum sich selbst hilft, zu unterscheiden von der **sozialen** Gesundheitsselbsthilfe, in der die Mitglieder primärer sozialer Gruppen wie der Familie oder eines sozialen Netzwerkes einander helfen und unterstützen.

Die umfangreichste Studie zur Gesundheitsselbsthilfe im Alltag im deutschen Sprachraum wurde von der Forschungsgruppe um Grunow durchgeführt (Grunow, Breitkopf, Dahme et al., 1983). Diese für die Bundesrepublik Deutschland repräsentative Befragung von 2037 Haushalten wurde im Jahr 1980 schriftlich und mündlich durchgeführt. Sie gibt nicht nur einen Eindruck von dem Umfang, in dem Laienaktivitäten ausgeführt werden, sondern auch von ihren Inhalten und ihrer sozialen Organisierung.

In Übereinstimmung mit anderen Studien wird der **hohe Anteil** der Gesundheitsselbsthilfe von Laien belegt: 92 Prozent der Bevölkerung haben bei gesundheitlichen Problemen individuelle oder soziale Selbsthilfe aktiviert. Nur 8 Prozent der befragten Personen geben an, weder selbst Maßnahmen ergriffen zu haben, noch Unterstützungsleistungen aus der sozialen Bezugsgruppe erhalten zu haben. Die gesundheitliche Selbsthilfe nimmt unterschiedliche **Formen** an, die wie folgt verteilt sind (vgl. Grunow et al., 1983, S. 35):

- 77 Prozent haben sehr häufig oder gelegentlich Maßnahmen ergriffen, um sich selbst gesund zu erhalten;
- 63 Prozent haben sich sehr häufig oder gelegentlich Rat und Informationen bei Familienmitgliedern geholt;
- 49 Prozent haben sich von Familienmitgliedern sehr häufig oder gelegentlich durch praktische Hilfen unterstützen lassen;
- 26 Prozent haben sehr häufig oder gelegentlich Freunde oder Bekannte um Rat gefragt, wie sie ihre Gesundheitssituation beurteilen und was sie am besten machen sollen;
- 9 Prozent haben Nachbarn sehr häufig oder gelegentlich um Unterstützung bei der alltäglichen Lebensbewältigung gebeten;
- 3 Prozent haben bereits an einer Selbsthilfegruppe teilgenommen.

Auch die **Unterstützung anderer** Personen, die bei Gesundheits- und Krankheitsproblemen Hilfen brauchen, ist relativ verbreitet. Fast zwei Drittel der Bevölkerung gab bereits in der einen oder anderen Form Hilfestellungen bei gesundheitlichen Problemen, wobei es jedoch sehr davon abhängt, um welche Personen und um welche Art der Unterstützung es sich dabei handelt (Grunow et al., 1983, S.36):

- Kranken Familienmitgliedern haben 64 Prozent der Befragten schon zumindest gelegentlich konkret und praktisch geholfen; eine dauerhafte Pflege haben allerdings erst 20 Prozent übernommen.
- Bei Freunden und Bekannten sind es 43 Prozent, die in Krankheitssituationen schon Rat und Informationen gegeben haben, bei Arbeitskollegen haben 16 Prozent schon gelegentlich Unterstützung bei krankheitsbedingten Schwierigkeiten gegeben.

Bei der Frage, an wen man sich aus dem Familien- und Freundeskreis wenden würde, wenn man in Gesundheitsfragen Informationen oder praktische Hilfen bräuchte, zeigen sich deutliche geschlechtsspezifische Unterschiede in der Familie: Überwiegend (mit über 60 Prozent) war die Mutter oder Ehefrau die erste Wahl.

Welche **Aktivitäten** stehen nun im Mittelpunkt der Gesundheitsselbsthilfe? Im Bereich der **präventiven** Selbsthilfe dominieren unter allen bereits einmal im Haushalt praktizierten Aktivitäten:

- die Maßnahmen zur Verhütung von Unfällen im Haushalt (52 Prozent),

- die Einführung besonderer Ernährungs- und Eßgewohnheiten zum Erhalt der Gesundheit, z.b. bewußter (langsamer, regelmäßiger) Essen, Fasten, Diäten (50 Prozent),
- im Haushalt durchgeführte Selbstuntersuchungen, um krankhafte Veränderungen festzustellen (43 Prozent),
- Gespräche über gesundheitsschädigende Verhaltensweisen (40 Prozent),
- gezielte sportliche Aktivitäten zur Gesunderhaltung (38 Prozent).

Bei den **krankheitsbezogenen** Selbsthilfeaktivitäten, die bereits einmal im Haushalt durchgeführt wurden, nannten die Befragten besonders häufig:
- Besuche kranker Haushaltsmitglieder im Krankenhaus (61 Prozent),
- nicht-medikamentöse Selbstbehandlung, z.b. das Anlegen von Verbänden, die Wundpflege, die Selbstmassage (57 Prozent),
- besondere emotionale Zuwendung und Verständnis für die erkrankte Person (49 Prozent),
- Einnahme von nicht verschriebenen Medikamenten (44 Prozent).

Welche Einflüsse auf das Ausmaß an Selbsthilfeaktivitäten lassen sich aufgrund dieser Studie benennen? Zunächst scheint das **Geschlecht** eine sehr wichtige Rolle zu spielen. Frauen geben zwar auch etwas häufiger individuelle Selbsthilfeaktivitäten an; der hauptsächliche Unterschied zeigt sich aber bei der sozialen Gesundheitsselbsthilfe: Frauen sind primär die Hilfegebenden, können aber bei eigenen Gesundheitsproblemen weniger mit Hilfe rechnen. Das **Alter** spielt insofern eine Rolle, als jüngere Menschen weniger individuelle Selbsthilfe praktizieren und auch weniger darüber kommunizieren als ältere. Auch die Haushaltsstruktur hat einen wichtigen Einfluß auf das Ausmaß der Gesundheitsselbsthilfe. Wenn der Haushalt größer ist, mehr gemeinsame Aktivitäten und intensive Interaktionen im Haushalt laufen, gesundheitsbezogene Kenntnisse vorhanden sind und ein Mitglied des Verwandtschaftsnetzwerkes eine Fachausbildung im Gesundheitsbereich hat, dann fördern alle diese Faktoren die Gesundheitsselbsthilfe.

Die Ergebnisse dieser Studie geben somit einen ausgezeichneten Einblick in die Verteilung und das Gewicht einer Gesundheitsselbsthilfe im Alltag. Sie verweisen insbesondere auf die soziale Organisierung des Gesundheitshandelns und auf die dabei besonders wirksame Größen, wie die sozialen Netzwerke und die geschlechtsspezifische Arbeitsteilung in Gesundheitsfragen. Die Grenzen dieser Untersuchung liegen im Ansatz einer repräsentativen Umfrage, welche kaum Hinweise über die subjektiven Voraussetzungen des Handelns geben kann, die Validität der Angaben schwer absichern kann und die bei der Gesundheitsselbsthilfe ablaufenden Prozesse und sozialen Interaktionen natürlich nicht sichtbar machen kann.

Es wäre fast verwunderlich, wenn sich die geschlechtsspezifische Arbeitsteilung in der Gesellschaft nicht auch im Funktionsbereich Gesundheit zeigen würde. Aber schon ein Blick auf das professionelle Gesundheitsversorgungssystem zeigt, daß Frauen und Männer darin unterschiedliche Rollen und Funktionen haben. Die Aufteilung in eine männliche Medizin und weibliche Krankenpflege und ihre komplementäre und hierarchische Beziehung zieht sich seit dem 19. Jahrhundert durch das Gesundheitswesen und ist, trotz Aufweichungstendenzen, bis heute im wesentlichen erhalten geblieben (vgl. Ostner & Beck-Gernsheim, 1979; Faltermaier, 1987). Wie wir in der vorangegangenen Diskussion der Forschungsliteratur aus verschiedenen empirischen Hinweisen entnehmen konnten, ist auch das "verdeckte Gesundheitssystem" des Alltags, die Gesundheitsselbsthilfe ein stark **geschlechtsspezifisch organisiertes Handlungsfeld**. Frauen sind zu einem großen Teil die "hidden carers" (Graham, 1985), die das Laienversorgungssystem aufrechterhalten. Sie leisten sowohl einen Großteil der präventiven Gesundheitsarbeit im Rahmen der Familienarbeit als auch einen Großteil der pflegerischen Versorgung von alten und chronisch kranken Familienmitgliedern. Die Bedeutung dieser familiären Gesundheitsarbeit läßt sich an epidemiologischen Befunden ablesen, die konsistent einen besseren Gesundheitszustand und geringere Mortalität bei den Personen feststellten, die verheiratet und sozial integriert sind. Diese positive Wirkung einer sozialen Einbindung, vor allem für Männer, ist nicht nur über die Verfügbarkeit der vielfältigen Leistungen einer sozialen Unterstützung (Cohen, 1988) zu erklären, sondern dürfte auch über soziale Kontrolle des Gesundheitsverhaltens laufen, das in familiären Kontexten positiver ausfällt (Umberson, 1987). Für beides sorgen wohl primär die Frauen.

Mit Graham (1985) lassen sich drei Aspekte der **Gesundheitsarbeit von Frauen in der Familie** unterscheiden:

- Frauen sind die "**providers** of health":
  Sie sind verantwortlich für die Herstellung jener häuslicher Bedingungen, die die Gesundheit der Familienmitglieder erhalten und für eine schnelle Genesung bei Krankheiten sorgen. Dazu gehört etwa die Sorge um eine ausreichende und gesunde Ernährung der Familie und die Schaffung eines

positiven sozialen Klimas, das als Unterstützung viele Belastungen der Familienmitglieder abpuffern kann.

- Frauen sind die "**negotiators** of health":
Sie vermitteln in der Familie die richtigen Einstellungen und Verhaltensweisen zur Gesunderhaltung und zum Umgang mit Krankheit; sie sozialisieren die Familienmitglieder (vor allem die Kinder) für eine mehr oder weniger gesunde Lebensweise, sind Modelle und Wissensquellen und damit in gewisser Weise Träger einer Gesundheitskultur und des Umgangs mit Körper und Krankheit;
- Frauen sind die "**mediators** of health":
Sie stellen die Verbindung zum professionellen Gesundheitssystem her und vermitteln den Kontakt der Familienmitglieder zu medizinischen und sozialen Experten. Frauen handeln somit als "gatekeeper" zwischen Familie und professionellem System, verbinden das informelle Gesundheitssystem der Laien mit den formalen Institutionen.

Während über die beiden zuletzt genannten Aspekte wenigstens einige empirische Daten vorliegen, ist der arbeitsintensivste Teil der "Bereitstellung" von Gesundheit als Teil weiblicher Hausarbeit wissenschaftlich am wenigstens dokumentiert (Olesen, 1989; Graham, 1985). Das liegt sicher auch an der Privatheit und Verborgenheit von Familienarbeit, oder, wie Graham (1985) es formuliert: "Hier, nahe dem reproduktiven Herz des Familienlebens, scheint der Zwang der Privatheit äußerst effektiv zu sein, indem er die Versorgerinnen einsperrt und die Forscher aussperrt." (S. 36) Die Verantwortung für die Gesundheit der Familie und die Bereitstellung von Versorgungsleistungen und Unterstützung hat jedoch für Frauen auch Kosten (Belle 1982): Die Belastungen dieser Arbeit sind teilweise hoch, man denke nur an die Pflege kranker Angehöriger in der Familie (vgl. Schröppel, 1991), und gehen nicht selten auf Kosten ihrer eigenen Gesundheit. Frauen können aber bei eigenen gesundheitlichen Problemen weniger mit Hilfeleistungen und Unterstützung in der Familie rechnen, sind daher möglicherweise eher geneigt, außerhalb Hilfe zu suchen (Schmerl & Nestmann, 1990). Diese ungleiche Bilanz in der Gesundheitsselbsthilfe für Frauen und für Männer gilt es zu berücksichtigen, wenn das Laiengesundheitssystem Gegenstand wissenschaftlicher Aufmerksamkeit ist.
Eine zentrale Frage ist dabei nicht nur, welche Leistungen Frauen zur Aufrechterhaltung der Gesundheit in der Familie bereitstellen, sondern auch, wie sie mit ihrer eigenen Gesundheit umgehen. Von den wenigen Arbeiten,

die das Gesundheitshandeln von Frauen in ihrem lebensgeschichtlichen und gesellschaftlichen Zusammenhang untersucht haben, ist vor allem die neuere deutsche Studie von Klesse, Sonntag, Brinkmann und Maschewsky-Schneider (1992) zu erwähnen. Die Forscherinnen haben sich auf junge Mütter mit geringer bis mittlerer beruflicher Qualifikation konzentriert. Aus intensiven qualitativen Interviews wurden unter anderem die Strategien herausgearbeitet, mit denen die Frauen ihre Gesundheit zu erhalten suchen. Vier Strategien erwiesen sich in dieser Stichprobe als bedeutsam und als geeignet, die "eher gesunden" von den "eher kranken" Frauen zu unterscheiden: (1) Das Begrenzen von Schwierigkeiten und das Vermeiden von Überforderungen, (2) die Bereitschaft und Fähigkeit, Gefühle zu äußern, (3) die Fähigkeit, auch in schwierigen Situationen die eigene Handlungsfähigkeit wieder herzustellen, und (4) die Fähigkeit, die im Frauenleben unvermeidlichen Widersprüche und Ambivalenzen auszuhalten und zu integrieren.

Die Gesundheitsselbsthilfe erscheint somit als eine in hohem Maße sozial strukturierte und in das Alltagsleben eingebundene Form des Handelns. Ihre Bedeutung ist kaum zu überschätzen sowohl wegen des Umfangs als auch wegen der Qualität an Leistungen. Sie besteht aus einer großen Bandbreite von Aktivitäten, die von präventiven, die Gesundheit erhaltenden Verhaltensweisen über verschiedene Umgangsweisen mit alltäglichen Beschwerden und Selbstbehandlungsmaßnahmen von Krankheiten bis hin zur Unterstützung und Pflege von schweren und chronischen Erkrankungen reichen. Es wurde deutlich, daß jedes Gesundheitshandeln auch soziale Funktionen erfüllt, seien es die Bemühungen, im sozialen System integriert zu bleiben, oder die Versuche, sozialen Belastungen und Anforderungen zu entgehen. Gesundheitliche Aktivitäten sind zudem in soziale Strukturen und Kulturen des Umgangs mit Gesundheit eingebunden und ohne diesen sozialen Kontext nicht verständlich zu machen.

Kapitel 4
Gesundheitsbewußtsein und Gesundheitshandeln: ein theoretischer Rahmen

In diesem Kapitel sollen die Ergebnisse der vorangegangen Literaturanalyse integriert werden und in die konsistente Darstellung eines theoretischen Rahmens münden. Die Aufgabe besteht darin, eine Rahmentheorie zu formulieren, die einerseits dem dargestellten Forschungsstand gerecht wird und andererseits eine Struktur für die folgende empirische Studie vorgibt. Die Ansprüche an eine Theorie des Gesundheitsbewußtseins und Gesundheitshandelns müssen jedoch auf die Formulierung eines Rahmens begrenzt werden, der nicht schon in allen Details ausgearbeitet sein kann. Ich sehe vielmehr in der empirischen Phase dieser Untersuchung die Aufgabe, weiteres Material für eine Theorie zu generieren, die in der Empirie verankert ist, also eine "grounded theory" im Sinne von Glaser und Strauss (1967). Eine qualitative Studie kann jedoch nicht auf einer "tabula rasa" beginnen, sondern sie muß auf theoretischen Fundamenten aufbauen, die hier gelegt werden sollen.

Wenn für die Leser/innen die Frage nach dem allgemeinen theoretischen Rahmen entsteht, in den dieser theoretische Entwurf einzuordnen wäre, dann kann ich mit keiner eindeutigen Zuordnung dienen. Keupp (1991) hat kürzlich vier theoretische Perspektiven unterschieden, die gegenwärtig die sozialwissenschaftlichen Zugänge auf psychosoziale Probleme charakterisieren: die konstruktivistische Perspektive, die Belastungsperspektive, die Bewältigungs- und Ressourcenperspektive und die Kontrollperspektive. Momente aller dieser Perspektiven finden sich in meinem konzeptionellen Zugang auf das Problem der subjektiven Gesundheit.

Der zentrale Bezug auf das theoretische Modell von Antonovsky und meine bisherigen Forschungsschwerpunkte legen es nahe, daß in diesem Ansatz die Konzepte von Belastung, Bewältigung und Ressourcen einen zentralen Stellenwert einnehmen. Auch die Einflüsse einer personalen und sozialen Kontrolle von Gesundheit und Krankheit wurden bereits hervorgehoben; die Perspektive einer Kontrolle von Gesundheit kann einerseits als bedeutungsvolle Konzeption für den Gegenstand dieser Arbeit gelten, sie hat jedoch auch deutliche Grenzen (wie am Ende von Kapitel 3.2.4 deutlich wurde). Verschiedentlich war schon die Rede von der sozialen und subjektiven Konstruktion von Gesundheit. In Einklang mit einer konstruktivistischen Perspektive, die der Psychologie auch in anderen Bereichen wie der Sozial- und Entwicklungspsychologie an Bedeutung gewinnt (vgl. Gergen, 1985; Shotter & Gergen, 1989), halte ich es für sinnvoll, die Phänomene von Gesundheit und Krankheit auch als eine im sozialen und kulturellen Rahmen hergestellte Wirklichkeit zu betrachten; es interessiert insbesondere, wie Individuen körperlichen Erscheinungen Bedeutung verleihen und wie diese subjektiven Konstruktionen ihr Handeln bestimmen. Die Konstruktion von körperlichen Krankheiten wurde bereits unter dieser Perspektive untersucht (vgl. etwa Kleinman, 1988); die subjektive und soziale Konstruktion von Gesundheit ist noch ein weitgehend unbearbeitetes Feld, läßt sich jedoch sinnvoll in die sozialwissenschaftliche Tradition der Gesundheitsforschung einbinden (Faltermaier, 1993).

Beginnen möchte ich diesen theoretischen Entwurf durch einen Rückbezug auf die Fragestellungen der Salutogenese, in die diese Untersuchung einzuordnen ist. Dann werden die beiden zentralen Konzepte dieser Rahmentheorie, Gesundheitsbewußtsein und Gesundheitshandeln, in ihren bestimmenden Komponenten entwickelt und durch Einbeziehung eines sozialen und biographischen Kontextes ausgebaut.

4.1 Die subjektive Konstruktion von Gesundheit in der Salutogenese

Im Kontext eines Modells der Salutogenese (vgl. Kapitel 2.4) steht die Frage im Mittelpunkt, wie sich Menschen auf dem Gesundheitskontinuum bewegen und welche Kräfte dahinter stehen. Im Rahmen dieser Arbeit konzentriert sich der Blick eher auf relativ gesunde Menschen, die mehr im Bereich des gesunden Pols des Kontinuums zu lokalisieren sind. Die zentrale Frage der Salutogenese ist dabei, wie sie es schaffen, ihre Gesundheit zu erhalten, das heißt ihre Position auf dem Kontinuum zu halten oder zu verbessern. Im Modell von Antonovsky (Abbildung 2.1, S. 49) werden die entscheidenden Bedingungen dafür in den allgemeinen Widerstandsressourcen, dem daraus resultierenden Gefühl der Kohärenz, den diversen endogenen und exogenen Stressoren und dem konkreten Bewältigungshandeln gesehen. Obwohl Einflüsse der sozialen und physikalischen Umwelt sowie biologische Prozesse in diesem Modell einen wichtigen Stellenwert haben, so laufen doch entscheidende Mechanismen über das Subjekt, seine psychischen Strukturen und Konstruktionen sowie seine Lebensaktivitäten. Konkreter: Psychosoziale Stressoren, psychosoziale Ressourcen und das subjektive Bewältigungshandeln werden als entscheidende Bedingungen im Prozeß der Salutogenese betrachtet; das zentrale Konzept des "sense of coherence" ist wesentlich ein psychologisches Konstrukt, das aus Lebenserfahrungen resultiert und dem eine gewisse Stabilität als globaler Persönlichkeitszug zugeschrieben wird. Das bedeutet, daß für die Aufrechterhaltung der eigenen Gesundheit **personale** und **soziale Ressourcen** sowie das **subjektive Handeln** eine entscheidende Rolle spielen.

Antonovsky (1981) zählt zu den psychosozialen Widerstandsressourcen zum Beispiel effektive Bewältigungsstrategien, Wissen und Intelligenz, Ich-Identität, soziale Unterstützung durch soziale und kulturelle Bindungen sowie eine präventive Gesundheitsorientierung. Jede dieser Ressourcen ist auch notwendig für eine Person, die bewußt ihre Gesundheit erhalten will. Am deutlichsten wird das an der **präventiven Gesundheitsorientierung**, die Antonovsky aber leider nicht ausführt. Das Bewußtwerden der eigenen Gesundheit, die Reflexion darüber und die Motivation, sie zu erhalten, sind wohl Voraussetzungen für alle Aktivitäten zur Aufrechterhaltung und Förderung der Gesundheit. Wenn das Gefühl der Kohärenz ein wesentliches Moment in der Salutogenese ist, dann muß es sich auch darin ausdrücken, welche Handlungen Menschen unternehmen oder unterlassen zugunsten ihrer Gesundheit. Antonovsky (1987, vgl. Kap. 6) sieht zwar auch die Auswirkungen eines positiven und negativen Gesundheitsverhalten auf die Gesundheit, glaubt aber, daß es nur indirekt von einem "sense of coherence" (SOC) beeinflußt wird: Menschen mit einem starken SOC, so vermutet er, werden Stressoren weniger durch Risikoverhaltensweisen wie Rauchen und Trinken bewältigen, sondern durch positives Bewältigungsverhalten und bewußten Umgang mit Symptomen. Eine direkte Wirkung des Gefühls der Kohärenz auf das Gesundheitsverhalten hält er nicht für wahrscheinlich; das Risiko- oder Schutzverhalten scheint ihm vielmehr bestimmt durch kulturelle und sozialstrukturelle Faktoren. Das eine schließt jedoch das andere nicht aus. Ich finde, Antonovsky unterschätzt hierbei etwas die Möglichkeit, daß Menschen bewußt etwas zugunsten ihrer Gesundheit unternehmen, daß sich diese Handlungen auch wirklich positiv auf die Gesundheit auswirken und daß die psychosozialen Ressourcen und das Kohärenzgefühl auch in diesen Prozessen eine wichtige Rolle spielen.

Ich würde dagegen die Hypothese formulieren, daß eine präventive Gesundheitsorientierung sowie kognitive, emotionale und soziale Ressourcen, die diese Orientierung unterstützen, eine wichtige Rolle in einem relativ **bewußten Prozeß** der **Gesunderhaltung** einnehmen und daher in ihren Inhalten und Prozessen genauer untersucht werden sollten. Damit würde unmittelbar als zweite Hypothese folgen, daß - in Ergänzung zu Antonovskys Modell - der salutogenetische Prozeß auch unabhängig von der Bewältigung von belastungsbedingten Spannungszuständen erfolgen kann. Gesundheit wäre nicht nur reaktiv über die Art der Bewältigung von Stressoren herzustellen, sondern auch aktiv und gezielt über motivierte Handlungen, durch eine **Konstruktion des Subjekts**. Die Art dieser Handlungen, zu denen im übrigen auch Bewältigungshandlungen gehören, werden im weiteren noch ausgeführt und sollen hier unter dem Konstrukt des Gesundheitshandelns eingeordnet werden.

Es ist klar, daß ein **Gesundheitshandeln** nicht voraussetzungslos zu verstehen ist. Jedes Handeln ist motiviert und wird durch kognitive und emotionale Bedingungen geleitet. Entsprechend bedarf das Gesundheitshandeln einer Motivation zur Gesunderhaltung und eines subjektiven Verständnisses oder einer subjektiven Konzeption von Gesundheit, die auch Vorstellungen enthalten wird, wie sie am besten herzustellen ist. Ich stelle somit als dritte Hypothese auf, daß in der Salutogenese ein Komplex von kognitiven, emotionalen und motivationalen Bedingungen im Subjekt wirksam ist, die das konkrete Gesundheitshandeln leiten und den ich als Gesundheitsbewußtsein bezeichne. Das **Gesundheitsbewußtsein** würde ich als den Teil des Kohärenzgefühls verstehen, der sich relativ bewußt und eng auf die Gesundheit bezieht. Antonovsky hat dieses allgemeine Lebensgefühl durch die drei Komponenten Verstehbarkeit, Bewältigbarkeit und Sinnhaftigkeit beschrieben. Analog dazu könnten diese drei Komponenten - im engere Sinn als bei Antonovsky - auch auf die Gesundheit bezogen werden: Sie würden dann umschreiben, daß gesundheitsrelevante Situationen und Informationen verstehbar sind, daß die damit verbundenen Anforderungen als bewältigbar wahrgenommen werden und daß es Sinn macht, sich für die Erhaltung seiner Gesundheit einzusetzen. Dieses Gesundheitsbewußtsein würde in Anlehnung an Antonovskys Konzeption auf **Ressourcen** beruhen, die bestimmte Erfahrungen im Leben mit seiner Gesundheit ermöglichen und so das Gesundheitsbewußtsein in die eine oder andere Richtung formen. Vor allem eine präventive Gesundheitsorientierung, das Wissen über gesundheitliche Fragen, eine Ich-Identität, die auch ein bewußtes Verhältnis zu seinem

Körper enthält, soziale und kulturelle Ressourcen, die eine positive Gesundheitsorientierung und gesundheitsförderliche Handlungen unterstützen, sowie effektive Bewältigungsstrategien bei gesundheitsrelevanten Problemen (wie z.b. im Umgang mit Beschwerden) könnten als zentrale Ressourcen für ein Gesundheitshandeln verstanden werden.

Ich schlage also, kurz gesagt, eine Erweiterung des Modells der Salutogenese um einen **aktiven** und **relativ bewußten** Pfad vor, über den das Subjekt einen Beitrag zu seiner Gesunderhaltung versucht und der durch die Konstrukte Gesundheitsbewußtsein und Gesundheitshandeln umschrieben ist. In einem **erweiterten Modell der Salutogenese** könnte diese subjektive Konstruktion von Gesundheit so eingepaßt werden, wie es in Abbildung 4.1 (Seite 160) graphisch veranschaulicht ist.

Über das **Gesundheitshandeln** ist eine direkte Einwirkung auf das Gesundheitskontinuum möglich. Gesundheit ist also nicht nur über das Bewältigungshandeln zu beeinflussen, die als Reaktion des Individuums auf Stressoren zu verstehen ist, sondern auch unabhängig davon durch eine gezielte Aktivität des Individuums. Ebenso wie die erfolgreiche Bewältigung durch das Gefühl der Kohärenz bestimmt wird, so wird ein gesundheitsförderliches Handeln durch ein positives **Gesundheitsbewußtsein** als Teil des Kohärenzgefühls ermöglicht. Es beruht gleichfalls auf bestimmten Lebenserfahrungen, die auf der Grundlage von allgemeinen Widerstandsressourcen (konstitutionellen und psychosozialen) gemacht werden können.

Ich werde mich im folgenden auf diese subjektive Konstruktion von Gesundheit konzentrieren und somit meine Fragestellung der Salutogenese auf die relativ bewußten und aktiven Prozesse einschränken. Das breite Rahmenmodell, in dem diese Arbeit verankert ist, bleibt jedoch das erweiterte Modell einer Salutogenese wie es oben (und in Kapitel 2.4) dargestellt wurde. Ich nehme somit an, daß auch Laien in der Lage sind, sich über ihre gesundheitliche Situation Gedanken zu machen, und daß sie in ihrem Alltag diverse Anstrengungen unternehmen können, sie zu erhalten und zu fördern. Was sie machen, hängt unter anderem von ihrem subjektiven Begriff von Gesundheit ab, der nicht unbedingt explizit vorliegen muß, aber erschlossen werden kann. Unter dem Konstrukt des Gesundheitsbewußtseins werde ich mich im nächsten Abschnitt genauer damit beschäftigen.

Abb. 4.1: Subjektive Konstruktion von Gesundheit in einem erweiterten Modell der Salutogenese (in Anlehnung an Antonovsky, 1981, S. 184-185)

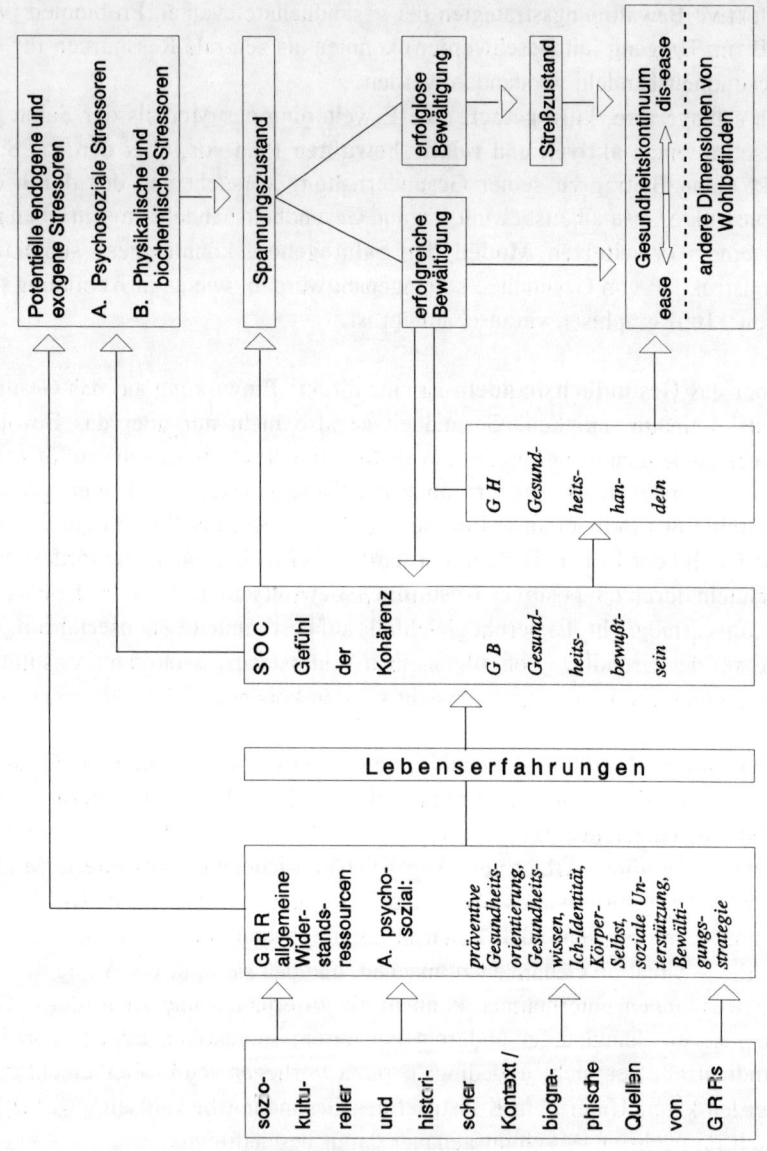

4.2 "Gesundheitsbewußtsein" - Komponenten eines Konstrukts

4.2.1 Zur Wahl des Begriffs

Welche Begriffe eignen sich nun dafür, die subjektiven Vorstellungen von Gesundheit, wie sie in dieser Arbeit im Mittelpunkt stehen, zu fassen? - Die wissenschaftlichen Konzepte und die Forschungsansätze, mit denen sie bisher untersucht wurden, habe ich in Kapitel 3.2 vorgestellt und diskutiert. Die Ansätze reichen von relativ engen und spezifischen Kognitionen bis zu relativ breiten subjektiven Theorien und Konzepten sowie sozialen Repräsentationen von Gesundheit. Eine adäquate Konzeption der subjektiven Vorstellungen von Gesundheit muß auf jeden Fall eine Komplexität ermöglichen, die weit über die Kombination einzelner kognitiver Variablen hinausgeht. Es wird in diesem Zusammenhang nicht um die Vorhersage eines bestimmten Verhaltens gehen, sondern um ein breites Spektrum von gesundheitsförderlichen Aktivitäten, für die nicht einzelne Einstellungen sondern **breite Orientierungen** von Bedeutung sind.

Fragen der Gesundheit können auch Gefühle auslösen; in eine Konzeption der Laienvorstellungen müssen somit nicht nur **kognitive**, sondern auch **emotionale** Momente und Motive integrierbar sein. Es geht mir hier zwar vorwiegend um **bewußtseinsnahe** Vorstellungen von Gesundheit. Ich bestreite jedoch nicht, daß in die Motive zum Handeln auch unbewußte Momente mit eingehen. Diese Fragestellung wäre daher auch sinnvoll mit einem psychodynamischen Ansatz anzugehen, der unbewußte Motive methodisch sichtbar machen könnte (siehe beispielsweise Horn et al., 1983, 1984). Aber ich vertrete hier keine psychodynamische Perspektive, und es scheint mir auch nicht notwendig, unbewußte Vorstellungen im engeren Sinne einzubeziehen, um das Handeln zu verstehen. Schließlich ist zu fordern, daß ein geeigneter Begriff in der Lage ist, die aufgrund des aktuellen Forschungsstands vorliegenden Erkenntnisse zu integrieren, ohne die in einer explorativen empirischen Studie möglichen Erkenntnisse zu sehr einzuengen. Es ist also ein inhaltlich noch offener Begriff gesucht, der Komplexität andeutet und kognitive, emotionale und motivationale Komponenten integrieren kann.

Der Begriff des "Gesundheitsbewußtseins" scheint mir diese Anforderungen erfüllen zu können und zudem den Vorteil zu haben, relativ nahe an der Alltagssprache zu sein. Ich werde dieses theoretische Konstrukt dadurch bestimmen, daß ich verschiedene Komponenten benenne und beschreibe, die seine Reichweite andeuten, ohne inhaltlich schon konkret gefüllt zu sein. Zunächst sollen jedoch noch kurz einige Abgrenzungen zu anderen Begriffen vorgenommen werden, die gleichfalls in Frage gekommen wären.

Der in diesem Forschungsfeld im deutschen Sprachraum vielleicht am meisten verbreitete Begriff der **subjektiven Theorie** ist eng verbunden mit dem "Forschungsprogramm Subjektive Theorien" (vgl. Groeben et al., 1988); es hat "Laientheorien" in verschiedenen Gegenstandsbereichen der Psychologie untersucht, in jüngster Zeit auch im Bereich von Gesundheit und Krankheit (vgl. Dann, 1991; Flick, 1991a; Filipp, 1990). Als Bestimmungsstücke einer "Subjektiven Theorie" nennen Groeben und Mitarbeiter/innen (1988) die folgenden Merkmale:

"- Kognitionen der Selbst- und Weltsicht,
- als komplexes Aggregat mit (zumindest impliziter) Argumentationsstruktur,
- das auch die zu objektiven (wissenschaftlichen) Theorien parallelen Funktionen
- der Erklärung, Prognose, Technologie erfüllt" (S. 19).

Der Theoriebegriff deutet nun zwar Komplexität an, aber er hat den Nachteil, sehr stark den kognitiven Aspekt zu betonen und nahezulegen, Laientheorien seien nach dem Muster wissenschaftlicher Theorien aufgebaut und ähnlich stabile Konstruktionen. Es ist jedoch durchaus eine offene Frage, ob Laienvorstellungen diese Struktur wissenschaftlicher Theorien aufweisen; solange wir so wenig über die Alltagsvorstellungen von Gesundheit wissen, ist es sicherer, diese Vorgaben, die dann ja auch einen bestimmten methodischen Zugriff nahelegen (etwa die Struktur-Lege-Technik, vgl. Scheele & Groeben, 1984), nicht zu machen.

Eine Abstraktionsstufe höher als die subjektiven Theorien setzt Flick (1991b) den Begriff des **Alltagswissens** über Gesundheit an. Zwar vermeidet dieser Begriff die wissenschaftlichen Implikationen eines Theoriebegriffs, doch er überbetont das kognitive Moment mindestens in gleichem Maße, indem er die Anhäufung von Wissen suggeriert. Zudem hat er, obwohl sich Psychologen wie Heider (1958/1977) und Kelly (1955/1986) stark für die Vorstellungen des Alltagsmenschen interessiert haben, kaum eine Tradition in der Psychologie; er kommt eher aus der Wissenssoziologie.

Der Begriff der **sozialen Repräsentationen** aus der französischen Sozialpsychologie (Farr & Moscovici, 1984) hat manche Vorzüge, etwa die starke Verknüpfung zwischen individuellen und sozialen Vorstellungen oder die

Verbindung mit der klassischen Studie von Herzlich (1973). Nachteile liegen in den Unklarheiten der Definition (vgl. Flick, 1991b), der geringen Verbreitung außerhalb der französischen Psychologie und der möglichen Verwechslung mit dem viel enger gefaßten, stärker technischen Begriff der kognitiven Repräsentation.

Ich habe mich schließlich für den Begriff "**Gesundheitsbewußtsein**" entschieden, wohl wissend, daß auch dieser Nachteile hat; sie liegen wohl vor allem in der langen und manchmal schillernden philosophischen Tradition des Bewußtseinsbegriffs und seiner Unbestimmtheit, die ihn für die Psychologie lange Zeit als unbrauchbar erscheinen ließ[1]. Er deutet jedoch Komplexität an, ohne diese in eine bestimmte Form zu pressen; er hebt zwar kognitive Momente hervor, schließt aber emotionale und motivationale ebenfalls ein. Er betont zwar die bewußte Regulierung von Verhalten, ohne daß dieses aber auf Kognitionen an der Bewußtseinsoberfläche eingeengt würde. Es läßt sich sowohl von einem individuellen als auch öffentlichen Gesundheitsbewußtsein sprechen; auch diese Verknüpfung scheint mir durchaus passend, weil - wie oft genug betont wurde - Vorstellungen von Gesundheit immer als beides zu begreifen sind, als ein individuelles und soziales Phänomen. Der Begriff des "Sich-etwas-bewußt-seins" hat zwar eher eine positive Konnotation, es sind aber durchaus alle Abstufungen möglich: Jemand kann sich seiner Gesundheit mehr oder weniger bewußt sein. Schließlich läßt sich die etymologische Bedeutung von Bewußtsein umschreiben mit: "wissen, sich zurechtfinden" (frühneuhochdeutsch "bewissen"). Um beides geht es, daß sich Menschen wissend um die eigene Gesundheit zurechtfinden und ihr Gesundheitshandeln entsprechend diesem Wissen ausrichten.

4.2.2 Komponenten des Gesundheitsbewußtseins

Ich verstehe unter **Gesundheitsbewußtsein** zunächst ein komplexes Aggregat von subjektiven Vorstellungen von der eigenen Gesundheit, die kognitive, emotionale und motivationale Momente beinhalten, die sich auf das eigene Selbst (als Person, Körper) und das Verhältnis zur sozialen und materiellen Umwelt beziehen, die sich in ständiger biographischer Entwicklung befinden und sozial abgestimmt werden.

---

[1] In der Psychologie deutet sich jedoch in den letzten Jahren wieder ein zunehmendes Interesse am Begriff des Bewußtseins und an entsprechenden Themen an (vgl. Brandtstädter, 1991).

Dieses Konstrukt eines Gesundheitsbewußtseins läßt sich durch eine Reihe von **Komponenten** beschreiben und damit auch rekonstruieren:

- die subjektive Bedeutung und der Stellenwert von Gesundheit im Leben eines Menschen;
- das subjektive Konzept oder der Begriff von Gesundheit und von den Bedingungen, die sie beeinflussen;
- die Wahrnehmung des Körpers und seiner Beschwerden, die Art wie der Körper im Verhältnis zur gesamten Person gesehen wird;
- die Wahrnehmung von Risiken, Gefährdungen und Belastungen für die Gesundheit in der Umwelt und im eigenen Verhalten;
- die Wahrnehmung von Ressourcen für die Gesundheit in der Umwelt und in der eigenen Person;
- das subjektive Konzept von Krankheit, ihrer Ursachen und ihrer Beziehung zu Gesundheit;
- die Art, wie Gesundheit im sozialen Kontext definiert und abgestimmt wird.

In Abbildung 4.2 werden diese verschiedenen Komponenten des Konstrukts "Gesundheitsbewußtseins" in ihren Bezügen graphisch veranschaulicht. Im unteren Teil der Abbildung sind die jeweils angesprochenen psychischen Funktionsebenen angeführt. Die einzelnen Komponenten werden im folgenden der Reihe nach beschrieben. Das Gesundheitsbewußtsein ist jedoch erst durch den Komplex dieser Komponenten inhaltlich bestimmt und nicht durch einzelne Merkmale.

Abb. 4.2: Das Konstrukt "Gesundheitsbewußtsein" und seine Komponenten

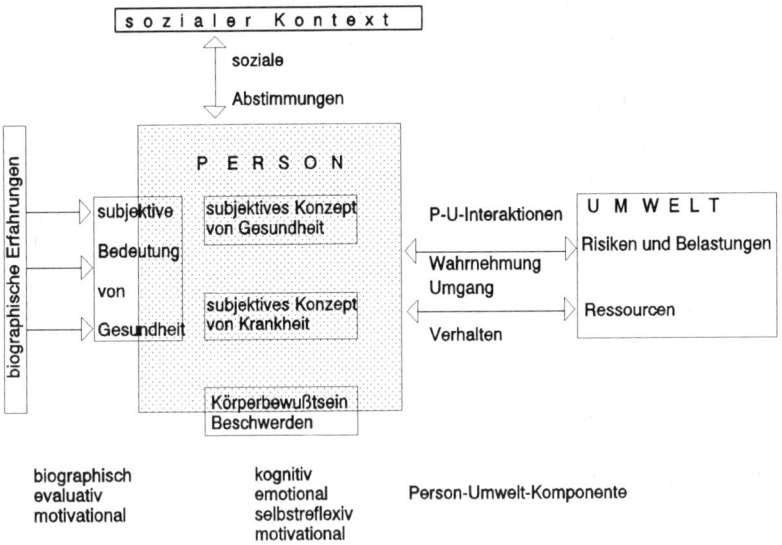

biographisch   kognitiv
evaluativ   emotional   Person-Umwelt-Komponente
motivational   selbstreflexiv
                      motivational

(1) Die subjektive Bedeutung von Gesundheit

Das Konstrukt des Gesundheitsbewußtseins schließt eine Vorstellung von
dem Stellenwert ein, den die Gesundheit im eigenen Leben einnimmt, das
heißt welche subjektive Bedeutung sie für einen Menschen hat. Diese Komponente ist einmal biographisch bestimmt, insofern sich der Wert Gesundheit herausbilden und durch bestimmte Erfahrungen verändern kann - und
meistens auch tut. Die Komponente umschreibt ein evaluatives Moment,
weil der Wert Gesundheit gegenüber anderen Werten im Leben abgewogen
wird. Damit spielt die subjektive Bedeutung von Gesundheit natürlich eine
wichtige Rolle in der Motivierung von gesundheitsbewußtem Verhalten; wie
weit das Leben so eingerichtet wird, daß die Gesundheit erhalten bleibt,
hängt wohl wesentlich von der subjektiven Bedeutung ab, die ihr im Kontext
des Lebenslaufs gegeben wird.

Nur wenige Untersuchungen des Gesundheitsverhaltens haben dieses evaluative Moment mit berücksichtigt, wohl in der Annahme, die Gesundheit sei
ein universell hoher Wert. Zwar ordnen in Umfragen die meisten Menschen
die Gesundheit als einen der höchsten Werte ein; aber es gibt auch Befunde,
daß ein relevanter Anteil der Bevölkerung (zwischen 20 und 40 Prozent) die

Gesundheit nicht unter ihren fünf höchsten Werten sieht (Lau, Hartmann & Ware, 1986) und daß die eigene Gesundheit im Leben oft als etwas selbstverständliches betrachtet wird und im Vergleich zu anderen Sorgen nicht oberste Priorität hat (Calnan, 1987). Zudem ist zu fragen, welche praktische Bedeutung das Rating verschiedener Werte wirklich hat, welche Implikationen es für das Alltagsleben hat, wenn Gesundheit z.b. in einem Fragebogen als hoher Wert eingeschätzt wird. Ein wirkliches Gesundheitsmotiv (Verres, 1986) muß durch tiefere Überzeugungen begründet sein und diese lassen sich methodisch wohl erst auf dem Hintergrund der allgemeinen Lebensorientierung und im biographischen Kontext erkennen.

Einschränkend ist jedoch zu betonen, daß Gesundheit nicht als ein Lebensziel wie andere zu verstehen ist: Wir leben in der Regel nicht für die Gesundheit! Die eigene Gesundheit ist vielmehr die Voraussetzung für die Verwirklichung diverser Ziele und Werte. Aber als Potential für die Realisierung von Lebensinteressen kann sie auch bewußt gefördert werden.

(2) Das subjektive Konzept von Gesundheit

Eine wesentliche Komponente des Gesundheitsbewußtseins stellt das subjektive Konzept von Gesundheit dar. Den Begriff, den ein Mensch von Gesundheit entwickelt hat, seine Dimensionen und Bezüge, lassen erkennen, was ihm oder ihr daran wichtig ist, was er oder sie in seinen Lebensaktivitäten berücksichtigen wird.

Aus der Diskussion der Forschungsliteratur ist deutlich geworden, daß Gesundheit ein schwieriger und komplexer Alltagsbegriff ist. Zum einen ist Gesundheit als Begriff in der Regel nicht auf der Bewußtseinsoberfläche repräsentiert, sondern er bedarf der Reflexion; denn Gesundheit wird weniger unmittelbar erlebt als erschlossen, sie muß sich reflektierend bewußt gemacht werden. Das hat die methodische Konsequenz, daß sich die erste spontane Antwort womöglich von einer zweiten unterscheiden wird, daß in einem Interview möglicherweise erst ein Reflexionsprozeß über das Verständnis von Gesundheit ausgelöst wird. Zum anderen ist der Gesundheitsbegriff multidimensional; er umfaßt mindestens die folgenden Dimensionen:

- Abwesenheit von Krankheit,
- funktionale Leistungsfähigkeit,
- Reservoir an Energie oder Stärke,
- körperliches und psychisches Wohlbefinden oder Gleichgewicht.

Es ist davon auszugehen, daß der Differenzierungsgrad des Gesundheitsbegriffs von Laien interindividuell stark variiert und sich im Lebenslauf
verändern kann. Weiter wird zu untersuchen sein, wie weit Gesundheit auf
einer körperlichen, psychischen und sozialen Ebene definiert wird, wie weit
sie positiv definiert wird und in welchem Maße sich Laien am negativ
bestimmten medizinischen Gesundheitsbegriff anlehnen oder sich von ihm
abgrenzen. Schließlich muß im Gesundheitsbegriff auch nach emotionalen
Momenten gesucht werden: Denn gesundheitliche Belange werden nicht nur
auf einer kognitiven Ebene verarbeitet; sie erzeugen persönliche Betroffenheit, die sich in Sorgen, Angst, Freude und anderen Gefühlen ausdrücken
kann.
Es ist weiter zu fragen, ob der Laienbegriff von Gesundheit komplexe Verknüpfungen nach Art einer Theorie aufweist. Werden etwa Bedingungen
oder Ursachen für den eigenen positiven oder negativen Gesundheitszustand
gesehen? Die Bedingungen, die im Vordergrund stehen, werden Hinweise
darauf geben können, wo ein Individuum Möglichkeiten zum eigenen Handeln sieht. Möglicherweise sind es aber auch keine derartigen "wenn-dann"-
Verknüpfungen zu erkennen, sondern eher Bilder und Metaphern von Gesundheit. Auch diese können wie ein Begriff oder eine "Theorie" von Gesundheit Hinweise auf Motive geben.

(3) Das Körperbewußtsein

Ein wichtiger Teil des subjektiven Verständnisses von Gesundheit wird sich
auf den eigenen Körper beziehen. Ich bezeichne diese Komponente des
Gesundheitsbewußtseins als Körperbewußtsein. Es umfaßt zum einen die
Wahrnehmung körperlicher Empfindungen und Beschwerden, zum anderen
die Konstruktion des Körpers als Ganzes. Der Stellenwert und die Empfin-
dung des Körpers in der gesamten Selbstsicht einer Person kann als Körper-
Selbst verstanden werden; es ist der körperliche Teil der Identität. Diese
Komponente enthält in hohem Maße Momente der Selbstreflexion; diese
setzen überwiegend an den Veränderungen des Körpers an. Die Transformationen des Körper-Selbst werden wesentlich durch Beschwerden oder Krankheiten vorangetrieben. Somit sind über die Wahrnehmung und den Umgang
mit Beschwerden wichtige Informationen über das Körperbewußtsein zu
erhalten.
Mit der Körperlichkeit sind jedoch auch emotionale Aspekte verknüpft.
Empfindungen und Veränderungen des Körpers lösen Gefühle der Lust oder
des Unbehagens, der Angst oder der Erleichterung aus; sie müssen als

167

Bestandteile des Körperbewußtseins verstanden werden. Auch diese Komponente des Gesundheitsbewußtseins kann sich im Lebenslauf verändern; es ist anzunehmen, daß das Körperbewußtsein durch Körperereignisse wie Krankheiten und Beschwerden, durch Pubertät, Schwangerschaft, Geburt und Klimakterium oder auch durch operative Eingriffe vorübergehend oder auf Dauer gesteigert werden kann. Die interindividuellen Unterschiede werden beträchtlich sein und ihre Begründung in einer unterschiedlichen Körpersozialisation haben.

(4) Die Wahrnehmung gesundheitlicher Risiken und Belastungen
Bisher wurde das Gesundheitsbewußtsein durch Komponenten bestimmt, die auf Prozesse in der Person beschränkt waren. Sie enthielten kognitive, emotionale, motivationale, evaluative und selbstreflexive Momente. Das Gesundheitsbewußtsein schließt jedoch auch ein bestimmtes Verhältnis der Person zu ihrer **Umwelt** ein. Ein dialektisches Verständnis von den Person-Umwelt-Interaktionen bedeutet, übertragen auf das Gesundheitsbewußtsein, zum einen die Wahrnehmung von für die Gesundheit relevanten Aspekten seiner Lebensumwelt, zum anderen die Wahrnehmung des eigenen Verhaltens in seinen Auswirkungen und seine Bewertung im Hinblick auf gesundheitliche Auswirkungen.

Zunächst soll uns jener Aspekt interessieren, wenn Umweltbedingungen und eigene Verhaltensweisen als negativ für die Gesundheit eingeschätzt werden; sie werden dann als Risiken oder als Gefährdung für die eigene Gesundheit wahrgenommen. Dazu können etwa ökologische Bedingungen in der Umwelt, Bedingungen der Arbeit oder des sozialen Umfelds gehören. Dabei ist natürlich neben dem kognitiven Aspekt der Wahrnehmung und Bewertung als gesundheitliches Risiko auch die emotionale Dimension von Bedeutung, die etwa über Begriffe wie Belastung oder Bedrohung einbezogen werden könnte. Als riskante Verhaltensweisen können die medizinisch definierten Risikoverhaltensweisen verstanden werden, wobei jedoch hier im Vordergrund steht, wie weit sie auch selbst als riskant eingeschätzt werden; natürlich sind die selbst über eigene Erfahrungen erkannten Risiken in der eigenen Lebensweise von besonderem Interesse.

(5) Die Wahrnehmung gesundheitlicher Ressourcen
In der eigenen Lebenswelt und Lebensweise können auch Ressourcen für die eigene Gesundheit liegen und als solche vom Subjekt erkannt werden. Darunter können zum Beispiel allgemeine Widerstandsressourcen von der

Art fallen, wie Antonovsky sie beschrieben hat: die soziale Einbindung, die materielle Ausstattung, die religiöse oder politische Überzeugung, das Wissen über gesundheitliche Belange, die Kompetenz in der Bewältigung von Lebensproblemen. Es können aber auch höchst individuell geprägte Ressourcen sein, etwa Personen, die als besonders wichtig für das eigene Leben und für die Gesunderhaltung gesehen werden, ein Arzt, dem besondere Fähigkeiten zugeschrieben und Vertrauen entgegengebracht wird, oder die Überzeugung von der eigenen körperlichen oder psychischen Robustheit aufgrund seiner familiären Herkunft oder aufgrund von überstandenen Krisen und Krankheiten.

Das Bewußtsein von gesundheitlichen Ressourcen entsteht durch Erfahrungen im Leben und hat daher in der Regel eine individuelle Geschichte. Ressourcen und ihre Wahrnehmung sind aber auch eingebettet in soziale Verhältnisse und kulturelle Systeme, sie haben daher auch eine soziale Geschichte. Die Menschen werden sich darin unterscheiden, ob sie Ressourcen überhaupt als solche wahrnehmen, inwieweit sie ihnen bewußt sind. Vermutlich ist diese Komponente des Gesundheitsbewußtseins an sich selbst relativ schwer zu erkennen; Ressourcen sind so mit allgemeinen und für selbstverständlich betrachteten Lebensressourcen verbunden, daß ihre besondere Bedeutung für die Gesunderhaltung oft nicht bewußt ist. Es wird daher methodisch relativ schwierig sein, ein Bewußtsein davon zu erheben.

(6) Das subjektive Konzept von Krankheit
Durch einige empirische Hinweise (in Kapitel 3.2) wurde schon deutlich, daß das subjektive Konzept von Gesundheit in engem Zusammenhang mit dem persönlichen Krankheitsbegriff steht, daß in den Vorstellungen von Laien Gesundheit und Krankheit oft gar nicht streng voneinander getrennt werden. Häufig ist Krankheit deutlicher repräsentiert als Gesundheit; die Krankheit fällt ins Auge und läßt sich schwer ignorieren, die Gesundheit muß man sich erst bewußt machen. Insofern ist es wesentlich, daß im Gesundheitsbewußtsein auch der subjektive Krankheitsbegriff als Komponente enthalten ist.

Natürlich wird das subjektive Laienkonzept von Krankheit in hohem Maße davon abhängig sein, welche Erfahrungen bereits mit Krankheiten gemacht wurden, mit eigenen oder mit denen von Bezugspersonen. Die eigene Geschichte mit Krankheit wird ebenso die Herausbildung eines Krankheitsbegriffs beeinflussen wie Informationen und vermittelte Erfahrungen aus dem sozialen und gesellschaftlichen Umfeld. Dabei ist, ähnlich wie beim

Gesundheitsbegriff, zu unterscheiden zwischen den verschiedenen Dimensionen, die Vorstellungen von Krankheit aufweisen, und den möglichen Theorien etwa über Ursachen, Verlaufsformen, Einfluß- und Behandlungsmöglichkeiten.

Der subjektive Begriff von Krankheit kann etwa danach untersucht werden, wie weit er eine körperliche, psychische und soziale Dimension beinhaltet und wo Schwerpunkte gesetzt werden. Es ist zudem von Interesse, wie weit das professionelle medizinische Krankheitsverständnis subjektiv angeeignet wurde, wo Abgrenzungen vorgenommen werden, welche Krankheitseinheiten repräsentiert sind und als Paradigmen das Verständnis prägen, und ab welcher Schwelle das Etikett Krankheit verwendet wird. Die subjektive Bedeutung oder der Sinn von Krankheit erschließt sich auch darüber, wie das Verhältnis des kranken Individuums zur Gesellschaft konstruiert wird: Ob die Krankheit etwa für einen Menschen, im Lichte der Ergebnisse von Herzlich (vgl. Kapitel 3.2), als Zerstörung der Lebensaktivitäten erscheint, als Befreiung von den Lasten des Lebens oder als Herausforderung, die zu bewältigen ist. Bei den Vorstellungen über Ursachen von Krankheit ist von besonderem Interesse, wie das Individuum seinen eigenen Beitrag konstruiert, ob es Krankheiten mehr internal oder external attribuiert: Ist Krankheit überhaupt vom Individuum zu beeinflussen oder zu verhindern? Kann ich sie persönlich verhindern? Wodurch habe ich dazu beigetragen, daß eine Krankheit entstanden ist? Wie weit bin selbst verantwortlich oder gar schuldig, wenn ich krank werde? Auf der anderen Seite wird etwa von Interesse sein, wie Bedingungen der Umwelt als potentielle Ursachen von Krankheiten erscheinen, ob diese Ursachen eher als natürliche oder als gesellschaftliche konstruiert werden, wie weit die öffentliche ökologische Diskussion die Vorstellungen des einzelnen Subjekts erreicht hat.

Die Fülle an Vorstellungen, die hier nur angedeutet wurden, zeigt schon die Schwierigkeiten eines Unternehmens, das subjektive Konzepte von Krankheit als Teilkomponente eines Gesundheitsbewußtseins rekonstruieren will. Neben den kognitiven Momenten spielen dabei natürlich auch emotionale Aspekte eine große Rolle, insbesondere in Form von Ängsten vor bestimmten Krankheiten, in Form der Betroffenheit, die Krankheiten enger Bezugspersonen auslösen, oder auch in Form von Ärger und Wut über bestimmte Ursachenkomplexe, die gesellschaftlich erzeugt oder nicht genügend bekämpft werden. Alle diese Momente können Motive zum Handeln darstellen, das dann je nach Vorstellungen eher präventiv ansetzt, das bestimmte Krankheiten verhindern will oder die allgemeine Krankheitsanfälligkeit reduzieren, oder das auf die Bekämpfung eingetretener Erkrankungen gerichtet ist; es kann mehr auf die Selbsthilfe setzen oder dem Experten ein größeres Gewicht zuerkennen.

(7) Soziale Abstimmungen und Vergleiche

Schließlich muß das Gesundheitsbewußtsein auch die soziale Einbettung und die ständigen sozialen Abstimmungen von Vorstellungen als eigene Komponente einschließen. Als theoretisches Konstrukt fokusiert das Gesundheitsbewußtsein zwar die Vorstellungen des Individuums, aber diese müssen von ihrer Entstehung und Aufrechterhaltung her auch als soziale Phänomene verstanden werden. Das Gesundheitsbewußtsein entwickelt sich in einem gesellschaftlich vorbereiteten Rahmen. Kulturell bestimmte und überlieferte Vorstellungen über Gesundheit und Krankheit prägen das Individuum und beeinflussen seine Wahrnehmungen und sein Verhalten. In einer Mediengesellschaft werden permanent gesundheitsbezogene Informationen verbreitet, die trotz ihrer oft widersprüchlichen Aussagen das Individuum beeinflussen. Das öffentliche Gesundheitsbewußtsein wird nicht ohne Auswirkungen auf das individuelle Gesundheitsbewußtsein bleiben.
Indem sich das Individuum mit anderen Menschen austauscht und vergleicht, stimmt es immer wieder seine Gesundheitsvorstellungen mit seiner sozialen Umwelt ab, etwa in Gesprächen über gesundheitliche Belange, in der Einholung von Informationen und Rat oder in der gemeinsamen Organisierung gesundheitlicher Aktivitäten. Durch den sozialen Vergleich besteht somit auch eine Möglichkeit, zu erkennen, welche Vorstellungen eine Person selbst vertritt. Im Vergleich zu ihrer Herkunftsfamilie, zu nahestehenden Menschen seiner Umgebung, im Vergleich zu der "öffentlichen Meinung" oder zu Gesundheitsexperten gewinnt das eigene Denken und Fühlen über Gesundheit möglicherweise erst Profil.

4.3 "Gesundheitshandeln" - Komponenten eines Konstrukts

4.3.1 Zur Wahl des Begriffs

Um die Aktivitäten, die Menschen im Alltag zur Erhaltung ihrer Gesundheit unternehmen, begrifflich zu fassen, bedarf es eines theoretischen Konzepts, das zunächst ihre relative Bewußtheit betont. Wenn das Gesundheitsbewußtsein, wie es gerade konzipiert wurde, eine wesentliche Voraussetzung für die gesundheitsbezogenen Aktivitäten sein soll, dann muß das in der Begrifflichkeit zum Ausdruck kommen. Dabei habe ich schon angedeutet, daß Gesundheit nicht unbedingt das explizite Motiv oder Ziel dieser Aktivitäten darstellen muß; Gesundheit ist mehr eine Voraussetzung für Lebenstätigkeiten als ein Lebensziel. Die Verhaltensweisen, die zur Erhaltung und Förderung der Gesundheit ausgeführt werden, müssen als Teil der Lebensaktivitäten eines Menschen verstanden werden; sie sind Alltagshandeln und soziales Handeln. Sie sind so in die Alltäglichkeit verwoben, daß sie meist nicht auffallen, sondern erst durch gezielte Reflexion voll bewußt werden.

In der Diskussion der Forschungsliteratur (in Kapitel 3.3) wurde deutlich, daß ein Begriff in diesem Gegenstandsbereich absolut dominiert: "health behavior" oder **Gesundheitsverhalten**; der Zusatz "präventives" Gesundheitsverhalten soll Phänomene vor der Entstehung von Symptomen einer Krankheit abgrenzen. Der Verhaltensbegriff scheint mir nun aber aus verschiedenen Gründen nicht geeignet, um den eben formulierten Anforderungen gerecht zu werden. Er entstammt der behavioristischen Tradition und schließt daher die Bewußtheit und Zielgerichtetheit von Aktivitäten gerade nicht ein. Das führt dazu, daß Verhaltensweisen nur von "außen" und scheinbar "objektiv" bestimmt werden, so daß sie für den Handelnden oft bedeutungslose Segmente sind oder als isolierte Elemente aus dem Verhaltensstrom herausgestanzt werden. Daher ist es auch immer schwierig, sie später zu sinnvollen Einheiten zu kombinieren. Das interessierende Verhalten wird in der Regel nicht als Teil einer Lebenspraxis gesehen, sondern aus ihr herausgegriffen und als davon abgehobene Aktivitäten behandelt. Verhaltensweisen werden von den übrigen Lebensäußerungen isoliert und dadurch auch aus dem sozialen Kontext herausgerissen; sie erscheinen als individuelle Akte, deren hervorstechendste Eigenschaft oft in ihrer Beobachtbarkeit und Meßbarkeit gesehen wird. Die Auseinandersetzung mit dem Verhaltensbegriff muß hier nicht weiter vertieft werden. Es sollten nur ergänzend zur schon geleisteten detaillierten Diskussion der Ansätze (in Kapitel 3.3) die Argumente für seine Ablehnung kurz zusammengetragen werden, um deutlich zu machen, daß der Begriff des Gesundheitsverhaltens in der Gesamtkonzeption dieser Arbeit ungeeignet ist.

Ich habe mich stattdessen für den Begriff des **Gesundheitshandelns** entschieden. Der Handlungsbegriff hat eine längere Tradition in den Sozialwissenschaften, die auf Max Weber zurückgeht. Er wurde teilweise auch in der Psychologie als Alternative zum Verhaltensbegriff gesehen; ich kann auf die Auseinandersetzungen um eine Handlungstheorie, die vor allem in den 70er

Jahren geführt wurden, hier nicht näher eingehen. Einige begriffliche Klärungen müssen aber vorgenommen werden.

Werbik (1978) grenzt etwa den Begriff des **"Handelns"** von dem Oberbegriff des "Verhaltens" ab. Er betont, unter anderen, die Merkmale des bewußten und absichtsvollen Handelns, die Möglichkeit zu handeln ohne etwas zu tun, den Zusammenhang von Handlungen mit Lebensformen im Gegensatz zu Einzelakten, das Vorhandensein mehrerer Handlungsmöglichkeiten, die planvolle Ausführung einer Handlung, und - unter Verweis auf Max Weber - den subjektiven Sinn, den Handelnde damit verbinden. Wesentlich erscheint mir auch die Möglichkeit, Handeln als soziales zu qualifizieren, indem sie ihrer Bedeutung nach auf das Verhalten anderer bezogen ist. Obwohl häufig die Begriffe "Handlung" und "Handeln" austauschbar verwendet werden, schließe ich mich Fuhrer (1984) an, der explizit eine Unterscheidung vornimmt. Eine "Handlung" wird eher für den Bereich wissenschaftlicher Analysen reserviert und als "komplexe Konstrukteinheit zur (theoriegeleiteten) Deskription und Interpretation empirisch ausweisbarer Verhaltens- und Erlebnisdaten" (S.68) bestimmt. Dagegen ist für ihn das "Handeln" der zentrale Begriff zur Fassung komplexer Alltagsaktivitäten. "Handeln" wird nach Fuhrer (1984) durch die folgenden 12 Merkmale definiert:

"(1) Einen - Beziehungen stiftenden - Prozeß, (2) der von Wissen gespeist ist, (3) damit ein kognitives Geschehen repräsentiert, (4) das sich in einem Individuum (dem Aktor) vollzieht, (5) der in ein Milieu eingebettet ist; (6) diejenige Teilmenge an Verhaltensweisen, die (7) von Zielen und (8) Strategien gesteuert, (9) die reguliert, (10) beabsichtigt sind (11) und in hohem Maße bewußt verlaufen; (12) die Bewältigung einer Aufgabe, damit verbundene Anforderungen und ihre Beanspruchung." (S. 68 f.)

Unabhängig davon, ob alle dieser Bestimmungsmerkmale als notwendige Momente gesehen werden müssen, schließe ich mich diesen beiden Konzeptualisierungen des Handelns im wesentlich an und beschäftige mich im weiteren mit dem spezifischen Begriff des Gesundheitshandeln. Er wird in diesem Forschungsfeld kaum verwendet. Ich bin auf zwei Arbeiten gestoßen, die sich explizit darauf stützen. In einem Bremer Forschungsprojekt mit dem Titel "Gesundheitshandeln von Frauen" (Klesse u.a., 1992) wird eine ähnliche Absetzung vom Verhaltensbegriff vorgenommen und Gesundheitshandeln "als ein komplexes, auf den gesamten Lebensprozeß bezogenes Handeln" (Maschewsky-Schneider, 1986, S. 88) und als Teil der Biographie verstanden. Einen Definitionsversuch aus einer phänomenologischen Perspektive unternahm Ridder (1985): "Gesundheitshandeln bedeutet im Verlauf der Biographie ein sinnhaft auf den Leib und dessen Befindlichkeit ausgerichtetes Tun, Lassen oder Dulden, um durch eigenes oder fremdes Verhalten das Wohlbefinden zu sichern, zu fördern oder wiederherzustellen." (S. 139)

Beiden Versuchen ist gemeinsam, daß sie das Gesundheitshandeln als Teil der Biographie und in einem lebensweltlichen Rahmen sehen sowie als bedeutungsvolles Handeln verstehen; es wird zudem als zielgerichtet angesehen. In meiner Konzeption können die Ziele oder Motive aber nicht vorab bestimmt werden, sondern sie hängen ab von dem jeweiligen Konzept von Gesundheit, vom Gesundheitsbewußtsein. Ob beim gesundheitsbezogenen Handeln also der Körper im Vordergrund steht, ob es auf die Förderung von Wohlbefinden oder auf die Verhinderung von Krankheit abzielt, hängt von dem subjektiven Verständnis von Gesundheit ab. Das Gesundheitshandeln besteht aus Handlungseinheiten, die für das Subjekt sinnvolle Schritte zum Erhalt seiner Gesundheit sind; sie stehen aber immer in einem Gesamtzusammenhang und können - wie widersprüchlich auch immer - als gesundheitliche Lebensweise im Kontext der gesamten Lebenspraxis eines Menschen verstanden werden. Als Teil der Lebenspraxis ist das Gesundheitshandeln wie das Gesundheitsbewußtsein immer sozial organisiert und muß somit auch als soziales Handeln verstanden werden.

4.3.2 Komponenten des Gesundheitshandelns

Ähnlich wie bei der Konzeption des Gesundheitsbewußtseins, sehe ich auch das Gesundheitshandeln als ein komplexes Konstrukt, das sich durch eine Reihe von **Komponenten** näher bestimmen und damit auch rekonstruieren läßt:
- das bewußte Handeln für die eigene Gesundheit,
- der Umgang mit dem eigenen Körper und seinen Beschwerden,
- der Umgang mit Krankheiten,
- der Umgang mit Risiken und Belastungen, die in der Lebensumwelt entstehen,
- die Herstellung und Aktivierung von gesundheitlichen Ressourcen,
- das soziale Handeln für die Gesundheit oder die soziale Gesundheitsselbsthilfe,
- die Veränderung in der gesundheitlichen Lebensweise.

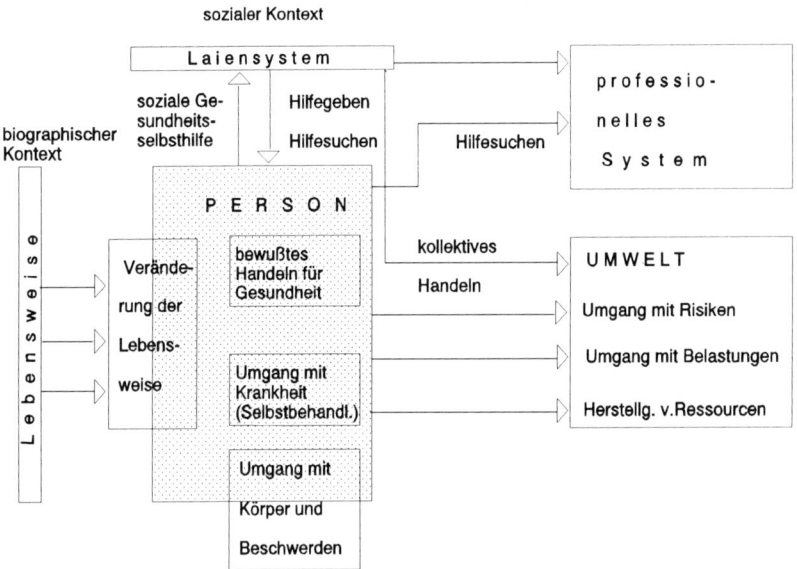

In Abbildung 4.3 sind diese verschiedenen Komponenten des Gesundheits
handelns im Überblick und ihren Bezügen graphisch dargestellt. Ich betrach-
te das Konstrukt des Gesundheitshandelns erst durch dieses Aggregat an
Komponenten für ausreichend bestimmt und werde die einzelnen Komponenten im folgenden näher beschreiben.

(1) Das bewußte Handeln für die eigene Gesundheit
Jedes Individuum ist in der Lage, auf seinem jeweiligen Stand des Gesundheitsbewußtseins und natürlich in Abhängigkeit von situativen Bedingungen,
konkrete Aktivitäten zu entfalten, die dem Erhalt der Gesundheit dienen.
Wie weit ein Mensch bewußt und zielgerichtet für seine Gesundheit handelt,
hängt davon ab, wie wichtig ihm oder ihr die Gesundheit im Leben ist und
was er oder sie für ein subjektives Konzept von Gesundheit hat.
Das kann etwa heißen, sensibilisiert durch die schwere Krankheit eines
Familienmitglieds oder Arbeitskollegen, der Gesundheit jetzt mehr Bedeutung beizumessen und - weil Bewegung als zentrale Bedingung zur Vermeidung eines Herzinfarkts angesehen wird - jetzt mehr Sport zu machen.

Für andere Menschen wird z.B. der Abbau eines Risikoverhaltens wie Rauchen im Vordergrund stehen. Wieder andere werden aufgrund eines multifaktoriellen Gesundheitskonzepts auf eine breite Palette von Maßnahmen setzen und nicht nur für Bewegung und gesündere Ernährung sorgen, sondern auch psychische Belastungen in der Arbeit angehen, indem gemeinsam mit anderen an der Veränderung von überfordernden Bedingungen gearbeitet wird. Gesundheitshandeln kann im Extremfall aber auch bedeuten, daß er oder sie gar nichts unternimmt oder sich gesundheitlich sehr riskant verhält, weil entweder die Gesundheit überhaupt keine Rolle im Leben spielt oder weil sie als nicht beeinflußbar verstanden wird. Dennoch wird eine Person nicht umhin können, sich gelegentlich mit Fragen der Gesundheit auseinanderzusetzen, und sei es auch nur, indem sie z.B. Hinweise auf Gefährdungen ignoriert oder auftretende Beschwerden verdrängt. In diesem Fall besteht dann das Gesundheitshandeln eben darin, so weiter zu leben wie bisher und mögliche Risikoverhaltensweisen nicht zu verändern. Man kann sich zwar nicht nicht-verhalten, aber man kann sich mehr oder weniger bewußt entscheiden, seine Lebensweise beizubehalten.

Bei dieser Komponente des bewußten Handelns für die eigene Gesundheit werden zwar auch einzelne Maßnahmen registriert werden müssen, doch von größerer Bedeutung ist der Gesamtzusammenhang, in dem förderliche gegen riskante Aspekte abgewogen und ein Bild von der gesundheitlichen Lebensweise eines Menschen entstehen sollte.

(2) Der Umgang mit dem Körper

Jeder Mensch muß sich in irgendeiner Weise zu seinem Körper verhalten. Das betrifft einmal den Umgang mit dem gesunden Körper. Wie eine Person ihren Körper beachtet und beobachtet, wie sie ihn pflegt und präsentiert, wie sie mit körperlichen Erscheinungen wie Müdigkeit oder Energieüberschuß oder dem Prozeß des Alterns umgeht, hängt von der Komponente des Gesundheitsbewußtseins ab, die als Körperbewußtsein bezeichnet wurde. Dieses bestimmt auch, wie mit körperlichen Beschwerden umgegangen wird: Ob etwa körperliche Veränderungen sofort als mögliche Symptome einer Krankheit interpretiert werden und entsprechend mit Maßnahmen der Selbstbehandlung oder mit der Konsultation von Experten reagiert wird, oder ob sie lange Zeit ignoriert werden, als unwichtig interpretiert und trotz Beeinträchtigungen das Leben wie bisher weitergeführt wird, oder wie mit den durch Beschwerden ausgelösten Gefühlen umgegangen wird - diese

Aktivitäten können alle als Teile eines Gesundheitshandelns verstanden werden, nämlich als Handeln, das sich auf den Körper bezieht.

(3) Der Umgang mit Krankheiten

Eine Stufe weiter, wenn sich Beschwerden zu Krankheiten entwickelt haben, wird der Umgang mit diesen einen Aspekt des Gesundheitshandeln verdeutlichen. Hierbei kann auch - ähnlich wie beim Umgang mit Beschwerden - der Bewältigungsbegriff herangezogen werden, um die Handlungsweisen zu kennzeichnen; die Bewältigung der Symptome, der ausgelösten Emotionen oder der mit der Krankheit verbundenen Handlungseinschränkungen und sozialen Isolierungen kann als Teile dieser Komponente verstanden werden. Die unternommenen Handlungen hängen davon ab, was eine Person für ein Verständnis von Krankheit hat. Wenn Krankheiten als Katastrophen erlebt werden, die nur das schlimmste bedeuten können, dann wird ein Mensch entsprechend panisch reagieren, wenn er selbst krank wird. Wenn sie als Signal für eine Überforderung der eigenen Kräfte interpretiert werden, dann wird die Krankheit möglicherweise geduldig ertragen und es werden vielleicht entsprechende Veränderungen an der bisherigen Lebensweise eingeleitet. Wenn Krankheit als etwas Fremdes, nicht zu einem selbst gehörendes verstanden wird, dann wird eine erkrankte Person möglicherweise sofort einen Experten einschalten, ganz im Gegensatz zu einer anderen Person, die sich eigentlich als alleiniger Experte für den eigenen Körper sieht und Krankheiten bevorzugt selbst behandelt, auch wenn sie damit überfordert ist. Das Krankheitsverhalten ist deshalb von Interesse, weil es auch etwas über den Stil der Gesunderhaltung aussagen kann.

(4) Der Umgang mit Risiken und Belastungen

In dem Ausmaß wie Risiken für seine Gesundheit gesehen werden, sei es in der Umwelt oder im eigenen Verhalten, können konkrete Maßnahmen ergriffen werden, um diese Risiken abzubauen oder die eigene Gefährdung dafür zu reduzieren. Diese Komponente des Gesundheitshandelns zielt also auf den Umgang mit Risiken und den Schutz vor Risiken ab. Damit ist eine große Fülle möglicher Aktivitäten angesprochen. Sie können sich einmal auf allgemein bekannte gesundheitlich riskante Verhaltensweisen beziehen, wie eine gefährliche Sportart, das riskante Verhalten im Verkehr, eine einseitige Ernährung, den übermäßigen Konsum von Genußmitteln. Dazu können aber auch ganz individuell erkannte Risiken in seiner Lebensweise gehören, etwa ein Nahrungsmittel, das einem nicht bekommt und das man dann versucht zu vermeiden, einen übertriebenen Ehrgeiz im Sport, der zu körperlichen Beschwerden führt und den man daher zu mäßigen sucht, oder auch seinen zu defensiven oder zu aggressiven Stil, mit interpersonalen Konflikten umzugehen, den man zu verändern trachtet.

Die Risiken in der Lebensumwelt sind vielfältig und werden der Öffentlichkeit zunehmend bewußt. Sie reichen von dem großen Komplex an Umweltgefahren, den Schadstoffen in der Luft, im Wasser, in der Nahrung, über Gesundheitsgefahren am Arbeitsplatz bis hin zu den psychosozialen Belastungen, die oft mit den Anforderungen an eine moderne Lebensweise verbunden sind. Es stellt sich die Frage, wie das Subjekt damit umgeht. Ein erster Schritt kann schon darin bestehen, sich überhaupt dafür zu interessieren und darüber zu informieren, sich nähere Kenntnisse über die Risiken seiner Umgebung zu verschaffen. Das weitere Handeln wird einmal davon abhängen, ob Risiken überhaupt als kontrollierbar angesehen werden und welchen Beitrag das Individuum selbst zu leisten imstande ist. Viele Umweltgefahren werden wohl schwer einer individuellen Kontrolle zugänglich sein; dann stellt sich für das Subjekt die Frage, ob es gemeinsam mit anderen Menschen einen Versuch zum Abbau bestimmter Umweltgefahren unternimmt, ob es also zu einem kollektiven Gesundheitshandeln kommt. Vielleicht sind aber auch Maßnahmen möglich, die die eigene Widerstandskraft gegen Risiken erhöhen. Jeder Mensch wird hier je nach seinem Gesundheitsbewußtsein eigene Schwerpunkte setzen. Ein Grundproblem besteht wohl darin, daß viele Risiken der modernen Industriegesellschaften tief in gesellschaftlichen Strukturen verankert sind und daher Handlungsweisen erfordern, die langfristig angelegt, politisch organisiert und von hohem Energieeinsatz geprägt sind. Es wird in der Regel lange dauern bis sich positive Veränderungen für die Gesundheit zeigen. Diese Abwägung, wo beim Erkennen gesundheitlicher Risiken ein persönlicher Einsatz möglich und erfolgversprechend ist, ohne selbst wieder gesundheitliche Gefährdungen mit sich zu bringen, gehört wesentlich zu dieser Komponente des Gesundheitshandelns.

Aber auch im Umgang mit körperlichen und psychosozialen Belastungen kann sich zeigen, wie ein Individuum seine Gesundheit konstruiert, wo es Überlastungen und mögliche Gefährdungen in Kauf nimmt und wo es vorsorgend und mit seinen Kräften haushaltend handelt. Wenn Belastungen nicht direkt beseitigt werden können, so ist es aber doch vielleicht möglich, Widerstandsressourcen zu ihrer Bewältigung aufzubauen.

(5) Die Herstellung und Aktivierung von Ressourcen

Das Gesundheitshandeln kann sich darin ausdrücken, welche Ressourcen ein Mensch zum Erhalt seiner Gesundheit erkennt und in der Folge versucht, für sich zu erschließen. Derartige Aktivitäten bedürfen aber vielleicht noch stärker als andere Komponenten eines langfristigen und vorsorgenden Denkens, das aber positiv orientiert ist, weil es Kräfte und Kompetenzen zu entwickeln trachtet, anstatt überall Gefahren zu sehen und zu bekämpfen. Hier kann es um die Erschließung körperlicher Ressourcen gehen, etwa das Erkennen körperlicher Stärken, die Förderung seiner Fitness und seiner Abwehrkräfte gegen Infektionen, die Sensibilisierung für die Wahrnehmung des Körpers. Aber auch die psychisch-personalen Ressourcen können entwickelt und aktiviert werden: etwa die Kompetenzen zur Bewältigung von Problemen und Belastungen, die Stärkung des Selbstvertrauens, die Erweiterung seines Wissens über gesundheitliche Fragen. Schließlich liegt ein großer Bereich von Ressourcen im sozialen Umfeld. Intensive und befriedigende Beziehungen und ein anregendes soziales Netzwerk können nicht nur als solche die Gesundheit im Sinne eines Wohlbefindens fördern; sie sind auch wesentliche Ressourcen für den Umgang mit gesundheitlichen Problemen: Die Menschen im sozialen Umfeld stellen wichtige Informationen bereit, helfen bei der Abklärung körperlicher oder psychischer Empfindungen, sind Gesprächspartner in der Entwicklung des Gesundheitsbewußtseins, Ratgeber bei Beschwerden und helfen ganz konkret und praktisch bei der Behandlung und Pflege im Falle von Krankheiten. Vermutlich muß man sich den Aufbau von Ressourcen in der Regel nicht als strategisches Unternehmen zur Sicherung der Gesundheit vorstellen; aber ganz unbewußt werden diese Funktionen von sozialen Bezügen für die eigene Gesundheit und für die Krankheitsbewältigung auch nicht sein. Insofern läßt sich die Frage stellen, wieweit sich Menschen im Alltag mehr oder weniger bewußt darum bemühen, gesundheitliche Ressourcen in seiner sozialen Welt zu erhalten, herzustellen und zu aktivieren.

(6) Die soziale Gesundheitsselbsthilfe

Mit den sozialen Ressourcen ist bereits die soziale Einbindung des Gesundheitshandeln angesprochen. Sie wurde auch schon (in Kapitel 3.3) in Form der sozialen Gesundheitsselbsthilfe thematisiert, die einen wesentlichen Teil des Laiengesundheitssystems ausmacht. Ebenso wie das Gesundheitsbewußtsein stellt auch das Gesundheitshandeln seinem Wesen nach ein soziales Phänomen dar, es ist ein soziales Handeln. Alle bisher besprochenen Handlungskomponenten finden im sozialen Raum statt und sind oft auch sozial organisiert. Aktivitäten zur Gesunderhaltung im Bereich von Bewegung, Ernährung oder Erholung sind in der Regel Teil sozialer Ereignisse; der Umgang mit Beschwerden und Krankheiten, der Umgang mit Risiken und die Herstellung von Ressourcen sind Teil eines sozialen Austausches und werden durch gesellschaftliche Normen, Rollen und Strukturen beeinflußt. Insofern ist auch scheinbar individuelles Gesundheitshandeln immer auch soziales Handeln und sagt etwas aus über das Verhältnis von Individuum und Gesellschaft.

Gesundheitshandeln ist aber auch in einem direkten Sinne sozial bestimmt. Wenn eine Person bei Beschwerden in seinem sozialen Umfeld um Rat und Trost, um emotionale Unterstützung und um praktische Hilfen sucht, wenn sie umgekehrt diese Unterstützung und Hilfe nahen Bezugspersonen in Familie und sozialem Netzwerk gibt, dann ist deutlich, daß Gesundheit über soziale Interaktionen hergestellt wird. Ein komplexes System des sozialen Austausches, der sozialen Interaktionen und Organisation ist anzunehmen, um diese Gesundheitsselbsthilfe im Alltag zu erklären. Wir haben noch sehr wenig davon verstanden, weil das Gesundheitshandeln sehr versteckt im Alltagshandeln ist. Deutlicher sind uns die Aktivitäten, die ein Hilfesuchen im professionellen System einleiten; sehr häufig sind auch diese sozial vermittelt, finden Abstimmungen darüber statt, wann eine Beschwerde im Laiensystem behandelt wird und wann welche Art von Experten aufgesucht wird. Wir wissen inzwischen, daß dieses Laienversorgungssystem in wesentlichen Teilen geschlechtsspezifisch organisiert ist. Die Formen dieser Organisierung sind jedoch erst in Umrissen sichtbar, ebenso wie die Formen des Gesundheitsbewußtseins, die dahinter stehen können.

Schließlich muß noch hervorgehoben werden, daß sich ein soziales Gesundheitshandeln darin ausdrücken kann, daß die gesellschaftliche Dimension von Gesundheit bewußt geworden ist. Wenn gesundheitliche Risiken in der Umwelt, am Arbeitsplatz, in der Gemeinde als gemeinsame erkannt werden, dann liegt es nahe, die Möglichkeiten ihrer Bekämpfung auch als kollektives Handeln zu begreifen. Dann ist Gesundheitshandeln auch als politisches Handeln zu verstehen, das dazu beiträgt, Lebensgrundlagen zu erhalten oder zu schaffen. Damit wird auch die letztlich doch immer gemeinsame und gesellschaftliche Verantwortung für die Gesunderhaltung im Alltag deutlich; sie kann nicht einfach einem Expertensystem zugewiesen werden, sondern muß von Laien wieder angeeignet werden. Die Partizipation von Laien an der gesellschaftlichen Organisierung von Gesundheit beginnt schon bei der

Bewußtmachung und Wahrnehmung der eigenen Handlungsmöglichkeit im Alltag und nicht erst beim Eintritt in das professionelle System.

(7) Die Veränderung der Lebensweise
Betrachten wir das Gesundheitshandeln in seinem biographischen Kontext, dann interessieren vor allem die Veränderungen, die im Lebenslauf vorgenommen werden. Natürlich werden hierbei zunächst die großen Einschnitte im Vordergrund stehen, an denen sich eine gesundheitsbezogene Lebensweise entscheidend verändert hat. Und wir werden uns fragen, welche Anlässe und Gründe dazu geführt haben. Dabei ist wieder davon auszugehen, daß Veränderungen im Gesundheitsbewußtsein, im Stellenwert von Gesundheit, in der Entdeckung gesundheitlicher Risiken usw. diese Änderungen in der Lebensweise begründen können. Sicher werden hier Gesundheitsereignisse, vor allem Krankheiten, eine gewichtige Rolle spielen; aber auch gesellschaftliche Veränderungen, ich denke vor allem an die Ökologiebewegung, aber auch an die Intensivierung der Arbeitsprozesse, können das Bewußtsein von ganzen Kohorten beeinflussen und zur Veränderung ihrer gesundheitsbezogenen Lebenspraxis beitragen.

4.4 Gesundheitsbewußtsein und Gesundheitshandeln im sozialen Kontext

Zum Abschluß dieses Teils will ich nochmals betonen, daß ich über die beiden Konzepte des Gesundheitsbewußtseins und Gesundheitshandelns nur einen Ausschnitt aus dem Prozeß beschrieben habe, mit dem Menschen sich gesund erhalten und der hier als salutogenetischer Prozeß verstanden und auf der Basis von Antonovskys Modell formuliert wurde. Mit diesem theoretischen Entwurf wird der Anspruch erhoben, die bewußtseinsnahen und psychosozialen Momente der Salutogenese unter Einbezug der vorliegenden Forschungsarbeiten stärker ausgearbeitet zu haben. Die dargestellten Komponenten der beiden theoretischen Konstrukte integrieren verschiedene Ebenen von Gesundheit. Sie stellen das Individuum in einen **biographischen** und **sozialen Kontext** sowie in ein Verhältnis zu seiner **ökologischen** und **gesellschaftlichen Umwelt**. Sie integrieren im Individuum **kognitive**, **emotionale** und **körperliche** Prozesse und verbinden sie mit der **Handlungsebene**. Ich denke, daß über diese Bezüge die Gefahren einer Individualisierung von Gesundheit vermieden werden können und dennoch die Möglichkeiten des Individuums, zu seiner Gesunderhaltung beizutragen, erkennbar und untersuchbar werden. Gesundheitsbewußtsein und Gesundheitshandeln stehen immer im Kontext des Lebens eines Menschen, seiner Lebenswelt und Lebenspraxis. Nur wenn die Konstrukte diesen Zusammenhang bewahren, kann der Stellenwert von Gesundheit im Leben eingeschätzt werden. Über die Formulierung obiger Komponenten sollten die Konstrukte im biographischen, sozialen und ökologischen Kontext verankert werden; auf diese Weise soll verhindert werden, daß abgehoben davon über spezifische Einstellungen zu Gesundheit und einzelne Verhaltensweisen gesprochen werden kann.

Das Gesundheitshandeln ist untrennbar mit dem subjektiven Bewußtsein von Gesundheit verknüpft, wie es in den sieben Komponenten dieses Konstrukts formuliert wurde. Aber natürlich bestehen für alle Aktivitäten zum Erhalt seiner Gesundheit noch weitere **situative Voraussetzungen** und **Rahmenbedingungen**; einige davon wurden benannt: die sozialen und materiellen Ressourcen oder das Laiengesundheitssystem im Alltag. In der **gesellschaftlichen Umwelt** werden Bedingungen geschaffen, die eine Förderung von Gesundheit ermöglichen oder behindern. Das **professionelle Gesundheitssystem** ist die gesellschaftliche Institution, der die Verantwortung für die Gesundheit der Bevölkerung zugewiesen wurde. Nur hat dieses System bisher wenig dazu beigetragen, die Gesundheit zu fördern. Wirkliche Gesundheitsförderung lief vorwiegend im informellen Bereich und überwiegend getragen von Laien, war daher oft dem Zufall bzw. der Initiative Einzelnen überlassen.

Die folgende Abbildung 4.4 (S. 183) soll die Zusammenhänge der zentralen Konstrukte dieser Arbeit mit dem weiteren Rahmen einer **Gesundheitspolitik** veranschaulichen, indem sie verschiedene Ansatzpunkte für eine **Förderung** der Gesundheit aufzeigt. Im **obigen** Teil der Abbildung werden die Prozesse skizziert, die auf der individuellen Ebene ablaufen, im **unteren** Teil soziale und gesellschaftliche Prozesse.

Das Gesundheitsbewußtsein entsteht auf der Grundlage von biographischen Erfahrungen mit Gesundheit, durch den Umgang mit Gesundheitsereignissen und durch die Sozialisation des Körpers. Es bildet die Grundlage für das Gesundheitshandeln im Alltag, in dem etwa Aktivitäten zur Vorsorge, der Umgang mit Beschwerden oder die gemeinsame Unterstützung bei Krankheiten enthalten sind. Das Individuum wird bei Bedarf auch die Hilfe von Experten innerhalb oder am Rande des professionellen Systems suchen. Bei der Herausbildung des Gesundheitsbewußtseins und beim Gesundheitshandeln im Alltag spielen personale, soziale und materielle Ressourcen eine wesentliche Rolle, allgemeine Widerstandsressourcen im Sinne von Antonovsky. Sie sind überwiegend im Laiensystem verankert, das einen Großteil von Hilfen informeller Art leistet. Es wäre jedoch auch vorstellbar, daß vermehrt formelle Hilfsangebote und Ressourcen zur Gesunderhaltung aus dem professionellen Sektor bereitgestellt werden. Aus der gesellschaftlichen Umwelt entstehen sowohl Risiken und Belastungen für die Gesundheit als auch Ressourcen zu ihrer Erhaltung. Das Individuum und das Laiensystem müssen sich damit auseinandersetzen und damit umgehen, Risiken abwehren, Belastungen bewältigen und Ressourcen erschließen.

Abb. 4.4: Ansatzpunkte einer Gesundheitsförderung im Kontext von Gesundheitsbewußtsein und Gesundheitshandeln

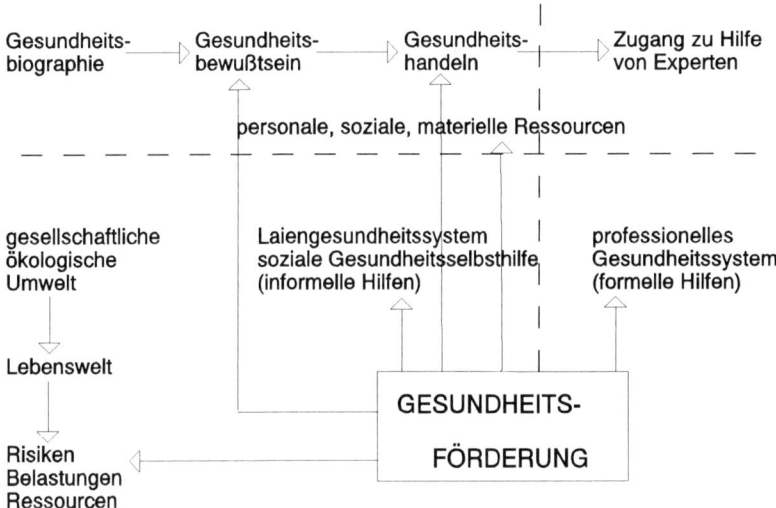

Eine Strategie der **Gesundheitsförderung** kann nun an verschiedenen Stellen dieses Systems der Gesunderhaltung ansetzen; in der Abbildung 4.4 sind wichtige Ansatzpunkte mit einem Pfeil markiert. Es können sowohl Maßnahmen einer öffentlichen Gesundheitspolitik sein, die auf Risiken und Belastungen in der gesellschaftlichen Umwelt abzielen und diese abzubauen suchen als auch Maßnahmen zur Förderung der informellen Hilfssysteme (etwa im Selbsthilfebereich), indem Ressourcen zur Verfügung gestellt werden. Diese Aktivitäten könnten auch über das professionelle Gesundheitssystem laufen, wenn dieses organisatorisch stärker in die präventive Gesundheitsarbeit eingebunden würde. Sinnvolle Strategien der Gesundheitsförderung können aber auch am Individuum direkt ansetzen und in der Förderung von Gesundheitsbewußtsein (etwa des Körperbewußtseins, der Wahrnehmung von Ressourcen) oder des Gesundheitshandelns (etwa in der Unterstützung von bewußten vorsorgenden Aktivitäten oder von sinnvollen Selbstbehandlungen).

Die große Bedeutung einer sozialen Gesundheitsselbsthilfe auf der einen und ihre tendenzielle Überlastung auf der anderen Seite spricht dafür, ein Schwergewicht der Förderung im **intermediären** Bereich anzusiedeln, also auf der Ebene von Gemeinden, Selbsthilfe- und Initiativgruppen oder der Unterstützung familiärer und anderer Stützsysteme. Die Gesundheitsförderung im informellen Bereich (Faltis, Trojan, Deneke & Hildebrandt, 1989) und die gesundheitsbezogene Netzwerkförderung auf lokaler Ebene (Trojan & Hildebrandt, 1989) sind vielversprechende Ansätze, die aber noch Randphänomene der öffentlichen Gesundheitspolitik darstellen. Es ist auch kein Zufall, daß aus diesem Bereich immer wieder Initiativen und gesellschaftliche Bewegungen entstehen, die an Problemen ansetzen, die von der öffentlichen Gesundheitspolitik vernachlässigt werden.

Diese kurze Skizze sollte nur die Bedeutung der zentralen Konstrukte dieses theoretischen Entwurfs im Zusammenhang mit einem System der Gesunderhaltung und mit den praktischen Möglichkeiten einer Gesundheitsförderung illustrieren. Sie kann keinesfalls als Entwurf einer alternativen Gesundheitspolitik verstanden werden; dazu ist sie viel zu wenig konkret formuliert. Damit ist die Darstellung einer Rahmentheorie zum Abschluß gebracht. Aufgrund des aktuellen Forschungsstandes konnte sie, wie angekündigt, noch in vieler Hinsicht nicht das Konkretionsniveau erreichen, das vielleicht zu erhoffen wäre; aber sie kann doch einen Rahmen herstellen, in dem sich eine Fülle von wichtigen Fragestellungen formulieren lassen. In der nun folgenden empirischen Untersuchung sollen einige verfolgt werden.

Kapitel 5
Methodischer Ansatz einer explorativen Studie über das Gesundheitsbewußtsein und Gesundheitshandeln im Alltag

5.1 Fragestellungen und methodische Vorüberlegungen

Diese Studie konzentriert sich bewußt auf das Verständnis des Alltagsmenschen von Gesundheit und von seinen Möglichkeiten zum Erhalt der Gesundheit. Das Alltagswissen über Gesundheit und Krankheit ist ein Erfahrungsschatz, der zu wenig wahrgenommen wird; in ihm können Erkenntnisse verborgen sein, die den wissenschaftlichen Theorien keinesfalls unterlegen sein müssen und die das Alltagshandeln organisieren. In der Tradition einer "Volksmedizin" wurde über viele Jahrhunderte hinweg Wissen angesammelt und weitertradiert, das für die Lebensbewältigung und Gesundheit der Menschen eine große Bedeutung hatte (Chrisman & Kleinman, 1983). Spuren davon sind auch heute noch erkennbar. Die zunehmende Erkenntnis, daß die heute dominierenden Krankheiten wesentlich mit der Lebensweise in den modernen Gesellschaften zusammenhängen, müßte eigentlich dazu führen, die Laien und das Alltagsleben stärker in den Mittelpunkt einer präventiven Gesundheitspolitik zu rücken. Politik wie Forschung hat sich jedoch bisher weitgehend auf das professionelle Gesundheitssystem und dessen Anforderungen beschränkt.
Die Frage, was Menschen unabhängig vom medizinischen System für ihre Gesundheit tun, wurde in den Wissenschaften lange Zeit vernachlässigt. Somit sind auch keine zuverlässigen Aussagen darüber möglich, wie angemessen oder unangemessen das Gesundheitshandeln in der Bevölkerung letztlich ist. Bevor Experten Empfehlungen über ein "gesundes Leben" verbreiten oder Programme der Gesundheitsförderung erarbeiten, wäre es empfehlenswert, zunächst zu sichten, welche Vorstellungen, Erkenntnisse und Gesundheitspraktiken im Alltag bereits vorliegen, wie sie verbreitet sind und welche Auswirkungen sie haben. Selbst gut gemeinte präventive Interventionen oder gesundheitserzieherische Maßnahmen geraten in die Gefahr, entweder nicht angenommen zu werden oder als Versuche staatlicher Kontrolle und Bevormundung verstanden zu werden, wenn sie die Lebenssitua-

tion und Denkweisen der Menschen nicht berücksichtigen. Diese sind bei der Organisierung ihres Alltags eben keine unwissenden Laien sondern die Experten; damit sind sie auch im Umgang mit ihrer Gesundheit zunächst als kompetente Akteure zu betrachten, deren Handlungsrationalitäten es einzubeziehen gilt. Über die Prozesse, mit denen sich Menschen im Alltag gesund zu erhalten suchen, können aber nur diese selbst Auskunft geben. Aus diesem Grund wird eine empirische Untersuchung des Laiengesundheitssystems die **Sicht der Subjekte** von Gesundheit und vom eigenen Gesundheitshandeln in den Mittelpunkt stellen müssen.

Die Diskussion der Forschungsarbeiten zur subjektiven Konstruktion von Gesundheit (Kapitel 3) hat ergeben, daß eine gewisse Basis an empirischen Studien zu diesem Gegenstand verfügbar ist; auf diesen **Erkenntnissen** läßt sich aufbauen. Es deuten sich zum Beispiel Dimensionen an, auf denen subjektive Konzepte von Gesundheit variieren, es lassen sich Einflüsse auf diese Konzepte wie das Geschlecht, das Alter und die soziale Schicht benennen; in Ansätzen sind komplexe Bezüge zwischen dem Gesundheits- und Krankheitsbegriff und Formen von subjektiven Gesundheitstheorien zu erkennen. Insgesamt gesehen ist die empirische Basis jedoch immer noch dünn, vor allem wenn man Untersuchungen im Auge hat, die das Schwergewicht auf gesunde Personen legen und die Komplexität der Zusammenhänge berücksichtigen, wie sie im Entwurf eines theoretischen Rahmens (in Kapitel 4) angedeutet wurde. Die wenigen qualitativen Studien haben nur beschränkte Stichproben einbeziehen können, die es noch offen lassen müssen, in welchen Bevölkerungsgruppen welche Vorstellungen und Praktiken zu erwarten sind. Die wenigen repräsentativen Studien mußten sich auf einfache Erfassungsmethoden stützen, die zwar eine Ahnung von der Verbreitung bestimmter Vorstellungen vermitteln können, aber ihre lebensweltlichen Zusammenhänge außer acht lassen. Und es gibt kaum Studien, die den komplexen Zusammenhang zwischen den Vorstellungen von Gesundheit und den konkreten Handlungen oder der Lebensweise untersucht haben.

Es sind mehrere Wege vorstellbar, den angedeuteten Forschungsbedarf in diesem Bereich sinnvoll anzugehen. Diese **explorative** Untersuchung wird den Versuch unternehmen, die angedeuteten Zusammenhänge in möglichst großer Komplexität zu rekonstruieren. Sie wird sich somit eher auf das Feld der Erkenntnisgewinnung und Theorieentwicklung konzentrieren, die im Forschungsprozeß oft vernachlässigt werden, und weniger auf die Absicherung ihrer allgemeinen Geltung. Diese Zielsetzung legt es nahe, sich vorwiegend auf einen **qualitativen Forschungsansatz** zu stützen. Diese Entscheidung kann sich auf das Vorbild und die Anlage einiger zentraler Studien in diesem Forschungsbereich berufen. Der qualitativen Studie ging eine quantitative Vorstudie voraus, die über einen Fragebogen (mit offenen und geschlossenen Fragen) eine Vorklärung über die relevanten Konzepte und ihre Verteilung versucht hat; Ergebnisse daraus werden gelegentlich ergänzend einbezogen. Diese empirische Studie soll insgesamt **theoretisch fundiert** sein, aber auch genügend **Offenheit** für neue Erkenntnisse lassen. Auf der Grundlage der beschriebenen Konstrukte Gesundheitsbewußtsein und Gesundheitshandeln werden die verschiedenen Komponenten in einem Interviewleitfaden thematisiert; aber welche Bedeutung sie im einzelnen haben, muß dem Forschungsprozeß überlassen bleiben. Die Rekonstruktion der subjektiven Vorstellungen von Gesundheit und der Aktivitäten zur Gesunderhaltung soll in einer Weise vorgenommen werden, daß diese so weit wie möglich in einem biographischen und lebensweltlichen Zusammenhang bleiben; es soll erkennbar werden, wie eine Person aufgrund ihrer Lebensgeschichte und ihrer Lebenssituation ein bestimmtes Gesundheitsbewußtsein entwickelt hat und wie weit sie in der Lage ist, in ihrer Lebenspraxis bestimmte Aktivitäten zugunsten der Gesundheit zu entfalten oder auch nicht.

Für eine empirische Untersuchungen müssen natürlich **Schwerpunkte** gesetzt und Eingrenzungen vorgenommen werden, die kurz begründet werden sollen. Die in den Gesprächen thematisierten Fragerichtungen werden im Interviewleitfaden erkennbar, der in Faltermaier (1992) beschrieben und dokumentiert ist. Für die **Auswahl der Untersuchungsgruppen** wurden eine Reihe von Überlegungen angestellt. Ein erster Schwerpunkt ergibt sich aus der präventiven Zielsetzung des Vorhabens. Obwohl der salutogenetische Ansatz keine eindeutige Unterscheidung zwischen gesunden und kranken Menschen zuläßt, werden doch in dieser Arbeit **relativ gesunde Personen** und deren Bemühungen, sich gesund zu erhalten, im Mittelpunkt stehen. Es wurde jedoch kein Versuch unternommen, besonders gesunde Menschen auszuwählen; die Kriterien dafür sind weder offensichtlich noch unproblematisch. Zudem steht hier die Bewegung auf dem Kontinuum im Vordergrund des Interesses und nicht die Rekonstruktion eines fragwürdigen Ideals. Der Gesundheitszustand der untersuchten Personen war aufgrund der Auswahl relativ gut, variierte aber doch beträchtlich im mittleren Bereich. Obwohl es aus den qualitativen Studien einige Konvergenzen im Hinblick auf die Dimensionen eines subjektiven Konzepts von Gesundheit gibt, bleiben Zweifel an der Verallgemeinerbarkeit dieser Ergebnisse. Im Sinne einer Verbreiterung der empirischen Basis und im Interesse eines Überblick über ein breites Spektrum von Vorstellungen wurde folgende Strategie der Auswahl eingeschlagen: Als Kriterium der Selektion dreier Gruppen wurde der Stellenwert genommen, den die Gesundheit im Leben der untersuchten Personen hat; sie sollten sich in Hinblick auf die vermutete **Bedeutung von Gesundheit** möglichst stark unterscheiden, somit kontrastierende Gruppen bilden. Die Personen wurden danach ausgewählt, ob Gesundheit für sie das Zentrum ihres Berufes oder das Zentrum eines persönlichen Engagements ist, oder ob sie keine offensichtliche größere Bedeutung hat. Es wurde erwartet, daß die drei auf diese Weise gewonnenen **Kontrastgruppen** in nicht genau vorhersagbarer Weise, aber in größerem Maße in ihrem Gesundheitsbewußtsein und -handeln variieren und damit ein relativ breites Spektrum an Vorstellungen und Umgangsformen mit Gesundheit repräsentiert ist. Meines Wissens wurden bisher weder Gesundheitsberufe noch in Gesundheitsfragen besonders engagierte Menschen in ihren persönlichen Gesundheitsvorstellungen und -aktivitäten untersucht; die mögliche Erwartung, daß diese für ihre eigene Gesundheit besonders sensibilisiert seien, gilt es erst zu prüfen. Die Aufnahme von Arbeitern und Arbeiterinnen in der dritten Gruppe ist als Kontrast zu den möglichen Mittelschichtvorstellungen der beiden anderen Gruppen gedacht; vor allem männliche Arbeiter wurden bisher in der Forschung wenig einbezogen. Bei dieser Gruppe wurde ein gesundheitlich eher riskanter Lebensstil und eine geringere Auseinandersetzung mit Fragen der Gesundheit erwartet.

Obwohl die vorliegenden Ergebnisse darauf hindeuten, daß sich sowohl die Vorstellungen von Gesundheit als auch das Gesundheitshandeln zwischen den **Geschlechtern** unterscheiden, ist es bisher keineswegs schon geklärt, worin genau diese Unterschiede bestehen und wie groß sie sind. Zu wenige qualitative Studien liegen vor, die Vergleiche zwischen Männern und Frauen angestellt haben. Bei der Auswahl von Personen für diese Studie wurde daher angestrebt, eine annähernde Gleichverteilung der Geschlechter in den Gruppen zu erreichen. Das **Alter** stellt natürlich eine wichtige Variable für jegliche Gesundheitsforschung dar. Die bisherigen Untersuchungen deuten auf eine große Altersvarianz von Gesundheitsvorstellungen hin. Aufgrund entwicklungspsychologischer Überlegungen ist zu erwarten, daß sich über die Auseinandersetzung mit dem Altern vor allem im mittleren Erwachsenenalter eine Veränderung des Umgangs mit der Gesundheit ergeben könnte. Schließlich wird es natürlich mit zunehmendem Alter wahrscheinlicher, daß Menschen Krankheiten erlebt haben oder bereits an einer chronischen Erkrankung leiden. Eine große Altersvarianz in der Untersuchungsgruppe wäre somit wenig empfehlenswert, weil sich die Personen auch in anderen für die Gesundheit relevanten Merkmalen unterscheiden. Die Untersuchung wird sich daher auf eine spezifische und relativ homogene Altersphase konzentrieren. Das **mittlere Erwachsenenalter** scheint dafür eine besonders passende Lebensphase, weil sie erwarten läßt, daß bereits Sensibilisierungen in gesundheitlichen Fragen eingesetzt haben, aber die Menschen sich noch in relativ guter Gesundheit befinden und daher die Frage nach der Gesunderhaltung im Vordergrund steht.

Schließlich deuten viele Untersuchungen an, daß die soziale **Schicht** und die **beruflichen Bedingungen** einen entscheidenden Einfluß sowohl auf den Gesundheitszustand als auch auf Vorstellungen von Gesundheit und Krankheit haben. Es wird sogar argumentiert, daß der schlechtere Gesundheitszustand in den unteren Schichten mit einer riskanteren Lebensweise zu tun hat, die wiederum in den Konzepten von Gesundheit begründet sein könnte. Aber auch die realen Arbeitsbelastungen tragen nach empirischen Erkenntnissen wesentlich zu einer gesundheitlichen Gefährdung bei. Aus diesen Gründen ist es im Rahmen dieses Forschungsvorhabens sinnvoll, zum einen bei der Auswahl der Untersuchungsgruppen die berufliche Zugehörigkeit mit zu berücksichtigen. Zwei Untersuchungsgruppen wurden nach ihrer beruflichen Zugehörigkeit ausgewählt: Arbeiterberufe aus verschiedenen Bereichen und die Gesundheitsberufe der Ärzte/innen und Krankenpflegekräfte. Zum anderen sollen die beruflichen Bedingungen und Belastungen auch einen thematischen Schwerpunkt der Interviews bilden, an dem sich die Wahrnehmung von Risiken und Belastungen in der beruflichen Arbeit und der Umgang damit ablesen ließe.

Menschen, die beruflich ständig mit gesundheitlichen Fragen und Problemen zu tun haben, sind eine besonders interessante Gruppe für unsere Themenstellung. Es läßt sich nämlich fragen, ob **Ärzte/innen** und das **Krankenpflegepersonal**, die über ihre Ausbildung und beruflichen Erfahrungen Experten im Umgang mit der Gesundheit anderer geworden sind, mit ihrer eigenen Gesundheit anders umgehen als Laien. Das beruflich erworbene Wissen enthält auch Konzepte von Gesundheit und Krankheit; diese können aber einmal eine gewisse Varianz haben und müssen zudem nicht deckungsgleich mit ihren "privaten" Vorstellungen von Gesundheit sein. Wenn die im Gesundheitsbereich Tätigen aber auch ein alltägliches und persönliches Gesundheitsbewußtsein haben, dann stellt sich die Frage nach ihrer spezifischen Qualität und nach ihrem Einfließen in die Interaktionen zwischen

Experten und Patienten. Gerade dieser letzte Aspekt wäre besonders wichtig für die praktische Gesundheitsarbeit, weil die möglicherweise unbewußt einfließenden persönlichen Gesundheitsvorstellungen von Professionellen eine Art Gegenübertragungssituation herstellen könnten, deren Reflexion für ihre beruflichen Interaktionen nicht unwichtig wäre. Unter den Gesundheitsberufen wurden die beiden dominierenden Gruppen der Krankenpflegekräfte und Ärzte/innen gewählt, auch aus der Überlegung heraus, daß ihre unterschiedlichen beruflichen Zugänge zum kranken Menschen (Patientennähe versus Patientenferne, Körpernähe versus Körperferne, ganzheitlich versus technisch-rational) zu unterschiedlichen subjektiven Konzepten und Wissenssystemen von Gesundheit und Krankheit geführt haben könnten.

Zusammenfassend läßt sich festhalten, daß die Fragestellungen dieser Studie eher explorativ angelegt sind. Sie zielen insgesamt darauf ab, die empirische Basis für Aussagen über die Gesundheitsvorstellungen und -aktivitäten von Laien zu verbreitern; dazu wurden Untersuchungsgruppen ausgewählt, die bisher kaum einbezogen wurden oder die von besonderem theoretischen und praktischen Interesse sind. Die Untersuchung hat weiterhin den Anspruch, ein möglichst hohes Maß an Komplexität bei der Datenerhebung zu erhalten, um lebensweltliche Zusammenhänge erkennen zu können; vor allem interessieren die theoretisch wichtigen Verbindungen zwischen dem Gesundheitsbewußtsein von Laien und den im Alltagsleben realisierten und unterlassenen Handlungen zur Gesunderhaltung, sowie die sozialen und biographischen Einflüsse auf diese Prozesse. Die Studie wird jedoch von den Fragerichtungen und Erkenntnissen ausgehen, die in der bisherigen Forschung im Mittelpunkt standen: Das subjektive Konzept von Gesundheit, seine Dimensionen, Ansätze einer Laientheorie von Gesundheit und die Einflüsse von Geschlecht, Schicht, Beruf, Alter und Gesundheitsereignissen.

5.2 Qualitative Methoden: Interviews und Auswertung

Wie bei jedem Forschungsvorhaben stellt sich auch hier die grundlegende Frage, welche Methode diesem Gegenstand angemessen ist. Die Fragestellungen, die im Mittelpunkt dieses Forschungsfeldes stehen, wurden - wie der Forschungsüberblick zeigte - häufig mit qualitativen Methoden untersucht. Insofern besteht auch methodisch eine Tradition, an der sich anknüpfen läßt. Ein qualitativer Ansatz liegt für diese Studie vor allem deshalb nahe, weil das Forschungsinteresse darin besteht, komplexe Zusammenhänge und Konstrukte zu erheben und sichtbar zu machen, über die bisher noch wenige Erkenntnisse vorliegen. Zudem besteht der Anspruch, die Sicht der Subjekte von Gesundheit in den Mittelpunkt zu stellen. Dazu ist es notwendig, den Befragten im Erhebungsprozeß einen großen Spielraum einzuräumen und offen zu sein für ihre Vorstellungen, gerade wenn sie nicht antizipierbar sind. Geschlossene Erhebungsmethoden sind dafür nicht geeignet. Der komplexe Gegenstand wird in dieser Untersuchung somit über vorwiegend qualitative Methoden angegangen.

Lange Zeit mußte in der Psychologie ein **qualitativer Forschungsansatz** besonders begründet werden. Ich denke, daß inzwischen seine Legitimität aufgrund seiner breiten Verwendung in den Sozialwissenschaften außer Frage steht (vgl. etwa das Handbuch Qualitative Sozialforschung, herausgegeben von Flick, Kardorff, Keupp et al., 1991). Auch in der Psychologie werden qualitative Methoden in zunehmend mehr Forschungsbereichen zur Selbstverständlichkeit. Ihre Renaissance läßt sich in vielen Teildisziplinen der Psychologie erkennen und hat in den letzten Jahren auch im deutschen Sprachraum zu einer Reihe von methodischen Arbeiten geführt, die eine Begründung für die qualitative Methodologie und eine Bestandsaufnahme ihrer bisherigen Anwendungsgebiete vornahmen (vgl. etwa Jüttemann, 1985; Bergold & Flick, 1987; Jüttemann & Thomae, 1987; Mayring, 1990; Jüttemann, 1990; Flick et al., 1991). Trotz oder gerade wegen seiner zunehmenden Beliebtheit als wissenschaftliche Methode ist es zu empfehlen, die Qualitätsansprüche an diesen Ansatz sehr hoch zu setzen. Qualitative Methoden sind wenig standardisiert und weniger durch die Einhaltung bestimmter Regeln zu kontrollieren als die quantitativen Verfahren. Die Vorteile einer größeren Flexibilität der methodischen Anpassung an den Gegenstand führen zu Nachteilen bei der Forschungsökonomie und Überprüfbarkeit. Im aktuellen Stand kann das meines Erachtens nur durch betonte Explizierung der Qualitätsstandards und eine große Transparenz im Forschungsprozeß kompensiert werden (vgl. Faltermaier, 1990) - eine Art freiwilliger Selbstkontrolle, um einer möglichen Beliebigkeit qualitativer Forschung entgegenzuwirken.

Ist die Entscheidung für einen qualitativen Grundansatz gefallen, so können dennoch weitere Orientierungen innerhalb dieses Forschungsparadigmas vorgenommen werden. Qualitative Untersuchungen variieren im Hinblick auf den Grad der theoretischen Vorstrukturierung, der Offenheit in Erhebung und Auswertung sowie der Quantifizierungen, die ergänzend vorgenommen werden. Dieser Studie wird ein expliziter theoretischer Rahmen zugrundegelegt, der den Interviewleitfaden und damit die Datenerhebung wesentlich bestimmt hat. Es stellt sich die Frage, ob mit dieser Vorstrukturierung dem Anspruch gerecht geworden ist, der Sicht der Befragten möglichst großen Raum zu geben. Ein narrativer Ansatz würde den Äußerungen der Befragten wohl den größten Spielraum bieten. Doch bedeutet für mich die explizite Einbeziehung des theoretischen Vorverständnisses die methodisch kontrolliertere Lösung gegenüber der in narrativen Studien nicht selten implizit gehegten Illusion, die Befragten würden sich in den Forschungsprozeß unbeeinflußt einbringen. Zudem scheint es zweifelhaft, ob Gesundheit ein Thema ist, bei dem alle Probanden in der Lage sind, relativ frei Geschichten zu erzählen. Der hohe Reflexionsbedarf, den diese Fragen bedürfen, und die theoretisch doch sehr differenzierten Bezüge, die notwendig sind, lassen es sinnvoller erscheinen, die Erhebung durch ein thematisch geleitetes Interview anzugehen, das aber durchaus auch narrative Momente enthalten kann. Auf eine Quantifizierung der in der interpretativen Auswertung erhaltenen Kategorien wurde verzichtet, weil sie die Zusammenhänge eher verdecken würde und aufgrund der relativ kleinen Stichprobe auch nicht sehr aussagekräftig sein würde.

Die theoretische Vorstrukturierung der Gespräche findet konkret im Interviewleitfaden ihren Ausdruck und läßt sich dort nachvollziehen (vgl. Faltermaier, 1992). Dennoch lebt ein **qualitatives Interview** von der Offenheit der Erhebung. Die Befragten müssen im Gespräch möglichst viele Chancen erhalten, eigene Thematisierung vorzunehmen, Geschichten zu einem Thema zu erzählen, Schwerpunkte zu setzen. Sie müssen die ihnen persönlich wichtigen Aspekte innerhalb des thematischen Rahmens Gesundheit ansprechen können, vor allem solche, die der Forscher und Interviewer nicht antizipiert hat. Diese Balance zwischen einer thematischen Strukturierung und einer möglichst großen Offenheit für die Sicht der Subjekte bringt große Anforderungen an die Interviewer und ihren Gesprächsstil mit sich. Sie muß im Grunde in jedem Interview neu hergestellt werden, weil jede/r Gesprächspartner/in einen eigenen Kommunikationsstil hat und sich mehr oder weniger einbringen kann. Der Interviewer muß daher große Flexibiliät in der Kommunikationssituation zeigen und im Grunde sowohl eine optimal auf die Befragten zugeschnittene Alltagskommunikation realisieren als auch die zentralen Forschungsfragen immer im Auge haben. Der Interviewer befindet sich sowohl in der Rolle des Forschers als auch in der eines alltäglichen Gesprächspartners. Natürlich sind offene Fragen, eine deutliche Zurückhaltung des Interviewers und eine fast gesprächstherapeutische Haltung wesentliche

Momente für ein offenes qualitatives Interview. Dazu gehört auch - wo immer möglich - Erzählungen zu stimulieren, weil diese am besten die Überzeugungen des Gesprächspartners zum Ausdruck bringen können. Aber nicht mit jedem Menschen kann ein derartiger Gesprächsstil gepflegt werden. Er setzt auch ein hohes Maß an Vertrauen in der sozialen Interaktion voraus, das sich erst langsam im Gesprächsverlauf aufbauen muß. Es ist daher oft unumgänglich, daß der Interviewer häufiger Fragen stellt, auch spezifisch nachfragt, auf Äußerungen reagiert und sich auch wie ein Gesprächspartner der Alltagskommunikation verhält, in der die zu große Zurückhaltung eines Partners eher Störungen und Irritationen beim anderen auslöst. Zudem bietet das konkrete Zurückfragen die Möglichkeit, Präzisierungen von Aussagen zu erreichen, das eigene Verständnis abzusichern und trägt damit bereits im Datenerhebungsprozeß zu einer Art Validierung der Äußerungen bei. Was im Interview nicht verstanden wurde, läßt sich in der Regel durch noch so aufwendige Interpretationsbemühungen nicht mehr beheben.[1]

Der **Interviewleitfaden** hat in einem qualitativen Interview die Funktion, für den Interviewer Erinnerungshilfen über die anzusprechenden Themen und für die Formulierung von Fragen bereitzuhalten. Er ist dem Gesprächsverlauf flexibel anzupassen. Im Leitfaden sind die aus den theoretischen Vorarbeiten hervorgegangen Themen und Fragerichtungen in jenes Konkretionsniveau übersetzt, das eine Umsetzung in ein Gespräch ermöglicht. Keinesfalls ist er in einem qualitativen Interview in seinem Ablauf und in den formulierten Fragen wörtlich zu nehmen. Das würde genau zu der gelegentlich beklagten "Leitfadenbürokratie" (Hopf, 1978) führen, die den Befragten keinen Spielraum mehr läßt, weil die Interviewer nur bestrebt sind, alle Fragen durchzugehen. Aus dem Leitfaden ergab sich eine gewisse Grundstruktur der Gespräche, die sich in den meisten Fällen als sinnvoll erwies und folgenden idealtypischen **Ablauf der Themen** ergab:

1. Demographische Informationen;
2. Beruf: aktuelle Situation und biographische Verläufe;
3. Soziale Situation und ihre biographische Entwicklung;
4. Gesundheit: subjektive Einschätzung, subjektive Konzepte und Vorstellungen, ihre Bedeutung im Leben;

---

[1] Eine ausführliche Beschreibung dieser Konzeption der Forschungskommunikation findet sich in Faltermaier (1987).

5. Beschwerden: Beschwerdenliste, zentrale Beschwerden, ihre Wahrnehmung, der Umgang damit;
6. Krankheit: subjektive Vorstellungen und Theorien, eigene Krankheiten und der Umgang damit;
7. Risiken und Gefährdungen, der Umgang damit;
8. Ressourcen für die Gesunderhaltung;
9. Handeln für die Gesundheit: Aktivitäten, ihre Motivierung, soziale Organisierung, biographische Veränderungen;
10. Professionelle Hilfe: Wege zur Inanspruchnahme eines Arztes, Erfahrungen damit, Einstellungen dazu.

Der Einstieg in das Gespräch über die berufliche Situation erwies sich als sehr sinnvoll und ergab zusammen mit der sozialen Situation ein breites Hintergrundwissen über den Probanden, in das dann die Fragen über die zentralen Themen von Gesundheit und Krankheit eingepaßt werden konnten. Der Hauptteil des Interviews thematisierte zunächst ausführlich die subjektiven Konzepte von Gesundheit; es ging dann über mögliche Beschwerden zu den subjektiven Konzepten von Krankheit, bezog auch das Erleben eigener Erkrankungen ein, fragte nach der Wahrnehmung von Risiken und Ressourcen und schließlich nach den Aktivitäten zur Erhaltung der Gesundheit, soweit diese nicht schon in früheren Passagen berichtet wurden. Das Grundprinzip der Gesprächsführung war, zunächst eher offene und allgemeine Fragen zu stellen und Raum für Thematisierungen und Erzählungen zu lassen; danach wurden Versuche unternommen, durch konkretere Nachfragen und Prüffragen die Äußerungen der Befragten zu verstehen, zu präzisieren und zu validieren. Zu Beginn des Gesprächsteils über Beschwerden wurde ein kleiner Symptomfragebogen gegeben, die "Beschwerdeliste" (von Zerssen, 1976). Dieser hatte den Zweck, einen Einstieg in diesen Bereich zu leisten, zentrale Beschwerden zu erkennen, über deren Einschätzung und den Umgang damit dann gesprochen wurde, und schließlich eine Grobeinschätzung des Gesundheitszustands zu leisten.

Das **Design** der Untersuchung beruht auf der Einbeziehung dreier **Kontrastgruppen**. Das Problem qualitativen Forschens besteht unter anderem darin, daß aufgrund des großes Aufwands der Datenerhebung und -auswertung in der Regel nur eine geringe Zahl an Personen einbezogen werden kann und daher die Reichweite der Aussagen und ihre Verallgemeinerbarkeit beschränkt ist. Dieses Problem stellt sich auch in dieser Studie. Sie hat eine

Untersuchungsgruppe von 40 Personen realisiert, was von der Größe her schon teilweise an die Grenzen der verfügbaren Ressourcen gegangen ist. Nun lassen sich jedoch durch die Auswahl der Probanden schon wichtige Weichen für die späteren Aussagemöglichkeiten stellen. Die Alternativen liegen in der Repräsentation eines sehr engen oder eines sehr breiten Spektrums an Phänomenen zu einem Gegenstand. Beide Möglichkeiten enthalten Nachteile. Eine große Varianz der ausgewählten Personen macht es schwierig, überhaupt Vergleiche anzustellen, etwa weil die Lebenssituationen zu unterschiedlich sind; Generalisierungsversuche stehen dann auf schwachen Fundamenten und werden leicht abstrakt und überzogen. Eine enge Varianz und eine lebensweltliche Homogenität der Selektion ist demgegenüber vorzuziehen, weil sie zumindest für bestimmte Gruppen Aussagen ermöglicht, die phänomenal reichhaltig, lebensweltlich verankert und auf relativ sicherer Basis beruhen. Sie müssen sich allerdings auf enge Gruppen beschränken, die Verallgemeinerungen sind beschränkt.

Ich habe im Design dieser Studie eine Verbindung dieser Alternativen angestrebt, um ihre Nachteile zu minimieren. Die Auswahl von Kontrastgruppen sollte eine große **Varianz** zwischen den Gruppen herstellen, die aber in sich eine relativ große **Homogenität** aufweisen. Daher wurden Gruppen gewählt, die sich im Hinblick auf den Stellenwert, den das Thema Gesundheit für sie hat, stark unterscheiden. Die einzelnen Gruppen sollten sich jedoch auf spezifische Berufsgruppen, auf ein eingegrenztes Altersspektrum und auf relativ gesunde Personen beschränken und damit eine gewisse Homogenität herstellen. Mit dieser Kombination von Varianz und Homogenität sollte sichergestellt werden, daß innerhalb der einzelnen Gruppen relativ vergleichbare Lebenssituationen anzutreffen sind, aber zwischen den Gruppen große Kontraste im Hinblick auf die Vorstellungen von und den Umgang mit Gesundheit bestehen.

Die **Untersuchungsgruppe** sollte aus relativ gesunden Personen bestehen, die an keinen schweren oder chronischen Erkrankungen leiden. Von der Lebensphase her wurde das frühe bis mittlere Erwachsenenalter angestrebt, in etwa einem Altersbereich zwischen 30 und 50 Jahren. Die Verteilung der Geschlechter sollte in etwa gleich sein; es wurde angestrebt, daß in jeder Untersuchungsgruppe je zur Hälfte Frauen und Männer repräsentiert sind. Die Befragten sollten möglichst alle berufstätig sein; zwei Gruppen wurden direkt nach ihrer Berufszugehörigkeit ausgewählt, in der dritten wurde eine Auswahl möglichst berufstätiger Personen angestrebt.

Wie Tabelle 5.1 (nächste Seite) im Überblick zeigt, ließ sich die angestrebte soziodemographische Verteilung überwiegend realisieren; die Befragten schätzten ihren Gesundheitszustand durchschnittlich als gut ein und zeigten im Ausmaß ihrer Beschwerden (BL-Liste) mit Ausnahme der Gruppe A (leichte Beeinträchtigung) keine erhöhten Werte.

Tab. 5.1: *Kontrastgruppen der Interviewstudie*

	G n = 15	A n = 15	E n = 10
Beruf	Krankenpflege n = 8 Arzt n = 7	Metallverarb. n = 4 Straßenwärter n = 4 Metzger n = 1 Wäscherei, Näherei n = 3 Versorgung n = 2 sonstige n = 1	nicht erwerbstätig n = 5 erwerbstätig n = 5
Geschlecht	Frauen n = 8 Männer n = 7	Frauen n = 7 Männner n = 8	Frauen n = 7 Männer n = 3
Alter	M = 33 Jahre range: 28 - 44	M = 38 Jahre range: 24 - 52	M = 42 Jahre range: 31 - 52
Gesundheits- zustand - subjektiv - BL-Score	3,2 (= gut) 15,1	2,9 (= gut) 23,3	2,9 (= gut) 15,5

Die ausgewählten Kontrastgruppen lassen sich wie folgt beschreiben:
- Gruppe G:
  Personen, die beruflich mit Gesundheit bzw. Krankheit befaßt sind. Dazu sind hier die klassischen **Gesundheitsberufe** gewählt worden, etwa je zur Hälfte aus dem **Krankenpflegeberuf** und dem **Arztberuf**. Sie wurden überwiegend über ein großes städtisches Krankenhaus ausgewählt, es sind 8 Frauen und 7 Männer. Die Krankenschwestern, Krankenpfleger, Ärzte und Ärztinnen arbeiten in einem weiten Bereich von Fachgebieten, teilweise auch in leitenden Positionen.
- Gruppe A:
  Personen, die sich bisher nicht offensichtlich mit Gesundheitsfragen beschäftigt haben und den/die Normalbürger/in vertreten sollen. Hierzu wurden **Arbeiterinnen und Arbeiter** ausgewählt, die möglichst körperlich

anstrengenden und/oder handwerklich-technischen Arbeitstätigkeiten nachgehen, in denen Belastungen und gesundheitliche Gefährdungen relativ
wahrscheinlich sind. Die folgenden Berufe sind repräsentiert: Akkord-
arbeiter/innen aus der Metallverarbeitung, Straßenwärter, Metzger,
Wäschereiarbeiterinnen, Versorgungsgehilfinnen, Näherinnen, Zahntechni-
kerinnen. Diese 8 Männer und 7 Frauen wurden über einige private und
öffentliche Betriebe im städtischen Bereich selegiert.
- Gruppe E:
Engagierte Personen: Die Auswahl erfolgte nach einer erkennbaren Sensibilisierung für Gesundheitsfragen und einem möglichst öffentlichen Engagement in den Bereichen Umwelt/Verkehr, Ernährung oder Arbeit. Dazu
wurden Initiativ- und Selbsthilfegruppen in diesen Bereichen angesprochen
und aus ihnen 7 Frauen und 3 Männer für eine Mitarbeit gewonnen; diese
waren je zur Hälfte zur Zeit erwerbstätig oder nicht erwerbstätig. Das
Kriterium der Berufstätigkeit und der Gleichverteilung der Geschlechter
konnte hier nicht voll realisiert werden, da es relativ schwierig war,
geeignete Personen zu finden.

Die 40 Interviews wurden im Sommer und Herbst 1991 jeweils vom Autor
selbst durchgeführt. Die Gespräche wurden mit Einverständnis der Befragten
auf Band mitgeschnitten und anschließend wörtlich transkripiert. Die Dauer
der Interviews betrug durchschnittlich 1,5 bis 2 Stunden. Die Transkripte
umfassen insgesamt fast 2500 Seiten und durchschnittlich etwa 60 Seiten pro
Interview.

Die **Auswertung** eines so umfangreichen Datenmaterials bringt immer
Probleme mit sich; diese liegen nicht nur im Zeitaufwand, sondern auch in
der entsprechenden Organisation der Texte und Materialien. Ich werde im
folgenden das Konzept für die Auswertung kurz darstellen, verwendete
Hilfsmittel kennzeichnen und dann die Schritte der Auswertung explizieren,
um das Zustandekommen der Ergebnisse nachvollziehbar zu machen.
Das Datenmaterial, von der diese qualitative Auswertung ausgeht, beruht
natürlich überwiegend auf den transkripierten Texten der Interviews; es
wurden jedoch auch noch eine Reihe anderer Quellen einbezogen. Die
folgenden **Daten** und **Materialien** liegen für jede befragte Person vor und
wurden für die Auswertung herangezogen:

- demographische Informationen über Wohnort, Alter, Geschlecht, Familienstand, Kinder, Bildungs- und Berufsabschluß und aktuelle Berufstätigkeit auf einem Kurzfragebogen,
- ein biographisches Schema, auf dem der Interviewer die wichtigsten biographischen Daten eingetragen und eingeordnet hat;
- die Beschwerdeliste (BL);
- ein Interviewer-Protokoll, in der der Interviewer Angaben über die Kontaktaufnahme, die Interviewsituation, die Dauer und Atmosphäre des Gesprächs und einen kurzen Eindruck von der befragten Person unmittelbar nach dem Interview festgehalten hat;
- einen Kurzeindruck der Transkriptorinnen von dem Interview und der befragten Person;
- das Interview-Transkript: ein vollständig und wörtlich verschrifteter Text des Interviewmitschnitts, der in Anlehnung an die Regeln von Kallmeyer und Schütze (1976) von drei studentischen Hilfskräften erstellt wurde und durchschnittlich etwa 60 Seiten pro Interview umfaßt.

Die Auswertung zielte darauf ab, die subjektiven Vorstellungen von Gesundheit in ihren komplexen Zusammenhängen zu rekonstruieren und aus den Einzelfällen vorsichtige Verallgemeinerungen vorzunehmen, die das theoretische Verständnis erweitern können. Das Interesse an der Generierung **gegenstandsbezogener Theorien** legt es nahe, sich an den Ansatz von Glaser und Strauss (1967) anzulehnen (vgl. auch Strauss, 1987; Strauss & Corbin, 1990). Ich bin jedoch nicht im strengen Sinne nach diesem Ansatz vorgegangen, sondern habe ihn für meine Zwecke ergänzt und adaptiert. Die Auswertung erfolgte als schrittweise Interpretation des Textes, ausgehend vom vorliegenden Primärtext, dem Interviewtranskript. Das Ziel lag darin, die im Einzelfall erkennbaren Zusammenhänge möglichst lange zu erhalten, diese nicht durch vorschnelle Generalisierungen zu zerreißen, aber doch zu vorsichtigen Allgemeinaussagen zu gelangen. Dazu ist ein Vorgehen notwendig, das ständig zwischen Einzelfällen und allgemeineren Kategorien pendelt. Das Verfahren einer **Typenbildung** in Anlehnung an den Ansatz von Gerhardt (1991, 1986) schien mir dazu geeiget, die Reichhaltigkeit der fallbezogenen Aussagen zu bewahren, ohne auf eine Verallgemeinerung zu verzichten.
Die Organisation oft riesiger Textmengen für die Auswertung ist ein großes Problem der qualitativen Forschung. Die Nutzung der Möglichkeiten eines Computers zur Unterstützung der Textinterpretation ist naheliegend und

wird zunehmend in der Sozialforschung praktiziert (vgl. Huber, 1992). Ich habe in dieser Studie auf ein neu entwickeltes Computerprogramm zurückgegriffen, das ATLAS/ti (Muhr, 1990).[2] Es ist insbesondere im Hinblick auf die Anforderungen des Verfahrens von Glaser und Strauss (1967) gestaltet worden und unterstützt die dabei vorgesehenen Schritte des "theoretischen Kodieren" und des Kommentierens ("Memos") von Äußerungen und die Vernetzung von zentralen Kategorien zu Theorieelementen (Böhm, 1991). Ein Computerprogramm wie dieses erlaubt eine Organisation und Zusammenstellung von Texten, sowie von Texten über Texte, d.h. von ersten Interpretationsversuchen. Es kann zwar die eigentliche Interpretation der Forscher/innen nie ersetzen, aber eine wichtige Unterstützung bei der Bearbeitung großer Textmengen bereitstellen.

Die einzelnen **Schritte des Auswertungsprozesses** sollen im folgenden deutlich machen, wie das Konzept der Auswertung umgesetzt wurde. Zunächst muß aber darauf hingewiesen werden, daß ausgehend vom Interview in jedem Schritt der Aufzeichnung und Auswertung Informationen reduziert werden. Schon der Tonbandmitschnitt reduziert die im Interview geäußerten und beobachtbaren Phänomene auf gesprochene Daten, die durch die Transkription noch weiter an Informationen verlieren. Mit Wahl, Honig und Gravenhorst (1982) kann von einer "Realität erster Ordnung" (Interview), einer "Realität zweiter Ordnung" (Tonbandaufzeichnungen, Notizen) und einer "Realität dritter Ordnung" (Protokollierung als Transkript) gesprochen werden, um den unvermeidlichen Prozeß des Informationsverlustes zu verdeutlichen. Das Interviewprotokoll hat somit den Zweck, eine Reihe von Kontextinformationen zum Interview festzuhalten, um diesen Verlust etwas auszugleichen; für die Auswertungen sind dadurch auch Informationen über die Herstellungsbedingungen der Daten verfügbar, die auch helfen können, die Validität von Äußerungen einschätzbar zu machen. Der Kurzeindruck der Transkriptorinnen soll eine weitere Quelle zur Kompensation dieser Informationsreduzierung abgeben.

Die Auswertungsarbeit[3] mit den Transkripten als Primärtexten wurde dann in folgender Weise gestaltet. In einem **ersten Schritt** wurden die Texte frei gelesen und dabei erste Eindrücke spontan gebildet und festgehalten; auffäl-

---

[2] ATLAS/ti wurde im Rahmen des interdisziplinären Forschungsprojektes ATLAS (Archiv für Technik, Lebenswelt und Alltagssprache) an der Technischen Universität Berlin entwickelt.

[3] Die Auswertung wurde im wesentlichen vom Autor selbst durchgeführt; eine in das Projekt gut eingearbeitete studentische Hilfskraft unterstützte ihn bei den ATLAS-Analysen und Fallanalysen.

lige oder interessante Stellen wurden markiert, erste Hypothesen formuliert und für jedes Interview eine Art Inhaltsverzeichnis angelegt, das die angesprochenen Themen im chronologischen Ablauf enthält. Nach dieser Grobauswertung und Phase freischwebenden Aufmerksamkeit für die Texte wurde in einem **zweiten** **Schritt** die Auswertung systematisiert. Auf der Grundlage der Inhaltsverzeichnisse wurden die Themen festgelegt, die einer näheren Analyse unterzogen werden sollen. Dabei wurde eine Auswahl von Themen aus der Fülle potentiell möglicher vorgenommen, die sowohl die in theoretischer Hinsicht zentralen Fragen als auch die in den Interviews als wichtig hervortretenden Aspekte berücksichtigen sollte. Diese Auswertungsstränge wurden zu "hermeneutischen Einheiten"; die Primärtexte wurden orientiert an diesen Fragestellungen mit Hilfe des ATLAS-Programms analysiert. Das heißt konkret, daß jedes Transkript nach Stellen durchgegangen wurde, die Aussagen zu einem bestimmten Thema enthalten; diese Stellen wurden "theoretisch kodiert", d.h. einer Kategorie zugeordnet, die diese Aussage zusammenfassen kann und ergänzt durch "Memos", die eine Art Kommentar oder interpretativer Wertung von Aussagen oder Kategorien darstellen. Dieser Analyseschritt ergab somit ein Raster von Kategorien mit dazugehörigen Textstellen, das in verschiedene Oberkategorien geordnet wurde. In einem **dritten** **Schritt** wurde nun jeder einzelne Fall nach jeder Auswertungsfrage durchgegangen und auf der Grundlage der Kategorien, Oberkategorien und Textstellen interpretiert. Diese Interpretationen stellen dann die Grundlage für den **vierten** **Auswertungsschritt** dar, nämlich für Vergleiche zwischen den Fällen, die zuerst innerhalb einer Gruppe, dann zwischen den Gruppen vorgenommen werden, und zu Versuchen einer vorsichtigen Verallgemeinerung führen. Aus dieser fallkontrastierenden Analyse resultieren entweder auf empirischem Wege konstruierte Konzepte oder einzelfallnahe Typen, die in der Darstellung der Ergebnisse beschrieben und in ihren Einflüssen und Zusammenhängen diskutiert werden. Dabei ist die Häufigkeit des Vorkommens von Konzepten oder Typen eine eher nachgeordnete Frage; in dieser Arbeit wurden keine Versuche einer quantifizierenden Analyse gemacht, in weiteren Auswertungsschritten ist das jedoch durchaus möglich. Dieses mehrmalige Oszillieren zwischen Primärtext und Kategorien, zwischen Einzelfall und Verallgemeinerung soll sicherstellen, daß trotz der Informationsreduzierung die Zusammenhänge des Einzelfalls erkennbar bleiben.

Kapitel 6
Gesundheitsbewußtsein und Gesundheitshandeln im Alltag: Ergebnisse einer qualitativen Studie in drei Kontrastgruppen

Die Ergebnisse dieser explorativen Studie über das Gesundheitsbewußtsein und Gesundheitshandeln im Alltag werden hier in ihren zentralen Zügen präsentiert. Die folgende Darstellung wird auf der Grundlage einer interpretativen Analyse der qualitativen Interviews vorgenommen. An einigen Stellen werden ergänzend und zur Verdeutlichung der Verteilung der in diesen Analysen konstruierten Typen auch die quantitativen Daten einer Fragebogenstudie einbezogen. Über diese Ergebnisse hinaus ließen sich in dieser Untersuchung noch eine Reihe von wichtigen Teilfragen angehen, die aber detailliertere Analysen erfordern; diese werden aus Gründen der Übersichtlichkeit für nachfolgende Publikationen zurückgestellt.

Ergebnisse einer qualitativen Untersuchung sind nicht einfach darzustellen, weil sie oft in einer Komplexität vorliegen, die im Grunde erst am Einzelfall angemessen zu demonstrieren ist. Qualitative Analysen lassen sich meist nicht anschaulich durch Tabellen und Graphiken organisieren. Rekonstruierte Zusammenhänge, vorsichtige Verallgemeinerungen und Typisierungen müssen vielmehr als Text gestaltet werden, der durch seine Fülle leicht unübersichtlich wird. Die Darstellung wird sich zur besseren Orientierung an die theoretisch entwickelte Struktur (vgl. Kap. 4) anlehnen und die rekonstruierten Typen jeweils vor ihrer Beschreibung in einer Übersicht voranstellen. Die Verallgemeinerungen werden, soweit es der Platz erlaubt, durch Zitate aus den Interviews illustriert, um sie anschaulicher zu machen und die Lebendigkeit des Fallmaterials zum Ausdruck zu bringen; manchmal sprechen die Aussagen der Befragten auch für sich. Diese Zitate haben aber natürlich nicht die Funktion von Belegen, sondern sie sollen nur eine Generalisierung durch konkretes Fallmaterial plausibel machen.[1] Sie wurden original aus dem Transkript übernommen und sprachlich nicht weiter "ge-

---

[1] Die Zitate wurden jeweils durch die Angabe eines Kürzels (die Buchstaben A, E und G sprechen für die drei Kontrastgruppen) und der Zeilenzahlen ausgewiesen. B steht für Befragte/r und I für Interviewer. Sprechpausen werden durch Punkte und starke Betonungen durch **fett** symbolisiert.

schönt". Damit sind sie vielleicht manchmal etwas schwierig zu lesen, aber das schien mir zugunsten einer größeren Authentizität in Kauf zu nehmen.

6.1 Gesundheitsbewußtsein im Alltag

Zwei globale und subjektive **Eindrücke** des Forschers aus der Durchführung dieser Studie sollen der systematischen Darstellung der Ergebnisse vorangestellt werden:

Gesundheit und die eigene Gesunderhaltung ist für die meisten Menschen nicht unbedingt ein dominantes Thema. Es bedurfte in den Interviews erst einer Annäherung, löste dann aber oft beträchtliche Reflexionsprozesse bei den Befragten aus. Hatten sich die Probanden jedoch hineingedacht, dann war Gesundheit ein Thema, das persönlich stark interessierte und berührte. Fast jede der befragten Personen ging irgendwann aus ihrer distanzierten Haltung heraus und erzählte oft sehr persönliche Geschichten. Ein Nachdenken über die eigene Gesundheit führt letztlich auch zu Fragen nach dem eigenen Leben, auch nach dem richtigen Leben; es berührt existenzielle Fragen, die das Thema schwierig machen, weil über Lebensvorstellungen gesprochen werden muß und damit auch moralische Reflexionen auslöst werden. Für den Forscher ist es schwierig und spannend zugleich, sich darauf einzulassen. Eine wissenschaftliche Haltung erfordert aber neben Offenheit und Neugier auch eine gewisse Distanz zum Gegenstand. Es fiel mir in den Interviews nicht immer leicht, die notwendige Zurückhaltung walten zu lassen, weil das Erzählte oft zu Diskussionen und Stellungsnahmen herausforderte, aber auch weil Fragen angeschnitten werden konnten, die einen ganz persönlich berührten.

Mein zweiter spontaner Eindruck war ein Überwältigtsein von der Vielfalt und Komplexität der Vorstellungen, die Menschen über Gesundheit haben und die um so mehr hervortraten, je mehr sie sich auf das Thema einließen. Die meisten Menschen haben sich offenbar schon viele Gedanken über ihre Gesundheit gemacht, ohne das aber immer unter diesem Begriff abzulegen. Sie haben oft ein umfassendes Wissen darüber. Ihr Denken und Handeln ist insgesamt durchaus als konsistentes System zu verstehen, das aber natürlich nicht widerspruchsfrei ist. Der vermutete Reichtum an Alltagserfahrungen über Gesundheit bestätigte sich ziemlich schnell und ließ den gewählten Weg einer primär qualitativen Untersuchung als richtig erscheinen. Denn überraschende und unerwartete Erkenntnisse sind überhaupt erst möglich, wenn den Befragten ein Spielraum gegeben wird. Das wird allerdings nun an den Ergebnissen im Einzelnen zu zeigen sein.

In der Auswertung wurden sowohl Einzelfallanalysen als auch Versuche unternommen, die allgemeinen Züge des Gesundheitsbewußtseins zu rekonstruieren. Das konnte nur schrittweise geschehen, indem die theoretisch abgeleiteten Komponenten des Gesundheitsbewußtseins als Orientierungslinien verwendet wurden. Ich werde auch in der Darstellung in einer Weise vorgehen, daß die Rekonstruktion des Gesundheitsbewußtseins der Befragten über ihre Komponenten erfolgt; diese werden schrittweise unter Einbeziehung von Zitaten aus den Interviews beschrieben und diskutiert, so daß erst am Ende dieses Kapitels die Ergebnisse in ihren Zusammenhängen erkennbar sind. Die Analyse wird mit den beiden zentralen Komponenten des Gesundheitsbewußtseins beginnen, nämlich der subjektiven Konzeption und Theorie von Gesundheit sowie der subjektiven Bedeutung von Gesundheit (6.1.1 - 6.1.3). Dann wird das Körperbewußtsein (6.1.4) einbezogen, das Verhältnis zum subjektiven Krankheitskonzept (6.1.5) beschrieben und schließlich die Person-Umwelt-Bezüge über die Wahrnehmung von gesundheitlichen Risiken und Ressourcen (6.1.6) hergestellt.

6.1.1 Das subjektive Gesundheitskonzept

In den Interviews wurde nach der Einschätzung des aktuellen Gesundheitszustands in einer längeren Gesprächspassage versucht, das Verständnis der Befragten von Gesundheit zu explorieren. Als zentrale Fragenkomplexe für diese Rekonstruktion erwiesen sich,
- was sie für einen Begriff von Gesundheit haben,
- welche Einflüsse sie auf ihre Gesundheit sehen oder welche "Theorien" sie darüber entwickeln und
- welche Bedeutung Gesundheit in ihrem Leben hat.

Ich gehe zunächst auf das subjektive Konzept von Gesundheit ein. Gesundheit wurde sehr häufig als eine **positive Qualität** verstanden und zwar als Leistungsfähigkeit oder Handlungsfähigkeit, als körperliches Wohlbefinden, als psychisches Wohlbefinden oder als ein körperlich-psychisches (Energie-) Potential. Seltener wurde die Gesundheit negativ bestimmt und zwar entweder als die Abwesenheit einer Krankheit und als das Fehlen von Schmerzen oder von anderen Beschwerden und Beeinträchtigungen.

203

Es wurden durchwegs sehr **komplexe** Definitionen vorgenommen; kaum eine Person verstand Gesundheit nur auf einer Ebene. In diesen qualitativen Daten ist es in der Regel möglich, im Zuge der Interpretation der verschiedenen Äußerungen den Schwerpunkt einer Person zu erkennen. Im Prozeß der Interpretation wurde eine Typologie der subjektiven Gesundheitsbegriffe entwickelt. Die im folgenden aufgeführten **sieben Typen** sind als Idealtypen zu verstehen, die in Reinform selten vorkommen, denen aber die Probanden mehr oder weniger eindeutig zuordenbar sind, weil sie den Schwerpunkt ihres Gesundheitsbegriffs ausmachen:

> *(1) Gesundheit als Abwesenheit von Krankheit,*
> *(2) Gesundheit als Fehlen von Beschwerden oder Schmerzen,*
> *(3) Gesundheit als grundlegende Handlungsfähigkeit,*
> *(4) Gesundheit als Leistungsfähigkeit,*
> *(5) Gesundheit als körperliches Wohlbefinden,*
> *(6) Gesundheit als psychisches Wohlbefinden,*
> *(7) Gesundheit als körperlich-psychisches Potential.*

(1) Gesundheit als Abwesenheit von Krankheit
Dieser Typus entspricht als Alltagsbegriff von Gesundheit in etwa dem vorherrschenden medizinischen Begriff und nimmt eine negative Bestimmung von Gesundheit vor. Er betont die körperliche Seite im Sinne des Fehlens einer organischen Erkrankung oder eines körperlichen Leidens oder Gebrechens. Gelegentlich wird auch das Fehlen einer seelischer Erkrankung oder Beeinträchtigung genannt. Sofern hier überhaupt ein positives Definitionsmerkmal erscheint, so werden regelrechte Organfunktionen oder normale physiologische Abläufe im Körper erwähnt, die aber im Grunde nur am Fehlen einer Störung oder von Funktionseinbußen erkannt werden können.

"Hm, was bedeutet gesund? Also daß man keine..., daß man nicht krank ist (lacht)." (A 38, 866:867)
"Ja, Gesundheit halt, ... sagen wir mal, daß die Organ--, jetzt vom medizinischen her, die Organfunktionen und physiologischen Abläufe regelrecht sind, keine, sagen wir mal (Pause), sagen wir mal, Funktionseinbußen, Beschwerden, Schmerzen, daß das eben alles nicht, daß man seinen Körper im Grunde gar nicht so merkt, gar nicht spürt ..." (G 16, 454:460)

Dieser Typus findet sich überwiegend bei den befragten Ärzten, aber auch bei einigen Arbeitern. Mit Ausnahme einer Ärztin sind es ausschließlich Männer, die diese Konzeption von Gesundheit haben.

(2) Gesundheit als Fehlen von Beschwerden oder Schmerzen

Auch bei diesem Typus wird Gesundheit negativ bestimmt. Gesundheit wird hier jedoch nicht von der abstrakten Kategorie Krankheit abgegrenzt, sondern am Fehlen von konkreten Schmerzen oder von zumeist körperlichen (gelegentlich auch psychischen) Beschwerden festgemacht. Dabei ist in der Regel keine vollständige Beschwerdefreiheit verlangt, um sich als gesund zu bezeichnen. Diejenigen Probanden, die mehr oder weniger chronische Beschwerden haben, sprechen auch dann von Gesundheit, wenn die Schmerzen "normal" und aushaltbar sind, oder sogar wenn sie die Beschwerden nicht weiter beachten müssen und "übergehen" können.

> *"Eigentlich wenn keine Schmerzen fühlbar sind, das ist für mich Gesundheit." (E 33, 744:745)*
>
> *"Wenn ich mich gesund fühle, fühl' ich mich wohl. Ich nehm' alles leichter, ich achte net drauf, wenn mir jetzt mal der Rücken wehtut, oder mal die Hände wehtun, ich fühl' mich einfach wohl, und dann finde ich, bin ich gesund. Ich hab' dann weder Kopfweh, ich hab' weder Rückenschmerzen, weil das übergehe ich halt dann, da muß das schon richtig sein, daß ich das überhaupt wahrnehme, oder bewußt wahrnehme." (A 17, 861:867)*

Diese subjektive Konzeption von Gesundheit findet sich sowohl in der Gruppe der Arbeiter/innen und Engagierten, weniger bei den Gesundheitsberufen. Ansonsten lassen sich eher Frauen und eher ältere Probanden sowie solche mit einem gesundheitlichen Dauerproblem, wie z.B. mit chronischen Rückenbeschwerden, diesem Typus zuordnen.

(3) Gesundheit als grundlegende Handlungsfähigkeit

Bei diesem Typus bezeichnen sich Menschen dann als gesund, wenn sie in der Lage sind, grundlegende Funktionen des Lebens aufrechtzuerhalten. Es finden sich hier häufig Formulierungen wie "am Morgen gut aufstehen zu können" oder "normal leben zu können", was bedeutet, "normal essen, trinken, sich bewegen und schlafen zu können". Gesund fühlen sich Menschen in diesem Sinne, wenn sie das machen können, was sie wollen und was zu ihrem Leben gehört. Obwohl damit in der Regel sehr grundlegende Sachen gemeint sind, taucht gelegentlich auch das Moment der Leichtigkeit auf, mit der diese Dinge gemacht werden können: Das Aufstehen fällt z.B. leicht, die Verrichtungen gehen leicht von der Hand, Probleme kommen nicht an einen heran.

> *"Also erstens mal ist für mich Gesundheit...mal leben, normal essen, trinken...und Bewegung. Und auch schlafen, aber net so viel schlafen." (A 14, 827:829)*

*"... Hmm (überlegend) ... gesund, man sagt immer, wenn man morgens auf-
stehen kann und sich gut fühlt, ... gell. Und eben mein Ganzes bewältigen kann.
Inzwischen macht man natürlich auch Abstriche, aber jetzt fühl' ich mich eigentlich gesund wieder. Kann ich mein' Sport wieder treiben, kann meine Musik
machen usw." (G 23, 1179:1184)*

Häufig sind es die Arbeiter/innen und das Krankenpflegepersonal, die ein
derartiges Verständnis von Gesundheit zeigen. Bei den Krankenschwestern
fällt auf, daß die Handlungsfähigkeit oft noch eine soziale Dimension aufweist und hierbei eine negative Abgrenzung vorgenommen wird: Gesund
sind sie dann, wenn sie sich selbst versorgen können und nicht auf die Hilfe
anderer angewiesen sind.

(4) Gesundheit als Leistungsfähigkeit
Dieser Typus faßt die Handlungsfähigkeit enger und bezieht sie auf die
Fähigkeit, bestimmte Aufgaben zu erfüllen und vor allem von sich selbst
erwartete Leistungen zu erbringen. Der zentrale Leistungsbereich ist die
Arbeit. Entsprechend wird bei diesem Begriff Gesundheit eng mit der
Arbeitsfähigkeit verknüpft. Das kann sehr grundlegend gemeint sein, etwa
in dem Sinne, überhaupt in die Arbeit gehen zu können. Es kann aber auch
eine körperliche und psychische Verfassung angesprochen sein, die optimale
Leistungsfähigkeit ermöglicht: Die Menschen fühlen sich dann topfit, die
Arbeit geht leicht von der Hand, macht Freude; sie schaffen das, was sie
sich vorgenommen haben, werden kaum müde von der Arbeit. Neben der
Arbeit als Leistungsfeld wird von einigen Probanden auch der Sport herangezogen: Gesundheit würde dann eine körperliche Fitness umfassen, die
die jeweiligen sportlichen Leistungsansprüche zu erfüllen erlaubt.

*"Gesundheit, ja. Das ist in der Früh gut aufstehen können für mich, in die Arbeit
gehen, und ich muß sagen, die Arbeit macht mir Spaß. Ich kann in der Früh
singen, ich kann pfeifen, was meine Arbeitskollegen nicht kapieren und nicht
begreifen. Aber das ist für mich Gesundheit. Ich kann mit meinen eigenen zwei
Beinen ins Geschäft gehen. Ich kann laufen. Das ist für mich also das allerwich-
tigste halt. Und...nach Feierabend eben nicht kaputt oder müde zu sein, sondern
da noch leistungsfähig zu sein, was unternehmen zu können." (A 09, 530:539)*
*"Das, was ich mach, wenn ich das alles locker machen kann, dann bin ich, bin
ich einfach gesund." (A 37, 861:862)*

Dieser Gesundheitsbegriff hängt eng zusammen und überschneidet sich teilweise mit Typ 3, der grundlegenden Handlungsfähigkeit. Er wird überwiegend von Arbeitern und Arbeiterinnen vertreten.

(5) Gesundheit als körperliches Wohlbefinden

Mit diesem Begriff von Gesundheit ist im Gegensatz zu Typus 2 ein positiv bestimmter körperlicher Zustand gemeint, ein Sich-wohl-fühlen, aber auch ein Befinden, sich stark, ausgeruht oder fit zu fühlen im Gegensatz zu müde, schwach oder lahm. Bei diesem Typus steht die Dimension des körperlichen Wohlbefindens im Mittelpunkt; dieses Befinden wird aber in der Regel nicht weiter ausdifferenziert.

> *"Also unter gesund versteh' ich also so ganz grob eigentlich immer nur das körperliche, wo da eigentlich viel mehr dazu gehört, aber so ganz grob ist für mich die Gesundheit, wenn's mir körperlich gut geht. (...) ... daß ich irgendwie mich kräftig fühl, mich einfach fit fühle, net so lahm, ich bin oft so körperlich lahm denk' ich mir."* (G 06, 617:620, 625:627)

Dieser Gesundheitsbegriff war bei den Befragten selten als einzige oder dominante Bestimmung anzutreffen; das körperliche Wohlbefinden wurde aber häufiger neben anderen positiven Aspekten genannt, vor allem in Zusammenhang mit einem psychischen Wohlbefinden.

(6) Gesundheit als psychisches Wohlbefinden

Gesundheit wird hier primär auf einer psychischen Ebene verstanden und als Wohlbefinden umschrieben. Dieses läßt sich näher bestimmen zum einen als psychische Ausgeglichenheit, innere Ruhe und Überlegtheit, zum anderen als positive Stimmung, Lebensfreude und Zufriedenheit. Es ist also sowohl der Aspekt einer psychischen Stabilität als auch der eines positiv getönten emotional-motivationalen Befindens enthalten. Das psychische Wohlbefinden wird häufig mit dem körperlichen Wohlbefinden verbunden, welches dann aber deutlich der psychischen Ebene untergeordnet wird.

> *"Ja, ich fühl' mich ausgeglichen. Ausgeglichen, ruhig, überlegt, das ist ein Zeichen, daß es mir gut geht."* (G 03, 849:850)
> *"Ja, also da, da denk' ich, daß für mich zwei Dinge wichtig sind, einmal, daß ich so relativ zufrieden bin und, daß ich, ja, ich würde das so sagen, leistungsfähig bin."* (G 15, 545:547)

Dieser psychisch geprägte Gesundheitsbegriff findet sich fast ausschließlich bei Frauen und überwiegend bei Krankenschwestern; es sind auch einige Arbeiterinnen vertreten, jedoch keine Probanden aus der Gruppe der Engagierten.

207

(7) Gesundheit als körperlich-psychisches Energiepotential

Bei diesem Typus werden die körperliche und die psychische Ebene von Gesundheit relativ gleichwertig gesehen. Gesundheit wird als ein Potential an körperlicher und geistiger Energie verstanden; es ermöglicht, das auszuführen, was im Leben wichtig ist. Sie ist "Lebenskraft" im umfassenden Sinn. Gesundheit bedeutet somit auch, motiviert und unternehmungslustig zu sein, in Bewegung und aktiv zu sein und aus seinen erfolgreichen Aktivitäten wiederum Zufriedenheit, somit psychisches Wohlbefinden zu gewinnen. Gesundheit wird oft mit einer Widerstandskraft gegenüber körperlichen oder psychischen Belastungen verbunden. Zum Teil wird das Gefühl der Eingebundenheit der eigenen Person in die Natur und soziale Umwelt betont und damit eine ökologische und gesellschaftliche Dimension einbezogen.

> *"Also für mich bedeutet Gesundheit Spannkraft, also ... der Drang ... das unbedingt auszuführen, was man tun will. Gesundheit ... hat ja irgendwas immer mit Bewegung, mit Willen ... mit 'ner Zufriedenheit von innen raus zu tun. Also ... das find ich, ist ... das wichtigste an Gesundheit." (E 27, 834:843)*
> *"... ich glaub, daß sich jemand um so gesünder, oder ein Mensch um so gesünder fühlt, je mehr er noch in die Natur eingebunden ist." (E 30, 1006:1008)*

Dieser Typus ist wohl der umfassenste unter den hier vertretenen subjektiven Konzeptionen von Gesundheit und kann viele der oben genannten Aspekte integrieren. Er steht nur bei wenigen Probanden aus der E-Gruppe im Vordergrund, ist bei diesen aber erstaunlich differenziert und entwickelt.

Diese sieben empirisch konstruierten Idealtypen eines subjektiven Gesundheitsbegriffs beschreiben zunächst das Spektrum an Vorstellungen, das in dieser Untersuchungsgruppe zu erkennen war. Die Typen sind nicht unbedingt immer ganz trennscharf und kommen im Einzelfall in verschiedenen Konstellationen und Kombinationen vor. Sie sollten hier einen ersten Überblick über die qualitative Ausprägung der subjektiven Konzepte geben.
Gibt es nun Anhaltspunkte dafür, wie diese verschiedenen Konzeptionen von Gesundheit in der Bevölkerung **verteilt** sind?
In einer quantitativen Vorstudie wurde eine Stichprobe von 85 Personen im frühen und mittleren Erwachsenenalter und überwiegend aus der Mittelschicht durch offener Fragen schriftlich um eine Beschreibung der eigenen Gesundheit gebeten. Die inhaltsanalytische Auswertung der Antworten mit Hilfe eines Kategoriensystems ergab als **häufigste und seltenste Kategorien** einer subjektiven Definition der Gesundheit:

- Gesundheit als psychische Zufriedenheit und Lebensfreude, sie wurde von 62 Prozent aller Befragten genannt;
- Gesundheit als körperliche Stärke und Energie definierten 48 Prozent;
- Gesundheit als psychische Ausgeglichenheit nannten 44 Prozent;
- Gesundheit als Abwesenheit von Krankheit wurde nur von 12 Prozent der Befragten angegeben.

Eine Reduktion der ursprünglich 8 Kategorien ergibt sich, wenn einige inhaltlich ähnliche Kategorien zusammengefaßt werden. Auf diese Weise entstehen **sechs Grunddimensionen** des persönlichen Gesundheitsbegriffs, die in unserer Stichprobe die folgende Verteilung aufweisen und in Tabelle 6.1 zusammengefaßt sind:

Tab. 6.1: *Gesundheitsbegriff - persönlich (GBP) - relative Häufigkeit (Prozent) von 6 Dimensionen und Geschlechtsunterschiede*

Dimension	alle n = 85	♂ n = 31	♀ n = 54	Signifikanz
psychisch	80	61	91	p = 0.01
körperlich-energetisch	68	48	70	p = 0.01
leistungsfähig	30	39	24	
körperliches Wohlbefinden	20	16	22	
Abwesenheit von Krankheit	12	13	11	
Gleichklang mit Umgebung	18	29	11	p = 0.05

Die quantitativen Ergebnisse der Fragebogenstudie zeigen somit 6 Dimensionen des persönlichen Gesundheitsbegriffs, die mit den 7 Idealtypen der qualitativen Analyse zumindest in 5 Bereichen vergleichbar, wenn auch nicht identisch sind. Die qualitativ konstruierten Typen von Gesundheit als

Fehlen von Beschwerden und Schmerzen (Typus 2) und Gesundheit als Handlungsfähigkeit (Typus 3) haben keine direkte Entsprechung in diesen Dimensionen, lassen sich jedoch annähernd der Dimension "Leistungsfähigkeit" bzw. "Abwesenheit von Krankheit" zuordnen. Damit ergäbe sich in dieser Stichprobe die folgende Verteilung:

- 80 Prozent verstehen ihre Gesundheit als einen **psychischen Zustand**, der sowohl Momente des Wohlbefindens, der Lebensfreude und Zufriedenheit als auch persönlichkeitsbezogene Merkmale wie psychische Stabilität, Ausgeglichenheit und innere Ruhe enthält;
- 68 Prozent bestimmen Gesundheit als **Energiepotential**, als vorwiegend körperliche Stärke, Wachheit und Aktivitätsbereitschaft,
- 30 Prozent als körperliche und geistige **Leistungsfähigkeit**,
- 20 Prozent als **körperliches Wohlbefinden** und
- nur 12 Prozent bezeichnen ihre Gesundheit als die **Abwesenheit von Krankheit**.

Vergleicht man diese Ergebnisse mit anderen quantitativen Studien, dann läßt sich am ehesten die **repräsentative britische Studie** von Blaxter (1990) heranziehen (vgl. Kapitel 3.2.4 und die Tabellen 3.3 und 3.4), weil ihre Fragen ähnlich formuliert sind. Die zentralen vier Kategorien der Blaxter-Studie finden sich in Inhalt und Verteilung in recht guter Übereinstimmung mit den im Augsburger Sample gefundenen Dimensionen:

- Ein nahezu identischer Anteil von etwa 13 Prozent des britischen Samples definierte Gesundheit als die Abwesenheit von Krankheit.
- Die Kategorie einer psychischen Fitness (31 - 52%) paßt inhaltlich annähernd zur psychischen Dimension dieser Studie, kam hier allerdings viel häufiger vor.
- Die funktionale Leistungsfähigkeit (22 - 36%) paßt sowohl inhaltlich als auch von der Verteilung her gut mit der Dimension Leistungsfähigkeit zusammen.
- Die körperliche Fitness und Energie (27 - 41%) paßt inhaltlich gut zu der körperlich-energetischen Dimension, letztere wurde jedoch wiederum viel häufiger genannt.
- Die Kategorien des körperlichen Wohlbefindens und Gleichklangs mit der Umgebung finden sich in der britischen Studie nicht.

Wie die quantitativen Daten in der obigen Tabelle 6.1 weiter zeigen, unterscheidet sich der subjektive **Begriff von Gesundheit** in einigen Dimensionen

210

deutlich zwischen den **Geschlechtern**: Frauen definieren Gesundheit stärker auf einer psychischen Ebene und einer körperlich-energetischen Ebene (beide Unterschiede sind signifikant auf dem 1-Prozent-Niveau); Männer sehen Gesundheit stärker als Gleichklang mit der (soziale) Umgebung (signifikant auf 5-Prozent-Niveau) und tendenziell eher als Leistungsfähigkeit (ohne Signifikanz zu erreichen). Das folgende Diagramm zeigt die Unterschiede im Überblick:

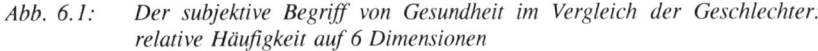

Abb. 6.1:   *Der subjektive Begriff von Gesundheit im Vergleich der Geschlechter: relative Häufigkeit auf 6 Dimensionen*

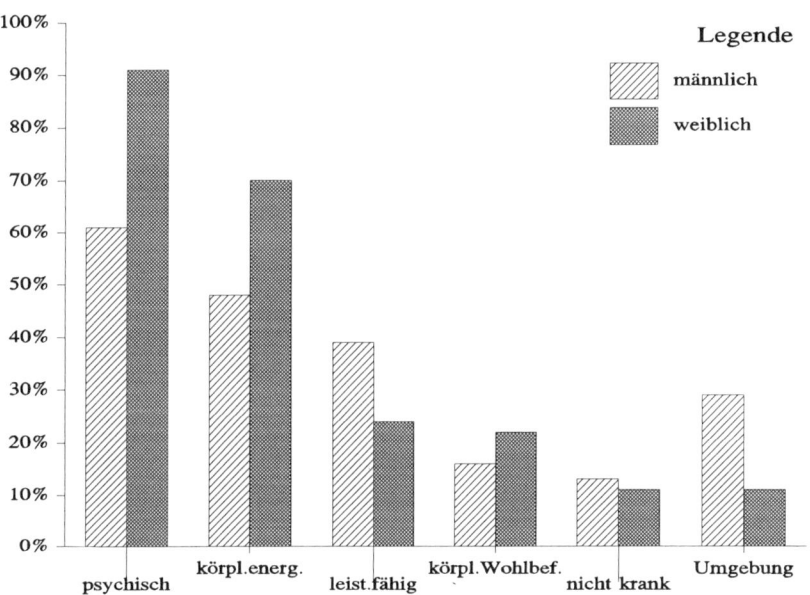

6.1.2 Subjektive Theorien von Gesundheit

In einem zweiten Schritt werden die Vorstellungen im Überblick dargestellt, die die Befragten als Einflüsse auf ihre Gesundheit wahrnehmen und die zum Teil als "subjektive Theorien" von Gesundheit verstanden werden können. Das Spektrum an Vorstellungen war sehr breit. Fast jede befragte

Person nannte eine Reihe von Bedingungen, die ihrer Meinung nach die Gesundheit beeinflussen können und die sie zum Teil selbst erfahren hatten. Einige Probanden entwickelten sehr differenzierte "Theorien", die in ihrer Komplexität allerdings nur am Einzelfall darzustellen sind.

Zum ersten Einblick in die Vielfalt der in dieser Untersuchungsgruppe verbreiteten "Theorien" werden verschiedene Typen dargestellt. Sie sind in der Regel zumindest schwerpunktmäßig den Probanden zuzuordnen. Die Typen sind aber weder ganz trennscharf noch repräsentieren sie die Theorien einzelner Personen vollständig; sie sind vielmehr zu verstehen als idealtypische Konstruktionen auf der Basis von Einzelfallanalysen. Die folgenden **zehn Typen der subjektiven Theorien von Gesundheit** sind so angeordnet, daß sie von Vorstellungen einer Nicht-Kontrolle von Gesundheit über Theorien einer Dominanz externer Einflüsse auf die Gesundheit zu einer stärkeren internen Kontrolle von Gesundheit fortschreiten und dabei an Komplexität zunehmen und mit psychologischen Prozessen angereichert werden:

(1) Gesundheit als Schicksal,
(2) Gesundheit als Folge von biologischen Prozessen,
(3) Gesundheit als Folge von Umwelteinflüssen,
(4) Risikofaktoren-Theorie der Gesundheit,
(5) Bewegungstheorie der Gesundheit,
(6) Ernährungstheorie der Gesundheit,
(7) Gesundheit als Folge von Arbeitsbelastungen,
(8) Theorie der Regeneration,
(9) Bewältigungstheorie der Gesundheit,
(10) psychosomatische Theorie der Gesundheit.

(1) Gesundheit als Schicksal

Einige wenige Probanden konnten keine Bedingungen oder Theorien von Gesundheit angeben, weil sie ihrer Ansicht nach nicht vorhersehbar oder beeinflußbar ist. Gesundheit sehen sie als das Gegenteil von Krankheit. Eine Krankheit kommt aber fast schicksalhaft über einen Menschen und dann geht die Gesundheit verloren; vorbeugende Aktivitäten sind aus dieser Sicht nicht sinnvoll, weil man weder weiß, wie man Gesundheit erhalten kann, noch eine Kontrolle wirklich möglich ist. Obwohl diese Sicht von den Probanden sehr definitiv geäußert wird und im Zentrum ihrer Überzeugungen steht, finden sich im Einzelfall kleinere Abweichungen und damit auch Widersprüche in den Äußerungen. So wird etwa zugestanden, daß Rauchen für manche Krankheiten einen Einfluß haben könnte, daß man vielleicht etwas für seine Gesundheit tun könne, indem man die körperliche Fitness verbessere, oder daß einzelne Beschwerden möglicherweise auf den Einfluß von Streß zurückgeführt werden könnten.

Die Probanden, die sich diesem Typus am besten zuordnen ließen, waren ein Arbeiter, ein Arzt und eine Krankenschwester. Sie waren alle relativ jung, hielten sich für sehr gesund und Gesundheit hatte für sie persönlich einen ziemlich geringen Stellenwert; zudem schienen sie die Möglichkeit einer Krankheit stark abzuwehren.

(2) Gesundheit als Folge von biologischen Prozessen

Eine ähnlich geringe Kontrolle von Gesundheit wird in Vorstellungen gesehen, daß die Gesundheit im wesentlichen von den ererbten Anlagen abhängt und sich einfach mit den biologischen Altersprozessen eine Verschlechterung des Gesundheitszustands ergibt. Gesundheitliche Beschwerden werden somit mit dem Alter oder spezifischen biologischen Veränderungen wie dem Klimakterium erklärt. Wesentlich ist es in dieser Sicht für die Betroffenen, Symptome frühzeitig zu erkennen, um eine ärztliche Behandlung einzuleiten. Manche Anfälligkeiten habe man aber einfach schon in sich, ohne es vielleicht zu wissen. Eine bereits bestehende gesundheitliche Beeinträchtigung wird in diesem Denken kausal auf die Anlage dafür attribuiert. Im letzteren Fall liegt jedoch gelegentlich der Verdacht nahe, daß die subjektive Gesundheitstheorie auch beträchtliche Abwehrfunktionen erfüllen kann, die eine vielleicht notwendige Veränderung der Lebensweise verhindern soll. Der Verweis auf die erblichen Dispositionen und biologischen Prozesse kam recht häufig vor, aber im Vordergrund stand diese "Theorie" nur bei wenigen Probanden, vorwiegend bei Ärzten und gesundheitlich beeinträchtigten Arbeitern/innen.

(3) Gesundheit als Folge von Umwelteinflüssen

Umweltbedingungen können in subjektiver Sicht sowohl einen positiven als auch einen negativen Einfluß auf die Gesundheit haben. Schönes Wetter und Sonne, Naturerleben und die Eingebundenheit in die Natur oder eine positiv und freundlich gestaltete Lebensumwelt werden als förderliche Bedingungen für die Gesundheit angesprochen, die sich unmittelbar auswirken können. Eine Vielzahl von Schadstoffen in der Umwelt gelten den Probanden als schädliche Einflüsse auf ihre eigene Gesundheit, aber noch viel mehr auf die ihrer Kinder, weil sie sich auf den Körper oft erst langfristig auswirken. Derartige Umweltrisiken werden allerdings beim Thema Gesundheit weniger hervorgehoben als bei der Erklärung von Krankheiten. Obwohl Bedingungen der Umwelt relativ häufig erwähnt werden, stehen sie nur bei weniger Probanden im Mittelpunkt: Eine ökologische "Theorie" der Gesundheit ist höchst selten; wir werden jedoch später noch auf Ansätze dazu eingehen.

(4) Die Risikofaktoren-Theorie der Gesundheit

In dieser Vorstellung werden einzelne der in der Medizin bekannten Risikofaktoren als negative Einflüsse auf die Gesundheit betrachtet: Rauchen, Übergewicht, zu fette Ernährung oder starker Alkoholkonsum werden häufig genannt; sie bekommen jedoch zumeist eine stark persönliche Färbung und Bedeutung, die deutlich von der medizinischen Theorie abweicht. Viele Probanden verstehen etwa die eingestandenen Risikoverhaltensweisen auch als Bewältigungsversuche für ihre Belastungen. Rauchen, vieles oder süßes Essen und Alkoholkonsum werden vielfach im Umgang mit diversen Streßsituationen eingesetzt; häufig sehen die Probanden diese Zusammenhänge selbst, aber, weil die Genußmittel auch eine psychische Funktion erfüllen, sind sie schwer in der Lage, ihr Verhalten zu verändern. Gelegentlich werden die Risikofaktoren auch gegeneinander aufgerechnet, um zu belegen, daß das eigene Risiko doch nicht so groß ist. Oder es wird argumentiert, daß durch die Belastungen etwa der Arbeit die Zeit und Ruhe fehle, um sich dem Abbau eines Risikofaktors intensiv zu widmen.

Es zeigt sich somit gerade bei den Genußmitteln, daß diese im Alltag eben auch Mittel des Lebensgenusses sind und auf diese Weise in Widerspruch zu der medizinisch verbreiteten gesundheitsschädlichen Wirkung geraten. Dieser Zusammenhang taucht im übrigen auch bei Ärzten selbst auf, die etwa von "Genußgiften" sprechen, aber sie durchaus auch als Genußmittel verwenden. Gelegentlich werden Genußmittel sogar als Heilmittel gedeutet und verwendet.

Für einige Arbeiter war z.B. warmes Bier ein Mittel zur Entspannung oder zur Bekämpfung von aufkommenden Erkältungskrankheiten. Eine Arbeiterin berichtete, daß für sie das Essen von Süßigkeiten unerläßlich für ihre Gesunderhaltung sei. Sie erzählte eine Episode, in der sie auf ärztliches Anraten einige Wochen auf Süßigkeiten verzichtet habe und infolgedessen sehr krank geworden sei. Daraufhin habe sie diese "Diät" in Absprache mit dem Arzt aufgegeben und sie esse bis heute süße Sachen. Sie könne auf viele Genußmittel verzichten, aber auf dieses nicht, obwohl sie wisse, daß es nicht gesund sei; sie persönlich aber brauche es, um gesund zu bleiben.

Ein Risikoverhalten im medizinischen Sinn kann offensichtlich gleichzeitig als Risikofaktor erkannt und dennoch, belegt durch die eigenen Erfahrungen, auch als gesundheitsförderliche Bedingung gesehen werden.

(5) Die Bewegungstheorie der Gesundheit

Bewegung oder Sport gelten für viele Probanden als positive Bedingung für ihre Gesundheit. Für die meisten war es jedoch nur einer unter vielen Einflüssen. Ein Mangel an Bewegung wird etwa als ein Risikofaktor gesehen. Für eine Reihe von Probanden hatten aber Sport und Bewegung eine ausgesprochen positive Bedeutung, für wenige standen sie sogar im Mittelpunkt ihrer "Gesundheitstheorie". Dem körperlichen Ausagieren wurde etwa dadurch ein positiver Einfluß auf die Gesundheit zugeschrieben, daß es den Körper erschöpft, auslaugt und ausschwitzt und dadurch sowohl ein körperliches Wohlbefinden und als auch die Fitness für neue Aktivitäten erzeugt. Der körperliche Ausgleich ist ein Mittel, um einseitige körperliche Belastungen durch die Arbeit zu kompensieren, aber auch um psychischen Druck zu bewältigen und "Dampf abzulassen".

Körperliche Bewegung hatte sowohl einen generell positiven Einfluß auf die Psyche als auch eine wichtige Funktion als Bewältigungsmittel bei psychischen Belastungen. Gelegentlich war der Sport durch eine längere Geschichte damit ein so zentrales Lebensthema, daß seine positiven gesundheitlichen Wirkungen nahezu zwangsläufig erschienen und er nicht zuletzt auch für die Lebensfreude und das Selbstwertgefühl zentrale Bedeutung hatte. Sportliche Aktivitäten konnten auch als universelles Heilmittel eingesetzt werden, wie etwa für den Arbeiter, der eine heraufziehende Erkältung immer durch Langläufe erfolgreich bekämpfte.

(6) Die Ernährungstheorie der Gesundheit

Ähnlich wie bei der Bewegung, wurde die gesunde oder falsche Ernährung im allgemeinen oder einzelne Aspekte davon sehr häufig als eine wichtige Bedingung von Gesundheit genannt; für einige wenige Probanden stand sie im Mittelpunkt ihrer "Theorie". Die Vorstellungen reichten von den einfachen Einsichten, daß zu vieles und zu fettes Essen schädlich für die Gesundheit sei, bis zu umfangreicheren Theorien von einer ausgewogenen Ernährung, die vitaminreich, balaststoffreich und schadstoffarm zu sein hätte oder die regelmäßig und ohne Hektik zu sich genommen werden müsse. Schließlich wurden von einzelnen Personen umfangreiche Versuche einer Vollwerternährung unternommen, die in der tiefen Überzeugung begründet waren, damit einen positiven Beitrag vor allem zur Gesundheit der Kinder zu leisten. Diese Überzeugung setzte oft an der positiven Erfahrung des Stillens an und wurde etwa dadurch begründet, daß eine so gesunde und natürliche Form der Ernährung wie das Stillen eine Fortsetzung finden müsse in einer entsprechend gesunden Ernährung der Familie. Dem widersprach jedoch die hohe Schadstoffbelastung der Muttermilch, die eine der Frauen z.B. als Anlaß für ein stärkeres ökologisches Engagement nahm. Dieser Theorietypus war überwiegend bei Frauen und in der Gruppe der Engagierten zu finden.

(7) Gesundheit als Folge von Belastungen und Verschleiß durch die Arbeit

Von großer Bedeutung für die Gesundheit wurden in allen Gruppen die Arbeitsbedingungen gesehen. Sie wurden jedoch sehr ambivalent eingeschätzt: Denn so positiv für die meisten die Bedeutung ihrer Arbeit war, so sehr sahen doch fast alle Probanden auch die Belastungen ihrer Arbeit und deren möglichen negativen Auswirkungen auf ihre Gesundheit. Von den Ärzten/innen, dem Krankenpflegepersonal und den verschiedenen Arbeiterberufen wurden Belastungen und gesundheitliche Risiken vielfältiger Art genannt: Sie reichten von den einseitigen Bewegungen und dem psychischen Druck einer manuellen Akkordarbeit, über Schadstoffe und Unfallgefahren, bis hin zu den hohen psychischen und körperlichen Belastungen in der Betreuung von kranken und leidenden Menschen. Diese Belastungen wurden zwar nicht durchgehend, aber doch überwiegend als gesundheitliche Risiken verstanden, wenn nicht kurzfristig, so doch auf die Dauer gesehen. Es gab allerdings auch Vorstellungen von einem positiven Streß, der eher förderlich für die Gesundheit sei.

Am deutlichsten sollte die Arbeit von jenen als Risiko gesehen werden, die schon einen berufsbedingten Verschleiß und gesundheitliche Schädigungen aufweisen. Es waren überwiegend Arbeiter/innen, die zum Teil schon massive Schädigungen, etwa am Rücken, hatten. Ihre Schilderungen waren einerseits geprägt von der klaren Einsicht in die beruflichen Ursachen ihrer Beschwerden und der Notwendigkeit einer entsprechenden Vorsorge; andererseits waren bei ihnen aber auch starke Ängste vor der Zukunft zu spüren und, da die Risiken selten einfach zu beseitigen waren, eine deutliche Abwehr ihrer gesundheitlichen Gefährdung.

(8) Die Theorie der Regeneration
In diesem Zusammenhang steht auch die Vorstellung, daß die Risiken der Arbeit und von Belastungen, wenn sie nicht zu vermeiden sind, durch eine ausreichende Erholung und Regeneration in der Freizeit zu kompensieren sind. Durch viel Ruhe, ausreichenden Schlaf sowie erholsame und entspannende Freizeitbeschäftigungen können viele Belastungen ausgeglichen werden. Fehlen diese Regenerationsmöglichkeiten jedoch, etwa durch eine zusätzliche Belastung im privaten Bereich, oder werden sie nicht ausreichend genutzt, so hat das auf die Dauer negative Folgen für die Gesundheit. Solche Zusatzbelastung wurden etwa in familiären Verantwortlichkeiten und Konflikten oder in einer beruflichen Weiterqualifizierung in der Freizeit gesehen.

(9) Die Bewältigungstheorie der Gesundheit
Der Umgang mit diversen psychischen Belastungen und die Bewältigung des Lebens im allgemeinen wird häufig erwähnt, von einigen Befragten auch in den Mittelpunkt ihrer "Gesundheitstheorie" gestellt. Im Gegensatz zu den Vorstellungen, die bei Typus 7 geäußert wurden, werden hier nicht allein externe Belastungen als Ursache einer schlechten Gesundheit verstanden, sondern die Interaktion zwischen Belastungen und dem persönlichen Umgang damit. Diese "Theorie" der Gesundheit ist somit weniger mechanistisch und stärker psychologisch geprägt.
Die Bewältigungstheorie war meist in eigenen Erfahrungen begründet, seien es Erfahrungen im Beruf oder im Privatleben. Eine Arbeiterin äußerte etwa, daß es ihr dann auch körperlich besser gehe, wenn sie in der Lage ist, in einem oft hektischen Alltag "im Kopf Ruhe herzustellen" und "Probleme aus der Welt zu schaffen". Auch ein Arzt betont, daß nicht die Menge an Arbeit für sein gesundheitliches Befinden entscheidend sei, sondern wie er damit zurechtkomme, ob er etwa Ziele erreiche, Probleme lösen könne und zufrieden mit seiner Arbeit sei.

(10) Die psychosomatische Theorie der Gesundheit
Bei diesem Typus werden noch stärker die psychischen Einflüsse betont; diese wirken sich unabhängig von externen Belastungen auf die Gesundheit aus. Als positive Bedingungen werden etwa klare Ziele im Beruf und im Privatleben, Zeit für sich zu haben und sich Bedürfnisse erfüllen können, neue Einsichten über gesundheitliche Beschwerden zu gewinnen, ein allgemein positives Denken, Zufriedenheit mit dem Leben und Lebensfreude

sowie ein hohes Selbstwertgefühl geschildert. Als Bedingungen, die sich negativ auf die Gesundheit auswirken, werden psychische Konflikte, Ärger, bevorstehende Entscheidungen, ungelöste Probleme, negative Stimmungen, Ängste und Sorgen genannt.

Viele der Befragten äußern Ansätze derartiger psychosomatischer Vorstellungen, doch nur bei wenigen stehen sie als subjektive Theorie der Gesundheit im Vordergrund. Das sind dann oft Menschen, die diese Zusammenhänge (etwa durch eine psychosomatisch geprägte Krankheit) an sich selbst erfahren haben, die über die eigene Auseinandersetzung und durch psychologische Hilfen neue Einsichten in die Wechselwirkung von Körper und Seele gewonnen haben und diese als neue Ressource nutzen.

Diese zehn Typen von "Gesundheitstheorien" umschreiben das breite Spektrum der in dieser Untersuchungsgruppe geäußerten Vorstellungen. Bemerkenswert scheint daran die Komplexität dieser Theorien, die häufig aufgrund des eigenen Erfahrungshintergrunds eine ausgeprägt individuelle Färbung und Überzeugungskraft erhalten haben. In ihnen sind Momente eines medizinischen Denkens, des öffentlichen Diskurses über Gesundheitsfragen und von eigenen Erfahrungen erkennbar, die im Einzelfall ein je individuelles Mischungsverhältnis eingegangen sind. Sie wirken meist in sich stimmig und stehen in Einklang mit der Lebenssituation und den biographischen Erfahrungen einer Person.

Will man einen Eindruck von der quantitativen **Verteilung** dieser "Theorien" bekommen, so kann wieder kurz auf die Fragebogenstudie verwiesen werden. Die Ergebnisse sind jedoch hier mit noch größerer Vorsicht zu nehmen als bei den subjektiven Konzepten, weil die Methode der offener Fragen in einem Fragebogen nur eine Sammlung von als gesundheitlich relevant erachteter Bedingungen erbringen kann, deren subjektive Gewichtung und Verknüpfung zu "Theorien" aber offen bleiben muß.

Einen Überblick über die Verteilung von Vorstellungen über gesundheitliche Einflußbedingungen in dieser Mittelschichtstichprobe gibt die Tabelle 6.2. Sie zeigt im Vergleich die genannten Gründe für eine gute und schlechte Gesundheit, wobei die ursprünglich 8 Kategorien durch Zusammenfassungen schon auf 6 bzw. 7 **Dimensionen** reduziert wurden.

Als **Bedingungen für eine gute Gesundheit** werden verschiedene Einflüsse von relativ vielen Probanden für wichtig gehalten: Im Vordergrund stehen die psychische Ausgeglichenheit, positive soziale Beziehungen, wenige

Belastungen und ausreichend Zeit, um zur Ruhe zu kommen und sich zu entspannen, körperliche Bewegung und Aktivitäten, sowie die gesunde Ernährung (in dieser Reihenfolge); sie werden alle von über 30 Prozent genannt.

Tab. 6.2: *Gründe für gute Gesundheit (GBGG) und schlechte Gesundheit (GBGS) im Vergleich: relative Häufigkeit (Prozent) von 6 (bzw. 7) Dimensionen*

Dimension	Kategorie	GBGG	GBGS
psychische Ausgeglichenheit	PSYCH	63	46
positive soziale Beziehungen	PART / SOZ	56	37
wenig Belastung und Zeit zur Ruhe /Entspannung	NBEL / RUHE	52	79
Körperliche Bewegung und Aktivitäten	BEWEG	42	15
gute, kontrollierte Ernährung	ERNÄ	31	19
'gesunde' Umwelt	UMWELT	24	13
Krankheit	KRANK	-	18

Als **negative Einflüsse** stehen dagegen die Überbelastung und zu wenig Ruhe mit fast 80 Prozent deutlich im Mittelpunkt. Psychische Probleme und negative Stimmungen (46%) und fehlende oder schlechte soziale Beziehungen (37%) spielen noch eine größere Rolle, während alle anderen Einflüsse unter 20 Prozent bleiben. Es ist auffallend, daß die Ernährung, Bewegung und Umwelt als positive Bedingungen von Gesundheit viel wichtiger genommen werden als bei der Frage nach negativen Einflüssen. Subjektive Theorien von Gesundheit, die psychosoziale oder psychosomatische Prozesse betonen, scheinen somit zumindest in der Mittelschicht und in der jüngeren Generation erstaunlich verbreitet zu sein; daneben werden Sport/Bewegung und Ernährung ein größerer Einfluß zugeschrieben.

6.1.3 Die subjektive Bedeutung von Gesundheit

Wie hoch war nun für die Befragten der Stellenwert von Gesundheit in ihrem Leben, welche Bedeutung hatte Gesundheit wirklich für sie? - Diese Frage zielt ab auf die Motivation, überhaupt etwas für den Erhalt seiner Gesundheit zu tun. Denn das Vorliegen einer bestimmten subjektiven Konzeption und Theorie von Gesundheit kann nur etwas über die Richtung eines möglichen Gesundheitshandelns aussagen, jedoch nicht über die generelle Handlungsbereitschaft. Die häufig große Diskrepanz zwischen einer verbalen Bekundung, wie wichtig einem die Gesundheit sei, und der realen Vernachlässigung bis Gefährdung der eigenen Gesundheit in der Lebenspraxis, hat sicher auch mit dem methodischen Zugang zu tun. Fragebogendaten bleiben hier notwendigerweise mehr an der Oberfläche. In diesen Interviews ließ sich dagegen gut erkennen, daß Gesundheit durchaus nicht immer den hohen Stellenwert hatte, der ihr auf eine erste Frage hin zugeschrieben wurde. Zudem war etwas über die Hintergründe zu erfahren, die die subjektive Bedeutung von Gesundheit konstruiert haben. Ich werde zunächst wieder typisierend an diese Frage herangehen, um das Spektrum auszuleuchten. Die folgenden **fünf Typen** an subjektiven Bedeutungen von Gesundheit ließen sich erkennen:

---

(1) *"Gesundheit ist mir fast das wichtigste!"*
(2) *"Gesundheit ist ja letztlich die Basis, um etwas tun zu können, um leben zu können."*
(3) *Gesundheit als instrumenteller Wert*
(4) *Gesundheit als Besitz,*
(5) *Keine Gedanken um Gesundheit.*

---

(1) "Gesundheit ist mir fast das wichtigste!"
Dem mit diesem Zitat gekennzeichnete Typus sind Menschen zuzuordnen, die Gesundheit als einen sehr hohen Wert betrachten und die ihr auch im Leben eine erkennbar große Bedeutung einräumen. Das äußert sich darin, daß sie relativ viel für ihre Gesundheit unternehmen, natürlich in unterschiedlicher Weise und in Abhängigkeit von ihrem Gesundheitsverständnis. Es scheint eine Reihe von Einflüssen zu geben, die zu diesem hohen Stellenwert beigetragen haben: biographische Erfahrungen in der Herkunftsfamilie,

220

die Erfahrungen in einem Gesundheitsberuf, eigene Erfahrungen mit gesundheitlichen Beeinträchtigungen und die Gründung einer Familie, eigene Kinder. Sowohl das positive als auch das negative Beispiel der Eltern kann einen offenbar dafür sensibilisieren, sich um die eigene Gesundheit zu kümmern.

So erzählte eine Krankenschwester (G 01) davon, daß ihr ihre Eltern eine hohe Wertschätzung der Gesundheit vermittelt haben, die etwa die Botschaft enthielt: "Solange Du gesund bist, kannst Du alles andere an Problemen im Leben lösen." Ein Arbeiter (A 41) hat dagegen seine Eltern eher als negatives Vorbild erlebt: Sie haben ihre Gesundheit ihr Leben lang dem Geldverdienen untergeordnet und sie damit ruiniert. So wolle er es in seinem Leben nicht machen.

Eine wichtige Erfahrungsquelle für die eigene Gesundheit war es, wenn der Beruf mit Gesundheit und Krankheit zu tun hatte. Sowohl Ärzte und Ärztinnen als auch Krankenschwestern berichteten, daß sie ihre ständigen Erfahrungen mit schwer kranken Menschen sehr dazu motiviert haben, mehr auf ihre Gesundheit zu achten; sie erleben tagtäglich, wie schnell die Gesundheit unwiederbringlich verloren ist, wie kostbar daher dieses Gut ist. Diese Schlußfolgerung ist jedoch keinesfalls eine zwangsläufige Konsequenz aus dem Beruf, denn aus der Gruppe der Gesundheitsberufe drückten nur etwa die Hälfte eine ausgesprochen positive Bedeutung von Gesundheit aus, jedenfalls nicht mehr als in den anderen Gruppen.

Ein vielleicht noch wichtigerer Einfluß sind eigene Erfahrungen mit gesundheitlichen Problemen. Eine durchlebte Krankheit, ein noch gut ausgegangener Unfall, die spezifische Anfälligkeit eines Organs, aber auch nur die ersten Anzeichen des Alterns können einen Menschen für seine eigene Gesundheit sensibilisieren und ihn dazu bringen, in Zukunft mehr auf die Gesundheit zu achten. Die Schwierigkeit, sich an der Erhaltung der eigenen Gesundheit zu orientieren, liegt wohl darin, daß sie nicht wahrgenommen wird, solange sie vorhanden ist; es bedarf offenbar meist erst der Erfahrung einer stärkeren Beeinträchtigung, um Differenzierungen in der Wahrnehmung des eigenen Körpers und der Psyche vorzunehmen, die dann eine Voraussetzung für ein vorsorgendes Gesundheitshandeln abgeben. Diese Erfahrungen müssen aber nicht dramatisch sein; sie haben nur häufig den Charakter von Warnungen.

So interpretierte eine Arbeiterin (A 21) einen Unfall, der ihr nahezu das Auge gekostet hätte, als ernstes Signal. Sie erkannte für sich die Bedeutung des visuellen Erlebens in ihrem Leben und was ihr verlorenginge, wenn sie blind wäre und ihr Bewegungsraum eingeschränkt wäre.

Eine Krankenschwester (G 01) zog aus ihren chronischen Nierenproblemen mit etwa 21 Jahren die Konsequenz, das Motorradfahren aufzugeben und nahm seither auch gesundheitliche Belange ernster.
Für einen 31-jährigen Mann (E 27) aus der Gruppe der Engagierten waren es erste "Wehwehchen" und Leistungseinbußen, die ihn dazu brachten, sich stärker um den Erhalt seiner Gesundheit zu kümmern.

Schließlich scheint für einige Probanden auch die neue Lebenssituation als Eltern eines Kindes einen Einschnitt in der Bedeutung von Gesundheit zu markieren. Sie spürten jetzt ihre größere Verantwortung und ahnten die Folgen, die eine Beeinträchtigung ihrer Gesundheit für die ganze Familie haben könnte. Unklar bleibt dabei jedoch, wie sehr hierbei die eigene Gesundheit in ihrer instrumentellen Bedeutung für die Familie gesehen oder wirklich als Wert für sich selbst wahrgenommen wird.

(2) "Gesundheit ist ja letztlich die Basis, um etwas tun zu können, um leben zu können."

Gesundheit wird bei diesem Typus zwar als Wert positiv geschätzt, weil sie die Voraussetzung dafür ist, am Leben teilzuhaben und die Dinge zu tun, die einem wichtig sind. Doch es bleiben Zweifel, wie sehr diese Einsicht auch umgesetzt wird. Die Äußerungen der Probanden waren hier weder so überzeugend noch das tatsächliche Handeln so ausgeprägt, daß eine so hohe Bedeutung von Gesundheit angenommen werden könnte wie bei Typus 1. Zum Teil waren den Befragten die Diskrepanzen zwischen Wert und Handeln durchaus bewußt. Eine 38-jährige Arbeiterin äußerte etwa:

"... man sieht (...), daß einfach Gesundheit das allerhöchste ist, was man überhaupt haben kann. Bloß treib ich natürlich auch Schindluder mit meiner Gesundheit, das muß ich dazu sagen."(A 08, 924:928)

(3) Gesundheit als instrumenteller Wert

Bei diesem Typus steht der instrumentelle Charakter von Gesundheit noch stärker im Vordergrund. Es wird zum Teil recht deutlich geäußert, daß die eigene Gesundheit nur wichtig ist, um seine Leistungsfähigkeit zu erhalten oder um schlimmeres, nämlich die mit einer Krankheit verbundene Abhängigkeit von anderen, zu vermeiden. Die folgende Gesprächspassage eines 30-jährigen Arbeiters zeigt die Nachgeordnetheit von Gesundheit als Wert recht klar. Er sagt auf die Frage nach der Bedeutung von Gesundheit:

"B: Ja, das ist ein hoher Wert.
I: Und würden Sie da jetzt einiges dafür tun, um das zu erhalten?
B: Wenn ich Zeit hätt' (Lachen)." (A 37, 1017:1026)

(4) Gesundheit als Besitz

Ein anderer Aspekt wird hervorgehoben, wenn Gesundheit als so selbstverständlich betrachtet wird, daß sie wie ein Besitz zur Person zu gehören scheint. Die Befragten machten sich deshalb wenige Gedanken um ihre Gesundheit. Denn wenn man Gesundheit nicht bemerke, dann habe man sie. Wenn auch die Bedeutung der eigenen Gesundheit nicht als groß angesehen wird, so konnte Gesundheit als Wert dennoch hoch sein. Vor allem für einige Frauen stand mehr die Gesundheit ihrer Kinder oder ihrer Patienten (Krankenschwestern) im Vordergrund. Sie waren sehr zuversichtlich und unbesorgt um ihre Gesundheit, aber für die Gesundheit ihrer Kinder oder Patienten konnten sie sich sehr engagieren.

(5) Keine Gedanken um Gesundheit

Schließlich äußern in diesem letzten Typus einige Befragte sehr bestimmt, daß Gesundheit für sie eine nachgeordnete oder keine Bedeutung habe. Ein junger Arbeiter findet Gesundheit nicht wichtig und verneint auch ein Nachdenken darüber; er sagt:

"Wenn ich krank bin, bin ich krank." (A 11, 615)

Andere rücken eher andere Werte in den Vordergrund, z.B. die Zufriedenheit oder das Genießen des Lebens. Ein Arzt begründet den geringen persönlichen Stellenwert von Gesundheit damit, daß er beruflich so viel damit zu tun hätte. Ein Arbeiter, der schon schwere gesundheitliche Beeinträchtigungen hat, meint,

"Ich leb so in den Tag rein oder so, wie man so sagen will. Ist es gut, ist es recht, und ist es net so gut, mei ..., das akzeptiert man halt auch am Ende." (A 24, 1091:1093)

In diesen fünf Typen, die keineswegs ganz trennscharf sind sondern ineinander übergehen, drückt sich die Spannweite an Bedeutungen aus, die Gesundheit für die Befragten dieser Studie hatte. Es wurde deutlich, daß bei einer genaueren Exploration die eigene Gesundheit für einen durchaus beträchtlichen Teil der Probanden (mindestens ein Drittel) zumindest praktisch keinen hohen Stellenwert hat. Die Verteilung ging quer durch alle drei Untersuchungsgruppen; Engagierte und Gesundheitsberufe waren genauso unter den Typen 3, 4 und 5 wie Arbeiter/innen. Umgekehrt muß jedoch auch für die Probanden, für die Gesundheit sehr wichtig war, betont werden, daß Gesundheit nicht ihr Lebensziel war. Gesundheit wird immer primär eine Voraussetzung und ein Potential für die Lebensaktivitäten sein und nicht das Leben selbst.

Ziehen wir nun wieder ergänzend zu dieser Analyse die **quantitativen** Daten der Fragebogenstudie heran, so ergibt sich folgendes Bild: Als Wert steht Gesundheit für diese Mittelschichtstichprobe sehr weit oben und hinter Partnerschaft und Familie an zweiter Stelle. Eine Frage nach der Rangfolge von fünf zentralen Werten im Leben ergab folgende Reihenfolge und Mittelwerte auf einer 5-Punkt-Rangskala:

1. *Partnerschaft/Familie*   *2,1*
2. *Gesundheit*   *2,2*
3. *Frieden/Freizeit*   *2,7*
4. *Arbeit*   *3,7*
5. *Freizeit*   *4,1*

63 Prozent der Probanden nannten Gesundheit als Wert an erster oder an zweiter Stelle. Es ergaben sich keine signifikanten Unterschiede zwischen den Geschlechtern, wohl aber im Alter: Die jüngste Altergruppe der 20- bis 30-Jährigen wertete Gesundheit am niedrigsten, die mittlere Altersgruppe der 30- bis 40-Jährigen am höchsten.

6.1.4 Das Körperbewußtsein

Nachdem in einem ersten Schritt die subjektive Konstruktion von Gesundheit in ihren drei Aspekten dargestellt wurde, soll nun in einem zweiten Schritt der Körper im Mittelpunkt stehen; es wird analysiert, wie der Körper in den drei Kontrastgruppen subjektiv repräsentiert ist. Die subjektive Konstruktion des Körpers ist natürlich eng mit der Gesundheit verbunden, aber das Verhältnis der Befragten zum eigenen Körper kann uns zusätzliche Hinweise auf ihr Gesundheitsbewußtsein geben. War es schon nicht einfach, ihre Vorstellungen von Gesundheit zu explorieren, so ist die subjektive Sicht vom Körper noch schwieriger zu erfassen. Wir haben in der Regel kein sehr bewußtes Verhältnis zu unserem Körper und reden zumindest öffentlich nicht gerne darüber. In einem einmaligen Interview wie in dieser Studie ist somit nur eine begrenzte Annäherung an das Verhältnis zum eigenen Körper möglich. Sie erfolgte im Interview über die folgenden thematischen Komplexe:

- die Bedeutung von körperlichen Beschwerden und ihre kausalen Attributionen,
- der Umgang mit diesen Beschwerden,
- weitere Hinweise auf das Bild vom und den Umgang mit dem Körper.

Aus den Äußerungen zu diesen Fragen, die häufig verstreut über das ganze Gespräch waren, wurde versucht, für jede/n Befragte/n das Verhältnis zu seinem und ihrem Körper zu beschreiben. Die Ergebnisse dieser Analysen werden wieder typisierend dargestellt. Im wesentlichen ließen sich die folgenden **vier Typen** eines Körperbewußtseins in den untersuchten Gruppen abgrenzen:

> *(1) ein medizinisch-objektives Verhältnis zum Körper,*
> *(2) ein instrumentelles Verhältnis zum Körper,*
> *(3) zwischen einem bewußten und instrumentellen Verhältnis zum Körper,*
> *(4) ein bewußtes und "psychosomatisches" Verhältnis zum Körper.*

Da hier im Gegensatz zur Konstruktion von Gesundheit eine relativ gute Aufteilung der Typen auf die verschiedenen Kontrastgruppen möglich ist, wird sich die Darstellung an diesen orientieren; die Abweichungen vom Idealtypus werden aber jeweils mitdiskutiert.

(1) Der medizinisch-objektive Blick der Ärzte auf ihren Körper

Um es auf einen Nenner zu bringen: Ärzte betrachten ihren Körper mit demselben professionellen und medizinischen Blick, den sie auch auf den Körper von Patienten werfen: "cool" und eher distanziert versuchen sie, ein Symptom objektiv zu definieren und damit Krankheiten zu diagnostizieren. Wenn sie es geschafft haben, auf diese Weise die Beschwerden auf den Begriff und in den Griff zu bekommen, dann beunruhigt es sie auch nicht weiter. So sagte ein Arzt zu seinem gesundheitlichen Hauptproblem:

> *"Hat mich für ein paar Wochen, solang wie ich sie nicht definiert hatte, beeinträchtigt. Nachdem ich sie definiert hab', komme ich besser damit zurecht. Das macht mir eigentlich weniger aus." (G 34, 993:999)*

Der Körper wird soweit beobachtet, daß mögliche Zeichen einer Krankheit erkennbar werden.

225

Ein Krankenpfleger (G 04), der sich auch diesem Typus zuordnen läßt, beobachtete etwa regelmäßig seine Haut, um mögliche Krankheitszeichen wie Veränderungen der Haut oder der Lymphknoten zu erkennen. War ein Verdacht gegeben, dann wurden sofort medizinische Abklärungen eingeleitet, um die Ursachen objektiv festzustellen: So wurden Rückenbeschwerden durch eine Computertomographie, Magenbeschwerden durch eine Röntgenaufnahme und verdächtige Hautstellen durch prophylaktische Entfernung angegangen.

Eine darüber hinausgehende Körperbeobachtung wird abgelehnt, "weil ich nicht in mich hineinhorche" (G 34). Offenbar schwingt hier die Angst mit, zu viele Krankheitsmöglichkeiten zu entdecken und dann hypochondrisch zu reagieren. Eher ist das Gegenteil der Fall, nämlich daß Ärzte einräumen, an sich selbst vielleicht eher gravierende Symptome zu übersehen als bei ihren Patienten.

Beschwerden werden also in ihrer Bedeutung als mögliche Krankheitssymptome eingeordnet. Haben sie keine derartige Bedeutung, dann werden sie normalisiert oder als keiner medizinischen Behandlung bedürftig angesehen. Ärzte haben jedoch auch kein Problem damit, bei Alltagsbeschwerden wie Kopfschmerzen ein Medikament zu nehmen; solange es keine Dauermedikation ist, glauben sie, werden sie sich damit keinen Schaden zufügen. Zwar herrscht unter den Ärzten grundsätzliche Bereitschaft zu einer medikamentösen Behandlung bei derartigen Beschwerden, aber sie unterscheiden sich wohl in der Schwelle eines Einsatzes. Einige deuten etwa in ihren Äußerungen an, daß sie ihren Patienten eher ein Medikament verschreiben als sich selbst. Dabei werden Beschwerden in ihren Ursachen durchaus nicht nur auf einer organischen Ebene interpretiert: Magen-Darm-Beschwerden können etwa streßbedingt sein, Kopfschmerzen eine Folge von zu wenig Schlaf, Rückenschmerzen als Folge der beruflichen Belastung (langes Stehen im Operationssaal). Aber derartige Beschwerden werden entweder ignoriert und bagatellisiert oder durch Medikamente behandelt.

Der Körper wird somit von Ärzten überwiegend aus einer professionellen medizinischen Sicht gesehen und nur insoweit wahrgenommen, als Veränderungen von Krankheitswert auftreten. Ein befragter Arzt drückte es z.B. so aus, daß ihm Beschwerden deshalb unangenehm seien, weil er dadurch den Körper spürt; ansonsten würde er gar nicht an ihn denken. Mit Ausnahme eines Arztes ließen sich alle Ärzte und eine Ärztin mit kleinen Abweichungen diesem Typus zuordnen.

(2) Das instrumentelle Verhältnis der Arbeiter/innen zu ihrem Körper

Der überwiegende Teil der befragten Arbeiterinnen und Arbeiter betrachtet ihren Körper in der Funktion eines Arbeitsmittels. Der Körper muß funktionieren, um arbeiten zu können, um die Arbeits- und Leistungsfähigkeit zu erhalten. Ansonsten soll der Körper nicht so ernst genommen werden; es wird ihm wenig Aufmerksamkeit zugewandt. Entsprechend werden körperliche Beschwerden übergangen oder integriert: Sie werden so lange es geht ignoriert und verdrängt oder man lebt mit ihnen. Die Arbeit hat auf jeden Fall Vorrang. Solange die Beschwerden eingeordnet werden können, zum Beispiel als bedingt durch die Arbeit, sind sie nicht beunruhigend.

Eine 47-jährige Arbeiterin drückt das wie folgt aus:

"... aber sagen wir mal so, Rückenschmerzen hab ich immer. Mit denen leb ich. (I: Also auch jetzt zuhause, wenn sie nicht arbeiten.) Ja, weil der Zeitraum zur Erholung ist zu kurz. Man müßte mindestens drei, vier Monate nicht so schwer arbeiten, daß das weggeht. Und das kann man nicht. (I: Und macht ihnen das jetzt irgendwie Sorgen?) Naa, naa, ich weiß, was das ist, und das regt mich nicht auf." (A 05, 1308:1315)

Gesundheitliche Beschwerden werden oft im Zusammenhang mit der Arbeit gesehen, aber auch organisch-biologischen Ursachen zugeschrieben.

"Rücken-, Nacken- und Beckenbodenschmerzen, eben von dem Heben und Lupfen und...die Container schieben, das ist halt schon sehr schwer für eine Frau." (A 05, 1275:1278)

"Das ist das Schwitzen...wenn das so schubweise kommt, aber das kann mit den Wechseljahren zusammenhängen. Also da kann ich mich in dem Alter jetzt nicht festlegen in dem Sinne halt. Die Mattigkeit in den Beinen, die mir zu schaffen macht gerade. Oder, also, wahrscheinlich endet das, daß ich operativ was machen lassen werde, weil das 'ne Venengeschichte sein wird." (A 09, 698:704)

Alltagsbeschwerden wie Kopfschmerzen werden meist ignoriert oder übergangen. Es wird weitergearbeitet bis sie wieder vergehen.

"Ach, das laß ich, das vergeht wieder. Ich hab die Einstellung, das vergeht, wie's wiederkommt. Also ich unternehm da nix großes." (A 05, 1342:1344)

"...ich denk mir ganz einfach, ich bin ein richtiger Verdränger. Ich konzentrier mich da net drauf. Ich versuch das einfach... (I: Zu ignorieren?) zu ignorieren, ja. Ich denk mir nicht, oh Gott, ich hab jetzt Kopfweh, ich muß mich jetzt hinlegen, um Gottes Willen. Ich arbeite da weiter. Also ich mein, da muß das dann schon so extrem werden und... daß ich's nicht mehr aushalt oder so, dann nehm ich was. Aber daß ich da jetzt gleich renn und dann -- " (A 08, 1189:1196)

"Ich ignorier sie. Ich nehme keine Medikamente...zumindest ich versuch nach Möglichkeit, so lange die Medikamente hinauszuschieben, wie's irgendwie geht. Dann verschreibt mir mein Arzt homöopathische Mittel, und wenn das nicht mehr

geht, wenns also echt 'ne schwere Grippe ist oder so weiter, dann muß ich Medikamente nehmen." (A 09, 748:753)

Wenn die Beschwerden ein bestimmtes Maß überschritten haben, dann tendiert ein Teil der Arbeiter/innen dazu, Medikamente zu nehmen und den Arzt aufzusuchen. Ein anderer Teil setzt auf Hausmittel, will Medikamente möglichst vermeiden und geht nur im Extremfall zum Arzt, etwa wenn der Nerv im Rücken eingeklemmt ist, um sich eine Spritze geben zu lassen.

Manchmal kann die Unterordnung des Körpers unter die Arbeit extreme Formen annehmen, wie im Falle eines 30-jährigen Arbeiters. Trotz massiver Rückenprobleme, die wohl überwiegend auf schwere körperliche Arbeit zurückzuführen ist, geht er neben seinem Hauptberuf einer Fülle höchst belastender Nebentätigkeiten nach. Er hat sich jedoch ein finanzielles Lebensziel gesetzt, dem er seinen Körper und seine Gesundheit vollkommen unterordnet. Er ahnt aber, daß es sein Rücken nicht so lange aushält, weil es die letzten Jahre immer schlimmer geworden ist; er kann manchmal nicht mehr gerade gehen und dann kann ihm nur noch eine Injektion helfen.

> *"Irgendwann geht's nimmer. Aber ich hoff, ich hoff jetzt, daß es die nächsten zehn Jahre noch so weit geht, zehn, fünfzehn Jahre, und dann bin ich so weit, daß ich sagen kann, jetzt reicht's mir so ziemlich. Also wenn ich zehn Jahre noch so durchziehen kann und dann bloß noch, dann abbauen. Zehn Jahre jetzt noch voll durchziehen, jetzt bin ich 30, bis zu 40 Jahren voll durchziehen, und dann schön langsam abbauen, daß ich mit 50 Jahren aufhören kann.*
> *I: Das ist Ihre Zielvorstellung.*
> *B: Das ist mein Ziel. Und das erreich ich.*
> *I: Und Ihr Körper muß es aushalten so lang.*
> *B: Ich mein, das ist wieder die andere Seite, wenn ... wenn jetzt z.B., wenn keine Kinder da sind, wenn weiterhin keine Kinder kommen, dann muß ich mit 40 Jahren aufhören." (A 37, 1271:1288)*

Hier scheint er abzulenken. Der Körper wird vollkommen seiner Leistungsfähigkeit und dem Lebensziel untergeordnet, das ihm unumstößlich scheint. Er betreibt einen gesundheitlich höchst riskanten Lebensstil; alle Hinweise darauf werden verdrängt oder - wie die Ratschläge des Arztes, Ausgleichssport zu machen - lächerlich gemacht.

Dieses Beispiel ist zwar extrem, aber es gibt von der Tendenz her in dieser Gruppe ähnliche Fälle. Es zeigt, daß hier der Körper nur eine instrumentelle Rolle für die Arbeit oder für andere Ziele hat und körperliche Beschwerden entsprechend verdrängt oder ausgehalten werden. Arzt und Medikamente sind dann oft die letzte Maßnahme; vorsorgende Aktivitäten spielen bei diesem Typus eine relativ geringe Rolle. Neben dem Großteil der A-Gruppe lassen sich auch einige Krankenschwestern und Engagierte diesem Typus zuordnen.

(3) Körpersignale: Krankenschwestern zwischen einem bewußten und instrumentellen Körperverhältnis
Bei diesem Typus wird der Körper zum Teil bewußter wahrgenommen, indem die Veränderungen des Körpers und vor allem körperliche Beschwerden als Signale interpretiert werden, die das körperliche Wohlbefinden ausdrücken. Sie lösen dann oft eine Suche nach den Ursachen dieser Veränderungen und entsprechende Maßnahmen aus. Andererseits gewinnt man jedoch den Eindruck, daß der Körper teilweise auch instrumentell gesehen und der Arbeit untergeordnet wird (ähnlich wie bei Typ 2). Schließlich lassen sich auch Momente einer medizinisch-objektiven Sicht des Körpers erkennen. Dieser Typus ist somit insgesamt etwas widersprüchlich. Das Verhältnis zum eigenen Körper scheint sich in einem Entwicklungsprozeß zu befinden, der noch nicht abgeschlossen ist. Er war überwiegend bei Krankenschwestern verbreitet, teilweise lassen sich aber auch einige Engagierte hier zuordnen.

Eine 32-jährige Krankenschwester interpretierte etwa bestimmte Zeichen ihres Körpers und Verhaltens als Hinweise auf ihr Wohlbefinden:

> *"Also wenn man Körpersignale beachtet, kann man sehen ob's einem gut geht oder nicht, mit Sicherheit."* (G 03, 1960:1962)
> *"Also ich merk's dann an ein paar Sachen, wenn ich die Schulter nach vorne fall'und bucklig lauf', geht's mir nicht gut, oder nervös bin ich immer, wenn ich mit den Fingern durch die Haare fahre, oder unansprechbar, wo's mir einfach langt ist, wenn ich die Brille runtertu'. Das sind dann drei Sachen, die mir aufgefallen sind."* (G 03, 1977:1982)

Bei Beschwerden oder Schmerzen ist es den Krankenschwestern sehr wichtig, sie einordnen zu können. Sie werden nicht übergangen, sondern als Zeichen interpretiert, denen man nachgehen muß.

> *"... das ist dann schon irgendwie ein Alarmsignal, tät ich sagen, wenn einem irgendwas weh tut. Also net ganz normal. Müssen wir halt irgendwie drüber nachdenken, woher das jetzt kommt. Na, ... irgendeinen Grund wird's ja dann wohl haben."* (G 10, 1181:1187)

Wenn sie dann etwa wissen, daß Rückenschmerzen mit ihrer beruflichen Arbeit zusammenhängen oder die Kopfschmerzen eine Folge von Streß oder von zu wenig Schlaf sind, dann machen sie sich keine Sorgen mehr darüber. Sie warten dann ab, bis die Beschwerden von alleine vergehen oder behandeln sie mit natürlichen Mitteln. Sie sind aber auch ein Anlaß, verstärkt vorsorgende Aktivitäten zu ergreifen: So wird etwa in der Arbeit beim Heben von Patienten wieder mehr auf die richtige Technik geachtet oder es werden Ausgleichsmaßnahmen wie Sport und Massagen ergriffen. Körperliche Beschwerden werden häufig den Belastungen ihrer Arbeit oder dem eigenen Verhalten zugeschrieben, teilweise aber auch eindeutigen medizinischen Ursachen. Ist eine Beschwerde eindeutig einer bestimmten Diagnose zuzuordnen, dann gibt das Sicherheit im Umgang damit und belastet sie weniger.

Werden Alltagsbeschwerden häufig bagatellisiert, so sind Krankenschwestern jedoch bei verdächtigen Symptomen eher sensibilisiert. Aufgrund ihrer beruflichen Tätigkeit mit schwer kranken Patienten haben bestimmte Beschwerden eine zentrale Bedeutung; auf sie reagieren sie teilweise mit Angst und versuchen, möglichst schnell die Ursache abzuklären.

Eine 29-jährige Krankenschwester, die auf einer gynäkologischen Station arbeitet, schildert ihre Reaktion so:

"Also wo ich wirklich mal massive Ängste ausgestanden hab', das war vor zwei, drei Jahren, da hatt' ich mal Sekretion aus der Mammilla bzw. die habe ich also immer noch und da hab' ich also damals schon massive Panik geschoben, weil ich halt damit auch sehr viel zu tun hab' und es eigentlich ja net üblich ist. Und da bin ich also wirklich von Pontius zu Pilatus gelaufen und keiner hat mich irgendwie für ernst genommen; die haben immer gemeint, 'ja, Sie sind doch viel zu jung!' Und ich dann also schon gesagt hab', sie sollen mir nicht erzählen, ich bin zu jung, die jüngste, die ich also betreut hab', die gestorben ist, war noch keine neunzehn Jahre alt und es soll mir also keiner erzählen, daß 'ne junge Frau also net an Brustkrebs erkranken kann..." (G 01, 1264:1285)

In dieser Abklärung der Ursachen einer Beschwerde nicht ernst genommen zu werden, ärgert sie, weil sie aus den Erfahrungen mit ihren Patientinnen die schlimmen Konsequenzen eines nicht rechtzeitigen Handelns kennt. Andererseits ist sie dann eher beruhigt, wenn sie etwas getan hat, selbst wenn die Ursache offen bleibt.

Teilweise kann die berufliche Konfrontation mit Krebspatienten auch zu einer Übersensibilisierung für Körpersignale führen wie im Falle dieser Frau:

"... dann tast' ich meine Brust ab und denk' mir so, da findest jetzt irgendwas, was natürlich net da ist, vor lauter Angst findet man dann was, dann tut dir auch irgendein Punkt weh, und dann geh' ich halt zur Mammographie und laß mir dann, ja, das war jetzt einmal, da haben wir geballt Patienten gehabt mit Mam-

makarzinom und ziemlich junge Frauen so zwischen zwanzig und dreißig. Und dann bin ich auch zur Mammographie gegangen und es ging mir einfach hinterher wesentlich besser. Ich wußt, es ist alles in Ordnung und dann, es geht mir besser, ich hab' das einfach gebraucht ..." (G 06, 1121:1131)

Während der Körper einerseits relativ bewußt wahrgenommen und in der Freizeit eher natürlich mit Beschwerden umgegangen wird, so herrscht in bezug auf die Arbeit eher eine Instrumentalisierung des Körpers vor. Der Körper wird in der Arbeit zum Durchhalten gezwungen, Beschwerden werden ausgehalten oder medikamentös behandelt, um arbeitsfähig zu bleiben.

"Das ist also der Punkt, wo ich sag', also in der Arbeit hab' ich die Zeit dafür nicht, da geht's halt voll durch, und ich halt auch viel aus, nur wenn ich dann daheim bin, nichts mehr, wenn's sehr zugegangen ist, ich laß' halt alles erstmal liegen." (G 03, 2007:2011)

"Also ich mein', wenn jetzt ich zuhaus' bin oder so, dann kann ich mich mal hinlegen, also wenn ich frei hab', also denk' ich mir, jetzt leg' ich mich kurz hin, einen kalten Waschlappen auf die Stirn, und dann schlaf' ich einfach ein bißl. Wenn ich jetzt in der Arbeit bin und ich hab' Kopfweh, dann greif' ich schon mal zu 'ner Tablette und denk' mir, naja, jetzt brauch' ich net unbedingt Kopfweh haben. ... Weil da bist ja dann schon ein bißl beeinflußt, also beeinträchtigt jetzt mal so, die ganze Konzentration oder so was, das läßt dann einfach ein wenig nach, wenn du mit dir so beschäftigt bist ..." (G 10, 1113:1127)

Dagegen versuchen einige Krankenschwestern in der Freizeit, den Körper nach den Anstrengungen und Belastungen der Arbeit bewußt zu pflegen und zu regenerieren. Der abverlangten Körperdisziplin in der Arbeit wird ein bewußtes Verwöhnen und Gehenlassen entgegengesetzt. Durch Duschen, Bäder, Sauna, Massagen und Cremen wird der Körper nach der harten Arbeit gepflegt und entspannt. Auf der psychischen Ebene wird Zeit für sich reserviert und an sich weniger Anforderungen gestellt ("mal alles liegen lassen"), um den Belastungen einer starken externen Kontrolle und dem Dasein für andere in der Arbeit entgegenzuwirken. Diese Momente einer betonten Nicht-Kontrolle des Körpers ("release") und einer Konzentration auf eigene Bedürfnisse können als Gegenregulation zur starken Kontrolle und Funktionalisierung des Körpers für die Arbeit interpretiert werden. Sie sind damit wichtige Teile eines Gesundheitshandelns, das körperliche Belastungen auszugleichen sucht.

(4) Das bewußte und "psychosomatische" Verhältnis zum Körper

In diesem Typus eines Körperbewußtseins sind Momente von Typus 3 enthalten, aber es wird ein positiver und weniger instrumenteller Bezug zum

Körper gesucht. Der Körper wird überwiegend in seiner Stärke und Widerstandskraft erlebt; dieser ist im wesentlichen in der Lage, selbst mit Beeinträchtigungen fertig zu werden. Beschwerden werden als Signale interpretiert, die entweder eine Überlastung des Körpers anzeigen oder auf psychische Konflikte und Probleme hindeuten, die gelöst werden müssen. Beschwerden haben eine überwiegend positive Bedeutung und sind sinnvoll, wenn richtig mit ihnen umgegangen wird. Sie können sogar Möglichkeiten der eigenen Weiterentwicklung sein, wenn sie bisher vermiedene psychische Auseinandersetzungen anstoßen. Das Verhältnis zum Körper ist überwiegend bewußt und positiv; er wird in seinen Bedürfnissen in der Regel wahrgenommen. Teilweise scheint sogar eine Art "ökologisches Körperbewußtsein" vorzuliegen, das ein Haushalten mit den Kräften und Möglichkeiten des Körpers beinhaltet: Der Körper sollte gefordert werden, aber auch in seinen Ruhe- und Regenerationsbedürfnissen wahrgenommen werden. Medikamente zur Behandlung von Beschwerden werden überwiegend abgelehnt, sofern es sich um keine ernsthafte Krankheit handelt. Diesem Typus lassen sich einige Engagierte, ein Arzt und eine Arbeiterin zuordnen.

Das positive Verhältnis zum Körper zeigt sich zum Beispiel gut bei einer 35-jährigen Frau und Mutter aus der Gruppe der Engagierten. Sie hat nicht nur ein Zutrauen zu ihrem Körper, sondern sie glaubt, ihn auch in seinen Bedürfnissen gut zu kennen:

> "...ich hab' schon das Gefühl, also, daß ich meinen Körper kenne, also, daß ich ein Körpergefühl hab'. ... Und ich hab' schon, ja ich hab' schon auch dazu gelernt." (E 33, 994:996) "...ich hab' da einfach ein Zutrauen, das ist mehr intuitiv oder das läuft unbewußt ab, ich kann das jetzt net so vom Verstand her machen, sondern, das ist so die Sicherheit." (E 33, 1046:1048)

Sie führt dieses Körpergefühl zum Teil auf die Erfahrungen in ihrer Schwangerschaft zurück:

> "...ich glaub', also daß da viel auch Geburt, Schwangerschaft eine Rolle gespielt hat. Wo ich mich also viel körperbezogener dann gelebt hab'. Also diese Erfahrungen auch." (1028:1031) "Ja, die körperlichen Sensationen, also der Hormonhaushalt, also was da abläuft, da hab' ich einen ganz neuen Zugang gekriegt." (E 33, 1036:1038)

Wahrscheinlich spielen jedoch auch ihre Rückenbeschwerden eine wichtige Rolle, weil sie dadurch zu einer starken Beachtung des Körpers und zu einer stärkeren Vorsorge gedrängt wird, um weitere Beeinträchtigungen zu verhindern.

Ein eher psychosomatisches Verständnis von ihrem Körper zeigt eine 34-jährige Frau aus der A-Gruppe, das wohl stark mit den Erfahrungen einer psychosomatisch geprägten Krankheitsgeschichte zusammenhängt. Sie hat diese Krankheit durch eine intensive psychische Auseinandersetzung mit ihren Problemen überwunden, die überwiegend in Selbsthilfe erfolgte. Dadurch hat sie sowohl ein Gefühl der eigenen Stärke entwickelt als auch ein Zutrauen in ihren Körper erlangt. Sie versteht heute Beschwerden als Warnsignale, die sie anregen, nach den Ursachen und nach zugrundeliegenden psychischen Mechanismen zu suchen. Sie kennt inzwischen ihre Körperzeichen, die auf Probleme hindeuten; sie nimmt sie als Anstoß, "in sich zu gehen" und sich über verschiedene Medien (Malen, Schreiben, Träume) mit ihrem Innenleben zu beschäftigen.

Auch ein 44-jähriger Arzt versteht seine Beschwerden als Warnsignale und Ausdruck eines ungelösten Konflikts. Sie fordern ihn auf, nach den Ursachen zu forschen und nach anderen Möglichkeiten des Umgangs mit einer konflikthaften Situation zu suchen.

> *"Also meistens ..., meistens interpretier' ich sie doch als 'ne Quittung dafür, ... einen bestimmten Konflikt irgendwie nicht gelöst zu haben. Und ... ja, das ist eigentlich so das Wesentliche. Natürlich ist es schlicht und ergreifend so, daß wenn man halt arbeiten muß und einfach auch schlecht aus der Klinik weg kann oder wie auch immer, ... man natürlich drüber ärgerlich ist oder sagt, Menschenskind, das muß doch jetzt eigentlich nicht sein, ... aber wenn ich ein bißchen mehr Zeit hab', versuch' ich schon, der Sache ein bißl auf den Grund zu gehen und zu sagen, um welchen Konflikt handelt sich's denn da, sei er im persönlichen Gebiet oder im beruflichen oder wo auch immer, mit dem ich dann nicht zu Rande gekommen bin oder gibt's 'ne Möglichkeit damit irgendwie fertig zu werden."* (G 15, 878:891)

Alltägliche körperliche Beschwerden können aber einfach auch ein Zeichen der Überlastung sein. Eine junge Mutter vierer Kinder betont, daß dieser Hinweis des Körpers ernst genommen werden muß und nicht durch Medikamente überdeckt werden darf:

> *"Ja, ich krieg dann, ich krieg dann Kopfschmerzen, wenn dann einiges zusammenkommt. Dann weiß ich, hoppla, stop jetzt. Und ich muß mich dann auch früher einfach ins Bett legen, wenn die Kinder schon schlafen von mir aus, damit das weggeht, weil ich keine Medikamente nehmen will. Ich könnt' das natürlich niederprügeln mit Schmerztabletten, aber ich denk mir, das ist ein Zeichen, das mir mein Körper gibt, und der will damit was sagen. Jetzt wenn ich das einfach niederprügel, dann fehlt das Signal."* (E 30, 1197:1205)

Hier kommt ein Vertrauen in die Selbstheilungskräfte des Körpers und eine Vermeidung von Eingriffen in die natürlichen Körperabläufe zum Ausdruck, das auch für diesen 31-jährigen Mann im Mittelpunkt steht:

> *"...was von selber kommt -- (...) -- muß von selber gehen. Also wenn's net zu akut wird, dann denk ich mir, daß der Körper selber damit fertig werden muß.*

Und ... also ich hab net vor, da ständig in meinem Hormonhaushalt mit irgend-
welchen Präparaten da einzugreifen. Das muß eigentlich schon so gehen. " (E 27,
1440:1445)

Die Vermeidung von Medikamenten im Umgang mit Beschwerden steht bei
allen Befragten dieses Typus im Vordergrund, wird jedoch unterschiedlich
streng gesehen. Entsprechend setzen sie bei alltäglichen Beschwerden eher
auf eine Fortsetzung der normalen Aktivitäten, auf Schlafen, Ruhe und
Entspannung für den Körper, auf eine psychische Auseinandersetzung und
auf Hausmittel. Bei einzelnen spielt auch die körperliche Vorsorge eine
gewisse Rolle, seien es sportliche Aktivitäten zur Stärkung der Abwehrkräfte oder eine Körperpflege, die sich ja auch über die Psyche - weil sie
Spaß macht - wieder positiv auf den Körper auswirken kann.

Diese vier Typen von Körperbewußtsein beschreiben im wesentlichen das in
dieser Studie geäußerte Spektrum an Vorstellungen. Es ist bemerkenswert,
wie unterschiedlich das Verhältnis zum Körper in den verschiedenen Gruppen ausgeprägt ist. Hier zeigen sich deutlich die Auswirkungen einer bestimmten Körpersozialisation, die offenbar eng mit der beruflichen Sozialisation verknüpft ist. Interessant sind etwa die Unterschiede zwischen den
beiden Gesundheitsberufen: Die unterschiedlichen beruflichen Erfahrungs-
bereiche scheinen etwa in der Krankenpflege, die körpernäher arbeitet, auch
zu einem weniger objektivierten Verhältnis zum eigenen Körper beigetragen
zu haben, als etwa bei den Ärzten. Es ist wahrscheinlich, daß sich hierin
auch geschlechtsspezifische Effekte ausdrücken, aber das läßt sich aufgrund
dieser Studie nicht eindeutig klären, weil in den Untersuchungsgruppen zu
wenige Männer in der Krankenpflege und Frauen unter den Ärzten vertreten
waren. Deutlich wurde in den Interviews auch die Bedeutung von Körper-
ereignissen wie Schwangerschaft, Geburt und Krankheitsepisoden, die zwar
nicht automatisch, aber doch bei entsprechender Verarbeitung zu einer
Sensibilisierung für den Körper und zu einer psychologischen Interpretation
beitragen können. Schließlich ist der Körper und sein Funktionieren als
Voraussetzung für die Arbeitsfähigkeit eine offenbar zentrale Erfahrung, die
sich vor allem in der Gruppe der Arbeiter/innen in ihrem Verständnis des
Körpers ausdrückt.

6.1.5 Die subjektive Konzeption von Krankheit

Gesundheit und Krankheit sind keine rein komplementären Alltagsbegriffe. Das zeigte sich auch in dieser Untersuchung. Es war daher wichtig, in den Interviews neben den Begriffen und Theorien von Gesundheit auch nach der subjektiven Konstruktion von Krankheit zu fragen. Die Äußerungen der Befragten ergeben zum einen Hinweise auf ihren Begriff von Krankheit, auf die persönliche Bedeutung von Krankheit und damit möglicherweise verbundene Emotionen (Ängste). In ihren Erzählungen zeigen sich zum anderen Vorstellungen über die Ursachen von Krankheiten, sowohl im allgemeinen als auch in bezug auf eigene Krankheiten oder die eigene Anfälligkeit für Krankheiten.

Ich werde mich in diesem Abschnitt auf jene Themen konzentrieren, die gegenüber der Konstruktion von Gesundheit neue Gesichtspunkte enthalten. Die Darstellung der Ergebnisse wird somit hier zugunsten einer besseren Übersichtlichkeit selektiver sein als oben und verschiedene interessante Aspekte der Krankheitsverarbeitung nicht weiter verfolgen.

Der subjektive Begriff und die Bedeutung von Krankheit
Die oben beschriebenen Typen eines subjektiven Gesundheitsbegriffs spiegeln sich natürlich auch im Verständnis der Befragten von Krankheit. Es läßt sich wohl eine überwiegende Entsprechung zwischen dem Gesundheits- und Krankheitsverständnis feststellen, jedoch werden bei der Krankheit auch neue Akzente gesetzt.

Sehr deutlich bestätigt sich etwa der Gesundheitsbegriff der Ärzte/innen, die mit einer Ausnahme Krankheit primär als **organische Störung** verstehen; gelegentlich thematisieren sie auch noch die Einschränkung ihrer Handlungs- oder Leistungsfähigkeit.

Ein Arzt machte etwa für sich eine Unterscheidung zwischen der objektiven Bestimmung von Krankheit und ihrer subjektiven Bedeutung:

> *"Das sind zwei verschiedene Sachen, was es ist und was es bedeutet. ... Sein tut es für mich ein Nichtfunktionieren der Regelkräfte im Körper, das ist die Krankheit. Und die Bedeutung kommt auf die Schwere des Krankheitsbildes und auf die Ursache an. Wenn sie entsprechend schwer ist, würde mich das auch entsprechend schwer beeinträchtigen. ... Wenn mich's in meinen täglichen Tätigkeiten oder in meinen ... Begebenheiten irgendwie einschränken würde, ja." (G 34, 1195:1202)*

Die schon bei der Gesundheit sehr wichtige Thematisierung der Handlungsfähigkeit steht im Falle von Krankheit noch mehr im Vordergrund: Der
überwiegende Teil der Probanden, vor allem der Arbeiter/innen, sieht
Krankheit als eine **Einschränkung**. Dabei wird von den meisten eine eher
allgemeine Einschränkung der Lebensaktivitäten formuliert und mit den
eigenen Handlungs- und Bewegungsmöglichkeiten zusammengebracht.
Dabei taucht dann etwa bei den Arbeitern/innen häufig das Bild auf, im Bett
liegen zu müssen, was für sie zumeist ziemlich aversiv ist.

> *"... das macht mich nervlich fertig, wenn ich krank bin, weil wenn ich krank bin
> und ich muß jetzt meinetwegen da hinliegen, da seh ich tausend Sachen, wo
> gemacht werden müssen. Da kann ich überhaupt gar nicht abschalten, da werd
> ich wahnsinnig. Da denk ich mir, lieber Gott, die Fenster müßt man putzen. Man
> müßte ja das oder das machen."* (A 08, 1210:1215)

Auch für eine andere Arbeiterin ist Krankheit

> *"das schlimmste, was es gibt. Also das ist für mich das schlimmste, wenn ich
> zuhause bleiben muß und ich nicht so bewegungs- ... dings bin wie ich es halt
> gewohnt bin."* (A 09, 798:791)

Der Gedanke, bei einer Krankheit nicht mehr tun zu können, was sie wollen, steht für viele im Mittelpunkt. Damit wird oft die gesamte Lebensqualität beeinträchtigt. Für einige Probanden steht die Einschränkung der
Leistungsfähigkeit im Vordergrund, die überwiegend damit verbunden wird,
nicht mehr in die Arbeit gehen zu können. Teilweise wird die fehlende
Arbeitsfähigkeit sogar als das Zeichen für sich gesehen, die Krankheit als
solche zu akzeptieren, etwa in dem Sinne: Wenn ich schon nicht mehr
arbeiten kann, dann muß ich wirklich krank sein!

Generell kommt in der subjektiven Konstruktion von Krankheit die **soziale
Ebene** sehr viel deutlicher zum Vorschein als bei der Gesundheit. Die
soziale Bedeutung von Krankheit spiegelt sich auch in der Konzeption einer
Einschränkung der Handlungsfähigkeit. Denn für einen Teil der Befragten
steht die mit einer Krankheit verbundene **soziale Abhängigkeit** und Hilflosigkeit im Mittelpunkt. Es sind vor allem einige Krankenschwestern, die
Krankheit damit verbinden, auf die Hilfe anderer angewiesen zu sein, und
zum Teil regelrecht Angst davor haben.
Für diese 32-jährige Krankenschwester steht etwa die soziale Abhängigkeit
absolut im Vordergrund ihres Begriffs von Krankheit; Schmerzen oder
andere Beschwerden sind dagegen nachrangig:

"Weil für mich hat einfach Krankheit, jetzt mal Krankheit, was mit Abhängigkeit zu tun. Und Gesundheit was mit Unabhängigsein." (G 26, 959:961) "Und drum bin ich eigentlich nur krank, wenn ich mich jetzt z.B. nicht mehr bewegen kann oder einfach auf Hilfe angewiesen bin. ... Und alles andere ist für mich eigentlich net krank in dem Sinn. ... Da ist halt irgendwas net in Ordnung, aber es ist für mich net Krankheit." (G 26, 965:969)

Eine andere Krankenschwester schildert, daß sie nicht nur eine sehr ungeduldige Kranke sein würde, sondern richtig Angst davor hat, sich selbst helfen zu lassen. Sie malt sich sogar aus, was sie unternehmen würde, wenn sie eine schwere Krankheit bekäme, um sich möglichst viel Unabhängigkeit zu erhalten.

"Oder z.B., ich denk' mir heut' schon, wenn jetzt mir was passieren würde und ich müßt im Rollstuhl sein, so denk' ich jetzt z.B. wie ich meinen Garten schon richte, gell. ... Da mach' ich mir heut schon so Gedanken dann da drüber." (G 23, 1927:1931)

Es sind überwiegend Frauen, die diesen Aspekt der sozialen Abhängigkeit in den Mittelpunkt stellen. Bei Männern spielt die soziale Dimension zwar auch eine wichtige Rolle, nur scheint bei ihnen mehr die Angst vor einer sozialen Ausgrenzung oder einem **sozialen Abstieg** durch Krankheit im Vordergrund zu stehen.

"Krankheit, das ist irgendwie so ..., ja, ich weiß net, da kommt man sich irgendwie minderwertig vor. Daß man also nicht mehr derjenige ist, wo arbeitet, sondern da kommt man sich irgendwie so als Außenseiter vor." (A 38, 1291:1294)

"Ich find, da bist einfach nimmer vollwertig. Du bist hilflos, bist auf Hilfe angewiesen. ... Da ist alles andere von dem, daß ... daß ich sag, du mußt auf --, na, du mußt in deinem --, als Mensch im Umfeld, in der Welt, oder wie auch immer man das nennen will, man muß halt einfach stark sein, um existent zu sein." (E 32, 1611:1616)

Die Äußerungen dieser beiden Arbeiter beinhalten zwar auch das Moment der Hilflosigkeit durch eine Krankheit; aber es schwingt mit, daß Krankheit für sie auch ein Zeichen der Schwäche darstellt und ihnen im Existenzkampf nicht zum Vorteil gereicht. Sie haben weniger Angst davor, Hilfe anzunehmen, als davor, durch eine Krankheit nicht mehr "ihren Mann stehen zu können" und ausgegrenzt zu werden.

Eine Reihe von Probanden verbinden mit Krankheit eine sehr schwere Beeinträchtigung. Sie setzen für sich eine **hohe Schwelle** für den Begriff Krankheit an. Solange ihnen etwa möglich ist, mit einer krankheitsbedingten Beeinträchtigung umzugehen, fühlen sie sich nicht unbedingt krank.

So sagt eine 32-jährige Krankenschwester:

> *"... ich weiß, ich werd' Asthma kriegen, ich weiß ich hab' Gallensteine, aber das sind lauter Sachen, wo ich denk', okay, damit kann man umgehen, deswegen fühl ich mich jetzt nicht krank." (G 03, 873:876)*

Sie und ihren Kolleginnen seien alle "so verrückt", krank in die Arbeit zu gehen. Für sich selbst würde sie den Begriff Krankheit aber erst im Extremfall akzeptieren, wenn sie wirklich nicht mehr arbeitsfähig ist und ärztlicher Hilfe bedarf:

> *"... aber wir sind alle so verrückt. Also bei mir ist es auch so, wenn ich dann mal wirklich krank geschrieben bin, wenn ich wirklich beim Arzt war, dann ist der Zeitpunkt da, dann fall' ich aber auch um. Dann bin ich endlich krank (Lachen)." (G 03, 1089:1093)*

Zwischen Gesundheit und Krankheit würde sie jedoch einen mittleren Zustand ansetzen, den sie als "Angeschlagenheit" bezeichnet. Wenn sie etwa starke Magenschmerzen oder Zahnschmerzen habe, dann fühle sie sich schon schlecht,

> *"dann würd' ich mich in dem Moment nicht mehr als gesund bezeichnen, eher als angeschlagen, aber jetzt auch nicht unbedingt schon so, daß ich mich jetzt direkt als krank bezeichnen würde." (G 03, 907:910)*

Diese Vorstellung eines **Zwischenzustands** findet sich häufiger. Sie entspricht dem, was Herzlich (1973) als "intermediate state" bezeichnet, und ist oft mit einer hohen Schwelle von Krankheit verbunden. Es kommt vor allem im Krankenpflegeberuf, aber auch bei Arbeiterinnen, häufig vor, daß leichtere gesundheitliche Beeinträchtigungen heruntergespielt und als "Kleinigkeiten" abgetan werden.

> *"Da hab' ich eigentlich nix mehr gehabt, klar ein bißl so ein Wehwehchen, aber net so, daß ich sag', so, da war ich furchtbar schlecht beieinander, da war ich krank." (G 06, 1087:1089)*
>
> *"Kommt ganz drauf an, also ich, ich nehme das, wenn ich was habe, vielleicht auch gar net einmal zu ernst. Weil ich mir sage, gut, eine Erkältung kann eine Krankheit sein, normal net für mich, weil ich lege mich net leicht ins Bett. Ein Schnupfen ist z. B. für mich keine Krankheit net. Also, und da muß ich dann schon Fieber dazu haben, daß ich zum Arzt gehe." (A 17, 1376:1385)*

Die Bezeichnung Krankheit würde diese Arbeiterin beispielsweise erst für eine schwere Thrombose am Bein, die sie vor einigen Jahren hatte, oder für Gallenkoliken, die sie gelegentlich bekommt, akzeptieren. Solange sie mit gesundheitlichen Problemen leben kann, sind es auch keine Krankheiten; sie werden nicht ernst genommen und in den Alltag integriert.

> *"Aber ich empfinde das fast nimmer als Krankheit, weil ich ja mit dem jetzt schon so lange lebe. Das ist, gehört zu meinem Alltag." (1579:1581)*

"Ich denke net viel um Krankheiten, muß ich ehrlich sagen. Krankheit ist für mich eigentlich mehr so ein Kapitel wo am Rande, weil ich immer sage, das geht schon wieder." (A 17, 1589:1592)

Die Gründe für diese hohe Schwelle des Krankheitsbegriffs scheinen im subjektiven Bezugssystem zu liegen. Das Krankenpflegepersonal, das ständig mit schweren Krankheiten konfrontiert ist, denkt eben in diesem begrifflichen Rahmen und tendiert dazu, entsprechend auch für sich eine Krankheit als etwas ernsteres zu definieren. Ähnlich sehen das wahrscheinlich auch Probanden, die schon schwere Erkrankungen hinter sich haben oder mit ihnen leben müssen. Im Vergleich zu diesen Erfahrungen ist dann etwa eine Grippe eine Bagatelle. Es scheint aber offensichtlich, daß dieser Krankheitsbegriff nicht ungefährlich ist, weil er die Schwelle für ein Handeln nach oben setzt. So angemessen ein unaufgeregter Umgangsstil mit einer Krankheit ist, so riskant ist vermutlich eine Verdrängung von Krankheitszeichen oder eine Abwehr von Krankheitsmöglichkeiten.

Als letzter Aspekt des subjektiven Krankheitsbegriffs soll schließlich noch die **emotionale Dimension** angesprochen werden. Sie war beim Gespräch über Krankheiten eher zu entdecken als beim Thema Gesundheit, wo allenfalls emotionale Momente mitschwingen bei der Vorstellung von Gesundheit als psychisches Wohlbefinden, als Hochstimmung und Leichtigkeit. Für die meisten Probanden war es etwa selbstverständlich, daß es Krankheiten gibt, vor denen sie große Angst haben. Häufig wurde hier Krebserkrankungen genannt; aber auch Krankheiten, die zu Lähmungen, geistigen Veränderungen oder chronisch-degenerativen Leidensprozessen führen, lösen besondere Ängste aus. Gut nachvollziehbar war vor allem die Situation von Gesundheitsberufen; sie hatten in der Regel vor den Erkrankungen am meisten Angst, mit denen sie gerade in ihrer Arbeit konfrontiert waren, und das um so mehr je stärker sie sich mit ihren Patienten/innen identifizieren konnten. Die Situation einer Ärztin oder einer Krankenschwester auf einer gynäkologischen Station, die viele Patientinnen ihres Alters mit Krebserkrankungen betreuen, ist hier exemplarisch.

"Wenn ich jetzt krank wär'? Es würde mich sicher ganz extrem belasten, …. vor allem, wenn es eine Krankheit wäre, die irgendwie sich bösartig oder ungeklärt erweisen könnte. Ein Beinbruch würde mir sicher überhaupt nix ausmachen, während irgendwas ungeklärtes, was sich als bösartig erweisen könnte, sicher sehr große Sorgen bereiten täte." (G 13, 491:496)

Angst hätte diese junge Ärztin vor

"*Z.B. Krebs oder was chronisches, Rheuma z.B., wenn ich mir vorstell', ich hätt'
jetzt so ein jugendliches Rheuma, wo dann den Leuten so langsam die Gliedmaßen verkrümmen oder MS, Multiple Sklerose, also, wenn ich wüßte, das hätte
ich, das wär dann allerdings schon sehr schlimm. Während alles andere, was
nicht chronisch ausarten kann, das kann man wegstecken.*" *(G 13, 518:524)*

Es gibt unter den Gesundheitberufen jedoch auch die gegenteilige Reaktion,
nämlich Angst vor einer Krankheit zu verleugnen und abzuwehren. Aber die
Reaktion war selten so definitiv wie in dieser Passage:

"*I: Gibt es Krankheiten vor denen Sie Angst haben?*
B: Na.
*I: Eigentlich nicht? (B: Mhm (verneinend)). Auch net so vor Krebserkran-
      kungen oder so was?*
*B: Ich mein', man kann dem ja so net ausweichen, auch wenn man Angst
      davor hat.*" *(G12, 982:990)*

Umgekehrt kann mit einer Krankheit auch eine **positive Bedeutung** verbun-
den sein, sie kann einen **Sinn** haben. Einige Probanden betrachteten eine
Krankheit etwa als eine Warnung, die man ernst nehmen sollte, und als
Zeichen des Körpers, daß er überfordert und überlastet ist.

"*Nö, ich denk dann einfach, mein Gott, jetzt wars halt wieder mal so ein Virus,
wo ich, wo ich, wo zu viel ist, wo der Körper im Moment net verschafft. Daß er
sich dagegen wehrt oder so, aber --* " *(A 21, 2001:2004)*

Krankheit kann eine sehr sinnvolle Reaktion des Körpers sein, um sich vor
weiterer Überlastung zu schützen:

"*... hauptsächlich mal die, schätz ich, die Ruhigstellung bestimmter ... Organe
oder Gliedmaßen oder was weiß ich. Sie können halt dann einfach ... nimmer das
tun, was Sie meinen, daß Sie tun müßten. Und das ist vielleicht genau das richtige.*" *(1515:1519)* "*Also Sie ... Sie meinen jetzt, was weiß ich, Sie haben irgendwelche ... Vorhaben, die Sie meinen ausführen zu müssen. Und das können Sie
dann nimmer. Ganz einfach, weil Ihr Körper die Leistung nimmer bringen kann.
Und um den Körper net zu überlasten, baut er halt irgendwelche Sperren ein.
Also so seh ich das.*" *(E 27, 1523:1528)*

Diese Probanden reagierten entsprechend auf Erkrankungen relativ gelassen
und ohne große Ängste, eher mit einer Zuversicht, daß ihr Körper in der
Lage ist, die Krankheit zu überwinden.

Subjektive Krankheitstheorien

Auch die subjektiven Krankheitstheorien entsprechen in den großen Zügen
den oben beschriebenen Typen von Gesundheitstheorien. Sie sind ähnlich

komplex angelegt und weisen multifaktorielle Modelle der Genese auf, die die Bandbreite zwischen "Krankheit als Schicksal" und psychologischen Modellen der Krankheitsgenese umfassen. Folgende **sieben Typen** an subjektiven Krankheitsmodellen lassen sich formulieren:

(1)   Krankheit als Schicksal,
(2)   Krankheit als Folge einer ererbten Disposition,
(3)   Krankheit als Folge von Umwelteinflüssen und -noxen,
(4)   das Risikofaktorenmodell von Krankheit,
(5)   Krankheit als Folge einer ungesunden Lebensweise,
(6)   Krankheit als Folge beruflicher Belastungen und Risiken,
(7)   das psychogene Modell von Krankheit.

Es ist vielleicht sogar noch bemerkenswerter, daß Laien auch Krankheiten, die sie ja wohl überwiegend über das dominierende medizinische Krankheitsmodell vermittelt bekommen haben, in weiten Teilen durch Erklärungsansätze beschreiben, die nicht mehr viel mit diesem Modell zu tun haben. Dennoch ist der Charakter der Laientheorien manchmal widersprüchlich und enthält Momente aus verschiedenen Denktraditionen. Im Vergleich zu den subjektiven Gesundheitstheorien verlagern sich bei den Krankheitstheorien die Schwerpunkte etwas in die Richtung, daß die erbliche Disposition und Umweltfaktoren einen größeren Stellenwert erhalten. Das ist insofern nicht weiter verwunderlich, als diese in der öffentlichen Diskussion - teils in Einklang, teils in Widerspruch zum medizinischen Modell - eine große Rolle spielen. Interessant ist jedoch, daß überwiegend nur Ärzte eine Krankheitstheorie vertreten, in der die genetische Disposition einen zentralen Stellenwert hat. Bei anderen Probanden ist sie entweder nur ein Teilaspekt, oder es handelt sich um Menschen, die bereits eine beträchtliche gesundheitliche Beeinträchtigung aufweisen; bei ihnen ist es nicht ausgeschlossen, daß die kausale Attribution ihrer Krankheit auf die Erbanlage auch Entlastungsfunktionen besitzt.

Ich möchte hier nicht mehr das gesamte Spektrum an subjektiven Krankheitstheorien beschreiben, sondern nur mehr drei dominante Modelle ansprechen, die neue Aspekte beitragen können:
- Krankheit als Folge von Umwelteinflüssen und -noxen,

- das Lebensweisenmodell von Krankheit, und
- das psychogene Modell von Krankheit.

Krankheit als Folge von Umwelteinflüssen und -noxen. Die Vorstellung, daß schädliche Einflüsse aus der Umwelt zur Entstehung von Krankheiten beitragen, war in dieser Untersuchungsgruppe sehr verbreitet. Aus allen drei Teilgruppen verwiesen die Probanden auf eine Fülle von Schadstoffen in Luft, Wasser, Boden und Nahrung, die ihrer Meinung nach dazu beitragen, daß Krankheiten entstehen. Die Thematisierung der Umwelt erfolgte teils spontan, teils auf Nachfrage. Die Äußerungen reichten vom vagen Verdacht bis zu festen Überzeugungen, die oft mit eigenen Erfahrungen belegt wurden. Es gab jedoch nur wenige Probanden, für die die Umwelt im Mittelpunkt ihrer Krankheitstheorie stand.

Überzeugend wirkte etwa die Theorie einer Ärztin, die aufgrund ihrer beruflichen Erfahrungen einen Zusammenhang insbesondere zwischen Brustkrebs und Umweltschadstoffen in Luft und Wasser vermutet. Sie hofft, daß sich diese Einflüsse durch wissenschaftliche Untersuchungen in Zukunft stärker belegen lassen. Momentan ist es ihr

> "... spezieller Verdachtmoment, weil ich da in diesem K. (voriger Arbeitsort) doch noch viel mehr z.B. Brustkrebs gesehen hab', ist meine eigene Idee dazu, daß das damit zusammenhängt, daß da die Umwelt noch viel verseuchter ist, als sie hier eh' schon ist, aber das läßt sich im Moment nicht nachweisen. Da ist bestimmt auch grad mit den Atemwegserkrankungen und da kommt noch viel mehr vor sicher, das wird sich klären in nächster Zeit." (G 13, 599:607)

Ein Arbeiter beruft sich ebenfalls auf seine Erfahrungen, die in der Landwirtschaft liegen, wenn er die Umwelt als Hauptursache für Krankheiten bezeichnet.

> "Ja damals, wo das Tschernobyl war, da die Atomdinger da, das Ganze, das ist es hauptsächlich. (I: Kernkraft, ja.) Sicher, Kernkraftwerke, das Ganze, nachher noch die Spritzmittel auf der Landwirtschaft, das Ganze, das ist alles gespritzt. Das halt alles." (A 20, 711:715)

Unmittelbar erfahrbar wird ihm dieser Einfluß durch seinen Garten, in dem er sein Gemüse ungespritzt anbaut, aber zugestehen muß, daß es vermutlich über die Luft und den Regen genauso viele Schadstoffe enthält wie im Laden gekauftes Gemüse.

Bei zwei im ökologischen Bereich engagierten Frauen steht erwartungsgemäß die Umwelt im Mittelpunkt ihrer Krankheitstheorien.

Eine 42-jährige Hausfrau betrachtet neben der erblichen Disposition die über das Aufwachsen in einer bestimmten Umwelt erworbene Disposition als die zentrale Ursache von Krankheiten. Die Wirkung von Umweltnoxen erfolgt langfristig; sie summieren sich im Laufe des Lebens im Körper auf und schwächen so die Abwehrkraft eines Menschen, machen ihn anfälliger für Krankheiten.

> *"... ich denk also, wie man aufwächst, was man zu essen kriegt, wie viel man an die frische Luft oder auch an die stickige Luft geschickt wird. Das ändert auch. Oder das ... stabilisiert oder destabilisiert." (E 28, 1344:1348) "Also ich denk, wenn ich sag, daß z.B. Umweltgifte einfach 'ne langfristige Belastung und Schwächung darstellen, dann widerspricht das nicht der Schulmedizin, ist aber vielleicht auch nicht so deren vordergründigster Bewußtseinsinhalt." (E 28, 1478:1482)*

Für eine 49-jährige Hausfrau stehen zwar die psychischen Einstellungen und Belastungen als Ursachen von Krankheiten im Vordergrund. Daneben spielt jedoch die Umwelt die bedeutendste Rolle; ihre schädliche Wirkung kommt im Grunde aus einer Vielzahl von Einflüssen zustande:

> *"... Ja, also, ... alles, ... dieses, diese Tschernobyl-Sache hat einen ... genauso bedroht wie ... wie diese Gifte vom Verkehr oder die Ernährung. Also die ... daß man innerlich vergiftet wird ... durch alles, was man zu sich nimmt, auch Wasser z.B. oder, man weiß ja nicht, was drin ist." (E 29, 1744:1748)*

Besonders deutlich nimmt sie die diversen gesundheitlichen Belastungen durch den Autoverkehr wahr und engagiert sich für seine Reduzierung in ihrem Stadtteil:

> *"... das ist einfach eine Sache, die nicht nur mit den Abgasen zu tun hat, sondern auch mit mehr Lebensqualität. Auch mit Lärm und Belästigung und mit also Unfallgefahren und all diesen Sachen. Ich finde das einfach unglaublich, an diesem Auto zu hängen, wie an einem Gott, ohne den man nicht leben kann. Und ich glaube eben einfach, daß es uns viel besser gehen würde, wenn ... wenn wir viel weniger Auto fahren würden." (E 29, 1769:1776)*

Die Wirkung dieser Schadstoffe in der Luft und Nahrung sieht sie jedoch als langfristig an, weshalb es besonders wichtig ist, für die Kinder Veränderungen zu erreichen; für sich selbst habe das gar nicht so wesentliche Auswirkungen.

Das Lebensweisenmodell von Krankheit. Die Vorstellung, daß Krankheiten hauptsächlich durch unsere ungesunde Lebensweise entstehen, war sehr verbreitet in dieser Untersuchungsgruppe; sie wurde vorwiegend von Probanden aus der Gruppe der Engagierten und der Arbeiter/innen formuliert. Zur Lebensweise zählen sie vor allem die Ernährung, das Ausmaß an Bewegung und den Grad an Streß und Hektik, den ein Mensch in seinem Alltagsleben hat. Diese Theorie enthält sowohl Momente, die das persönliche Risikoverhalten und psychische Einflüsse betonen, als auch zivilisationskritische Ansätze, die das moderne Leben in einer Wohlstandsgesellschaft für Krankheiten verantwortlich machen. Sie hat zwar Überschneidungen mit der Risikofaktorentheorie und der psychogenen Krankheitstheorie, kann aber doch als eigenständiges Modell gelten.

Oft hörte ich auf die Frage nach den Hauptursachen für Krankheiten die Antwort: der Wohlstand. Dahinter verbargen sich die Ideen, daß falsche oder zu üppige Ernährung, eine Mangel an Bewegung und die Hektik des Lebens hauptsächlich verantwortlich für die heutigen Erkrankungen sind. Eine 38-jährige Arbeiterin:

> *"Streß und Ernährung. Das ist meiner Ansicht nach, das sind die Hauptfaktoren für die ganzen Krankheiten." (A 08, 1285:1287)*
> *"Ich mein, was für ein Mensch hat heut keinen Streß. Jeder hat irgendwo, steht doch dermaßen unter Streß, man hat doch irgendwo für sich selber überhaupt gar keine Zeit mehr oder so. Daß man sagt, ja gut, ich setz mich jetzt irgendwo hin oder sonstwas. Jeder schaut doch pausenlos auf die Uhr und sagt, ja Mensch Meier, ich muß jetzt dies und muß das und muß das." (A 08, 1298:1304)*

Ähnlich äußert sich ein 30-jähriger Arbeiter und vergleicht das heutige Leben im Wohlstand mit dem früheren Leben seiner Vorfahren, das entbehrungsreicher, aber gemütlicher war. Gicht ist für ihn eine typische Wohlstandskrankheit und den Herzinfarkt führt er auf ein zu hektisches Leben zurück, beschreibt es wie das wissenschaftliche Typ-A-Verhalten und praktiziert dennoch genau diesen Lebensstil selbst in extremem Maße:

> *"Heut hat man das nimmer. Da schaut man bloß noch, bloß noch "gib ihm", bloß Hektik und ding, und das kommt vielleicht, ... grad Herzinfarkt und so, kommt das vielleicht auch dazu." (A 37, 1603:1605)*

Die Einsicht, daß man selbst durch sein Verhalten zu einem derartigen Lebenstil beiträgt, ist oft durchaus vorhanden. Eine Arbeiterin kam aber erst durch ein einschneidendes Krankheitsereignis dazu, sich Gedanken über die Ursachen von Krankheiten zu machen und ihren Lebensstil zu verändern; sie kommt für sich zu dem Schluß:

> *"Nein, mit der Umwelt auf keinen Fall, höchstens mit meinen Verhaltensweisen. Daß ich mit meinem Körper eben rigoros umgegangen bin eben, in dem Sinne halt. Ich hab mir zu wenig Ruhe gegönnt." (A 09, 897:900)*

Ein anderer 30-jähriger Arbeiter betont ebenfalls die persönliche Verantwortung und den Lebensstil als Ursache für Krankheiten; für ihn stehen jedoch Sport und Bewegung im Vordergrund:

244

"Das hängt mit dem persönlichen Leben zusammen, finde ich, also wie jeder lebt. Und das sage ich eben wieder, einmal in der Woche schadet mit Sicherheit keinem irgendwie ein Sport, und wenn es bloß Fahrradfahren ist. Oder Wandern, Laufen, irgendwas, irgendwie eine körperliche Betätigung. Wenn ich dann Leute sehe, die wo dann von der Wohnung rausgehen und bei 20 Meter ins Auto reinhocken, an den Zigarettenautomat (fahren), und mit dem Auto wieder zurückfahren, dann ist das für mich eigentlich schon." (A 22, 1723:1732)

Aber auch durch exzessiven Alkoholkonsum, durch zu viel und zu fettes Essen, durch die Einnahme von Medikamenten bei jeder Kleinigkeit und durch andere Disziplinlosigkeiten tragen Menschen seiner Meinung nach selbst dazu bei, daß sie krank werden. Er sieht in der Lebensweise fast einen Generationswandel insofern, als die jüngere Generation zu verweichlicht und verzärtelt aufwächst, gegen alle möglichen Krankheiten geimpft wird oder Tabletten bekommt und damit im Endeffekt weniger widerstandsfähig gegen Krankheiten ist. Sein kleiner Sohn, der nicht bei ihm lebt, ist ihm dafür ein anschauliches Beispiel.

Ähnliche Theorien von der Lebensweise als Ursache von Krankheit finden sich auch bei den Engagierten, die jedoch zum Teil noch globalere und komplexere Formen annehmen.

Das Zusammenwirken der Lebensweise mit den psychischen Einflüssen macht etwa eine 35-jährige Hausfrau deutlich:

"Ja, ich glaub schon, daß der ganze Lebenswandel sozusagen damit zusammenhängt, also wie ... ob man auf sich selber a bißl aufpaßt. Also ob das jetzt Ernährung ist oder ... ganz allgemein. Eben auch Sport, Bewegung, ja und auch ... ich glaub, daß also auch viel auch seelisch, wenn man seelisch selber ... daß das irgendwie, wenn man seelisch net gut drauf ist, daß das auch krank, Krankheiten schon fördert. Daß man da einfach anfälliger ist..." (E 25, 978:984)

Eine besonders umfassende Vorstellung von der Entstehung von Krankheiten wird von einem 31-jährigen Handwerker formuliert: Er sieht die Hauptursache für Krankheiten in einem insgesamt unnatürlichen Leben, das zu einer Disharmonie von Körper und Seele führt und damit zu einer Beeinträchtigung der Lebenskraft.

"Also Hauptursache für Krankheiten ist völlig (...) dieses unnatürliche Leben, das wir führen. Immer weiter weg von unseren Ursprüngen, also Familie, Geborgenheit. Jeder individualisiert sich immer mehr, versucht immer mehr, autark zu werden. Also vor allem im Bereich Geist, also ... ich find, ich find das richtig schlimm. Keiner geht mehr auf den anderen ein. Diese Vereinsamungsprozesse, ich glaub net, daß die ... für ein bestimmtes Wohlbefinden stehen. Ich glaub eher, daß die genau das Gegenteil bewirken. (...) Zweiter Punkt: Falsche Ernährung, auf jeden Fall. Diese, die ganze Umweltsituation, die wir haben, zu hohe radioaktive Strahlung, zu hohe Luftschadstoffwerte ... schlechtes Trinkwasser. Also hier in Deutschland können Sie ja noch net mal ... oder hier in A. (Wohn-

ort) können Sie noch net mal Wasser trinken, das ... den EG-Nitratwert unter-
schreitet. Also ... so was ist auch ganz ... ganz schlimm. Streß, Streß, Hektik.
Diese ... ja, dieses Schnell-schnell-tun. Müssen in die Arbeit früh rennen, sich
auf bestimmte Sachen konzentrieren, müssen z.B. immer die gleiche Arbeit tun
und sein Werk eigentlich nie fertig sehen. Was es z.B. oft gibt in so Fabriken,
Schuhfabrik. Einer sohlt bloß, der andere fädelt bloß mehr Schnürsenkel ein oder
so was. " (E 27, 1649:1672)

Er sieht also die ungesunde Lebensweise in einem Zusammenwirken von
sozialer Vereinsamung und einem hektischen Leben unter entfremdeten
Arbeitsbedingungen, zudem in einer falschen Ernährung und Bewegungs-
armut, und schließlich das ganze Leben in einer vielfach belasteten Umwelt.
Letztlich drückt sich diese unnatürliche Lebensweise auch in einer Ent-
fremdung des Menschen von der Natur aus, die ihn krank macht.

"Oder diese, dieser ursprüngliche Bezug zur Erde fehlt vollkommen. Wer geht
heutzutage noch barfuß und spürt, was er unter den Füßen hat. Wer ... wer
überlegt sich, daß er einen Baum braucht, um überhaupt atmen zu können oder
so. Also hier ist alles völlig verfremdet und ... ja, also ich find's einfach
schlimm, unnatürlich. Ich glaub, daß das krank macht. " (E 27, 1686:1692)

Die Vielzahl an wahrgenommenen Krankheitsursachen, die fast in eine Zivi-
lisationskritik münden, machen ihn jedoch nicht handlungsunfähig; er weiß,
daß er sich auch einen Punkt konzentrieren muß und das macht er durch
sein Engagement für die Umwelt in seinem Stadtteil.

Das psychogene Modell von Krankheit. Eine primär psychische Verur-
sachung von Krankheiten vertritt ein größerer Teil der Untersuchungsgruppe, bevorzugt das Krankenpflegepersonal und die Engagierten, aber auch
einige Arbeiterinnen; viele andere erwähnen psychische Faktoren als wichtige Einflüsse, ohne sie in den Mittelpunkt zu stellen.
Besonders ein Teil der Krankenschwestern sieht deutliche psychische Einflüsse in der Genese von Krankheiten und begründet das durch ihre Erfahrungen in der Betreuung von kranken Menschen.
Eine 29-jährige Krankenschwester entwickelte etwa aus ihren beruflichen
Erfahrungen mit gynäkologischen Patientinnen sehr differenzierte Vorstellungen, in denen die Einstellung zum eigenen Körper, die psychische Ausgeglichenheit, der Umgang mit Problemen sozialer und privater Art als
Bedingungen von Krankheit formuliert werden:

"Die Einstellung, die ich so hab', zu meinem Körper auch, oder ... ja oder wie
ausgeglichen oder wie ich mit Problemen umgehen kann. Weil ich das halt
einfach auch sehr häufig erleb', daß wir eigentlich Patienten haben, die vom
körperlichen her eigentlich gar nix haben, die aber im Endeffekt schon krank

sind, also die haben schon körperlich schon Beschwerden, aber die sind ursächlich sicherlich in der Psyche zu suchen, weil sie einfach mit irgendwelchen Problemen oder mit ihrem Leben net klar kommen, oder mit einer Situation net klar kommen, und das Ventil halt einfach die körperlichen Beschwerden sind. Was oft grad bei Frauen eben ist, sind so unklare Unterbauchschmerzen, wo man keinerlei Erklärungen dafür findet und die dann oft wirklich im psychischen Bereich zu suchen sind, also sei es jetzt nur, daß sie mit der Rolle als Frau net klar kommen oder irgendetwas in ihrer Jugend war oder mit der Partnerschaft irgendwas net stimmt oder sie einfach dem Leben net gewachsen sind oder sich mißverstanden fühlen und ... Also ich denk' schon, daß das 'ne große Rolle spielt." (G 01, 1486:1504)

Des öfteren wird auch die Idee geäußert, daß psychische Faktoren, in diesem Fall das Ausmaß an psychischer Instabilität, generell die Verwundbarkeit für Krankheiten erhöhen können:

"Also ich denk' mir, daß, wenn jemand vom seelischen her nicht stabil ist, der wesentlich empfänglicher ist für eine Krankheit, also egal welche. Daß er wesentlich empfänglicher ist." (G 03, 1559:1562)

Einige Krankenschwestern entwickelten ihre Überzeugungen von der Bedeutung psychischer Einflüsse auf die Genese und den Verlauf von Krankheiten aus dem Umgang mit Krebspatienten, aus den vielen Eindrücken ihrer Berufspraxis und aus Gesprächen mit Patienten, wie es diese 39-jährige Probandin schildert:

"...ich hab' ja auch viel so miterlebt und erfahren, wie ich schon vorher gesagt hab', das ist ja das soziale Milieu, z.B. wie's jetzt auch mit den septischen Leuten war, die einfach dann net heilen. Oder ich glaube, daß es wirklich Krebs, ... daß das wirklich so ist, daß das schon eine psychische Ursache auch zum Großteil ist, also. Ich hab' auch mit vielen Frauen schon so gesprochen und eine hat mich damals so betroffen gemacht. Die hat einen Fuß dann weggekriegt, das war auch eine Frau, war eigentlich auch so in meiner Situation, war aber schon älter, und sie hat gesagt, die hat dann einen Mann geheiratet, also -, ich hab' bloß gemerkt, die Frau ist gedrückt. Und sie, ihr Mann ist jeden Tag gekommen, der ist also jeden Tag da, aber ich merk' ja das, können die miteinander umgehen oder können die net miteinander umgehen. Das hab' ich halt dann irgendwie gemerkt. Ja, dann erzählt mir eines Abends die Frau, ja, bei ihr war's am heimgehen: "Mei' Sie, ich will ja gar net heim." Dann sag' ich, dann hab' ich mir auch die Zeit genommen, bin ich einmal hingesessen. Dann hat sie gesagt: "Ja, ich hab' das zweite Mal geheiratet, hab' drei Kinder gehabt, hab' drei Kinder, und meine Kinder dürfen nicht mehr nach Hause kommen", hat sie gesagt, "weil mein Mann so furchtbar ekelhaft ist." (G 23, 1986:2008)

Aus der Geschichte dieser Frau, die dann gestorben ist, weil sie - wie sie ihr erzählte - auch aufgrund ihrer Lebenssituation gar nicht mehr leben wollte, sieht sie wieder ihre Erfahrungen bestätigt, "... wie Leute dann

einfach nimmer heilen, weil sie einfach das innere Leid so haben." (G 23,
2023:2024)
Auch Ärzte stellen gelegentlich aufgrund ihrer beruflichen Erfahrungen ähnliche Überlegungen an. Daraus entwickelten sich jedoch nur sehr selten
ausgesprochen psychogene Krankheitsmodelle wie sie im Pflegepersonal zu
erkennen waren. Viele Ärzte gestehen zwar psychische Einflüsse zu, rücken
sie aber selten in den Vordergrund. Denn sie geraten damit immer wieder
in Konflikt mit ihrem naturwissenschaftlichen Denkmodell und den Normen
ihrer Berufspraxis, die es ihnen schwer machen, solche Erfahrungen zu
integrieren.

Die psychogenen Krankheitsmodelle von Engagierten und Arbeiter/innen
können sich nicht auf ihre beruflichen Erfahrungen berufen; sie beruhen
aber oft auf eigenen Erfahrungen. Die Überlegungen sind daher auch bei
den Personen besonders ausgeprägt, die eine Krankheitsgeschichte hinter
sich haben, die ihnen psychische Mechanismen verdeutlicht hat. In den Vorstellungen einer seelischen Bedingtheit von Krankheit stehen Belastungen
und Überlastungen, kritische Lebensereignisse (z.B. Trennungsphasen von
einem Lebenspartner), der Umgang mit Problemen und Konflikten sowie
das Zurechtkommen mit dem Leben insgesamt im Mittelpunkt.
Eine Arbeiterin formuliert ihre Vorstellungen so:

*"Ja, **ich** denk, daß sehr viele Krankheiten seelisch ausgelöst werden. Wenn man
einfach mit seinem Leben nicht zurecht kommt, wird der Körper krank. Weil wenn
ich pausenlos über ein bestimmtes Problem nachdenk, und mit dem nicht zurande
komm, irgendwann hab ich halt dann ein Magengeschwür oder sonstwas, die
andern haben pausenlos Bauchweh, oder die einen Herzstechen oder die andern
das, das wird bei jedem verschieden sein, schätz ich. Aber irgendwie wird das
dann ein Dauerschmerz." (A 05, 1540:1547)*

Sie führt auch ihre eigenen häufigen Erkrankungen und Beschwerden als
junge Erwachsene auf psychische Einflüsse zurück, in diesem Fall auf ihre
Angst vor einer weiteren Schwangerschaft:

*"Also ich war **jung** sehr viel krank. Ich hab zum Beispiel alle Kinderkrankheiten
gehabt, die man sich denken kann und war dann als junge Frau sehr viel krank.
Ich hab zum Beispiel mit...26 Jahren mal den Mumps gekriegt. Also so Kinderkrankheiten im Erwachsenenalter, wo so schlimm waren. Dann hab ich also
ziemlich mit den Mandeln zu tun gehabt, Mandelentzündung, die mußte ich dann
entfernen lassen, da war ich auch so 26, dann hat man mit 30 Jahren die Gebär-
mutter entfernt, die mußte dann raus, und ich muß sagen, wie die dann heraußen
war, da ist es mir dann besser gegangen. Heut weiß ich auch, daß das auch eine
seelische Ursache gehabt hat. Ich hatte immer Angst vor einem weiteren Kind,
und ich konnt mich nie mit meiner Regelblutung auseinandersetzen, schon als*

junges Mädchen nicht, das war mir lästig. Ich, ich konnt mich da nicht auseinandersetzen damit, ich hab da immer Schmerzen gehabt und ich hab das auch nicht akzeptiert vom Innern her, ich weiß das heut, damals wußt ichs nicht." (A 05, 1461:1475)

Seit dieses Problem nicht mehr besteht, sei sie gesundheitlich viel stabiler geworden.

Eine andere Frau hat aus ihrer längeren psychosomatischen Geschichte gelernt, sich mit ihrer Person und inneren Konflikten auseinanderzusetzen. Wenn sie sich überfordert und die Besinnung auf sich fehlt, dann sieht sie sich wieder als anfällig für Krankheiten.

"Also für mich hat das immer sehr viel was damit zu tun, ich bin natürlich anfälliger, wenn ich mich über einen längeren Zeitraum übernehm. Ja? Also, daß ich jetzt meinen Achtstundenjob durchrödel mit einer Hektik, dann spring ich heim, und dann guck ich auf die Uhr, dann, jetzt muß ich ja in die Volkshochschule und dann muß ich da noch hin und dort noch, und das über einen langen Zeitraum. Dann ... wenn ich keine Phasen mehr hab, wo ich zu mir selber komm oder einfach mal ohne Musik, ohne Radio, ohne Fernseher, ohne alles. Dann, denk ich, ist man schon anfälliger. Also das merk ich zum Teil an mir." (A 21, 2100:2110)

Im Umgang mit sozialen und psychischen Belastungen spielen Persönlichkeitseigenschaften und die Einstellungen, mit denen man an Probleme herangeht, eine wichtige Rolle. Eine 35-jährige Frau etwa hat sich durch die Krebserkrankung einer Freundin damit beschäftigt und kommt zum Schluß,

"daß ich schon mein', daß da psychische Konstellationen auch dazu gehören. Also zum Krebs, zu so einer Krankheit, die mich körperlich, also wirklich mein Leben bedroht, da glaub ich, daß auch, ja wie ich Konflikte verarbeite und meine Lebenseinstellung auch eine Rolle spielt. Und da hab' ich das Gefühl, daß ich eine andere Möglichkeit hab', meine Konflikte zu bearbeiten wie durch Krebs." (E 33, 1355:1362) "Eine Freundin von mir ist mit 26 an Krebs gestorben und das war so der Anlaß, daß ich mich dann auch so theoretisch über Psychosomatik und Krebs beschäftigt hab'. Und da ist mir jetzt durch das, was so an Wissen da ist, eigentlich klar, daß das net die Krankheit ist, die ich so ... hab'." (E 33, 1369:1374)

Sie hält sich aufgrund ihrer Art der Auseinandersetzung nicht für gefährdet für eine Krebserkrankung.

Ähnlich sieht das auch eine 33-jährige Frau, die eher Menschen für anfällig für Krebs betrachtet, die Probleme "in sich reinfressen". Denn Belastungen, so meint sie, kann man nicht immer aus dem Weg gehen; daher ist es entscheidend, mit welcher Einstellung man sie angeht.

"Ob ich gewisse Dinge gleich als Schicksalsschlag begreif und ganz furchtbar niedergeschmettert bin oder ... ob ich sag: "Das ist jetzt einfach so, da mußt du durch." Das ist dann 'ne andere Einstellung." (E 30, 1771:1774)

Sie sei eher jemand, die sich die Probleme ansieht und versucht, das beste daraus zu machen.

Soweit sollen diese Ausschnitte aus den subjektiven Krankheitstheorien genügen, um deutlich zu machen, welches Alltagswissen sich bei den Befragten angesammelt hat. Ich halte ihre Vorstellungen für überwiegend schlüssige und zum Teil sehr beeindruckende Konstruktionen, die oft tief in persönlichen und beruflichen Erfahrungen begründet sind. Obwohl oder gerade weil sie auf einer anderen empirischen Basis beruhen als wissenschaftliche Theorien, müssen sie auf jeden Fall ernst genommen werden und können neue Dimensionen einer lebensnäheren Erkenntnis eröffnen. Ihre Nähe zu verschiedenen wissenschaftlichen Modellen ist oft überdeutlich, gleichzeitig weisen sie aber auch teilweise eine frappierende Komplexität und durch ihre persönliche Begründung eine große Überzeugungskraft auf.

6.1.6 Wahrgenommene Risiken und Ressourcen von Gesundheit

Die subjektiven Krankheitstheorien haben bei den Menschen einen eher abstrakten Charakter, die noch selten krank gewesen sind. Wenn jemand etwa psychosomatische Vorstellungen von der Genese einer Krankheit hat, dann müssen sie nicht viel mit ihm selbst zu tun haben. Dagegen hat die Frage nach der Gefährdung der eigenen Gesundheit und nach den gesundheitlichen Risiken einen persönlicheren Bezug. Sie kann zwar manchmal auch einen hypothetischen Charakter haben, aber ich muß mir dabei überlegen, was jetzt und in der Zukunft meine persönliche Gesundheit gefährden könnte. Die komplementäre Frage nach den Ressourcen für den Erhalt der Gesundheit hat einen ähnlichen Stellenwert, ist jedoch in der Regel noch schwieriger zu beantworten. In gewisser Weise spiegelt sich in diesen beiden Komponenten des Gesundheitsbewußtseins natürlich die persönliche Gesundheitstheorie, über die wir bereits einiges erfahren haben. Dennoch ergab dieser Fragenkomplex in den Interviews teilweise neue Aspekte, weil er von den Befragten eine Art Projektion in ihre gesundheitliche Zukunft verlangte.

Das Thema ergab zum einen ein Bild davon, wie gefährdet sich eine Person in seiner Gesundheit überhaupt sieht. Zum anderen wurde erkennbar, ob sie ihre Risiken und Ressourcen eher internal oder external attribuiert und welche konkreten Momente dabei im Vordergrund stehen. Auch hier wurde wie schon bei den Gesundheitstheorien eine Fülle von Risiken erwähnt und teilweise komplexe Vorstellungen von der eigenen Gefährdung entwickelt, in denen externe Einflüsse und das eigene Verhalten miteinander verknüpft waren. Einigen Probanden fiel es etwas schwer, sich auf die Fragestellung nach den gesundheitlichen Ressourcen einzulassen. Daher ist dieser Aspekt gelegentlich weniger differenziert ausgefallen. Die am häufigsten genannten persönlichen Risiken betrafen das eigene **Verhalten** und **externe Risiken in der Umwelt und im Beruf**. Eher selten wurden Risiken wie die genetische Anlage oder das Leben als alleinstehende Frau erwähnt. Bei den Ressourcen standen **psychische Kräfte und Kompetenzen** und die **soziale Einbindung** im Mittelpunkt, doch es gab auch Ressourcen, die eine sehr individuelle Bedeutung und Ausprägung hatten: zum Beispiel Naturerlebnisse, selbst Musik zu machen, ein bestimmtes Lebensziel zu haben oder eine sportliche Aktivität.

In der folgenden Darstellung werden ich wieder eher selektiv vorgehen und jene Aspekte herausgreifen, die neue Gesichtspunkte ergeben. Ich gehe zunächst darauf ein, inwieweit und in welchem Kontext das eigene Verhalten und die Lebensweise als Risiko gesehen wurden, und werde dann eher externe Risiken im Beruf und in der Umwelt ansprechen. Daran anschließend werde ich psychische, soziale und körperliche Ressourcen der Gesundheit thematisieren.

Riskantes Verhalten. Die Befragten haben zum Teil ihr eigenes Verhalten sehr deutlich als Risiko für ihre Gesundheit gesehen. Natürlich wurden dabei oft die klassischen Risikoverhaltensweisen wie Rauchen und Übergewicht angesprochen; aber auch der Mangel an Bewegung, der Mangel an Schlaf, das exzessive Trinken von Kaffee, zu viel Alkohol und zu viel Arbeiten wurden häufiger erwähnt, gelegentlich auch ein riskantes Verhalten im Verkehr oder ein generell zu hektischer Lebensstil. Bei einem Risikoverhalten wie dem Rauchen, das nur von wenigen Probanden als Risiko abgestritten oder bagatellisiert wurde, war nun interessant, wie es begründet wurde.

Diese 29-jährige Krankenschwester sagt etwa:

> *"Ich mein' gut, mir ist z.B., mir ist z.B. vollkommen klar, daß... ich mein' ich rauch' jetzt seit zehn Jahren oder so, daß das für schon ein wahnsinnig großes Risiko ist und ich auch meine Nachteile dadurch hab', und ich müßt halt mal so meinen inneren Schweinehund überwinden und sagen, okay ich muß das halt jetzt mal angehen, aber dazu habe ich ja, habe ich net den nötigen Willen oder ja einfach net die nötige Willenskraft im Moment. Oder ich brauch' halt schon einen massiven Grund dazu, also daß ich entweder körperliche Beschwerden hätt',*

massive, oder ich würd' sagen, okay ich will jetzt ein Kind oder so, das wär' für
mich ein absoluter Grund, ich hör mit dem Rauchen auf. Aber da kommt sicher-
lich auch der Suchtfaktor irgendwo noch dazu, na." (G 01, 1154:1166)

Sie sieht also sowohl das Risiko des Rauchens als auch ihre Abhängigkeit
davon, aber der entscheidende Grund, der genügend Motivation zum Aufhören geben würde, scheint ihr zu fehlen.

Eine Frau, die es geschafft hat, das Rauchen aufzugeben, hatte es sich zwar
schon lange vorgenommen, aber sie brauchte einen massiven Anstoß und
auch die Motivierung durch Angst:

"Und durch das, daß mein Cousin da jetzt an Lungenkrebs gestorben ist, auf
Grund dessen hab' ich jetzt auch das Rauchen aufgehört. Also ich hab' so zehn,
fünfzehn Zigaretten am Tag geraucht, die haben mir auch unheimlich gut ge-
schmeckt, und seitdem hab' ich jetzt aufgehört, also das war dann für mich auch
ein wenig so der Ausschlag, jetzt muß ich irgendwas für mich tun, sonst --" (G
06, 687:693)

Riskoverhaltensweisen dürfen aber nicht isoliert gesehen werden. Das zeigte
sich bei derselben Frau, die stark zugenommen hat, nachdem sie das Rauchen aufgab.

"Ich eß halt wesentlich mehr. Und bild' ich's mir ein, daß ich einfach mehr
brauch', weil das so dazugehört, wenn man's rauchen aufhört, daß man dann
mehr ißt, ... aber ich, doch ich eß schon mehr. Oft, wenn ich mir eine Zigarette
am Anfang eingebildet hab' oder gedacht hab', dann hab' ich halt irgendwas
gegessen. Und das ist eigentlich auch so geblieben." (G 06, 978:984)

Teilweise werden auch Aufrechnungen der Risikofaktoren in der Form
gemacht, daß das noch gezeigte Verhalten als gerade noch tolerierbar
erscheint. So erwähnen Frauen, daß sie solange sie rauchen nicht die Pille
nehmen, weil dadurch das Risiko potenziert würde. Ein Arzt rechtfertigt
seinen Risikofaktor Übergewicht damit, daß es sein einziger sei und die
Wirkung zudem erst langfristig zu sehen sei. Er begründet sein zu hohes
Gewicht damit, daß er aus beruflichen Gründen nicht mehr die Zeit habe,
regelmäßig Sport zu betreiben und zudem sein Eßverhalten durch den
Zeitdruck in der Arbeit nicht gerade gesund sei.

Überhaupt war deutlich, daß die Befragten das jeweilige Verhalten immer
im Kontext ihrer Lebenssituation verständlich zu machen versuchten. Die
berufliche Situation, gerade auch im Gesundheitswesen, spielte als Hintergrund für riskante Verhaltensweisen eine wesentliche Rolle, wie diese
Passage eines 31-jährigen Arztes zeigt:

"... in der Klinik geht's auch von mir aus mit dem Essen weiter. Keine Zeit zum
Mittagessen. Man schlingt da in fünf Minuten oder man wird in den OP gerufen,
sitzt dort vorm Tablett, dann schlingt man halt schnell runter, was geht und das

sind Sachen --. Und der Kaffee und ich rauch' auch noch, und dann raucht man
vielleicht auch mal grad im Nachtdienst, wenn's ordentlich zur Sache geht, doch
etwas mehr und so. Ja, und das sind Sachen, die ich letztlich schon -- " (G 19,
763:771)

Ein entscheidender Punkt scheint mir darin zu liegen, daß ein Risikoverhalten zentrale Funktionen in der Bewältigung von Belastungen haben kann. Es war in den Interviews teilweise gut erkennbar, daß Genußmittel wie Rauchen, Essen, Kaffee und Alkohol eine wichtige Rolle als Copingstile haben können. Das wurde von manchen Probanden wie von dieser Krankenschwester und diesem Arbeiter auch klar ausgedrückt:

"...mir ist es die letzten fünf Jahre wirklich klar geworden, daß ich dann eigentlich zum Essen anfange, wenn ich unter Streß stehe, na. Und daß ich da jetzt massiv 'ne andere Möglichkeit suchen muß, den abzubauen ..." (G 03, 454:458)
"Allerdings bin ich ein sogenannter Streßraucher, also ... wenn ich also nicht im Streß bin, z.B. am Wochenende, da rauch ich wesentlich weniger. Und das ist ja auch mit ein Grund, ... daß ich sag, ich will irgendwann aus dem Streß rauskommen, auch beruflich." (A 41, 1153:1158)

Externe Risiken. Eine zentrale Rolle als gesundheitliches Risiko spielte für die Probanden der Beruf und die **Arbeit**. Es sind nicht nur die allgemeinen körperlichen und psychischen Belastungen in der Arbeit sowie die dadurch bedingte unregelmäßig Lebensweise, sondern auch ganz konkrete Gefährdungen wie das Unfallrisiko am Arbeitsplatz oder verschiedene Schadstoffe. Häufig kommen Risiken wie psychische Überlastungen, interpersonale Konflikte und spezielle Risiken auch zusammen vor. Im ärztlichen und pflegerischen Berufsfeld herrschen etwa neben speziellen Risiken wie Infektionen oder Belastungen des Bewegungsapparates durch schweres Heben und neben der allgemeinen gesundheitlichen Belastung eines Schichtdienstes oft massive psychische Anforderungen vor.

Dieser Arzt betrachtet diese berufliche Überforderungssituation als langfristige Gefährdung seiner Gesundheit:

"Das andere ist ein Hauptrisiko, ja schon ein Risiko, das ich, daß es möglich ist, daß man mit der nervlichen, also wirklich, wie soll man sagen, rein nervlichen Belastung, einfach zu viel gefordert zu sein, über zu lange Zeit, unter Umständen nicht fertig wird. Das kann ich mir schon vorstellen, das habe ich selber oft den Eindruck bei mir und ich könnte mir vorstellen, daß ich vielleicht in zehn Jahren damit noch schwerer fertig werde, neben den Belastungen, die sich z.B. aus dem Dienst ergeben. Also Nachtdiensten und Schichtdiensten und so. ... Das, würde ich mir jedenfalls vorstellen, daß das für mich irgendwann mal, auch für die anderen, ein Problem wird." (G 15, 1104:1115)

Bei den Akkordarbeitern kommen zu dem starken psychischen Druck dieser Arbeitsform noch diverse körperliche Belastungen und spezielle Risiken etwa durch Schadstoffe. Ein junger Metallarbeiter sieht etwa in der Arbeit neben dem Rauchen seine größte gesundheitliche Gefährdung; er führt dazu die Krankheiten seiner älteren Kollegen (überwiegend Bandscheibenschäden), den Lärm, die Unfallgefahren und die Schadstoffe an, mit denen sie konfrontiert sind.

"Man ist manchmal gezwungen, mit großen Teilen über die Köpfe hinwegzufahren von anderen Mitarbeitern, obwohl das normal nicht erlaubt ist, aber es ist gar nicht anders möglich. Also wenn mal was passiert,... weil's zu teuer wär. Wenn's dann mal passiert, nachher ist halt was größeres los. Und zum anderen natürlich auch, wenn man da schweißt, ist natürlich auch die ... die Luft das Problem. Ich mein, wenn eine Halle höher ist, dann verteilt sich das wesentlich besser, als wenn die Halle so niedrig ist. Auch vom Lärm her ... ist die Schallentwicklung wesentlich geringer bei einer hohen Halle, weil sich's viel besser verteilt." (A 41, 529:541)

Gefährdungen durch Schadstoffe liegen etwa beim Schweißen vor oder durch die Staubentwicklung bei der Metallverarbeitung:

"Das ist ein großes Risiko, möcht ich behaupten, weil ... die Schadstoffe in dem Rauch, in der Rauchentwicklung sind mindestens so schlimm ... Ich hab noch nie eine Analyse drüber gehabt, weil es bei uns keine gibt, in der Schweiz gibt's so was zum Beispiel. Da kommen verheerende Sachen raus, was also im einzelnen Werkstoff, in dem zu verschweißenden Werkstoff für Sachen drin sind. Wo ziemlich toxisch sind." (A 41, 594:604)

"Also Gefahr ist halt dadurch, weil das staubt ja ziemlich arg. Weil man muß ja kühlen, mit Wasser muß man kühlen und dann die Wasserdämpfe. Also das, es kommt drauf an, was für Material das ist, z.B. Guß, also das ist ja mehr schädlich als normaler Stahl. Und das ist ja dann --, also den Staub, den tut man auch mit einatmen. Wir haben zwar Absauganlagen an den Maschinen, aber das packt's gar nicht so richtig. Es geht also schon viel --, bleibt in der Luft stehen. (...) Das kann man nicht vermeiden, ja, daß man diese Luft praktisch einatmet. Aber wenn man das nachher anschaut, wie die Filter praktisch ausschauen, und wenn man sich vorstellt, daß es vielleicht in den Lungen genauso ausschaut, dann wird's einem schon kribbelig." (A 38, 118:134)

Die Risiken werden von den Arbeitern durchaus realistisch beurteilt; denn bei den hier befragten Arbeitern (vor allem bei den Akkordarbeitern in der Metallverarbeitung) waren Rückenprobleme und Bandscheibenschäden sehr verbreitet. Dieser 33-jährige Arbeiter muß möglicherweise deshalb sogar seinen Beruf aufgeben:

"Aber bloß durch diese einseitige Bewegung hab ich jetzt halt meine Beschwerden, also in meiner Wirbelsäule. Also da muß ich jetzt schauen, daß ich den

Beruf irgendwie wechsel. Also diesen Beruf werde ich auf Dauer nicht mehr ausüben können. " (A 38, 521:525)

Aber auch in der nichtberuflichen Arbeit liegen gesundheitliche Gefahren. Diese junge Mutter vierer Kinder sieht ihr Hauptrisiko:

> *"... In der Belastung, die ich jeden Tag hab'. ... Ja, vielleicht kommt auch im Alter so das eine oder andere dazu. " (E 30, 1958:1960)*

Ein Großteil der Probanden aus allen Gruppen erkennt gesundheitliche Risiken in den verschiedenartigen Belastungen durch die **Umwelt**. Diese reichten von den Gefahren der Radioaktivität bis zu den Schadstoffen in der Nahrung. Doch bei genauerem Hinsehen schienen sich nur sehr wenige der Befragten dadurch wirklich persönlich und unmittelbar gefährdet zu fühlen. Teilweise wurde sogar zwischen den Risiken unterschieden, die theoretisch als solche zu betrachten sind, und den für sich persönlich wirksamen.

Eine im Umweltbereich engagierte Frau sieht etwa theoretisch in der Umwelt mehr Risiken als sie praktisch und persönlich akzeptiert; das hängt mit ihrem starken Glauben an die eigene Stärke und Unverletzlichkeit zusammen, was etwa an ihrem Stil des Radfahrens zu sehen ist:

> *"Also jetzt für meine ganz persönliche ... also ich glaub, mein größtes Risiko ist ein Verkehrsunfall. Da ich also immer als mobile Verkehrsberuhigungsmaßnahme in der Mitte von der Straße fahr. ... Wo ich mich sicherer fühl als am Rand. " (E 28, 1772:1776)*

Es wurde schon erwähnt, daß für die im Umweltbereich Engagierten meist das gesundheitliche Risiko ihrer Kinder und die langfristige Zerstörung der Natur im Vordergrund standen. Sie selbst sahen sich gar nicht als besonders gefährdet an. So sagt obige Frau zu den ihr wohl bewußten Pestiziden in den Lebensmitteln:

> *"Aber ich hab nicht das Gefühl, daß ich dadurch jetzt sehr gefährdet bin. " (E 28, 1993:1994)*

Entsprechend ist sie auch nicht sehr konsequent in der Umstellung ihrer Ernährung. Dagegen sieht sie durch Umweltkatastrophen langfristig die ganze Natur und das Ökosystem in Gefahr:

> *"Ich betracht es als ein ganz großes Risiko. Aber vielleicht unter 'nem ganz anderen Gesichtspunkt. Also nicht unter dem einer unmittelbaren Schädigung, ... ich mein jetzt auch nach Tschernobyl oder nach solchen Katastrophen. ... Die Leute sagen immer: "Oh Gott, wie sind wir betroffen. " Und sperren ihre Kinder ins Haus. Die Amsel, die draußen auf der Wiese hüpft, die hat kein Haus, in das sie sich zurückziehen kann. Und auch niemand, der ihr 'ne Warnung gibt. Also die umgebende Natur ist von all dem viel, viel stärker belastet, und geht ja auch*

... teilweise unterm Bagger und teilweise unter 'ner Dauerbelastung in die Knie."
(E 28, 2001:2011)

Eine Bedrohung sehen diese Probanden somit zwar nicht unbedingt aktuell und mit persönlichen Folgen, aber durchaus langfristig, wenn weiter so Raubbau mit der Umwelt getrieben wird.

Körperliche, psychische und soziale Ressourcen. Es hat sich hier schon angedeutet, daß die Wahrnehmung von gesundheitlichen Risiken und die persönliche Bedrohung sehr davon abhängen, wie anfällig sich ein Mensch fühlt. Unter den Befragten gab es Fälle, die einen erstaunlichen Glauben an die eigene Stärke und zum Teil fast eine gesundheitliche Unverwundbarkeit vermittelten. Diese betraf einmal die **körperliche** Ebene. Bei einigen Probanden hatte sich ein Gefühl der körperlichen Robustheit entwickelt, das meist schon in der Kindheit spürbar war und zum Teil auf eine ererbte Disposition zurückgeführt wurde.

Eine Ärztin schreibt sich eine robuste Konstitution zu:

> *"Mh, doch, das, das billige ich mir eigentlich zu, daß ich bis auf Kleinigkeiten (...), so Allergien und diese Sachen, bin ich eigentlich ja noch nie krank gewesen. Und mir hilft das auch sehr, daß meine Großeltern so alt geworden sind (Lachen), (...), da seh' ich mich, das ist also auch so eine Ressource, daß ich mir denke (...), mein genetisches Material sollte eigentlich nicht minderwertig sein, das hilft mir." (G 13, 871:879)*

Ein extremes Beispiel für ein Gefühl der eigenen Unverwundbarkeit war eine 32-jährige Krankenschwester, die sich keine gesundheitlichen Risiken für sich vorstellen kann und sich auch nicht gefährdet für eine ernsthafte Krankheit sieht. Daher erkennt sie auch keine Notwendigkeit, etwas zu ihrem Schutz zu unternehmen. Worin dieser Glaube begründet ist und wie weit er als Abwehr von Ängsten zu deuten ist, läßt sich aufgrund der dokumentierten Äußerungen schwer entscheiden. Er führte bei ihr nur dazu, daß jegliche Risiken für die eigene Gesundheit verneint wurden und somit ein Handeln zum Erhalt der eigenen Gesundheit auch konsequenterweise keine Rolle spielte.

Psychische Ressourcen spielten insgesamt eine große Rolle für die Befragten dieser Studie; in allen untersuchten Gruppen beschrieben sich Menschen in einer Weise, die auf eine beträchtliche psychische Stärke hinweist. Als Kräfte, die dem Erhalt der eigenen Gesundheit dienen, wurden einmal Merkmale der Persönlichkeit genannt; dazu zählten sie überwiegend globale Merkmale wie eine psychische Stärke, eine große innere Ruhe, ein großes

Selbstbewußtsein, eine positive Lebenseinstellung, Optimismus und positives Denken. Zum anderen wurden Kompetenzen im Umgang mit verschiedenen Belastungen und in der Bewältigung des Lebens insgesamt als Ressourcen zum Erhalt der Gesundheit gesehen.

Gelegentlich haben die Probanden die eigene Kraft, die aber nicht ständig vorhanden sein muß, mit positiven Erlebnissen in Verbindung gebracht.

"Das ist von einer bestimmten Ruhe, die ich manchmal krieg, was weiß ich, wenn ich draußen bin oder so. Das ist eigentlich immer genau das Gegenteil von dem immer --. Also wie ich vorhin gesagt hab, z.B. einen Bezug zu einem Baum haben oder barfuß über die Erde laufen oder 'ne bestimmte Arbeit gut schaffen oder ... sich gut mit der eigenen Frau verstehen oder jemand, den man gern mag, haben. Mit dem was zusammen tun. Einen schönen Urlaub verbringen oder ... mal merken, daß der Apfel, in den man beißt, ein guter Apfel eigentlich ist. Also so was find ich, sind ... sind eigentlich Erlebnisse,..." (E 27, 1888:1899)

Ein Gefühl von der eigenen Stärke oder ein großes Selbstbewußtsein kann auch mit den beruflichen Erfahrungen entstehen, wie bei dieser Krankenschwester:

"Ja, 'ne Stärke ist das, daß ich eigentlich gern anderen Leute helfe. Das hilft mir eigentlich schon, weil wenn ich irgendeinem anderen beistehen kann oder dem einen guten Rat geben kann, irgendwas an Problemen mit ihm durchziehen, das gibt mir selber eigentlich auch wieder Kraft, das ist so 'ne Art Selbstbeweis, daß ich was kann." (G 03, 1765:1770)

Die Überzeugung in die eigenen Kompetenzen kann auch mit einer positiven Einstellung zu sich als Person zu tun haben. Sich selbst auch zu mögen, scheint dieser Frau ein zentraler Punkt und sie bezieht sich auf das Bibelwort:

"Liebe deinen Nächsten wie dich selbst." Das "wie dich selbst" kommt von der Kanzel immer ganz, ganz klein und ganz, ganz schnell. Ich denk, daß da auch, obwohl der Glaube ja heut zum großen Teil vielleicht nimmer ganz die Rolle spielt wie vielleicht noch zwei, drei Generationen früher. Aber ich denk, daß da immer auch noch sehr viel mitspielt." (A 21, 2723:2730)

Bei einigen der Befragten schien ein sehr umfassendes und tief sitzendes Vertrauen in sich und die eigenen Kräfte vorzuliegen, in der körperliche und psychische Ressourcen sowie eine positive Weltsicht zusammenwirken.

"Obwohl ich die ganzen negativen Sachen sehe, würd ich sagen, eigentlich bin ich ein positiv denkender Mensch, also hab ich immer als Kind, war ich auch immer unproblematisch und hab irgendwie ... irgendwo eine Robustheit in mir, ich weiß nicht, woher sie kommt. ... Ich hab irgendwo auch schon den Eindruck, daß ich ... was Gutes von der Welt halte, oder was Gutes drin sehe." (E 29, 2057:2063)

"Also ich glaub' schon, daß ich eine recht gesunde Natur hab' so vom Grund auf
(...), von der Kostitution her und ja, ich denk' schon, daß ich so von meiner
Einstellung her eigentlich, daß ich sag', also ich laß mich jetzt net schnell
hängen oder so also ich bin schon eher 'ne Kämpfernatur, also gegen etwas
angehen, daß das so vielleicht mit meine größte Stärke ist, also daß ich sag',
wenn, es gibt eigentlich nix, was mich unheimlich aus der Bahn wirft, also daß
ich eigentlich schon immer sag', ja die Sonne geht wieder auf und es wird auch
wieder besser." (G 01, 1629:1638)

Diese Krankenschwester sieht ihre positive Einstellung, ihre Kompetenzen,
mit Problemen umzugehen, und eine Zuversicht, sie auch zu bewältigen, in
ihrer Erziehung begründet, wo sie nicht als das "schwache Mädchen" behandelt wurde, sondern angehalten wurde, "auf eigenen Beinen zu stehen"
und Probleme selbst zu lösen. Das hat jedoch eine Kehrseite, die sie auch
bemerkt: Wenn sie nämlich fast zu autonom durchs Leben gehen will und
in ihrer sozialen Umgebung auch nur als "die Starke" wahrgenommen wird,
dann wird es für sie schwer, auch schwache Seiten zuzugeben und sich
helfen zu lassen, wenn sie Hilfe braucht.

Der Glaube in die eigene Bewältigungskompetenz und die Zuversicht, Probleme im Leben, welcher Art auch immer, irgendwie lösen zu können, hat
sicher viel damit zu tun, welche Erfahrungen ein Mensch schon gemacht
hat. Menschen, die schon schwierige Lebenssituationen oder Krisen durch-
gestanden haben, entwickelten aus diesen Erfahrungen und Erkenntnissen
gelegentlich eine große Stärke, die ihnen auch als wesentliche gesundheitliche Ressource erschien. Diese Ressource erinnert sehr an Antonovskys
"Kohärenzgefühl", das eine Überzeugung in die Bewältigbarkeit von Lebensproblemen beinhaltet.

"Ja, ich kann mich sehr gut auffangen. Ich bin nicht jemand, der sich durch-
hängen läßt. Nee, ich kann mich immer wieder selber an den Haaren rausziehen,
wie man so schön sagt. Auch wenn ich ganz down bin. Also das kann ich schon.
Das ist schon 'ne Stärke von mir, mich immer wieder hochrappeln und das alles
immer wieder schaffen." (A 05, 1698:1703)

Diese Zuversicht muß nicht in der eigenen Stärke begründet sein, sondern
kann auch in einem fast religiösen Vertrauen in das Leben und eine Zufriedenheit mit dem Leben beruhen.

"Und wenn irgendwie so ein --, was passiert, der feste Glaube daran, daß das
wieder in Ordnung kommt." (E 30, 2081:2082)
"Ich bin ein furchtbar zufriedener Mensch, glaub ich. Also net sehr pessimistisch.
Das ist auch, ich kann auch annehmen, was da so das Leben bringt. Man kann
net alles planen. Das glaub ich, für mich ist das wichtig auch." (E 30, 955:958)

Es ist in diesen Zitaten schon mehrfach angeklungen, daß gesundheitliche Ressourcen auch stark mit seinem **sozialen** Umfeld verbunden sind. Der überwiegende Teil der Befragten sah soziale Beziehungen in irgendeiner Form als wichtig für die Gesundheit an, auch wenn manchmal bezweifelt wurde, ob sie für die Erhaltung der Gesundheit oder doch mehr für die Bewältigung von Krankheiten bedeutsam sind. Wichtige **soziale Ressourcen** wurden im Lebenspartner, in der Familie oder im sozialen Netzwerk gesehen, in einem Fall auch in einem Hund.

Eine Frau sieht die Verfügbarkeit von echten sozialen Ressourcen als abhängig von ihrer eigenen Ausstrahlung an; sie drückt das durch die Metapher aus: "Ein blinder Spiegel reflektiert nicht mehr!" Wenn ein positives Umfeld vorhanden ist, dann kann es in gewisser Weise auch ein Schutz vor Suchtverhalten sein:

"... ich denk, daß das mit sowas zu tun hat. Wenn das soziale Umfeld net stimmt. Wobei das ja, wie gesagt, in erster Linie mit mir selber zu tun hat, wenns nicht stimmt. Glaub ich einfach. Dann ist der Weg in die Abhängigkeit, zu Suchtmitteln meines Erachtens auch sehr viel ... leichter und sehr viel schneller möglicherweise da. Ja also wenn das Umfeld, wenn ich jetzt heimkomm und überhaupt monatelang keine Ansprache hab, dann ... mach ich halt nach 'ner Woche den Kühlschrank auf und zieh am ersten Abend ein Bierle nei, am zweiten zwei, drei, und so geht das unter Umständen da nei einfach als ... in dem irrigen Glauben, dann gehts mir besser." (A 21, 2662:2673)

Eine soziale Isolation hängt für sie vorwiegend von der Einstellung zu sich selbst ab und ist dann eine Art Selbstisolation:

"Es gibt so 'nen schönen Spruch: So lange du neben dir stehst, kann kein anderer neben dich, zu dir stehen." (A 21, 2683:2684)

Eine andere Frau beschreibt ihr soziales Netzwerk als eine der wichtigsten Ressourcen für ihre Gesundheit:

"Das ist ein gutes, tragfähiges Netz. ... Gut, ich hab in dem Netz auch schon Löcher gefunden. Aber im großen und ganzen ... ja, es reicht. Davon leben wir, daß wir uns gegenseitig helfen." (E 28, 2529:2533)

Manchmal werden die sozialen Ressourcen auch in einem umfassenden Sinne verstanden, als Einbindung in eine Gemeinschaft.

"So ein fester --, wo ich mich zugehörig fühl. So ein fester ... ja, so eine Gemeinschaft. Net bloß Familie, das betrifft dann wieder das größere Umfeld auch. Und in gewisser Weise glaub ich auch eine Religiosität, daß da ist." (E 30, 2063:2067) "... So ein Eingebundensein und ... so ein Hinnehmen auch, was mir das Leben so bringt. Und glauben, das ist richtig. Und das ist in Ordnung für mich." (E 30, 2074:2076)

In dieser letzten Passage schwingt wieder das Kohärenzgefühl mit, hier eher als Überzeugung von der Sinnhaftigkeit ihres Lebens.

Ansonsten besaßen die Befragten natürlich noch eine Fülle weiterer Ressourcen, die ihnen für ihre Gesundheit bedeutsam schienen. Interessant sind vor allem noch jene Personen, für die eine bestimmte Ressource eine **universelle** Bedeutung hatte und auf diese Weise eine Reihe von Funktionen erfüllte.

Bei einigen Engagierten stand etwa die **Natur** vollkommen im Mittelpunkt ihres Denkens über Gesundheit und die Frage nach der eigenen Gesundheit schien ihnen ohne eine gesunde Umwelt vollkommen sinnlos:

> *"Ja gut, also ohne gesunde Natur können wir uns das Thema Gesundheit eh abschminken." (E 28, 2580:2581)*

Naturerlebnisse und die Freude an der Schönheit von Erscheinungen und Wachstumsprozessen in der Natur konnten etwa eine Quelle der eigenen Kraft werden:

> *"... in der Natur, mich in Einklang zu fühlen mit ihr, das kann ich da in Italien, das ist also mein Stück Erde, wo ich sagen kann, also das baut mich jedes Mal wieder auf." (E 29, 2087:2090)*

Als weitere universelle Ressourcen wirken vor allem regenerative Aktivitäten, z.B. ein entspannendes Hobby wie Schach, eine sportliche Aktivität wie Laufen, das viele körperliche und psychische Funktionen erfüllen kann, eine intensive körperliche Erholung wie die Fähigkeit, intensiv zu schlafen, oder auch ein besonders bewußtes Verhältnis zum eigenen Körper.

6.1.7 Gesundheitsbewußtsein im Zusammenhang: ein Resümee

Nachdem nun in dieser qualitativen Analyse die Ausprägungen des Gesundheitsbewußtseins über seine verschiedenen Komponenten dargestellt wurden, stellt sich die Frage, wie diese Komponenten und ihre jeweils rekonstruierten Typen zusammenhängen. Die hier entfaltete Komplexität zeigte die Spannweite an subjektiven Vorstellungen, wie sie im Alltag der ausgewählten Kontrastgruppen vorliegen. Aber wie läßt sich diese Komplexität zusammenfassen und damit reduzieren? Denn es ist zumindest für jede einzelne Person notwendig, ihre Ideen und Theorien so weit zu integrieren, daß sie handlungsfähig wird. Welche Komponenten sind für das Gesundheitshandeln eines Individuums zentral, welche bleiben im Widerspruch zueinander? Diese Frage läßt sich nur schwer im allgemeinen beantworten, sondern sie bedarf der Analyse und Darstellung an Einzelfällen. Das kann hier nur in

Ansätzen geleistet werden, indem das in dieser Interviewstudie erkennbare Spektrum des Gesundheitsbewußtseins durch die Beschreibung seiner Hauptformen zusammengefaßt und dann durch prototypische Einzelfälle illustriert wird.

Im wesentlichen lassen sich - ausgehend von den subjektiven Konzepten und Theorien von Gesundheit und unter Einschluß der anderen Komponenten - vier große **Komplexe des Gesundheitsbewußtseins** erkennen:

(1) In einem **organisch-medizinisch** geprägten Gesundheitsbewußtsein wird Gesundheit primär als Abwesenheit von Krankheit bestimmt und entweder als Schicksal oder als Folge von biologischen Prozessen gesehen. Teilweise werden zwar auch Einflüsse der Ernährung und der Umwelt oder auch von psychische Faktoren zugestanden, diese bleiben aber immer untergeordnete Bedingungen. Gesundheit und ihre Erhaltung hat in der Regel eine eher geringe Bedeutung im Leben; man hat sie eben und dann bemerkt man sie auch nicht. Entsprechend wird der Körper nicht wahrgenommen, solange er gesund ist. Nur körperliche Beschwerden, die Symptome einer Krankheit sein können, werden beachtet. Im Vordergrund des gesundheitlichen Denkens stehen organische Krankheiten. Diese entstehen überwiegend ohne persönliche Beteiligung, durch Schicksal oder ererbte Dispositionen. Allenfalls können bestimmte medizinisch definierte Risikofaktoren zur Krankheitsgenese beitragen; diese gilt es möglichst zu vermeiden.

Dieser Typus eines Gesundheitsbewußtseins fand sich überwiegend bei Ärzten, aber auch bei einigen Arbeitern und Krankenpflegern; er wurde fast ausschließlich von Männern vertreten.

Ein 31-jähriger Arzt, der sich noch in der Ausbildung zum Facharzt der Chirurgie befindet, kann diesem Komplex zugeordnet werden. Er definiert Gesundheit eindeutig auf der körperlichen Ebene und als Freisein von organischen Erkrankungen und Gebrechen. Die von ihm als objektiv verstandene Gesundheit ist eine schicksalhafte Angelegenheit, auf die kein persönlicher Einfluß möglich ist. Dagegen unterscheidet er davon ein subjektives "Gesundfühlen", das auch durch psychische Bedingungen wie die Ausgeglichenheit einer Person bedingt sein kann. Gesundheit hat für ihn keine große Bedeutung in seinem Leben; durch die ständige Konfrontation mit Krankheiten in seinem Beruf tendiert er dazu, in seinem Alltag das Thema eher wegzudrängen. Treten Beschwerden bei ihm auf, dann werden sie entweder ignoriert oder durch Medikamente bekämpft. Gelegentlich auftretende Rückenbeschwerden führt er auf berufliche Belastungen zurück, das lange Stehen im Operationssaal. Er gesteht auch zu, daß manchmal Beschwerden (z.B. Magen) durch Streß bedingt sein können. Krankheiten sind für ihn primär körperliche Phänomene und als Einschränkungen in der Leistungsfähigkeit zu verstehen. Ihre Ursachen sind je nach Krankheit verschieden; meist sind sie multifaktoriell bedingt und im Schicksal oder exogenen Noxen begründet, bei bestimmten (psychosomatischen) Erkrankungen kann aber auch die Psyche eine wichtige Rolle spielen.

(2) In einer zweiten Ausprägung des Gesundheitsbewußtseins wird Gesundheit primär auf der Ebene einer **Handlungs- und Leistungsfähigkeit** gesehen. Es wird überwiegend von Arbeitern und Arbeiterinnen vertreten. In ihren subjektiven Theorien von Gesundheit stehen klar umrissene Ursachen wie etwa bestimmte Risikofaktoren (z.b. Rauchen, Alkohol, Übergewicht) oder der Verschleiß durch die Arbeit im Vordergrund. Auch psychische Belastungen können einen Einfluß auf die Gesundheit haben. Als Wert wird Gesundheit nicht sehr hoch eingeschätzt und meist der Arbeit untergeordnet; eine gute Gesundheit ist vor allem wichtig, um die eigene Leistungsfähigkeit zu erhalten. Auch der Körper wird in diesem Sinn eher instrumentalisiert; er ist Mittel, um arbeiten zu können und damit die Existenz zu sichern. Körperliche Beschwerden werden meist lange ignoriert und erst dann beachtet und behandelt, wenn die Arbeitsfähigkeit beeinträchtigt ist. Entsprechend werden auch Krankheiten vorwiegend als eine Einschränkung der eigenen Handlungsmöglichkeit und der Leistungsfähigkeit verstanden. Ihre Ursachen können vielfältig sein; sie liegen in den genetischen Anlagen, in den Belastungen der Arbeit, in den eigenen riskanten Verhaltensweisen und anderen Risikofaktoren sowie der allgemeinen Lebensweise in einer Wohlstandsgesellschaft.

Für eine 38-jährige Arbeiterin und Mutter zweier Kinder ist die Gesundheit eng mit ihrer Arbeit verbunden. Sie wird bestimmt als die Fähigkeit, am Morgen aufstehen zu können, in die Arbeit gehen zu können und in der Arbeit fit und leistungsfähig zu sein. Daneben spielen auch Momente des körperlichen und seelischen Wohlbefindens eine gewisse Rolle; denn sich nach der Arbeit auszuruhen, sich dabei wohlzufühlen und zufrieden mit dem am Tage Geleisteten zu sein, ist für sie auch ein Teil von Gesundheit. Ihre Vorstellungen und Theorien von Gesundheit sind überwiegend aus eigenen Erfahrungen entstanden. Als wesentliche Einflüsse auf ihre Gesundheit sieht sie die Ernährung (zu vieles und fettes Essen tut ihr nicht gut), das Rauchen, einen zu starken Alkoholkonsum, ihre psychischen Konstellationen und die Natur an. Vor allem die psychische Belastungen im privaten Bereich (eine Krise in ihrer Ehe mit anschließender Trennung) wirkten sich ihrer Meinung nach sehr negativ auf ihre Gesundheit aus, weil sie versucht hat, diese mit exzessivem Rauchen und Trinken zu bewältigen, was zu diversen Folgeproblemen führte; zudem hat sie durch diese Belastungen zu wenig Zeit, sich mit förderlichen Aktivitäten wie gesunder Ernährung zu beschäftigen. Positiv für ihre Gesundheit wirkt es sich aus, wenn sie gute Freunde (die auch eine positive Ausstrahlung besitzen) hat, wenn sie selbst positiv denkt und Naturerlebnisse hat. Ihre Äußerungen über die Bedeutung von Gesundheit in ihrem Leben wirken dennoch etwas widersprüchlich. Sie betont zwar, wie wichtig ihr die Gesundheit sei, doch gleichzeitig erzählt sie, daß sie sich noch wenig Gedanken darüber gemacht hätte, weil sie in ihrem Alltagsstreß gar nicht die Zeit dafür habe und sie auch nicht der Typ sei, der beständig in sich hineinhorche; sie sagt selbst, daß sie "Schindluder" mit ihrer Gesundheit treibe, obwohl diese eigentlich das allerhöchst für sie sei. Das Verhältnis zu ihrem Körper ist instrumentell: Sie widmet ihm keine große Aufmerksamkeit, solange er funktioniert; bei Beschwerden versucht sie, diese so lange wie möglich zu verdrängen und in den alltäglichen Arbeiten fortzufahren. Kann sie das nicht mehr, dann nimmt sie problemlos Medikamente oder geht zum Arzt. Krankheiten sind für sie kein Thema, weil sie gar keine Zeit habe, darüber nachzudenken. Sie kann es schwer akzeptieren, krank zu sein, im Bett zu liegen und die Arbeit zu sehen, die gemacht werden müßte.

(3) In einem stark **psychologisch** geprägten Gesundheitsbewußtsein wird Gesundheit primär auf der psychischen Ebene und als Wohlbefinden, Ruhe und Ausgeglichenheit definiert; daneben kann aber auch das Fehlen von Beschwerden und Schmerzen eine Rolle spielen. In den subjektiven Theorien von Gesundheit werden überwiegend psychische Prozesse thematisiert: Berufliche und private Belastungen, der Umgang damit, genügend Zeit für sich und seine Regeneration, sowie gute soziale Kontakte sind die wesentlichen Bedingungen von Gesundheit. Gesundheit ist in der Regel ein sehr hoher Wert im Leben, wobei hier oft im Lebenslauf eine Entwicklung stattfand: Erfahrungen im Beruf oder erlebte Beeinträchtigungen der Gesundheit haben eine Auseinandersetzung mit gesundheitlichen Fragen angestoßen und das Denken verändert. Das zeigt sich in der Regel auch im Verhältnis zum Körper, der bewußt wahrgenommen und gepflegt wird, dessen Beschwerden als Signale für Überlastungen und psychische Konflikte verstanden werden. Eine Krankheit wird dagegen als körperliche und psychische Einschränkung verstanden, auch als Ausdruck eines fehlenden Gleichgewichts in der eigenen Person. Ihre Ursachen liegen primär in psychischen Faktoren, aber auch in der Umwelt, in Risikoverhaltensweisen und der genetischen Disposition.

Diesem Typus von Gesundheitsbewußtsein ließen sich überwiegend Frauen zuordnen, die häufig den Gesundheitsberuf der Krankenpflege ausübten.

Eine 29-jährige Krankenschwester bestimmt Gesundheit vorwiegend als psychisches Wohlbefinden, worunter sie eine Ausgeglichenheit in ihrer Person und eine positive Stimmung versteht. Zugleich sollten keine körperlichen Beschwerden vorliegen und die körperliche Fitness sollte nicht schlecht sein. Einen positiven Einfluß auf ihre Gesundheit sieht sie vor allem im Wetter, das wesentlich zu ihrer guten Laune beiträgt. Negative gesundheitliche Auswirkungen nimmt sie vor allem in den psychischen und körperlichen Belastungen ihrer Arbeit wahr; diese wirken sich direkt, vor allem aber indirekt aus, wenn sie etwa die Belastungen durch vermehrtes Rauchen zu bewältigen sucht oder wenn ihr aufgrund der unregelmäßigen Arbeitszeiten und der hohen Verantwortung in ihrem Beruf die Möglichkeiten fehlen, sich zu erholen und die Belastungen psychisch aufzuarbeiten. Auch die soziale Situation (Alleinsein) und die manchmal einseitige und unregelmäßige Ernährung wirken sich negativ auf die Gesundheit aus. Dabei ist die Gesundheit für sie ein sehr hoher Wert, weil er die Grundlage für ein befriedigendes Leben darstellt. Diese tiefe Überzeugung ist deutlich geprägt durch ihren Beruf, weil sie es täglich an Patienten erfährt, was es bedeutet, wenn die Gesundheit unwiederbringlich verloren ist, wie kostbar sie somit ist. Das Verhältnis zum eigenen Körper ist sehr positiv ausgeprägt; nach Anstrengungen und Belastungen wird er bewußt gepflegt und regeneriert. Der anstrengenden Arbeit wird ein "Auftanken" und Verwöhnen des Körpers (durch Duschen, Sauna, Baden, Cremen und Massage) und psychisch das bewußte Reservieren von Zeit für sich selbst entgegengesetzt. Körperliche und psychische Beschwerden sind für sie einmal Ausdruck psychischer Konflikte; sie werden aber auch danach bewertet, ob sie Symptome einer ernsten Krankheit sein können. Aufgrund ihrer beruflichen Erfahrungen mit Krebserkrankungen ist sie hier stark sensibilisiert und sucht schnelle diagnostische Abklärungen. Eine Krankheit wird als körperliches und psychisches Phänomen verstanden sowie als Einschränkung der eigenen Lebensaktivitäten. Bei den Krankheitsursachen stehen für sie psychische Faktoren im Vordergrund; sie sind stark durch ihre beruflichen Erfahrungen mit an Krebs erkrankten Frauen geprägt: Die Einstellung zum Körper, die psychische Ausgeglichenheit eines Menschen und der Umgang mit persönlichen Konflikten (in der Partnerschaft, mit der Frauenrolle) sind wesentliche Bedingungen; körperliche Beschwerden und Krankheiten betrachtet sie als Ventile, wenn psychische Probleme auf Dauer nicht gelöst werden. Als ihre größte Stärke und entscheidende gesundheitliche Ressource sieht sie ihre optimistische Lebenseinstellung und ihre "Kämpfernatur": Sie hat das Gefühl, daß alle Probleme im Leben zu bewältigen sind und sie selbst die Fähigkeit dazu hat; gelegentlich scheint ihr jedoch auch eine Gefahr darin zu liegen, wenn sie zu autonom handelt und zu stark für andere wirkt, weil sie dadurch ihre Leistungsgrenzen übergeht und sich nicht oder erst zu spät helfen läßt.

(4) Das Gesundheitsbewußtsein stellt sich hier als eine komplexe und **mehrdimensionale** Konstruktion von Gesundheit und Krankheit dar: Gesundheit wird auf der Ebene körperlicher und psychischer Prozesse, als Handlungsfähigkeit und Energiepotential verstanden. Und es werden mehrere Einflußbereiche auf die Gesundheit thematisiert: die ökologische, psychologische und soziale Ebene, die Arbeits- und Lebensweise. Gesundheit ist in der Regel ein sehr hoher Wert, deren Bedeutung durch biographische Einflüsse wie dem Durchleben einer Krankheit, der Geburt von Kindern oder anderen Erkenntnisprozessen noch größer geworden ist. Der Bezug zum eigenen Körper ist positiv und bewußt. Der Körper wird in seiner Stärke und Wider-

standskraft wahrgenommen, und es wird auf seine Selbstheilungskräfte gesetzt; Beschwerden werden als Signale interpretiert, die auf eine Überlastung des Körpers oder auf psychische Konflikte hinweisen. Krankheiten werden zum einen als eine Einschränkung der Handlungsmöglichkeiten verstanden, zum anderen aber auch in einer positive Bedeutung wahrgenommen: Sie sind Hinweise und Warnungen, daß der Körper an eine Grenze gelangt ist; es gilt, die Gründe dafür zu suchen, auch in psychischen Überforderungen und Konflikten. Die Ursachen von Krankheiten werden in einer Vielzahl von Bedingungen gesehen: kausale Faktoren liegen in der Umwelt, Arbeitswelt, in sozialen und psychischen Belastungen, im Umgang damit und in der Persönlichkeit, in der Lebensweise und in riskanten Verhaltensweisen sowie in der individuellen Disposition. Ressourcen zum Erhalt der Gesundheit liegen entsprechend in den persönlichen Einstellungen und Kompetenzen, auch in der sozialen Einbindung, vor allem aber im Vertrauen in die Sinnhaftigkeit und Bewältigbarkeit des eigenen Lebens; eine innere Ruhe und Stärke sowie ein bewußtes Verhältnis zum eigenen Körper werden als wichtige Grundlagen für Gesundheit betrachtet.

Diese komplexe Form des Gesundheitsbewußtseins kam in allen Kontrastgruppen und bei Frauen und Männern vor.

Ein 31-jähriger Handwerker aus der Gruppe der Engagierten versteht Gesundheit als Spannkraft und zwar in einem körperlichen und geistigen Sinn; er nennt sie Lebenskraft. Das bedeutet für ihn einmal, in Bewegung zu sein und das ausführen zu können, was er will, also Leistungsfähigkeit. Es meint aber auch die Motivation und den Willen dazu, etwas zu bewegen und zu schaffen und eine innere Zufriedenheit mit dem, was dabei herauskommt. Gesundheit ist für ihn fast das wichtigste im Leben, seit er nach einer Lungenerkrankung mit 24 Jahren und angestoßen durch ein erstes Bewußtwerden des Alterns (kleine Leistungseinbußen und Wehwehchen) begann, sich stärker mit gesundheitlichen Fragen zu beschäftigen. Seine subjektive Theorie von Gesundheit ist sehr differenziert: Im Mittelpunkt stehen Bedingungen der Arbeit, Familie, Umwelt und persönliche Erlebnisse. Seine Arbeit hat für ihn einen zentralen Einfluß auf die Gesundheit, obwohl oder gerade weil er sie sehr gerne macht; sie wirkt sowohl über die Art und Menge der beruflichen Belastungen als auch über spezielle Aspekte seines Berufes (einseitige Bewegungen und die Schadstoffe, die er trotz Vorkehrungen einatmet). Wenn nun kein Ausgleich zu diesen beruflichen Belastungen möglich ist, z.B. durch die Familie oder durch Sport, dann entstehen Unzufriedenheit und Lustlosigkeit, die auf Dauer körperlich und seelisch krank machen können. Belastungen wirken sich generell auf die Gesundheit aus, indem sie die regenerativen Fähigkeiten behindern und damit verhindern, daß sich das körperliche und geistige Energiereservoir wieder aufladen kann. Das macht Körper und Psyche anfällig. Gute und harmonische soziale Beziehungen, ein Gefühl des Sich-Verstehens, vor allem in der Familie, wirken sich dagegen positiv auf die Gesundheit aus, weil sie die Regeneration der Lebenskraft fördern. Die wichtigsten Risiken für die

Gesundheit und damit die Hauptursachen für Krankheiten sieht er in einer unnatürlichen Lebensweise, die zu einer Disharmonie von Körper und Seele führt und die Lebenskraft schwächt. Die wesentlichen Züge dieser falschen und entfremdeten Lebensweise liegen für ihn im sozialen Bereich, wo Individualisierung und Vereinsamung vorherrschen, in der Umwelt, in der wir mit einer Vielzahl an Schadstoffen in Luft, Trinkwasser und Nahrung etc. leben müssen, in den entfremdeten und konkurrenten Arbeitsbedingungen und in einem gleichzeitig hektischen und bewegungsarmen Leben. Als seine größte gesundheitliche Ressource bezeichnet er eine Art innerer Ruhe, die er manchmal in der Natur erlebt, aber auch positive, innerlich befriedigende Erlebnisse, etwa eine Arbeit gut zu machen, sich mit seiner Frau oder einem Freund gut zu verstehen oder einen Bezug zur Natur (einem Baum, der Erde, zu einem Apfel) sinnlich zu spüren. Diese Kräfte hält er fast für die wichtigsten Momente beim Thema Gesundheit. Im Verhältnis zu seinem Körper setzt er auf seine natürlichen Selbstheilungskräfte und lehnt Medikamente ab, weil diese in einen natürlichen Prozeß eingreifen.

Durch die Beschreibung von vier dominanten Formen des Gesundheitsbewußtseins sollte eine grobe Zusammenfassung der Ergebnisse gegeben werden; auf alle Differenzierungen mußte hier verzichtet werden. Der Großteil der befragten Personen konnte diesen Formen relativ klar zugeordnet werden.

Es gab aber einige Probanden, deren Gesundheitsvorstellungen nicht eindeutig in diese Hauptformen paßten; sie legen vielmehr die Konstruktion zweier **Zwischentypen** nahe, die jedoch den dominanten Typen jeweils so verwandt schienen, daß sie als Abweichung davon interpretiert werden könnten. Eine Form des Gesundheitsbewußtseins ist dabei vorwiegend auf körperliche Prozesse bezogen, Gesundheit wird aber positiv definiert als **körperliches Wohlbefinden** und nicht als Fehlen einer Krankheit. Sie könnte als eine Wegentwicklung vom medizinisch-organischen Denken verstanden werden, in der zwar die Fokussierung auf die körperliche Gesundheit erhalten blieb, in der aber das Spektrum an Einflüssen weit über die klassischen Risikofaktoren hinausgeht und auch die Lebenweise einbezieht. Eine zweite Zwischenform bestimmt Gesundheit negativ als **Fehlen von körperlichen Beschwerden und Schmerzen**; in den subjektiven Theorien werden sowohl biologische Prozesse und Risikofaktoren als auch der Verschleiß durch Arbeit und die Ernährung thematisiert. Diese zum Teil von gesundheitlich schon beeinträchtigten Personen vertretenen Gesundheitsvorstellungen weisen eine Nähe zu der auf die Handlungs- und Leistungsfähigkeit bezogene Form des Gesundheitsbewußtseins auf, aber auch zur medizinischen Form, ohne voll darin aufzugehen.

Das Resümee der in diese Studie repräsentierten Formen des Gesundheitsbewußtseins hat nochmals die allgemeineren Züge hervorgehoben. Das Gesundheitsbewußtsein hat aber natürlich bei jedem einzelnen Menschen seine spezifischen Schwerpunkte: Im Einzelfall werden bestimmte Komponenten stärker betont als andere und es können sich diverse Widersprüche zwischen den Komponenten zeigen. Eine wesentliche Frage ist nun jedoch, wie weit sich diese Ausprägungen im jeweiligen Handeln einer Person niederschlagen. Zunächst beschreibt das Gesundheitsbewußtsein einer Person ihren subjektiven Möglichkeitsraum für ein Gesundheitshandeln im Alltag.

6.2 Gesundheitshandeln im Alltag

6.2.1 Schwerpunkte des Gesundheitshandelns

In diesem Abschnitt soll nun noch etwas deutlicher werden, in welcher Weise die Befragten mit ihrer Gesundheit im Alltag umgehen und wie sie eventuell versuchen, ihre Gesundheit zu erhalten. Um ihr alltägliches Handeln zu verstehen, werde ich soweit wie notwendig die oben dargestellten Komponenten eines Gesundheitsbewußtseins aufgreifen und integrieren. Dabei muß aber schon jetzt betont werden, daß die Zusammenhänge zwischen dem jeweils erkennbaren Gesundheitsbewußtsein und dem Gesundheitshandeln einer Person alles andere als eindeutig und linear sind. Die Widersprüche zwischen verschiedenen Komponenten des Gesundheitsbewußtseins und ihre unterschiedliche Gewichtung verhindern eine eindeutige Prognose des Handelns; zudem hängt die Realisierung konkreter Aktivitäten natürlich auch von den situativen Bedingungen ab, also von den objektiven Handlungsmöglichkeiten einer Person. Dennoch zeigt diese Studie ganz klar, daß die verschiedenen Komponenten des Gesundheitsbewußtseins handlungsrelevant sind und daß die Kenntnis mehrerer Komponenten eine bessere Vorhersage ermöglicht als von einzelnen. Die verschiedenen Komponenten legen auch unterschiedliche Handlungsmöglichkeiten nahe. Die subjektive Bedeutung von Gesundheit erweist sich dabei als grundlegende Komponente der Motivation zum Gesundheitshandeln. Die anderen Komponenten können jeweils über die Art und Richtung der Aktivitäten etwas aussagen, ob etwa das Gesundheitshandeln primär als Reaktion auf Beschwerden und Krankheiten erfolgt oder bereits als vorsorgende Maßnahmen (und wo dabei der Schwerpunkt gelegt wird).

Die empirische Rekonstruktion des Gesundheitshandelns wurde entlang der theoretisch abgeleiteten Komponenten vorgenommen (vgl. Kap. 4). Dabei standen in der Auswertung zunächst folgende **Komponenten** im Mittelpunkt: alle vorsorgenden und bewußt auf den Erhalt von Gesundheit gerichteten Aktivitäten, der Umgang mit gesundheitlichen Risiken und Belastungen, der Umgang mit Beschwerden sowie Hinweise auf eine deutliche Veränderung der Lebensweise. Die weiteren Komponenten des Gesundheitshandelns wie der Umgang mit Krankheiten oder die soziale Organisierung des Handelns wurden für die folgende Darstellung weniger berücksichtigt. Es stellt sich als erstes die **Frage**, welches Spektrum an gesundheitlichen Aktivitäten in dieser Untersuchungsgruppe insgesamt zu beobachten war. Nach einem ersten Überblick über die vorherrschenden Handlungstypen (und Hinweise auf ihre Verteilung) werde ich dann auf die verschiedenen Kontrastgruppen und ihre Handlungsschwerpunkte im einzelnen eingehen und dabei stärker fallbezogene Analysen einbeziehen.

Bewußtes Handeln für die eigene Gesundheit. Im vorsorgenden Gesundheitshandeln wiesen die Probanden in dieser Interviewstudie eine sehr große Spannweite auf. Sie reichte von den Personen, die keinerlei vorsorgende Aktivitäten zeigten, vielmehr mit ihrer Gesundheit ausgesprochen riskant umgingen, bis zu jenen, die in ihrer gesamten Lebensweise und durch vielfältige Aktivitäten versuchten, ihre Gesundheit zu erhalten. Das erkennbare Spektrum wird durch die folgenden **zehn Typen** umrissen:

(1)   gesundheitlich sehr riskante Lebensweise;
(2)   keine oder sehr wenige Aktivitäten für die Gesundheit, weil andere Werte im Leben wichtiger sind;
(3)   Beschränkung auf medizinische Vorsorgemaßnahmen;
(4)   Vermeidung von Risikofaktoren;
(5)   stark motiviert, aber wenige Aktivitäten werden realisiert;
(6)   Bewegung, Sport und Training stehen im Vordergrund;
(7)   Ernährung steht im Vordergrund;
(8)   Vorsorgemaßnahmen in der Arbeitswelt;
(9)   ökologisch orientiertes Gesundheitshandeln;
(10)   gesunde Lebensweise im umfassenden Sinne.

Diese Typen werden in den folgenden Abschnitten im einzelnen beschrieben, wenn das Gesundheitshandeln in den drei Kontrastgruppen dargestellt wird. Eine Betrachtung des Gesundheitshandelns im jeweiligen Lebenszusammenhang, wie es in den qualitativen Interviews möglich war, kann die Breite der individuellen Aktivitäten, ihren Schwerpunkt und auch mögliche Diskrepanzen zwischen Motivation und Ausführung zeigen. Dieser empirische Zugang kann zwar auch nicht sicherstellen, ob das berichtete Verhalten wirklich ausgeführt wurde, aber der im Gespräch hergestellte biographische Kontext bietet doch gute Möglichkeiten, die Validität von Aussagen über Handlungen zu sichern. Das sind deutliche Vorteile gegenüber der bloßen Auflistung einzelner gesundheitlicher Aktivitäten wie es in schriftlichen Befragungen die Regel ist. Dennoch können **quantitative** Daten darüber informieren, welche gesundheitlichen Aktivitäten in einer Bevölkerung überhaupt vorkommen und wie diese verteilt sind. Die schon erwähnte **Fragebogenstudie** in einer Mittelschichtstichprobe ergibt folgendes Bild:
Die Frage danach, ob sie überhaupt etwas bewußt für ihre Gesundheit tun, haben die Probanden erwartungsgemäß kaum verneint; fast alle meinen, etwas zum Erhalt ihrer Gesundheit zu tun, wirklich regelmäßige Aktivitäten geben dann aber noch 49 Prozent der Stichprobe an. Die meisten Leute glauben auch, selbst ziemlich viel (39 Prozent) oder sehr viel (55 Prozent) zum Erhalt ihrer Gesundheit beitragen zu können (personale Kontrolle). Auf die Frage, in welchen Lebensbereichen sie am meisten Einfluß auf ihre Gesundheit erwarten, sahen die Probanden die besten Möglichkeiten in den Bereichen Ernährung, Erholung und Partner/Familie. In allen anderen Lebensbereichen (Freunde, Arbeit, Wohnen, öffentliches Engagement) scheinen sie ihre personale Kontrolle eher pessimistisch einzuschätzen oder für nicht so relevant zu halten.
Die wichtigste Aussage zum Gesundheitshandeln wurde jedoch wieder auf eine offene Frage erwartet; sie lautete ganz einfach: "Was tun Sie persönlich für Ihre Gesundheit?" Die inhaltsanalytisch ausgewerteten Antworten machen deutlich, daß verschiedene Arten von **Sport** oder eine regelmäßige **Bewegung** mit fast 90 Prozent die in dieser Stichprobe absolut häufigste Aktivität für die eigene Gesundheit darstellt. Eine **bewußte Ernährung** und eine körperliche **Erholung und Entspannung** (Schlaf, Ruhe) werden von etwa der Hälfte der Befragten genannt, was auch immer sie genau darunter verstehen mögen. Alle weiteren Antwortkategorien (psychische Erholung, Verminderung von Belastungen, Reduktion spezifischer Risiken, Sorgen für die seelische Ausgeglichenheit, Körperwahrnehmung und -pflege) folgen mit

deutlichem Abstand (von 28 bis 9 Prozent, in dieser Reihenfolge). Die Kategorie "Reduktion von spezifischen Risiken" bezieht sich sowohl auf externe Risiken wie etwa im Umwelt- und Arbeitsbereich als auch auf die Reduktion von Risikoverhaltensweisen wie Rauchen und Alkohol. Ein medizinisch besonders erwünschtes Gesundheitshandeln wie die Inanspruchnahme von Vorsorgeuntersuchungen wurde in dieser Stichprobe nur ganz selten genannt und daher in die Kategorie "Sonstige" eingeordnet. Demographische Unterschiede im Handeln für die eigene Gesundheit ließen sich nur wenige erkennen. Es deuteten sich zwar einige Unterschiede im Gesundheitshandeln zwischen Männern und Frauen an, aber nur die Dominanz von Frauen in der bewußten Ernährung hat sich als statistisch signifikant ($p = 0.05$) erwiesen.

Der Umgang mit dem Körper und mit Beschwerden. Auch in diesem Moment des Gesundheitshandelns zeigte sich in der Interviewstudie große Unterschiede zwischen den Probanden. Die folgenden **vier Typen** sind geeignet, das Spektrum zu umschreiben, das in den Kontrastgruppen zu erkennen war:

(1)   Beschwerden werden ignoriert, normalisiert und bagatellisiert; es wird weitergearbeitet und gelebt wie bisher, im Notfall werden ärztliche Behandlung und Medikamente gesucht;

(2)   Beschwerden werden als mögliche Symptome einer Krankheit interpretiert und führen nach einer diagnostischen Abklärung entweder zur Selbstbehandlung (Medikamente, Hausmittel) oder zur medizinischen Behandlung;

(3)   Alltägliche Beschwerden werden integriert und mit natürlichen Mitteln (Ruhe, Regenerieren und Pflege des Körpers) behandelt;

(4)   Beschwerden werden als Warnsignale des Körpers interpretiert, führen zur Suche nach Ursachen (Überbelastung, psychische Konflikte) und werden mit natürlichen Mitteln behandelt.

Im Fragebogen bezog sich eine geschlossene Frage auf den Umgang mit alltäglichen Beschwerden. Die drei häufigsten Antworten, die jeweils von über der Hälfte der Befragten genannt wurden, waren: Ruhe und Schlafen, Abwarten und Selbstmedikation. Das Aufsuchen eines Arztes tauchte mit 11 Prozent an Nennungen erst an siebter Stelle auf.

Umgang mit gesundheitlichen Risiken. Auch bei dieser Komponente des Gesundheitshandelns lassen sich aus den Interviews verschiedene **Typen** konstruieren, die das Spektrum an Umgangsweisen mit wahrgenommenen Risiken für die eigene Gesundheit beschreiben können:

(1)	*Risiken werden ignoriert oder bagatellisiert, eine Handlungsbereitschaft ist erst bei starken Beeinträchtigungen zu erkennen;*
(2)	*Risiken werden zwar als solche erkannt, aber eine personale Kontrolle wird nicht für möglich gehalten;*
(3)	*Risiken werden bevorzugt in der Arbeit gesehen und es wird in Ansätzen versucht, sie zu reduzieren (durch externe oder interne Maßnahmen);*
(4)	*Risiken werden bevorzugt in der Umwelt gesehen und es wird in Ansätzen versucht, sie zu reduzieren (durch externe oder interne Maßnahmen);*
(5)	*Risiken werden bevorzugt in eigenen Verhaltensweisen (Rauchen, Essen, Genußmittel) gesehen und es wird versucht, sie zu verändern;*
(6)	*Risiken werden in der ganzen Lebensweise gesehen und es werden ganzheitliche Formen des Umgangs versucht.*

Veränderung in der Lebensweise. Unter den in den Interviews befragten Personen gab es nicht wenige, die in ihrem Leben eine bemerkenswerte Änderung ihrer gesundheitsbezogenen Lebensweise einleiteten. Diese Veränderungen betrafen **Bereiche** wie die Umstellung der Ernährung, den Abbau vor allem beruflicher Risiken, die Entdeckung des Sports als gesundheitliche Ressource, das Engagement im ökologischen Bereich oder eine vermehrte Auseinandersetzung mit psychischen Konflikten als Ursache von gesundheitlichen Problemen. Einige Probanden haben ihre Lebensweise auch in mehreren Bereichen umgestellt, ohne daß einer im Vordergund stünde. Es stellt sich die Frage, welche **Motivation** oder auslösenden Erfahrungen hinter diesen zum Teil markanten Umorientierungen stehen. Im Mittelpunkt scheinen folgende Gründe zu stehen: eigene Krankheiten oder gesundheitliche Probleme, berufliche Veränderungen und Erfahrungen sowie familiäre Ereignisse und Erfahrungen (Geburt und Stillen von Kindern, ihre Beschwerden). Die in den Einzelfällen erkennbaren biographischen Hintergründe werden in den folgenden Abschnitten noch weiter verfolgt.

Ich werde mich in der weiteren Darstellung aus Gründen der Prägnanz auf die zentralen Linien der Ergebnisse konzentrieren und die Aussagen entlang der untersuchten Kontrastgruppen organisieren. Im eigentlichen Gesundheitshandeln waren die Kontraste zwischen den Gruppen deutlicher zu erkennen als im Gesundheitsbewußtsein.

6.2.2 Was machen Arbeiter und Arbeiterinnen für ihre Gesundheit?

Die Gruppe der Arbeiter/innen zeigte - wie auch die anderen Gruppen - weder ein einheitliches Gesundheitsbewußtsein noch ein homogenes Muster im Umgang mit ihrer Gesundheit. Es waren aber doch gewisse Schwerpunkte in ihren Vorstellungen von Gesundheit und in ihrem Gesundheitshandeln zu erkennen. In ihrem Gesundheitsbegriff stand die Handlungs- und Leistungsfähigkeit und das Fehlen körperlicher Beschwerden im Mittelpunkt. Darin drückt sich zum einen aus, daß die Arbeiter und Arbeiterinnen zum Teil schon deutliche Beeinträchtigungen ihrer Gesundheit aufwiesen, wodurch es natürlich mehr in der Vordergrund rückt, wie stark Schmerzen und Beschwerden ausgeprägt sind und ob sie in der Lage sind, ihre Arbeit zu leisten. Zum anderen wird in diesem Verständnis von Gesundheit aber auch ein bestimmter Umgang mit dem Körper erkennbar. Arbeiter/innen ordneten ihren Körper stärker einer Arbeits- und Leistungsfähigkeit unter und hatten häufig ein eher instrumentelles Verhältnis zu ihrem Körper: Er hat zu funktionieren. In ihren "Theorien" von Gesundheit stand der Verschleiß durch die Arbeit im Mittelpunkt; daneben wurde aber auch noch der Einfluß von Risikofaktoren, von Bewegung und von biologischen Prozessen stärker gewichtet.
Will man einen ersten Überblick über das Gesundheitshandeln dieser Gruppe geben, so lassen sich die folgenden **drei Typen** abgrenzen:

- ein gesundheitlich riskanter Lebensstil, der fast keine vorsorgende Maßnahmen vorsieht, Risiken in der Arbeit und im eigenen Verhalten eher
  abwehrt, und auch körperliche Beschwerden ignoriert oder mit massiven
  Eingriffen behandeln läßt;
- ein auf Sport konzentriertes Gesundheitshandeln, das aber ansonsten
  wenig ausgeprägt ist,
- eine positive Veränderung des Handelns nach einer einschneidenden
  Krankheitserfahrung.

Obwohl die meisten Arbeiter/innen Gesundheit als einen relativ hoher Wert
bezeichneten, war insgesamt ihr Gesundheitshandeln wenig ausgeprägt.
Insbesondere waren kaum vorsorgende Aktivitäten erkennbar. Ein größerer
Teil dieser Gruppe zeigte eine Lebensweise, die durchaus als riskant für ihre
Gesundheit einzuschätzen ist.

Riskanter Lebensstil. Die Lebensweise einiger Arbeiter und Arbeiterinnen,
die sich durch diesen Typus charakterisieren lassen, ignorierte ihre gesundheitlichen Belange in unterschiedlicher Weise. Sie zeigten ein exzessives
Arbeitsverhalten, wiesen in größerem Umfang Risikoverhaltensweisen auf
und gingen mit Beschwerden eher abwehrend und bagatellisierend um. Obwohl sie teilweise schon deutliche gesundheitliche Beeinträchtigungen
hatten, schien das kein Motiv für sie zu sein, ihr Leben oder Verhalten
wesentlich zu verändern. Dabei gab es in ihrer Lebenssituation durchaus
nachvollziehbare Gründe, die ihr Verhalten zumindest verstehbar machten.

So befand sich eine Arbeiterin in einer schwierigen Trennungsphase von
ihrem Ehemann, die sich über viele Jahre hingezogen hatte. Sie durchlebte
in dieser Zeit eine Periode der Depression und Alkoholabhängigkeit, aus der
sie jedoch ohne Hilfe von außen wieder herausgefunden hat. In ihrer auch
heute noch belastenden Situation treibt sie - wie sie selbst sagt - "Schindluder mit ihrer Gesundheit". Sie schildert das so:

> *"Erstens mal, Doktor, um die mach ich natürlich einen ganz großen Bogen, weil
> mit denen hab ich's schon gleich gar net. Ich geh halt hin, wenn wirklich der
> Teufel los ist, wenn's also extrem wird, und dann ist es natürlich auf der anderen
> Seite die Raucherei. Das ist auch die totale Katastrophe, wo...ich weiß, daß das
> katastrophal ist, aber ich krieg das jetzt einfach net in den Griff. Im Moment
> brauch ich das, weil ohne Zigaretten tät ich, glaub ich, umkommen. Das ist für
> mich wichtiger wie essen (Lacht). (I: Wieviel rauchen sie denn so?) Ach viel, zwei
> Schachteln am Tag mindestens." (A 08, 928:938)*

Sie glaubt, daß sie dann, wenn sich ihre psychische Situation verbessert, eher in der Lage ist, etwas dagegen zu unternehmen. Hier ist jedoch sehr deutlich zu erkennen, daß das Rauchen zur Bewältigung ihrer Belastungen dient. Sie hat zwar auch schon Magenprobleme als Folge des Rauchens, aber das spielt sie eher herunter; insgesamt gehe es ihr noch vergleichsweise gut damit:

> *"... mir gehts ja so ganz gut. Also wenn ich jetzt zum Beispiel vom Rauchen her derartige Probleme hätt, daß ich sagen müßt, ja ich krieg jetzt gar keine Luft nimmer oder was weiß ich, was alles. Dann tät ich vielleicht damit aufhören, aber ich mein, mir gehts mit dem Rauchen net schlecht. Aber ich weiß auch andererseits, daß das eine Katastrophe ist, soviel zu rauchen."* (A 08, 964:970)

Abgesehen von diesem Risikoverhalten tendiert sie dazu, Beschwerden so lange zu verdrängen bis es nicht mehr geht. Erst im Notfall nimmt sie Medikamente oder geht zum Arzt. Aktivitäten für die Gesundheit wie gesunde Ernährung oder Bewegung pflegt sie nicht und begründet das mit der fehlenden Zeit und ihren Verpflichtungen; sie muß sich um ihre beiden Kinder und um ihre Eltern kümmern. Gesundes Kochen oder Schwimmen würde sie z.B. gerne machen, aber neben der Arbeit fehle ihr die Zeit. Körperliche Bewegung oder Sport aus gesundheitlichen Gründen ist überhaupt etwas, was Arbeiterinnen selten einleuchtet, weil sie - so argumentieren sie - in ihrer Arbeit Bewegung genug hätten. Zwiespältig steht diese Arbeiterin den ärztlichen Vorsorgeuntersuchungen gegenüber, sie fände sie notwendig, aber mache lieber einen Bogen um die Ärzte:

> *"Also ich mach's nicht, aber ich find's gut (lacht)."* (A 08, 1495)

Eines der markantesten Beispiele für einen riskanten Lebensstil gab ein 30-jähriger Arbeiter ab. Er ist nahezu permanent und seit seiner Kindheit auf dem elterlichen Bauernhof mit körperlich stark belastenden Arbeiten beschäftigt, hat diverse Nebentätigkeiten und baut in seiner verbleibenden Freizeit auch noch ein Haus. Sein Leben ist davon geprägt, daß er möglichst bald ein finanzielles Auskommen erreicht haben will; diesem Ziel ordnet er alles unter, auch seine Gesundheit. Er hat bereits massive Probleme mit der Hüfte und dem Rücken (Bandscheibe); der Umgang damit ist sehr bezeichnend für sein Gesundheitshandeln:

> *"I: Und haben Sie die Situation schon mal gehabt, daß Sie sich da gar nimmer bewegen konnten?*
> *B: Schon öfters. Schon zwei, drei Mal.*
> *I: Ja. Und was machen Sie dann?*
> *B: Spritzen lassen. Vollpumpen lassen, daß es wieder geht."* (A37, 1170:1177)

Die Ratschläge des Arztes, besser vorsorgende Aktivitäten zu versuchen, fallen bei ihm auf keinen fruchtbaren Boden:

> *"Das ist immer das gleiche bei dem. Ausgleich, Ausgleich, Ausgleich. Ich hab's erst zu ihm gesagt das letzte Mal, sag ich: "Was soll ich denn für einen Ausgleich machen? Was?" - "Ja, a bißle Jogging auf dem weichen Waldboden mit guten Schuhen." Dann sag ich: "Das ist ein blödes Geschwätz." Laufen tu ich doch so den ganzen Tag. Ich renn ja so den ganzen Tag wie ein Depp. Dann muß ich abends noch auf dem Waldboden rumspringen. Das kann kein Ausgleich sein. - "Ja, schwimmen." - Schwimmen, ja gut. Ist alles gut und recht. Wann?"* (A 37, 1194:1203)

Seine Arbeit in diesem Ausmaß ist für ihn ein absolutes Muß. Er sieht keine Möglichkeit, dabei Abstriche zu machen, obwohl er im Interview an einigen Stellen die Notwendigkeit einer Einschränkung aus gesundheitlichen Gründen zugesteht:

> *"Das wär schon wichtig. Aber was wollen Sie machen? Wenn immer, wenn das, wenn's immer mehr wird. Wo wollen Sie jetzt, wo wollen Sie jetzt ... abstoßen momentan. Sie haben ja Kundschaft und alles. Ja, die Leut, die kommen: 'Tu das, tu das.'"* (A 37, 1214:1217)

Er führt äußere Zwänge an, die aber durchaus zu beseitigen wären. Sein Leben scheint überhaupt in seiner Sicht mit einer frappierenden Zwangsläufigkeit abzulaufen, über das er keine Kontrolle mehr zu haben meint, weil ihm seine Zielvorgabe unumstößlich ist. Insofern kann er nur versuchen, die größten Auswirkungen abzufangen, und ansonsten hoffen, daß es gut geht - was aber nicht wahrscheinlich ist.

In dieser Situation muß ihm jede Frage nach seinen Bemühungen, die Gesundheit zu erhalten, absurd erscheinen. Er verneint sie natürlich und sagt etwa zu seiner Ernährung:

> *"Ernährung, (Seufzt) das ist auch so ein Problem. Ich ess und trink das, was mir schmeckt. Und das mach ich, so lang ich's machen kann. Ich leb bloß einmal. Und das ist alles, was ich hab. Was ich mitnehmen kann. Alles andere können Sie ja sowieso net mitnehmen."* (A 37, 1774:1778)

Beim Essen und beim Biertrinken nach der Arbeit dominiert der Gedanke des Genießens, ein Teil seiner Lebenseinstellung, die ein Gegenstück zum exzessiven Arbeiten darstellt. Leider ist gerade diese Kombination nicht besonders gesund.

Eine ähnliche Einstellung zum Leben hat auch ein 43-jähriger Arbeiter, der ebenfalls schon schwere Rückenprobleme aufweist. Diese werden gleichfalls dadurch angegangen, daß er sich vom Arzt spritzen läßt, wenn er sich kaum mehr bewegen kann. Er scheint diese Einschränkung fast fatalistisch zu akzeptieren, macht sich aber doch Sorgen, weil die Beschwerden immer häufiger kommen und länger andauern. In seinem Denken stehen aber zur Zeit weniger die körperlichen Belastungen seiner Arbeit im Vordergrund als die Risiken im starken Rauchen (zwei Schachteln pro Tag) und im Übergewicht.

> *I: "Also aber als gewisses Risiko sehen Sie es schon für Ihre Gesundheit, das Rauchen?*
> *B: Ja freilich, das sowieso. Das ist klar.*
> *I: Haben Sie schon mal Versuche gemacht, das zu reduzieren?*
> *B: Nee, nee. Weil entweder rauch ich, oder ich hör auf." (A 24, 1563:1570)*

Sein Risikoverhalten ist ihm wohl bewußt, aber er zeigt keine Bereitschaft, daran etwas zu verändern, obwohl seine Familie schon etwas Druck ausübt und Frau und Tochter gerade dabei sind abzunehmen. Er will aber keine Abstriche am bisherigen Lebensstil vornehmen und seinen Lebensgenuß einschränken. Folgerichtig sieht er auch die eigene Gesundheit nur zu einem geringen Prozentsatz in den eigenen Händen und attribuiert auch sein Übergewicht als "Veranlagung". Weitere Aktivitäten für seine Gesundheit unternimmt er nicht, das habe er noch nie gemacht, und auch Vorsorgeuntersuchungen spielen keine Rolle. Seine Einstellung zum Leben und Sich-gutgehen-Lassen kommt in der folgenden Passage gut zum Ausdruck, in der er den Nutzen eines gesünderen Lebens in Frage stellt:

> *"A bißle gesünder gestorben. (Pause) Was hast du nachher auf dieser Welt? Du darfst malochen, und wenn du mal a bißl was hättest, wo du sagen kannst, jetzt hab ich meine Ruhe, jetzt könnt ich ein wenig was anfangen und Ding und Zeug, was ist dann?" (A 24, 1500:1504)*

Auch eine 49-jährigen Arbeiterin hat bereits starke gesundheitliche Probleme mit dem Kreislauf und der Wirbelsäule. Sie bagatellisiert und verdrängt jedoch ihre Beschwerden, auch die ernsteren. Zudem raucht sie stark, ist übergewichtig und kommt nicht zur Ruhe durch ständiges Arbeiten, sowohl beruflich als auch im Haushalt. Ihre Einstellung dazu ist eher abwehrend, sie sieht etwa noch keine Notwendigkeit, das Rauchen zu reduzieren oder einzustellen:

> *"Ja, ich bin jetzt eigentlich noch am Abwarten, ich habe mir noch nie ernstlich jetzt vorgenommen, daß ich aufhöre. Ich möchte aber auf jeden Fall net **mehr** rauchen, ich habe jetzt schon mal Leichte, Marlboro leicht, die habe ich jetzt schon genommen, aber es kann schon sein, daß ich dann einmal aufhöre, wenn's mit der Durchblutung net besser wird. Und da muß ich jetzt einmal zum Arzt gehen, weil ich merke, daß mir die Hände wehtun, daß sie mir einschlafen. (I: Also, das wäre für Sie so ein Grund, wenn man jetzt feststellen würde, daß es schlechter würde --?) Daß sagen wir, wenn ich jetzt zum Arzt gehe, und der*

sagt, das kommt jetzt, der kann mir das sagen, das kommt von dem, daß ich wirklich..., gut, dann versuche ich zumindestens zum Aufhören. Ob ich's natürlich schaffe, ist die zweite Frage, aber ich kann mir das dann vorstellen, daß ich dann aufhöre. Ich habe dann bloß Angst, daß ich dann noch mehr auseinandergehe, daß ich dann noch mehr das Schlecken anfange. Oder zumindestens sehr nervös werde dann." (A 17, 1746:1765)

In dieser Passage wird einmal deutlich, daß sie eigentlich nicht vor hat, das Rauchen aufzugeben, und sie sich durch eine leichte Marke zu beschwichtigen versucht. Der Arzt wäre die Autorität, der ihr die Notwendigkeit versichern müßte. Zum anderen sieht sie selbst die Zusammenhänge zu ihrem Eßverhalten, daß - wie aus einer anderen Stelle deutlich wird - auch der Bewältigung von Belastungen dient.

"Man wüßte es, ich wüßte es vom Gewicht her, was darf ich essen, ich hab' schon so viel immer wieder probiert, aber ich kenn' mein Problem, sobald irgendwas auf mich zukommt, hab' ich Hunger, muß ich essen, weil sonst werde ich nervlich so kribbelig, daß ich mit allen Leuten Händel (Zank) anfange." (A 17, 1033:1038)

Schließlich ist auch ihr fast innerer Zwang, exzessiv zu arbeiten, als Gefährdung ihrer Gesundheit zu sehen; sie bemerkt selbst, daß sie sich oft übernimmt, und an dieser Stelle scheint durch, daß sie sich schon gelegentlich Sorgen um ihre Gesundheit macht:

"Das merke ich ja, daß dann irgendwas net stimmt, also, und da habe ich dann schon Angst, daß irgendwas wäre, aber sonst finde ich eigentlich nix. Was das einzige, was vielleicht ist, wo ich mir jetzt schon langsam sage, jetzt muß ich ein wenig langsamer tun: ich arbeite eigentlich gern, muß ich sagen. Wenn ich jetzt heimkomme vom Geschäft, ich fühle mich eigentlich nur wohl, wenn ich viel Arbeit habe, das lenkt mich dann ab. Aber ich weiß net, von was mich das ablenkt. Ich fühle mich dann einfach wohl, wenn ich meinen bestimmten Plan habe. (...) Ja, ich kenne mein Pensum und wenn ich das dann erfüllt habe, und das will ich auch durchziehen, dann fühle ich mich rundrum wohl. Und manchmal wird es halt ein bißle sehr viel, so wie jetzt zur Zeit, ist es halt a bißle viel, dann denke ich mir schon, da merke ich dann schon, jetzt --, ich bin doch nimmer die Jüngste, ich packe es dann nimmer. Ich müßte langsamer tun. Da kriege ich dann schon Herzbeschwerden." (A 17, 1790:1811)

In diesem durch einige Fälle illustrierten riskanten Lebensstil drückt sich der dominante Typus eines Gesundheitshandelns in der Gruppe der Arbeiter/ innen aus. Es war gut zu erkennen, daß das Gesundheitsbewußtsein überwiegend kongruent mit dem Verhalten ist. Gesundheit wird überwiegend als Leistungsfähigkeit verstanden und der Körper wird der Arbeit untergeordnet. Entsprechend haben die Arbeit und Ziele, die damit zu erreichen sind, immer Vorrang. Das scheint ganz tief in diesen Menschen verankert zu sein, durch eine oft bäuerliche Sozialisation geprägt. Sie vertreten eine fatalistische Theorie von Gesundheit, in der zumeist externe Kräfte dominieren. Die gesundheitlichen Risiken, auch in der eigenen Lebensweise, werden generell abgewehrt. Aber dennoch konnten in den Gesprächen die Bedenken und Ängste nicht ganz verborgen werden. Es war diesen Arbeitern und Arbeiterinnen in der Regel klar, daß sie auch durch ihr Verhalten (exzessives Arbeiten und diverse Risikoverhaltensweisen) ihre Gesundheit gefährdeten. Aber das schien entweder ein so selbstverständlicher Bestandteil ihres Lebens oder einer der wenigen Freuden und Genüsse zu sein, daß ihnen eine Veränderung ihres Lebensstils nicht vorstellbar war. Dennoch muß auch mit aller Deutlichkeit gesagt werden, daß die gesundheitlichen Probleme dieser Arbeiter/innen bei weitem nicht allein auf ihr persönliches Verhalten zurückgeführt werden können. Es war oft erschreckend deutlich und den Befragten meist auch bewußt, wie stark die beruflichen Belastungen ihre Gesundheit beeinträchtigen und wie groß der Verschleiß durch die Arbeit ist. Hier sollte nur belegt werden, daß Arbeiter/innen in ihrem Bemühen, auch etwas vom Leben zu haben, ihre beruflichen Risiken noch durch persönliche Risiken potenzieren; diese sind jedoch nicht als isolierte Risikoverhaltensweisen zu beseitigen, weil sie tief in einem Lebensstil und in einer sozialen Situation verankert sind.

Neben diesem dominierenden Typus ist ein Block von Männern zu erkennen, die bei sehr wenigen gesundheitlichen Beeinträchtigungen auch kaum ein vorsorgendes Gesundheitshandeln zeigten. Bei ihnen stehen jedoch **sportliche Aktivitäten** im Mittelpunkt, die zwar in der Regel nicht primär aus gesundheitlichen Motiven ausgeübt werden, aber doch zumindest indirekt dazu beitragen oder mit zunehmendem Alter auch als förderlich für die Gesundheit wahrgenommen werden.

Ein weiterer Typus des Gesundheitshandelns ist deshalb von größerem Interesse, weil einige Arbeiter/innen den Umgang mit ihrer Gesundheit wesentlich in eine positive Richtung **verändert** haben oder am Beginn eines Veränderungsprozesses stehen. Der Anstoß dafür kam zum einen durch **Krankheitsereignisse**: In einem für diese A-Gruppe ziemlich untypischen Fall einer jungen Frau führte eine längere psychosomatische Geschichte zu einem sehr bewußten und intensiven Umgang mit der eigenen Person und mit psychischen Prozessen. Es läßt sich insofern als vorsorgendes Gesundheitshandeln verstehen, weil die eigenen psychischen Mechanismen, die zu körperlichen Symptomen führten, gut erkannt wurden, somit auch die Signale, die gesundheitliche Gefahren andeuten, frühzeitig angegangen werden können. Insgesamt hat diese Frau eine Art Pflege ihrer Psyche betrieben, um gesundheitlichen Problemen vorzubeugen. In einem anderen Fall führte die Diagnose einer HIV-Infektion zu einer völlig veränderten Einstellung zur Gesundheit und zu einem bewußt schützenden und vorsorgenden Verhalten. Eine Reihe von riskanten Verhaltensweisen wie Rauchen und Alkohol wurde stark reduziert und die Ernährung sehr viel gesundheitsbewußter gestaltet, ohne den eigenen Lebensstil, der durch Freude an der Arbeit und einer genußbetonten und geselligen Freizeitgestaltung besteht, wesentlich zu verändern. Schließlich kann eine positive Veränderung der Lebensweise auch durch allmähliche **Einsicht** in die Gesundheitsgefährdungen der eigenen Lebenssituation motiviert sein. Ein junger Arbeiter sieht z.B. sein Gesundheitshandeln eher als langfristige Strategie und Lebensplanung, in der er durch eine berufliche Weiterqualifizierung die letztlich nicht zu vermeidenden Risiken seiner jetzigen Arbeit (Akkordarbeit in der Metallverarbeitung) zu überwinden hofft. Er nimmt dafür kurzfristig durch die Belastungen einer berufsbegleitenden Abendschule sogar eine größere Gefährdung in Kauf, um langfristig seinen jetzt schon erkennbaren Verschleiß aufzuhalten.

6.2.3 Was unternehmen Angehörige von Gesundheitsberufen für ihre Gesundheit?

Es ist eine besonders interessante Frage, wie Menschen, die in ihrem Beruf ständig mit der Gesundheit anderer zu tun haben, mit ihrer eigenen Gesundheit umgehen. Um eine Antworttendenz schon vorweg zu nehmen: Da sie eigentlich in ihrem Beruf vorwiegend mit kranken und oft schwer kranken Menschen umgehen müssen und so gut wie nicht mit der Erhaltung von Gesundheit befaßt sind, wissen sie oft auch nicht viel mehr als Laien, wie sie sich selbst gesund erhalten können. Das zeigt sich auch in ihrem Handeln. Wir wollen aber das Gesundheitshandeln von Ärzten und von Krankenschwestern/Pflegern getrennt voneinander darstellen, da sie sich doch wesentlich unterscheiden.
Das Gesundheitshandeln von Ärzten/innen. Ihre gesundheitlichen Aktivitäten sind insgesamt nicht sehr ausgeprägt. Erinnern wir uns daran, daß fast alle Ärzte Gesundheit primär im medizinischen Sinne als Abwesenheit eine Erkrankung verstanden. Entsprechend werden auch die Einflüsse auf die

Gesundheit vorwiegend im biologischen Bereich gesehen oder bedingt durch die klassischen Risikofaktoren. Der Körper wird mit einem medizinischen Blick gesehen, das heißt es werden bevorzugt die Veränderungen wahrgenommen, die als Symptome einer Krankheit gelten könnten. Ein Mensch, der ein derartiges Verständnis von Gesundheit hat, müßte theoretisch eigentlich nur darauf achten, Krankheitszeichen frühzeitig zu erkennen, um die Krankheit in einem möglichst frühen Stadium behandeln zu können, und eventuell darauf achten, daß keine Risikofaktoren vorliegen.

Die hier befragten Ärzte und Ärztinnen verhielten sich, grob gesagt, genau so; eine Ausnahme wird uns noch beschäftigen. Sie unternahmen **wenig oder gar nichts** für den Erhalt ihrer Gesundheit, einige versuchten zumindest, bestimmte **Risikofaktoren zu vermeiden.** Ein Arzt, der Gesundheit eigentlich als Schicksal begreift, äußerte sich konsequenterweise so:

"Also mit dem Ziel, meine Gesundheit zu erhalten oder zu fördern, muß ich sagen, mach' ich überhaupt nix." (G 18, 882:884)

Aktivitäten seines Alltagslebens wie etwas Sport oder eine gewisse Entspannung in der Gartenarbeit werden explizit aus anderen Gründen ausgeführt. Den einzigen Hinweis auf ein gesundheitliches Risiko gibt er, indem er das ungeregelte Leben durch seinen Beruf anspricht; dies könnte durch den wechselnden Schlaf-Wach-Rhythmus auf die Dauer ein Risiko sein. Aber dieses Zugeständnis stellt eigentlich schon einen Widerspruch zu seinem Gesundheitsbegriff dar; zudem könne er dieses Risiko nur durch einen Wechsel seines Berufes beseitigen, was er aber nicht vorhabe.

Die meisten Ärzte orientierten ihr Handeln vorwiegend darauf, die klassischen **Risikofaktoren** in ihrem Leben zu vermeiden.

"... ich glaub' schon, daß die, die Lebensführung, die Hauptursache ist für ... Erkrankungen. ... Und, daß es einfach gewisse Faktoren gibt, ... die man ausschalten sollte, wenn sie vorhanden sind oder eben erst gar net zum Tragen kommen lassen sollte. (...) Die Risikofaktoren eben, na. Und ... das ist natürlich in erster Linie Nikotin und Alkohol als Genußgifte, natürlich auch die Überernährung, vollkommen klar, ... na, das wirkt sich also sicherlich auch aus, aber nicht jetzt von heut' auf morgen. So daß ich also mit der Situation, in der ich jetzt bin, also ohne inneren Konflikt jetzt leben kann..." (G 07, 1323:1336)

Er sieht für sich nur einen Risikofaktor, nämlich das Übergewicht, und den hofft er, auf die Dauer in den Griff zu bekommen. Im Moment schaffe er es nicht, weil er aus zeitlichen Gründen den Kopf nicht dafür frei habe, sich um die Ernährung zu kümmern. Er wüßte aber genau, wie er seine Ernährung umstellen müßte. Er hat ein biographisch geprägtes falsches Eßverhal-

ten, das durch die Unregelmäßigkeit und Hektik seines Berufes auch noch unterstützt wird. Seine Frau macht er hier etwas mitverantwortlich, weil sie sich nicht mehr mit gesunder Ernährung beschäftigt.
Auch eine Ärztin antwortet ähnlich auf die Frage, was sie mache, um ihre Gesundheit zu erhalten:

> *"Nicht rauchen, nicht trinken, also nicht trinken kann man nicht sagen, also nur bei Anlässen mal was trinken an Alkohol. Ja, ich bemüh' mich z.B. bei der Hitze jetzt jeden Tag, obwohl ich ungern Mineralwasser trinke, einen Liter von dem Zeug in mich reinzuschütten (Lachen), weil ich weiß, die Niere braucht das."* (G 13, 902:907)

Sie unterscheidet sich aber von männlichen Ärzten darin, daß sie relativ großes Gewicht auf eine gesunde Ernährung legt. Sie versucht, trotz ihres belastenden Berufes eine hochwertige Ernährung durchzuhalten; sie ißt wenig Fleisch, frisches Gemüse und versucht, schadstoffbelastete Lebensmittel durch Einkauf im Bioladen oder dadurch zu vermeiden, daß sie sich entsprechend informiert. Hierin durchbricht sie etwas ihr ansonsten traditionell-medizinisches Gesundheitsverständnis. Andererseits verweist sie jedoch auch wieder darauf, daß Rauchen ihrer Meinung nach eine genetische Disposition habe.
Männliche Ärzte hatten überwiegend das klassische medizinische Verständnis von Gesundheit, aber bei ihnen spielte gelegentlich die körperliche **Bewegung** eine größere Rolle. Zwar wird Sport und Bewegung oft nicht primär aus gesundheitlichen Gründen getrieben, sondern als Spaß oder als soziales Ereignis gesehen; aber es ist ihnen doch zumindest bewußt, daß damit auch eine positive Wirkung auf die Gesundheit verbunden ist. In seltenen Fällen wird Sport auch im Sinne einer Bewältigung von Belastungen eingesetzt, als Mittel um psychische Spannung auszuagieren.
Für einen Arzt etwa war Sport in seinem Leben immer schon eine wichtige Sache, aber es ist jetzt aus zeitlichen und beruflichen Gründen schwierig für ihn, regelmäßig Ausgleichssport zu machen. Er hat zwar relativ viel Bewegung, ohne ganz zufrieden damit zu sein. Ansonsten ernähre er sich jetzt gesünder, was aber eher auf seine Frau zurückzuführen sei, denn vor seiner Ehe habe er ziemlich unvernünftig gegessen. Das folgende Zitat zeigt jedoch, daß trotz kleinerer Abweichungen für ihn doch das Denken in Risikofaktoren im Vordergrund steht. Diese müßte man eigentlich ganz vernünftig abstellen können.

> *"Also das Koffein ist etwas intolerabel eigentlich, aber das ist einfach eine dumme Angewohnheit, die ich also noch nicht eingestellt hab', die aber sicher unsinnig,*

unvernünftig ist. ... Und das Rauchen, bin ich halt grad dabei abzustellen. Und
also Rauchen, ja halt dreimal die Woche, zweimal die Woche. " (G 34, 1530:1535)

Ein interessanter Aspekt der Abweichung vom dominanten Modell der
Vermeidung von Risikofaktoren zeigte sich bei einem Arzt, der als Mittel
zur Entspannung und **Regenerierung** ein Hobby anführt, nämlich Schach,
das für ihn nahezu den Stellenwert einer universellen gesundheitlichen
Ressource einnimmt.

"... wenn ich z.B. ein Schachwochenende dann hatte, dann bin ich also sicherlich
die nächsten Tage dann wesentlich ausgeglichener, also wenn ich vier Wochen am
Stück gearbeitet hab'. Also das ist durchaus durch das Hobby Schach spielen
möglich, innerhalb von kurzer Zeit auch wirklich zu regenerieren, ohne daß man
da jetzt dann so einen langläufigen Urlaub gemacht hätte, sondern das ist einfach
'ne andere Art von geistiger Beschäftigung, die aber wirklich dazu führt, daß alle
belastenden Dinge erstmal vollkommen beiseite gedrängt sind. " (G 07, 965:974)

Das Hobby hat also universelle Funktionen für ihn, ist auch ein Mittel, um
Belastungen zu bewältigen; es hat nur den Nebeneffekt, daß er dadurch in
der wenigen Zeit, die er zuhause ist, von seiner Frau ziemlich isoliert ist
und die Ehe wohl auch deshalb nicht besonders gut läuft.

Der psychische Bereich wird von diesen Ärzten in Einklang mit ihrem
medizinischen Modell kaum als Möglichkeit gesehen, die Gesundheit zu
beeinflussen. Dennoch schwingt in der Thematisierung von Risikofaktoren
immer wieder mit, daß es zum einen aufgrund von Zeit und beruflichen
Belastungen schwierig ist, ein erwünschtes Verhalten (Sport, Ernährung)
aufrecht zu erhalten, zum anderen die "Genußgifte" auch für Ärzte eine
Rolle als Bewältigungsmittel von Belastungen spielen.

Dieser psychische Bereich und die Bewältigung von Problemen im Leben
steht nun für den Ausnahme-Arzt, der einen nicht-medizinischen, multidimensionalen Gesundheitsbegriff vertrat, in seinem Gesundheitshandeln im
Vordergrund. Sein Handeln ist recht vielfältig und auf die gesamte Lebensweise ausgerichtet. Er grenzt sich beispielsweise explizit vom Denken in
Risikofaktoren ab:

"Wobei ich vielleicht noch ein Wort zu diesen Risiken sagen will, ich persönlich
halte es für eine ziemlich unangenehme Eigenschaft von sehr vielen meiner ärzt-
lichen Kollegen, die Frage so zu behandeln. Der raucht, also ist es klar -- (...)
Das ist so 'ne Schuldzuweisung, die ist so einfach wie dämlich, und Sie können
sich nicht vorstellen wieviele Raucherbeine ich schon geholfen hab' zu amputieren,
indem ich dabei die Narkose gemacht hab', von Leuten, die in ihrem Leben noch
nie 'ne Zigarette von der Nähe gesehen haben. Also das ist, ich will damit nicht
sagen, daß Nikotin irgendwie besonders gesund sei oder daß es wurst ist, ob man
raucht oder nicht, ich glaube überhaupt, daß es gesünder ist, man raucht nicht. "

(G 15, 1181:1193) "... weil dieses Rauchen ist immer so leicht zuordenbar, na,
da kann man sagen, hier und so. Also da, wie gesagt, ... ich denke schon, also
ich meine nicht, daß man da jetzt sich in den Sessel zurücksetzen kann und sagen,
naja ist nichts, ich glaube schon, daß ich persönlich, wenn ich halt nicht rauche
und nicht trinke, also beides nicht tue oder wenn ich mich mehr bewegen würde,
was ich nicht genügend tue, daß das schon zur Meidung persönlicher Risiko-
faktoren Sinn hat und nützlich ist, aber zu glauben, wenn alle Leute nicht mehr
rauchen und trinken würden und morgens Frühsport treiben, dann wären wir eine
gesunde Gesellschaft, da fehlt's weit." (G 15, 1206:1217)

Er vermeidet zwar auch Alkohol und die in seinem Beruf verführerisch
leicht zugänglichen Medikamente. Aber wesentlicher ist, daß sein Handeln
sehr vielfältig und auf die gesamte Lebensweise ausgerichtet ist. Wichtig ist
dabei vor allem der Ernährungsbereich, den er zusammen mit seiner Familie
vernünftig zu gestalten sucht, ohne allein auf Vollwert zu setzen. Im Umgang mit Beschwerden werden bevorzugt Hausmittel eingesetzt, für die zwar
vorwiegend seine Frau zuständig ist, von der er sich durchaus überzeugen
läßt. So geht etwa die ganze Familie zum Sammeln von Hollunder und
verwendet den Saft als wichtiges Hausmittel gegen Erkältungen. Im Bewegungsbereich vermißt er zwar regelmäßigen Sport, aber das versucht er
durch einen forcierten Gang zur Arbeit zu kompensieren. Insgesamt hält er
es für wichtig, im Leistungsbereich auf ein ausgewogenes Verhältnis von
Ruhe und Aktivität zu achten, das heißt auch, sich beruflich nicht zu über-
fordern. Der entscheidende Aspekt seines Gesundheitshandelns liegt für ihn
aber im **Umgang mit Problemen** und Belastungen, also im psychischen
Bereich. Er meint,

"... daß mein Gesundheitszustand sehr stark davon abhängt ob ich, ... ja, wie ich
eigentlich mit meinen beruflichen oder sozialen Belastungen zu Rande komme, ob
ich dort Ziele erreiche oder sie beständig nicht erreiche. Also etwa ... ich ... hab'
den Eindruck, daß ich, daß viel Arbeit mir eigentlich nicht ... besonders schadet,
aber daß es mir sehr schadet, wenn ich arbeite und ständig umsonst arbeite oder
sozusagen denke, das sollte ich eigentlich alles ganz anders machen..." (G 15,
599:607)

Damit ist es nur folgerichtig, daß er auch mit Beschwerden anders umgeht
und sie nicht nur mit einem medizinischen Blick betrachtet.

"Also meistens ..., meistens interpretier' ich sie doch als 'ne Quittung dafür, ...
einen bestimmten Konflikt irgendwie nicht gelöst zu haben. Und ... ja, das ist
eigentlich so das Wesentliche." (G 15, 878:881)

Es fragt sich, wie es bei ihm dazu kam, daß er im Vergleich zu seinen
Kollegen ein so anders geartetes Gesundheitsbewußtsein und -handeln ent-

wickelt hat. Er verweist dazu selbst auf seine berufliche Sozialisation und das Medizinstudium in den 70er Jahren, wo er gelernt habe, neben den naturwissenschaftlichen auch in sozialen und psychologischen Kategorien zu denken. Möglicherweise trägt auch eine eigene gesundheitliche Einschränkung, mit der er seit längerem leben muß, dazu bei, daß er seinen Körper und seine Psyche weniger distanziert und "aus ärztlicher Sicht" betrachten kann; für sein berufliches Handeln scheint ihm das eher zu helfen:

> *"Ich empfind's im übrigen, das nur nebenbei, nicht als unbedingt als Nachteil, was meinen Beruf angeht. Ich kenn' 'ne ganze Reihe von Kollegen, die am ... am eigenen Leibe sozusagen selten oder nie erfahren haben, was Krankheit ist, ich hab' nicht den Eindruck, daß das sie besonders geeignet macht, mit Kranken umzugehen." (G 15, 952:958)*

Die berufliche Sozialisation zum Arzt scheint somit ein fast durchgängiges Denkmodell zu vermitteln, das auch in den persönlichen Bereich übertragen wird und auch wesentlich den Umgang mit der eigenen Gesundheit prägt. Dieses erstaunlich dominante Muster geriet nur bei wenigen Ärzten/innen in Widersprüche, etwa wenn sie im privaten Bereich und beeinflußt von selbstbewußten Laien gelegentlich ihren beruflich-rationalen Umgang mit sich selbst verließen und dann auch ganz neue Bedürfnisse an sich entdeckten. Es waren im übrigen die Frauen einiger Ärzte, die andere Formen eines Gesundheitshandelns, etwa eine gesündere Ernährung oder homöopathische Mittel, einbrachten und ihre Männer zum Mitmachen bewegen konnten; diese Kompetenz ihrer Frauen anzuerkennen, schien durchaus mit ihrem medizinischen Denken zu vereinbaren.

Gesundheitshandeln von Krankenschwestern/-pflegern. Das Gesundheitshandeln der befragten Krankenpflegekräfte war weniger homogen. Es fand sich eine relativ große Bandbreite an Aktivitäten; sie reichte von einem umfassenden und vielfältigen Handeln im Sinne einer gesunden Lebensweise bis hin zur Ablehnung jeglichen Handelns für die Gesundheit, weil sich diese überhaupt nicht beeinflussen lasse. Diese Vielfalt entspricht den verschiedenen Ausprägungen des Gesundheitsbewußtseins in dieser Gruppe. Gesundheit als psychisches und soziales Wohlbefinden stand in Kontrast zu einem medizinischen Begriff als Abwesenheit einer Krankheit. Die Gesundheitstheorien variierten von biologischen bis zu psychologischen; das Körperbewußtsein war teilweise als instrumentelles Verhältnis zum eigenen Körper gestaltet, teilweise als bewußtes und psychosomatisches.

Der häufigste Typ eines Gesundheitshandelns bei den Krankenschwestern bestand aber in einem vielfältigen Spektrum von Aktivitäten, das man als gesunde **Lebensweise** verstehen kann. Hierbei fand sich durchaus auch eine Kombination verschiedener Denksysteme. So wurde der Abbau von Risikofaktoren genauso wichtig angesehen wie ein anderer Umgang mit psychischen oder sozialen Konflikten.

Ein Beispiel dafür ist eine Krankenschwester, die in verschiedenen Bereichen versucht, etwas für ihre Gesundheit zu tun, ohne daß sie sich immer voll engagieren würde. Sport spielt dabei seit ihrer Jugend eine große Rolle, aber sie hat sich inzwischen von dem Leistungsmotiv befreit und macht ihn mehr aus Spaß und gesundheitlichen Gründen, weil sie Bewegung als Ausgleich zu ihrem anstrengenden Beruf als sehr wichtig ansieht. Diese sportlichen Aktivitäten sind sozial organisiert und werden auch dadurch besser aufrechterhalten. Die Kompensation ihrer großen beruflichen Belastungen ist ihr sehr wichtig; sie versucht, ihren Körper in der Freizeit bewußt zu pflegen und gehen zu lassen, um der ständigen Kontrolle in der Arbeit entgegenzuwirken. Aber manchmal braucht sie auch einen großen Abstand und eine längere Ruhephase:

"Daß ich regelmäßig in den Urlaub fahr', das ist für mich also ganz wichtig. Und ich das mittlerweile auch so mach', daß ich zweimal im Jahr im den Urlaub fahr', weil ich gemerkt hab', ja für mich ist es einfach zuträglicher. Also, daß ich so ja im sechs Monate Abstand einfach soweit bin, daß ich 'ne Ruhephase brauch', eine Regenerationsphase und das ist für mich einfach auch Urlaub und wegfahren, weil wenn ich jetzt hierbleib', also ich hab' ja öfter auch mal frei, dann hab' ich keinen Abstand. Und wenn ich wegfahr', da kann ich so richtig schön abschalten und entspannen und komm dann schon auch wesentlich erholter und energiegeladener zurück und hab' auch so das Gefühl, okay jetzt kann ich wieder ein paar Monate durchhalten oder so." (G 01, 1789:1801)

Sie denkt hier Gesundheit als Energiepotential. Aber für sie spielt durchaus auch das Risikofaktorenmodell eine Rolle, etwa wenn sie weniger Alkohol trinkt, weil sie durch das Rauchen schon einen Risikofaktor aufweist. Auch Krebsvorsorgeuntersuchungen und Selbstuntersuchungen sind ihr sehr wichtig, weil sie im Beruf ständig mit Krebspatienten konfrontiert ist.

Eine andere Krankenschwester wurde stark motiviert, für ihre Gesundheit mehr zu tun, als sie ihre spezifische Anfälligkeit an der Lunge (durch eine medizinische Diagnose) erkannte. Dieser Einschnitt in ihrem Gesundheitsbewußtsein und -handeln führte dazu, daß sie jetzt gezielt Sport betreibt und ihre Lunge trainiert, obwohl sie früher keine Beziehung zu Sport hatte.

"Ja, also ich versuch' wieder mehr zum Schwimmen zu gehen und es gehört auch eigentlich immer Ausdauertraining dazu, ich geh' jetzt seit ein paar Wochen zum Joggen. Es fällt mir also schon schwer, aber es wird besser." (G 03, 1387:1391)

Auch bei ihr finden diese Aktivitäten in einem sozialen Kontext statt; zum einen hat sie eine Freundin, die sie mit dazu motiviert, und zum anderen sind es Kolleginnen, mit denen sie zusammen läuft, um Belastungen aus der Arbeit abzubauen.

"... weil ich bin eigentlich relativ, ziemlich faul in der Richtung und da haben wir 'ne Laufgruppe so im Krankenhaus gegründet, so zum Streßabbau eigentlich, na. Dann hab' ich gesagt, gut, dann gehe ich halt mit. Und das hat sich dann so ergeben. Ich muß mich zwar eigentlich immer noch dazu zwingen, daß ich geh', aber ich merk', mir geht's besser, ich werd' da auch wirklich ruhiger drauf." (G 03, 1409:1416)

Auf der anderen Seite sieht sie auch ihr Risikoverhalten, das zu starke Essen und Kaffeetrinken, das sie bisher nicht schaffte anzugehen, weil es stark mit ihren Belastungen zusammenhängt. Sie hat deshalb etwas Übergewicht und bekommt Magenbeschwerden. Sie weiß, daß sie vor allem in Streßsituationen und bei Interaktionskonflikten am Arbeitsplatz anfängt, zu essen oder exzessiv Kaffee zu trinken.

"... das ist ein Zeichen, wenn ich also Unmengen Kaffee trink', das ist unnormal. Ich mein', ich trink' eh viel Kaffee, aber zehn Tassen am Tag, das ist dann doch irgendwie zuviel." (1014:1017)

Das ist ihr vor einiger Zeit, auch angeregt durch eine berufliche Fortbildung, bewußter geworden. Sie möchte es verändern, indem sie in Zukunft lernt, besser mit Konflikten umzugehen.

"Also ich hab' da, bei diesem einen Lehrgang, Umgang mit Konflikten, festgestellt, daß ich eher vor Konflikten flüchten möchte. Nur kann ich's nicht, kann ich's mir nicht leisten, davor zu flüchten, ich muß damit durch. Das macht mir zu schaffen, ja. Aber ehrlich, ich hatte eher die Tendenz die letzten Jahre, ich laß das so laufen wie es ist und geh' so außen rum..." (G 03, 1024:1030)

In dieser G-Gruppe war auch ein Fall zu erkennen, bei dem **eine** Aktivität absolut im Mittelpunkt des Handelns stand und **universelle**, fast magische Bedeutung als **Ressource** für die Gesundheit hatte: Eine 39-jährige Frau hat für sich vor einem Jahr das Crosslaufen als Mittel entdeckt, um sowohl mit ihren psychischen Konflikten als auch mit körperlichen Beschwerden umzugehen. Seitdem, sagt sie, sei sie gesund. Sie kann die Wut, die sie manchmal im Bauch habe, auch nach Konflikten im sozialen Bereich, durch das

Laufen abbauen. Zudem war sie früher sehr anfällig für Erkältungen und Allergien.

"Und seit ich das mach', ist Ruhe. Also ist wesentlich, also hat sich das, ist das abgeflaut. Also meine Widerstandsfähigkeit ist höher geworden, weil ich jetzt einfach auf mich schau' und net nur die Familie einfach ist ..., gell." (G 23, 1654:1658)

Das Laufen hat für sie nicht nur ihr Immunsystem gestärkt und damit ihre körperliche Widerstandskraft erhöht. Sie fühlt sich auch psychisch besser, hat das Gefühl, jetzt etwa für sich tun zu können und nicht nur für die Familie da zu sein. Es schafft ihr Ausgleich und Selbstwertgefühl:

"Also ich find' das jetzt einfach in dem Sport, um mehr Ausgleich dadurch zu schaffen und durch das bin ich gesund. Kann ich sagen, ich bin gesund. Also das ist jetzt aber nur durch das möglich. (...) ... meine Leistung einfach zu steigern, also mich net auszulaugen, sondern einfach zu steigern, und dadurch fühle ich mich jetzt einfach topfit. Und mein Selbstbewußtsein ist gestiegen dadurch unheimlich." (G 23, 2433:2434)

Ansonsten macht sie kaum etwas für ihre Gesundheit; sie geht beispielweise auch nicht zum Frauenarzt, weil sie es zwar für wichtig, aber nicht unbedingt für notwendig hält.

Als letztes seien zwei Krankenschwestern angeführt, die nur **minimale** Aktivitäten für ihre Gesundheit zeigten; aber ihre Motive dazu waren sehr unterschiedlich.

Ein eher extremes Beispiel stellt eine 30-jährige Frau dar, die keine Möglichkeiten sieht, die Gesundheit zu beeinflussen; Gesundheit schien ihr etwas Schicksalhaftes, das nicht zu kontrollieren ist. Entsprechend hält sie nichts von Vorbeugung und verneint außer etwas Schwimmen, das ihr in Maßen für die körperliche Fitness nicht schlecht scheint, alle weitere Aktivitäten zur Gesunderhaltung. Sie geht lediglich zur Vorsorge zum Frauenarzt, weil das die einzige Möglichkeit sei, frühzeitig etwas gegen die Krebserkrankungen zu machen, mit denen sie beruflich konfrontiert ist. Beschwerden müssen schon stark ausgeprägt sein, damit sie etwas unternimmt, und das heißt dann, zum Arzt zu gehen.

War dieses Handeln begründet in einem medizinisch-biologischen Verständnis von Gesundheit, so ist die Abstinenz im Gesundheithandeln bei einer anderen Krankenschwester motiviert durch einen starken Glauben in die eigenen gesundheitlichen Ressourcen: Sie sieht sich als überhaupt nicht verwundbar für Krankheiten und kann sich keinerlei gesundheitliche Risiken für sich persönlich vorstellen. Entsprechend gibt es keinen Grund, etwas zur

Vorsorge zu unternehmen. Das einzige Nennenswerte ist etwas Entspannen durch Musik und Autogenes Training, das sie zufällig einmal gelernt habe; sie mache das, um nach der Arbeit abzuschalten. Auch Vorsorgeuntersuchungen bei Frauenarzt und Zahnarzt hält sie für einigermaßen vernünftig, geht aber nicht davon aus, daß sie etwas Ernsthaftes bekommen könnte.

Insgesamt scheinen die Krankenschwestern hin und her gerissen zwischen einem medizinischen Denken und Handeln, einer in der weibliche Sozialisation gelegten Tendenz, Belastungen auszuhalten und den Körper der Handlungsfähigkeit unterzuordnen, und einem neuen Gesundheitsbewußtsein und gesundheitsbezogenen Lebensstil, in dem die psychische Auseinandersetzung mit Belastungen und Konflikten ebenso wichtig ist wie die Regeneration, die Bewegung, die Entspannung und Pflege des Körpers, in dem auch die gesunde Ernährung und der Umgang mit Umweltrisiken eine Rolle spielen. Bei allen Unterschieden und Widersprüchen ist doch vielleicht die große Bedeutung einer Selbstbehandlung von Beschwerden und eine Vermeidung von Medikamenten ein genereller Zug in dieser Gruppe. Der Unterschied der Krankenschwestern zu den Ärzten ist teilweise größer als zu anderen Gruppen.

6.2.4 Was machen gesundheitlich engagierte Menschen für ihre Gesundheit?

Diese Fragestellung läßt zunächst erwarten, daß die Probanden in dieser Gruppe eigentlich am meisten tun müßten oder am angemessensten für ihre Gesundheit handeln, weil sie danach ausgewählt wurden. Diese Erwartung wird aus verschiedenen Gründen nicht zutreffen. Es wurde hier zwar eine Auswahl von Menschen getroffen, die gewisse äußere Hinweise auf ein Handeln für die Gesundheit gaben; dieses Kriterium muß aber vor einer intensiven Befragung immer unzulänglich bleiben. Die Idee dieser Studie war, Probanden in verschiedenen Bereichen eines eher **öffentlichen** Engagements zu suchen; entsprechend wurden Menschen angesprochen, die in diversen Gruppen aktiv sind und sich für eine gesündere Umwelt, Ernährung und Arbeit einsetzen, ohne daß berufliche Gründe dafür ausschlaggebend sind. Die Schwierigkeiten, entsprechende Personen zu finden, waren beträchtlich; ich habe mich schließlich mit einer Gruppe von 10 Personen zufrieden gegeben und kann damit nur ein kleines Spektrum an gesundheitlich engagierten Menschen abdecken. Die Unterschiede im Engagement waren aber relativ groß, so daß hier nur schwer eine einheitliche Gruppe zu beschreiben ist. Dennoch konnte das Gesundheitshandeln vor allem in den Bereichen Umwelt und Ernährung analysiert werden.

Der hervorstechendste Eindruck war wohl der, daß die hier befragten relativ engagierten Menschen in ihrem Handeln weniger dadurch **motiviert** waren, ihre eigene Gesundheit zu erhalten, sondern entweder an die Gesundheit ihrer **Kinder** dachten oder die Erhaltung der **Natur** in den Vordergrund stellten. Ihr Gesundheitshandeln war in der Regel konzentriert auf einen Bereich, war aber von der Breite her nicht unbedingt überzeugender als die Aktivitäten in den anderen Gruppen. Die Varianz im Gesundheitsbewußtsein war jedoch groß und reichte von einem eher negativen Gesundheitsbegriff, der das Fehlen von Beschwerden betonte, bis zu einem Verständnis, das Gesundheit als körperliches Wohlbefinden oder als körperliches und psychisches Potential begriff. Der eigene Körper wurde zum Teil zwar auch instrumentell gesehen, aber insgesamt überwogen Vorstellungen, die die körperliche Stabilität und Stärke betonten oder die auf die Selbstheilungskräfte des Körpers und auf ein ausgeprägtes, positives Körpergefühl setzten. Ein medikamentöser Umgang mit Beschwerden wurde daher in der Regel abgelehnt.

Die im **Umweltbereich** Engagierten waren entweder in Bürgerinitiativen aktiv, die sich gegen die Luftverschmutzung im allgemeinen, gegen eine Müllverbrennungsanlage oder gegen den Autoverkehr in einem Stadtteil wandten, oder in Umweltgruppen, die den Abbau von Umweltbedrohungen verschiedener Art als Ziel ihrer Arbeit sahen.

Einen breiten Schwerpunkt hatten zum Beispiel die Interessen und Aktivitäten einer 42-jährigen Hausfrau im ökologischen Bereich. Sie ist seit langem und bis heute in verschiedenen Umwelt- und Gesundheitsgruppen aktiv: im Bund Naturschutz, in Stillgruppen sowie in Elterngruppen, die sich wegen der gesundheitlichen Probleme ihrer Kinder (Atemwegserkrankungen) zusammengeschlossen haben. Man könnte sie fast als eine Multifunktionärin im Öko- und Selbsthilfebereich bezeichnen. Ihre Motivation ist tief verankert in einem Interesse für die Natur, das sie in ihrer Kindheit über die Eltern vermittelt bekommen hat. Sie wurde daher in ihrer Wahrnehmung der Natur allmählich aufmerksam für deren Veränderungen und Zerstörungen. Durch Bücher und Vorlesungen wurde sie weiter sensibilisiert und begann sich in den 70er Jahren zunehmend zu engagieren.

Richtig aktiv wurde sie aber erst mit der Geburt ihrer Kinder, vor allem über die Kontakte in einer Stillgruppe, die auch sozial sehr befriedigend waren. Sie half mit, ein Netz von Stillgruppen in ihrer Stadt aufzubauen, das bis heute bemerkenswert stabil geblieben ist. Seitdem bewegt sie sich in einer Szene von Initiativgruppen und arbeitet an verschiedenen Projekten mit. Einen besonderen Schub erhielt ihr Engagement durch die chemische Analyse ihrer Muttermilch, die besorgniserregende Schadstoffwerte aufwies.

"Und wie ich dann meine Werte auf den Tisch gekriegt hab, da war ich also so schockiert, daß ich also so viel wie möglich noch andere Frauen zusammengesucht hab, die es auch hatten untersuchen lassen, und dann haben wir uns von den Grünen 'ne Lebensmittelchemikerin geholt und haben uns von der verklickern lassen, was das alles überhaupt heißt." (E 28, 2251:2257) "Auf der einen Seite ist Stillen etwas sehr, sehr positives, und auf der anderen Seite muß ich dazusagen, da ist das pure Gift drin. Und die Entscheidung dazwischen, was macht die Mutter jetzt, ... und das ist bis heute so, ich wüßte auch niemand, der sozusagen einen endgültigen kompetenten Rat geben kann." (E 28, 2262:2267)

Diese Betroffenheit führte unter anderem zu politischen Aktionen und zu überregionalen Kontakten, aber auch zur Erarbeitung konkreter Ratschläge für die Mütter. Ihre Motivation zum Handeln ist aber kaum auf die Erhaltung ihrer eigenen Gesundheit bezogen; das wäre ihr zu wenig. Sie ist an der Erhaltung der Natur im globalen Maßstab orientiert und das ist in ihrem intensiven Interesse für die Natur begründet.

"Meine eigene Gesundheit zu erhalten, ist mir zu wenig. ... Das ist albern also. Ich halt da eher was von so einer Art Netz des Lebens. ... Was hat mich motiviert? Ja gut, einerseits einfach das, was ich gesehen hab." (E 28, 2414:2417)

Daneben spielen aber auch deutlich die sozialen Kontakte in den Gruppen eine Rolle, mit denen sie offenbar sehr positive Erfahrungen gemacht hat. Für sich und ihre Gesundheit macht sie nicht sehr viel, am ehesten könnte man die Bereiche Ernährung und Bewegung anführen. Die Bewegung in der Natur ist ihr ein wichtiges Bedürfnis; sie ist aber keinesfalls an Sport und Leistung interessiert. Das Arbeiten im Garten, Klettern auf Bäumen und Fahrradfahren ist immer mit Naturerfahrungen verbunden und erfüllt vermutlich auch Funktionen der Entspannung und der Bewältigung von Konflikten und Belastungen. Die Versuche einer biologischen Ernährung werden nicht sehr konsequent betrieben: Sie wechselt zwischen Biokost und "Junkfood" und ihre Familie macht nur teilweise mit.

Insgesamt ist die große Diskrepanz frappierend zwischen dem großen Engagement für die Natur und die Gesundheit im weitesten Sinne und den relativ bescheidenen Aktivitäten für ihre eigene Gesundheit. Das ist jedoch durchaus in Einklang mit ihrem Gesundheitsbewußtsein, das mehr auf die Disposition setzt als auf die Lebensweise. Interessant ist dafür etwa eine Passage, in der sie sich fragt, warum ihre Tochter so wenig Stabilität mitbekommen habe: Ihre Vermutung, es könne ein Medikament oder die belastete Muttermilch gewesen sein, ist naturwissenschaftlich ausgerichtet; ihr Mann meint dagegen, er sei als Kind genauso gewesen, und spielt damit auf eher psychologische Zusammenhänge an.

Eine ähnlich tief verankerte Beziehung zur Natur zeigt auch ein 31-jähriger Handwerker, der sich in einer Bürgerinitiative gegen die Luftverschmutzung in seinem Stadtteil engagiert. Seine Motivation ist ebenfalls global und geht weit über die Erhaltung der individuellen Gesundheit hinaus. Er sieht die Erde als Organismus und als Kreislauf, den man erhalten muß, um sich selbst zu erhalten.

"Also ich seh das ... für die Gesundheit, aber net bloß für meine. Ich find, das ist auch ein wichtiger Aspekt. Die eigene -- (...) die eigene Gesundheit und die Gesundheit anderer. Ich glaub, ... daß immer dieses, dieses eigene, daß das zwar wichtig ist, aber das es ... bedeutungslos wird, wenn nix anderes mehr da ist, das ... das einen inspiriert oder am Leben erhält. Also ich glaub net, daß man, daß man allein glücklich werden kann. Genauso wie man net allein gesund sein kann."
(E 27, 2148:2156)

Dabei muß er jedoch in seinem Handeln Schwerpunkte setzen und das heißt für ihn, im lokalen Bereich aktiv zu werden. Den Anstoß für seine Aktivitäten hat die Sorge um seine Kinder gegeben, die durch die hohe Schadstoffbelastung der Luft häufiger Erkältungskrankheiten und Husten hatten. Er hat sich dann über die Luftsituation und deren Auswirkungen auf den Organismus informiert. Das hat ihm schwer zu denken gegeben. Mit einem Arzt, den er über einen Vortrag zu diesem Thema kennengelernt hat, und anderen Leuten gründete er eine kleine Bürgerinitiative, die sich intensiv mit der ganzen Materie beschäftigte und mit ihren Ergebnissen an die Öffentlichkeit trat. Das gute soziale Klima in der Gruppe motivierte ihn zusätzlich zu intensiver Mitarbeit, die jedoch durch negative umweltpolitische Entscheidungen auch Rückschläge einstecken mußte.

Neben diesem intensiven Engagement für eine gesunde Umwelt ist sein Gesundheitshandeln im Bewegungsbereich ausgeprägt. Er läuft sehr viel, aber mit einer Tendenz zu übertreiben. Ansonsten macht er kaum etwas, setzt eher auf die Selbstheilungskräfte seines Körpers und bei Beschwerden auf Selbstbehandlung. Die Risiken seiner Arbeit durch Schadstoffe sieht er zwar sehr deutlich, aber in seinem Handeln blendet er sie etwas aus, weil er sehr zufrieden in seinem Beruf ist. Er weist ein ausgesprochen differenziertes Verständnis von Gesundheit auf, aber es ist ihm auch klar, daß er nicht für alle möglichen Bereiche etwas tun kann; sein Schwerpunkt ist die lokale Umwelt, weil er denkt, daß er vor den Bedrohungen nicht davonlaufen kann.

> *"... daß ich das Gefühl hab, daß die Situation auf dieser Welt bald ... überall net ... also nimmer rosig ist, überall mehr und mehr schlecht wird und daß man net einfach fortlaufen kann irgendwohin, wo's vielleicht viel besser ist, sondern daß man schon an dem Fleck, an dem man lebt, versucht ... was zu verbessern." (E 27, 1345:1350)*

Diese beiden ausführlicher dargestellten Fälle machen deutlich, daß der Weg zu einem Engagement im Umweltbereich nicht über die eigene Gesundheit laufen muß. Die **Gesundheit der Kinder** spielte eine viel größere Rolle, auch weil die Wirkungen der Umweltbelastungen eher als langfristig gedacht werden. Das Gesundheitsverständnis war teilweise eher global angelegt oder es stand die **Erhaltung der Natur** im Vordergrund. Die eigene Gesundheit war manchmal sogar nebensächlich. Gelegentlich wurde die Umwelt fast wie ein spezifischer Risikofaktor gesehen, deren schädliche Aspekte es zu beseitigen gelte. Insofern bestand zum Teil gar kein so großer Unterschied zum medizinischen Gesundheitsverständnis, in dem auch die mechanistische Einwirkung von Umweltnoxen vorgesehen sind. Die psychische Dimension spielte im Gesundheitshandeln dieser Gruppe keine große Rolle.

Ein zweiter Schwerpunkt des Engagements lag im Bereich der **Ernährung**. Bei den befragten Frauen war die Gesundheit der Kinder ein fast noch zentraleres Motiv. Denn ein stärkeres Engagement begann häufig über das Stillen der Kinder.

Eine junge Mutter von vier Kindern hatte sich zwar auch vorher schon mit der gesunden Ernährung beschäftigt, aber als sie Kinder bekam wurde ihr Interesse und ihre Aktivität intensiver. In einer Stillgruppe lernte sie Gleichgesinnte kennen, mit denen sie sich über Ernährungsfragen austauschen konnte; die Frauen unterstützten sich gegenseitig, tauschten ihre Erfahrungen aus und gaben ihr Wissen an neue Mütter weiter.

> *"...die haben eben ähnlich gedacht in der Richtung. Und ich mein halt, wenn man die Frauen dann unterstützt im Stillen und nach dem Stillen geht's ja irgendwie weiter dann. Wenn ich mit der natürlichsten Ernährung, die's gibt, anfang', dann kann ich auch net den Kindern hinterher dann die Weißmehlsachen reinstopfen." (E 30, 1299:1304)*

Sie ernährt ihre Familie relativ konsequent und überwiegend mit Vollkornprodukten und wenig Fleisch. Sie kann diese Form der Ernährung jedoch im belastenden Alltag nicht immer durchhalten, weil sie sehr aufwendig ist. Es wird betont, daß das Essen auch schmecken und Spaß machen muß und nicht nur der Gesundheitsaspekt im Mittelpunkt stehen darf. Diese Frau ist immer noch aktiv an der Stillgruppe beteiligt und berät als erfahrene Mutter die neuen Mütter. Dieses Engagement hat jedoch auch soziale Gründe, weil sie dort auch mit gleichgesinnten Müttern in Kontakt kommt. Über diesen Handlungsbereich hinaus kann sie aus Zeitgründen nicht viel für ihre Gesundheit machen, außer darauf zu achten, daß sie sich im Alltagsstreß nicht überfordert. Sie würde gerne mehr Sport machen, aber schafft momentan nicht mehr als die intensive Nutzung des Fahrrads als Fortbewegungsmittel. Sie setzt auf die Selbstbehandlung von Beschwerden und lehnt Medikamente eher ab.

Auch bei den im Ernährungsbereich engagierten Frauen stehen also die **Gesundheit der Kinder** und ein enger Bezug zur **Natur** im Mittelpunkt ihrer Motivation. Beim Stillen wird die Reinheit der Nahrung erfahren und damit auch eine Sensibilisierung dafür erzeugt, was alles in den Lebensmitteln enthalten ist.

Ein scheinbar privater Bereich wie die gesunde Ernährung kann aber durchaus auch als politische Angelegenheit erlebt werden. Einer Frau wurde das ganz unmittelbar erfahrbar, weil sie zur Zeit der Tschernobyl-Katastrophe schwanger war und sich in ihrem Schock durch die gleich betroffenen Frauen in einer Stillgruppe sehr unterstützt fühlte:

> *"Es war halt so diese unmittelbare Betroffenheit und ich war da ... im vierten Monat schwanger, glaube ich und dadurch war das halt, also ich war eine Woche in einer ganz tiefen Depression drinnen, wie noch nie in meinem Leben. Also ich hab' überhaupt net gewußt, was jetzt da, also es war nur ein Schock war das. Und das war dann auch gut, in der Stillgruppe, das untereinander zu bereden. Und wir haben dann ans Gesundheitsamt geschrieben, und man ist halt auf die Diskussion ... man hat was gemacht und hat sich informiert. Man hat halt wieder, ist aktiv wieder geworden." (E 33, 2179:2189)*

In der Gruppe der Engagierten waren überwiegend **Frauen**. Es war sicher kein Zufall, daß in diesen Bereichen des Gesundheitshandelns Frauen besonders engagiert sind. Es war zu erwarten, daß der Ernährungsbereich in den Familien vorwiegend von den Frauen bestritten wird. Aber Frauen fühlten sich teilweise auch dafür verantwortlich, sich im Umweltbereich zu engagieren, wenn sie nicht erwerbstätig waren, weil sie im Vergleich zu den Berufstätigen mehr Zeit dafür hätten. Die soziale Verantwortung scheint somit als weiteres Motiv auf, sich für die Gesundheit im umfassenderen Sinn zu engagieren.

Schließlich war es erstaunlich, wie wenig über das Gesundheitshandeln in den Familien kommuniziert wurde. Die Männer und Kinder machten meist mehr oder weniger überzeugt mit, wenn Frauen eine gesündere Ernährung verwirklichen wollten, ohne sich aktiver zu beteiligen. Auch über andere Gesundheitsfragen, wie dem Umgang mit Beschwerden fand wenig Austausch statt. Selbst wenn etwa die Männer, wie es in dieser Gruppe mehrfach vorkam, gesundheitlich beeinträchtigt waren, wurde darüber wenig gesprochen, weil es oft ein konflikthaftes Thema war. Die betroffenen Männer vermieden es oft darüber zu reden, weil sie auch ihre Lebensweise nicht entscheidend verändern wollten und lieber auf Medikamente oder den Arzt bauten. Ihre Frauen waren zwar meist anderer Ansicht, aber sie akzeptierten und schluckten es, so daß die Gesundheit fast zu einem Tabuthema in der Familie wurde.

Die Skizzierung eines riskanten Lebensstils, einer Vermeidung von Risikofaktoren, einer gesunden Lebensweise, einer gesunden Ernährung und eines Engagements gegen die Umweltbedrohungen hat sehr verschiedene Schwerpunkte und Handlungsstile sichtbar gemacht, nach ihrer Motivierung gefragt und ihre Bezüge zum Gesundheitsbewußtsein hergestellt. Teilweise wurden die Zusammenhänge zur Lebenssituation und zu biographischen Erfahrungen angesprochen, ohne daß sie schon in der notwendigen Systematik dargestellt wurden. Das Gleiche gilt für die soziale und geschlechtsspezifische Organisierung eines Gesundheitshandelns, das ein eigenes Thema wäre. Es müssen also an dieser Stelle noch viele Fragen offen bleiben. Aber ich hoffe, daß der Reichtum an Vorstellungen von Gesundheit und die vielfältigen, oft widersprüchlichen Versuche der Subjekte im Umgang mit ihrer Gesundheit genügend deutlich gemacht haben, warum das Gesundheitsbewußtsein und das Gesundheitshandeln im Alltag nicht nur für eine Gesundheitsforschung wichtige Themen sind, sondern auch eine unverzichtbar Voraussetzung, um Gesundheit in der Bevölkerung zu fördern.

Kapitel 7
Der Umgang mit Gesundheit im Alltag und in der beruflichen Praxis: Schlußfolgerungen

Diese Arbeit hat eine theoretische und empirische Annäherung an das Phänomen Gesundheit im Alltag versucht. Es wurde ein Weg beschritten, der zu einer Psychologie der Gesundheit führen könnte und der in seinen Umrissen erkenntlich geworden sein sollte. Am Ende eines Unternehmens, das die Vorstellungen von Gesundheit und den Umgang mit Gesundheit im Alltag aus der Sicht der betroffenen Menschen rekonstruieren sollte, stellt sich natürlich die Frage, was die Studie erbracht hat, sowohl in wissenschaftlicher Hinsicht für die Gesundheitsforschung als auch in praktischer Hinsicht für die Arbeit im Gesundheitssystem und für die Gesundheitsförderung.

Diese Arbeit hat gegenüber der traditionellen Gesundheitsforschung einen zweifachen **Perspektivenwechsel** vorgenommen: Zum einen wurde explizit die Gesundheit und ihre Erhaltung in den Mittelpunkt gestellt und zum anderen sollte der gesunde Mensch in seinen alltäglichen Bemühungen um die Gesundheit ernst genommen und sein Alltagswissen darüber rekonstruiert werden. Es ging mir somit erstens um einen Beitrag zum Verständnis der Salutogenese, also um die Prozesse, die Gesundheit erhalten können. Und es ging mir zweitens darum, die aktive Rolle der betroffenen Menschen in diesen Prozessen sichtbarer zu machen. Das Bewußtsein des Subjekts von seiner eigenen Gesundheit und sein Gesundheitshandeln im Alltag war Gegenstand dieser Arbeit. Ich bin diesen wissenschaftlichen Fragen in der Überzeugung nachgegangen, daß ein besseres Verständnis des "Laiengesundheitssystems" auch zu angemesseneren Konzeptionen für die professionelle Gesundheitsarbeit und vor allem zu neuen Wegen für die Förderung der Gesundheit führen wird.

Was sind nun die wesentlichen **Erträge** dieser Untersuchung? - Ich will kurz einige, aus meiner Sicht bemerkenswerte Ergebnisse, herausstellen, dabei aber auch die Grenzen dieser Studie markieren. Eine allgemeine, aber sehr wichtige Erkenntnis ist die, daß Laien komplexe und oft sehr differenzierte Vorstellungen von Gesundheit entwickelt haben, die weit über das

Bild hinausgehen, das medizinische Experten und auch die öffentliche Meinung in der Regel von Laien zeichnen. Der Gesundheitsbegriff von Laien entspricht dabei nur selten dem medizinischen Konzept von Gesundheit als Abwesenheit von Krankheit. Laien haben vielmehr in der Regel ein positives Verständnis von Gesundheit, das entweder als psychisches und körperliches Wohlbefinden, als Handlungs- und Leistungsfähigkeit oder als Potential an Energie bestimmt ist. Ihre subjektiven "Theorien" über Gesundheit umfassen ein breites Spektrum und gehen oft weit über die wissenschaftlichen Theorien einer Organ- und Risikofaktorenmedizin hinaus; sie berücksichtigen den Einfluß von Umwelt- und Arbeitsbedingungen, von Belastungen und Bewältigungsprozessen, von Ernährung und Bewegung, von regenerativen und von psychosomatischen Prozessen. Der Schwerpunkt der subjektiven Theorie einer Person ist oft stark mit den eigenen Erfahrungen im Leben verbunden und gewinnt daraus seine Stabilität und Überzeugungskraft. Das Laienverständnis von Gesundheit ist tendenziell ganzheitlich und integriert in die sozialen und persönlichen Lebensverhältnisse. Besonders beeindruckend sind etwa die mehrdimensionalen Formen des Gesundheitsbewußtseins, die körperliche, psychische, soziale und ökologische Ebenen miteinander verbinden. Sehr interessant scheinen auch die Vorstellungen von Gesundheit als ein körperlich-psychisches Potential von Energie, die starkes Gewicht auf die Widerstandsressourcen legen, oder auch die sehr psychosomatisch geprägten Formen, die den Erhalt von Gesundheit vorwiegend mit dem adäquaten Umgang mit Belastungen und Konflikten verknüpfen. Diese Gedankengebäude sind natürlich unterschiedlich systematisiert und nicht immer frei von Widersprüchen; aber gerade weil sie in persönlichen Erfahrungen begründet sind und oft als Teil einer individuellen Entwicklung gesehen werden, stellen sie eine eigene Qualität an Erkenntnissen dar. Einige entwickelte Formen des Gesundheitsbewußtseins können durchaus auch Anregungen für die Weiterentwicklung wissenschaftlicher Theorien von Gesundheit geben. In ihrer Ganzheitlichkeit und lebensweltlichen Integration zeigen sie zum Teil Wege auf, wie etwa sozialwissenschaftliche Belastungs- und Ressourcenmodelle von Gesundheit lebensweltlich zu konkretisieren sind. In dieser deskriptiven Studie wurden jedoch keine Versuche gemacht, die subjektiven Vorstellungen zu evaluieren oder in wissenschaftliche Denksysteme einzuordnen. Denn unabhängig davon, wie angemessen diese Vorstellungen im einzelnen sind, liegt ihre Bedeutung zunächst vor allem darin, daß es sie gibt und daß sie häufig in Diskrepanz zu den professionellen Vorstellungen stehen, dabei aber doch die Grundlagen für das

Alltagshandeln abgeben. Sie nicht zu berücksichtigen, wie es in der Praxis im Gesundheitssystem wohl eher die Regel ist, riskiert daher sowohl die Mitarbeit potentieller Patienten/innen als auch die Bereitschaft zu präventiven Aktivitäten zu verspielen.

Über diese Gesundheitsvorstellungen im engeren Sinne hinaus erwiesen sich in dieser Studie auch andere Komponenten des Gesundheitsbewußtseins als sehr bedeutsam, die in der bisherigen Forschung in diesen Zusammenhängen noch kaum einbezogen wurden: Das Erleben und Verständnis des eigenen Körpers und seiner Beschwerden, die Wahrnehmung gesundheitlicher Risiken und Ressourcen sowie die subjektiven Konzepte und Theorien von Krankheit. Einen zentralen Stellenwert scheint das subjektive Konzept vom eigenen **Körper** zu haben, denn es differenzierte nicht nur recht gut zwischen den verschiedenen Kontrastgruppen, sondern ließ auch Rückschlüsse auf ihr Handeln zu: Die Personen, die mit ihrer Gesundheit eher vorsorgend umgehen, eigene Risiken realistisch wahrnehmen und Beschwerden bevorzugt selbst und mit natürlichen Mitteln behandeln, hatten tendenziell auch ein bewußtes und sensibles Verhältnis zum eigenen Körper. Die Bedeutung des Körperkonzepts für das Gesundheitshandeln wurde auch in einigen neueren Untersuchungen (Helfferich, 1992; Saltonstall, 1993) hervorgehoben; diese weisen zudem darauf hin, daß Frauen häufiger zu einem sensibleren Wahrnehmen des Körpers und seiner Beeinträchtigungen gelangen als Männer, daß Frauen ihren Körper eher als etwas eigenständiges begreifen, während Männer den Körper stärker unter Kontrolle bringen wollen. Die Geschlechtsunterschiede werden aber durch andere Einflüsse überlagert; die hier befragten berufstätigen Frauen, sowohl die Arbeiterinnen als auch die Krankenschwestern, zeigten nämlich zum Teil auch deutliche Hinweise auf ein instrumentelles Verhältnis zu ihrem Körper. Es ist sicher davon auszugehen, daß das Körperbewußtsein das Ergebnis einer geschlechtsspezifischen Sozialisation ist. Die berufliche Sozialisation scheint aber ebenfalls eine wichtige Rolle in der Sozialisation des Körpers zu spielen. Der Frauenberuf der Krankenpflege ist in dieser Hinsicht besonders interessant, weil hier die beruflichen Anforderungen zwar auch eine Disziplinierung des eigenen Körpers verlangen, diese andererseits aber so beschaffen sein können, daß über die besondere Sensibilisierung für die körperlichen Bedürfnisse anderer (der Patienten) auch Einsichten in die Bedeutung der eigenen Bedürfnisse möglich sind. Das führt leicht zu dem für diese Gruppe typischen ambivalenten Verhältnis zum eigenen Körper und der häufigen Lösung, den Körper in der Arbeit eher instrumentell unter-

297

zuordnen, ihn in der Freizeit jedoch sensibel wahrzunehmen, durch bewußte Pflege zu regenerieren und körperliche Beschwerden durch natürliche Mittel zu behandeln. Als weitere kritische Erfahrungen für die Herausbildung des Körperbewußtseins können diverse Körperereignisse wie Schwangerschaft und Geburt, aber auch eigene Krankheiten gesehen werden. Im Erleben von Krankheiten wird jedoch sehr deutlich, wie entscheidend die psychische Verarbeitung des Ereignisses ist; sie kann das Verhältnis zum Körper sowohl in eine bewußt-sensible Richtung entwickeln als auch über Abwehrprozesse ein instrumentelles Verhältnis zum Körper stärken. Über Krankheiten können aber auch wichtige psychosomatische Zusammenhänge bewußt werden und zu einer Haltung führen, in der körperliche Beschwerden als Ausdruck von psychischen Konflikten interpretiert und damit zu Signalen für eine psychologische Auseinandersetzung werden.

Insgesamt geht es beim Körperbewußtsein wie beim Gesundheitsbewußtsein um einen Prozeß der **Selbstreflexion**, der durch verschiedene Sozialisationsbedingungen angestoßen und gefördert werden kann. Die Körpersozialisation wie die biographische Entwicklung des Gesundheitsbewußtseins können als Teil der Identitätsarbeit des Individuums verstanden werden; sie wird auch im Erwachsenenalter durch kritische Körperereignisse, zentrale Rollenerfahrungen sowie durch den öffentlichen Diskurs über Körper und Gesundheit wesentlich vorangetrieben. Das eigene Geschlecht, der Beruf oder die Familienrolle erfordern einen je spezifischen Bezug auf den eigenen Körper, der auch bewußt werden kann, z.B. in der Wahrnehmung oder Vernachlässigung körperlicher Bedürfnisse, in der Verausgabung körperlicher Kräfte oder im Erleben körperlicher Stärken oder Verletzlichkeiten. Dabei zeigt sich aber auch eine spezifische Widersprüchlichkeit dieses Reflexionsprozesses: Er kann sich, wenn er zu weit getrieben wird, in sein Gegenteil verkehren, weil ein zu ausgeprägtes Kontrollbewußtsein in gesundheitlichen und körperlichen Belangen eher ungünstige Auswirkungen hat: Ein gewisses Maß an Vertrauen in die Selbstregulationsfähigkeit des Körpers muß fast als Teil eines positiven Gesundheitsbewußtseins gesehen werden; das Gehenlassen ("release") des Körpers kann ein Gegengewicht zu seiner bewußten Steuerung darstellen.

Die beschriebenen Komponenten des Gesundheitsbewußtseins werden sich im Einzelfall ergänzen, sie können aber auch in Widerspruch zueinander stehen. Für ein angemessenes Verständnis der **Motivation zum Handeln** ist es unerläßlich, sie in ihrem Zusammenwirken zu betrachten. Es ist gerade das Kennzeichen des hier entwickelten Modells vom Gesundheitshandeln, daß es nicht auf einzelne Verhaltensweisen abzielt, sondern den Gesamtzusammenhang einer Lebensweise betont, innerhalb der die im Gesundheitsbewußtsein enthaltene Motivstruktur über verschiedene Wege erreichbar wird. Die Frage ist daher nicht, ob z.b. der Abbau eines Risikoverhaltens vollkommen erreicht wird, sondern ob die Gesamtbilanz einer gesundheitsbewußten Lebensweise stimmt. Die hier vorgestellte Konzeption würde jedenfalls mißverstanden, wenn sie als ein Prognosemodell für das Gesundheitsverhalten verstanden würde, das alle relevanten Prädiktoren enthält. Das Konstrukt des Gesundheitsbewußtseins wurde vielmehr mit dem Ziel vorgeschlagen, ein angemessenes Verstehen der subjektiven Grundlagen des Gesundheitshandelns zu ermöglichen. Welche Bedingungen für das Ausführen von subjektiv als sinnvoll erkannten Handlungen hinzukommen müssen, kann aufgrund der hier vorgestellten Ergebnisse noch nicht beantwortet werden. Vor allem muß der **soziale Kontext** des Gesundheitshandelns angesprochen werden; denn das Gesundheitshandeln wird im Alltag immer in Konkurrenz zu einer Reihe anderer Handlungsanforderungen stehen. Selbst bei fortgeschrittenem gesundheitlichen Wissen und günstigen ökonomischen Verhältnissen ist, wie eine britische Studie bei Mittelschichtfamilien (Backett, 1992) zeigt, die Entscheidung für eine gesundheitliche Aktivität auch abhängig von sozialen Normen und moralischen Einschätzungen. Ob ein bestimmtes Gesundheitshandeln in den Alltag integriert wird, hängt davon ab, ob es innerhalb eines sozialen Kontextes und im Vergleich mit anderen Personen als angemessenes Verhalten interpretiert wird, ob es Priorität im Verhältnis zu anderen Anforderungen (Beruf, Kinder, etc.) erhält und ob es sich im sozialen System Familie gegenüber den anderen Mitgliedern legitimieren läßt. Damit wird sehr deutlich auf die **soziale Organisierung** des Gesundheitshandelns verwiesen, für die es in dieser Studie eine Fülle von Hinweisen gab, etwa auf eine geschlechtsspezifische Arbeitsteilung in den Familien oder auf die Stützung einer gesundheitlichen Aktivität durch soziale Netzwerke, die aber noch nicht in der notwendigen Stringenz herausgearbeitet wurde. Hier wird aber auch die **moralische** Dimension des Diskurses über Gesundheit erkennbar, denn in der öffentlichen Einschätzung von Gesundheitsaktivitäten schwingen immer auch Normen über das "richtige Leben" mit (Keupp, 1992). Es wäre daher eine wichtige Forschungsaufgabe, die historischen Veränderungen im Gesundheitsbewußtsein im Kontext des aktuellen gesellschaftlichen Wandels zu analysieren, der als Individualisierungsprozeß zu kennzeichnen ist (Beck, 1986) und der auch neue Chancen und Risiken für den Umgang mit Gesundheit mit sich bringt.

Die in den Kontrastgruppen erkennbaren Formen des Gesundheitsbewußtseins sind natürlich insofern begrenzt, als diese Untersuchung nur **Ausschnitte der gesellschaftlichen Realität** einbeziehen konnte, nämlich die
Lebenswelten von bestimmten Arbeiter- und Gesundheitsberufen und von
gesundheitlich engagierten Menschen, die sich in der Phase des frühen und
mittleren Erwachsenenlebens befanden. Hier sind sicher Grenzen dieser
Untersuchung zu sehen, denn andere Alltagskulturen zeigen möglicherweise
auch ein anderes Gesundheitsbewußtsein. Eine Aufgabe der zukünftigen
Forschung könnte daher darin bestehen, mit einem vergleichbaren theoretischen und methodischen Ansatz noch wenig berücksichtigte gesellschaftliche
Gruppen zu untersuchen, damit die empirische Basis zu verbreitern und
bessere Chancen für Verallgemeinerungen zu schaffen. Als Kriterien für die
Auswahl von Gesundheitskulturen müßten einmal soziodemographische
Variablen herangezogen werden; vor allem das Geschlecht, die soziale
Schicht, der Beruf oder Stadt/Land-Unterschiede erwiesen sich als wesentliche Differenzierungsmerkmale für das Gesundheitsbewußtsein. Aber
natürlich sind auch die Altersphase und der Gesundheitszustand zu berücksichtigen, weil sie die Erfahrungen im Umgang mit Gesundheit stark
bestimmen. Es liegt z.B. nahe, in Zukunft stärker die Gesundheitsvorstellungen von Jugendlichen oder von unterprivilegierten gesellschaftlichen
Gruppen einzubeziehen. Dennoch dürfte die Kontrastierungsmethode dieser
Studie das in unserer Gesellschaft heute vorherrschende Spektrum an Gesundheitsvorstellungen schon recht gut ausgelotet haben. Es scheint mir eher
unwahrscheinlich, daß ganz neue Formen erkennbar werden. Dieses komplexe Alltagswissen über Gesundheit war aber nur deshalb zu erkennen,
weil ein methodischer Zugang gewählt wurde, der dieses auch sichtbar
machen konnte. Insofern war der offene und qualitative **methodische Ansatz** dieser Untersuchung gerechtfertigt, auch weil er in der Lage war, bei
den Befragten Reflexionsprozesse auszulösen und diese zu erfassen.
Natürlich lassen sich in der qualitativen Methodik noch manche Weiter-
entwicklungen vorstellen. Aber jede folgende Untersuchung muß berücksichtigen, daß die Phänomene in dieser komplexen Form vorliegen und eine
Reduktion von Komplexität entsprechend begründen.

Die Thematisierung von subjektiven Gesundheitsvorstellungen und der
alltäglichen Aktivitäten von Laien im Rahmen einer Salutogenese hatte ein
zentrales Ziel: Sie sollte die Rolle des **Subjekts** und des relativ bewußten
Handelns von Laien im Prozeß der Gesunderhaltung sichtbar machen. Damit
sollte der Ausblendung von subjektiven Prozessen entgegengesteuert

werden, die vor allem in biomedizinischen Krankheitsmodellen, aber auch in mechanistischen psychologischen Konzeptionen vorherrschen, in denen die betroffenen Personen nur als passives Opfer von "Noxen" aus der Umwelt erscheinen. Diese Konzeptionen müssen letztlich zu einer Entmündigung der Bürger/innen in ihren gesundheitlichen Belangen führen. Eine Stärkung des Subjekts in der Verantwortung für seine Gesundheit scheint mir demgegenüber theoretisch, praktisch und gesundheitspolitisch eine absolute Notwendigkeit. Im übrigen zeigen die Entwicklungen der letzten Jahre deutlich, daß immer mehr Menschen versuchen, ihre Gesundheit selbst in die Hand zu nehmen; gesundheitsbezogene Selbsthilfeaktivitäten nehmen zu, unabhängig davon, ob das medizinische Experten immer so gut finden. Die hier vertretene Subjekt-Perspektive in der Gesundheitsforschung bedeutet jedoch nicht, und das kann nicht deutlich genug betont werden, die Einflußmöglichkeiten des Subjekts in der Salutogenese zu verabsolutieren, und noch weniger heißt es, dem von einer Krankheit Betroffenen individuell die Verantwortung zuzuschreiben. Natürlich haben die subjektiven Einflüsse auf die Gesundheit ihre Grenzen. Wir werden im Leben mit so vielen Möglichkeiten der Gefährdung unserer Gesundheit konfrontiert, die nicht in unserer Hand liegen, daß es absurd wäre, über diese alle eine Kontrolle des Individuums zu erwarten. Andererseits heißt das wiederum nicht, daß nicht viele von ihnen potentiell zu verändern wären, wenn nicht vom Individuum allein, so doch von vielen, also durch kollektives Handeln. Aber sie zu verändern setzt voraus, daß sie subjektiv als Risiken für die Gesundheit wahrgenommen werden und daß erfolgversprechende Handlungen gesehen werden, Risiken zu vermeiden oder zu beseitigen. Damit wären wir wieder beim Gesundheitsbewußtsein, das auch als eine Voraussetzung für soziales und politisches Handeln zu verstehen ist.

Der zweifache Perspektivenwechsel von Krankheit auf Gesundheit und vom Expertenmodell zum Laienmodell bietet nach meiner Überzeugung große Chancen für ein neues Verständnis von der **Praxis** im Gesundheitssystem. Mit dem Blick auf den Laien wurde hier bewußt ein Gegengewicht zur Sicht der Experten angestrebt, welche bisher die Forschungen und die Gesundheitspraxis dominiert hat. Damit sollte aber keineswegs eine Geringschätzung von professionellem Wissen und Handeln impliziert werden, sondern ganz im Gegenteil ein angemesseneres Verständnis für den eigentlichen Bezugspunkt des Handelns von Gesundheitsberufen gefördert werden, das nur in den gesunden und kranken Menschen liegen kann. Ähnlich wie das

Modell der Salutogenese kein Ersatz für eine Auseinandersetzung mit Krankheit darstellen soll, so kann die Beschäftigung mit dem gesundheitsbezogenen Denken und Handeln von Laien nur der Sensibilisierung der Experten für bisher unterbelichtete Phänomene dienen und nicht ihr Wissen und ihre Kompetenzen ersetzen. Dabei ist es jedoch wesentlich, aus einem ganzheitlichen Verständnis von Gesundheit auch eine ganzheitliche berufliche Praxis abzuleiten, d.h. das professionelle Handeln als ein multiprofessionelles Unternehmen zu begreifen, zu dem eine Reihe von Disziplinen und Berufsgruppen beitragen können und müssen.

Eine zentrale Aufgabe liegt aus meiner Sicht in der Entwicklung einer Konzeption von **Gesundheitsförderung**, die das Gesundheitsbewußtsein der gesellschaftlichen Gruppen und das alltägliche System einer Gesundheitsselbsthilfe respektiert und gezielt unterstützt. Diese Arbeit konnte dazu einige Grundlagen legen, welche Folgerungen daraus für die Gesundheitsförderung zu ziehen sind, kann hier nur angedeutet werden. Die allgemeine Zielsetzung einer lebensweltorientierten Prävention und Gesundheitspolitik muß darin bestehen, die Gesundheit **mit** den Betroffenen zu fördern und nicht über oder gegen sie. Grundprinzipien für ein derartiges professionelles Selbstverständnis wurden etwa aus einer gemeindepsychologischen Perspektive für die psychosoziale Praxis formuliert (vgl. Rappaport, 1981; Stark 1989; Keupp, 1992): Aus der Kritik an einer expertenorientierten Prävention wurden neue Konzepte und professionelle Strategien entwickelt, die stärker auf die Partizipation und das "Empowerment" der betroffenen Bevölkerungsgruppen setzen. Sie zielen ab auf die "Ermächtigung" und Ermutigung der Betroffenen zur Gestaltung und Veränderung ihrer eigenen Lebenssituation und beinhalten die Bereitstellung und Förderung von materiellen, sozialen und personalen Ressourcen, die für den Erhalt von Gesundheit notwendig sind. Der Ausgangspunkt für eine derartige Strategie der Gesundheitsförderung müßte aber in den jeweiligen Gesundheitskulturen des Alltags liegen, das heißt im Erkennen und Anerkennen des Gesundheitsbewußtseins und -handelns einer gesellschaftlichen Gruppe. Die Ergebnisse dieser Studie unterstreichen die Bedeutung eigenständiger Vorstellungen und Aktivitäten in der Bevölkerung, die zum großen Teil weit entfernt sind von medizinischen Denkmodellen, die aber je nach gesellschaftlicher Stellung und biographischer Erfahrung sehr unterschiedlich ausfallen. Sie sprechen dagegen, professionelle Interventionen generell als notwendig zu sehen, die Gesundheitsförderung mit uniformen Zielsetzungen zu betreiben und sie ausschließlich an expertendefinierten Risiken zu orientieren. Sie sprechen stattdessen für ganzheitliche und lebensweltspezifische Praxisansätze, die vorliegende Selbsthilfeaktivitäten sensibel aufgreifen und weiterentwickeln helfen. Dabei scheinen mir sowohl individuelle als auch kollektive Ansatzpunkte sinnvoll: Salutogenetisch qualifizierte Experten können Menschen, die etwa im Kontext einer Gesundheitsberatung oder einer Veranstaltung der Erwachsenenbildung zur Reflexion über den Umgang mit ihrer Gesundheit motiviert sind (oder dazu motiviert werden können), in der Weiterentwicklung ihres jeweiligen Gesundheitsbewußtseins unterstützen. Sie können aber auch dazu beitragen, daß gesellschaftliche Gruppen (etwa Selbsthilfe-, Betriebs- und Arbeitsgruppen, Gemeinden oder Bürgerinitiativen) ihre gesundheitlichen Ressourcen stärken und effektive Handlungsmöglichkeiten gegenüber gemeinsamen gesundheitlichen Risiken (in der Arbeit, Umwelt oder Lebenssituation) finden. Das Ziel liegt in der Stärkung und Unterstützung der gemeinsamen Verantwortung von Bürger/innen und Experten/innen für die Gesundheit der Bevölkerung. Die Berücksichtigung des Gesundheitsbewußtseins legt keinesfalls eine individuumzentrierte oder psychologische Praxis nahe; sie ist vielmehr erst die Grundlage für partizipative Strategien der Gesundheitsförderung, die auf der Ebene des Individuums, der sozialen Netzwerke, der Gemeinde und der Gesellschaft ansetzen müssen. Ein derartiges Praxisverständnis ist nur interdisziplinär zu verwirklichen. Es erfordert Gesundheitsexperten (statt Krankheitsexperten), die Kompetenzen auf allen Handlungsebenen besitzen (oder durch Kooperation herstellen können), und die sich auch ihrer eigenen subjektiven Theorien über Gesundheit bewußt sind. Gesundheitspsychologische Praxisansätze sollten sich somit keinesfalls auf die Veränderung des individuellen Gesundheitsverhaltens reduzieren lassen, sondern sind gut in den Rahmen einer auf die Bevölkerung bezogenen Public-Health-Politik zu integrieren (vgl. Winett, King & Altman, 1989).

Die hier entwickelte Perspektive der Gesundheit und die Fokussierung des Gesundheitsbewußtseins könnte aber auch ein neues Verständnis von der **beruflichen Praxis** im Gesundheitssystem begründen, das die Dichotomie von Krankheit und Gesundheit überwindet und stärker die Lebenssituation, die Gesundheitsvorstellungen und das Krankheitsverständnis des betroffenen Menschen und seiner sozialen Umwelt einbezieht. Die empirische Studie machte insbesondere auf die teilweise großen Unterschiede zwischen dem Gesundheitsbewußtsein von Laien und den subjektiven Vorstellungen von Ärzten aufmerksam; werden derartige Diskrepanzen in der Arzt-Patient-Interaktion nicht kommunikativ geklärt, so wirken sie sich sehr wahrscheinlich negativ auf die Mitarbeit der Patienten/innen aus. Lassen sich Professionelle dagegen auf die Gesundheits- und Krankheitsvorstellungen ihrer Patienten/innen ein, dann erfahren sie nicht nur etwas über mögliche Gründe für Widerstände sondern auch über die psychologischen und sozialen Hintergründe einer Krankheit und des Umgangs damit. Die Integration dieses Alltagswissens würde tendenziell eine ganzheitlichere Gesundheitspraxis ermöglichen, die auch die psychosozialen Dimensionen und das Körpererleben des Patienten einschließt. Diese Informationsquellen hat der selektive organmedizinische Blick bisher übersehen, aus der Perspektive der Pflegekräfte waren sie dagegen implizit notwendig für das berufliche Handeln, ohne jedoch "offiziell" in den Behandlungsprozeß einzufließen. Ein "mündiger Patient" muß auch in seinem Gesundheitsbewußtsein erkannt und damit als Subjekt respektiert werden, zumal dieses - wie wir sahen - nicht so "laienhaft" sein kann, sondern Erkenntnisse enthält, die für den Genesungsprozeß genutzt werden können. Ein derartiges Praxisverständnis würde jedoch auch bedeuten, daß sich die Gesundheitsberufe selbst ihrer eigenen subjektiven Theorien (und nicht nur ihrer professionellen) stärker bewußt werden sollten, weil diese in ihre beruflichen Interaktionen bewußt oder unbewußt mit einfließen und sich damit auch auf die Patienten/innen auswirken. Die gesundheitliche Selbstreflexion könnte ein Teil der Aus- und Weiterbildung aller Gesundheitsberuf werden und so dazu beitragen, die Distanz zum "Gegenstand" ihrer Arbeit zu verringern.

Eine Orientierung an der Gesundheit und am Alltag kann trotz der hier herausgestellten Chancen auch mit einigen Gefahren verbunden sein, die sehr ernst genommen werden müssen (vgl. Keupp, 1992). Die aktuell beobachtbare esoterische und kommerzielle Hochstilisierung von Gesundheit und ihre oft starken Vereinfachungen sind eher bedenkliche Zugriffe auf das neu erwachte Interesse der Menschen am Erhalt ihrer Gesundheit. Am Thema Gesundheit können sich manche Ideologen und Ideologien festmachen, die zu neuen Reduktionismen führen. Die gezeigten Einseitigkeiten eines medizinischen Modells von Krankheit dürfen nicht durch neue Einseitigkeiten ersetzt werden, etwa über die Setzung einer psychologischen Gesundheitsnorm oder einer hedonistischen Gesundheitsphilosophie. Ich habe in dieser Arbeit wohl genügend deutlich gemacht, daß neue Wege in der Gesundheitsforschung und Gesundheitspraxis nicht in derartigen Vereinfachungen liegen können. Es ging mir hier darum, das Gesundheitsverständnis der Menschen in ihrem Alltag sichtbarer zu machen, es zunächst in dieser Form ernst zu nehmen, um dann - durchaus in der Rolle eines Experten, aber mit den betroffenen Menschen zusammen - zu fragen, welche positiven Entwicklungen durch welche unterstützenden Aktivitäten auf individueller und sozialer Ebene eingeleitet werden könnten. Eine Konzentration auf das Gesundheitsbewußtsein kann daher nicht bedeuten, nur das Individuum und die individuelle Gesundheit in den Mittelpunkt zu stellen und die strukturellen, sozialen und ökologischen Risiken der Gesunderhaltung außer acht zu lassen. Es ging vielmehr gerade darum zu explorieren, wie weit das Individuum und die Gesellschaft ihr Gesundheitsbewußtsein entwickelt haben, um diese Risiken zu sehen und ihnen etwas entgegenzusetzen. Die zukünftigen Akzente in der Gesundheitspolitik müssen in der Förderung und nicht Kontrolle von Gesundheit gesetzt werden (Trojan & Stumm, 1992).

Literatur

Abele, A. & Becker, P. (Hrsg.).(1991). *Wohlbefinden.* Weinheim, München: Juventa.

Abholz, H.-H., Borgers, D., Karmaus, W. & Korporal, J. (Hrsg.). (1982). *Risiko- faktorenmedizin - Konzept und Kontroverse.* Berlin/New York: de Gruyter.

Ajzen, J. & Fishbein, M. (1980). *Understanding attitudes and predicting social behavior.* Englewood Cliffs, N.J.: Prentice-Hall.

Alonzo, A.A.(1979). Everyday illness behavior: A situational approach to health status deviations. *Social Science and Medicine, Vol. 13A,* 397-404.

Anderson, R. (1988). The development of the concept of health behaviour. In R. Anderson, J.K. Davies, J. Kickbusch, D. McQueen & J. Turner (Eds.), *Health behaviour research and health promotion* (pp. 22-35). Oxford: Oxford University Press.

Anderson, R., Davies, J.K., Kickbusch, I., McQueen, D. & Turner, J. (Eds.) (1988). *Health behaviour research and health promotion.* Oxford: University Press.

Antonovsky, A. (1981). *Health, stress, and coping.* London: Jossey Bass.

Antonovsky, A. (1987). *Unraveling the mystery of health.* London: Jossey Bass.

Antonovsky, A. (1993). The structure and properties of the sense of coherence scale. *Social Science and Medicine, 36*(6), 725-733.

Backett, K. (1992). Taboos and excesses: Lay moralities in middle class families. *Sociology of Health & Illness, 14*(2), 255-274.

Badura, B. (Hrsg.).(1981). *Soziale Unterstützung und chronische Krankheit: Zum Stand sozialepidemiologischer Forschung.* Frankfurt: Suhrkamp.

Badura, B., Kaufhold, G., Lehmann, H., Pfaff, H., Schott, T. & Waltz, M. (1987). *Leben mit dem Herzinfarkt. Eine sozialepidemiologische Studie.* Berlin: Springer.

Bandura, A. (1977). Self-efficacy: Toward a unifying theory of behaviour change. *Psychological Review, 84,* 191-215.

Basler, H.-D. & Florin, I. (Hrsg.).(1985). *Klinische Psychologie und körperliche Krank- heit.* Stuttgart: Kohlhammer.

Baum, A. & Singer, J.E. (Eds.).(1987). *Handbook of psychology and health. Vol. V: Stress.* Hillsdale: Erlbaum.

Baumann, B. (1961). Diversities in conceptions of health and physical fitness. *Journal of Health and Human Behavior, 2,* 39-46.

Baur, J. (1988). Über die geschlechtsspezifische Sozialisation des Körpers. *Zeitschrift für Sozialisationsforschung und Erziehungssoziologie, 8*(2), 152-160.

Beck, U. (1986). *Risikogesellschaft. Auf dem Weg in eine andere Moderne.* Frankfurt: Suhrkamp.

Becker, H. (1984). Die Bedeutung der subjektiven Krankheitstheorie des Patienten für die Arzt-Patienten-Beziehung. *Psychotherapie, Psychosomatik, Medizinische Psychologie, 34*(12), 313-321.

Becker, M.H. (Ed.).(1974). *The health belief model and personal health behavior.* Thorofare, N.J.: Slack Press.

Becker, M.H. & Maiman, L.A. (1983). Models of health-related behavior. In D. Mechanic (Ed.), *Handbook of health, health care, and the health professions* (pp. 539-568). New York, London: Free Press.

Becker, P. (1982). *Psychologie der seelischen Gesundheit. Band 1: Theorien, Modelle, Diagnostik.* Göttingen: Hogrefe.

Becker, P. (1992). Seelische Gesundheit als protektive Persönlichkeitseigenschaft. *Zeitschrift für Klinische Psychologie, 21,* 64-75.

Belle, D. (1982). The stress of caring: Women as providers of social support. In L. Goldberger & S. Breznitz (Eds.), *Handbook of Stress* (pp. 496-505). New York/London: Free Press.

Belz-Merk, M. & Bengel, J. (1992). *Subjective health-concepts of women.* Leipzig: Vortrag auf der 6th European Health Psychology Society Conference.

Bengel, J. (1992). Gesundheitsverhalten und gesundheitliches Risikoverhalten. In P. Paulus (Hrsg.), *Prävention und Gesundheitsförderung (S. 69-89).* Köln: GwG-Verlag.

Bengel, J. & Belz-Merk, M. (1990). Subjektive Gesundheitskonzepte. In R. Schwarzer (Hrsg.), *Gesundheitspsychologie. Ein Lehrbuch* (S. 105-115). Göttingen: Hogrefe.

Bergold, J. & Flick, U. (Hrsg.).(1987). *Ein-Sichten: Zugänge zur Sicht des Subjekts.* Tübingen: DGVT.

Berkman, L.F. & Breslow, L. (1983). *Health and ways of living: The Alameda County study.* New York: Oxford University Press.

Beutel, M. (1988). *Bewältigungsprozesse bei chronischen Erkrankungen.* Weinheim: VCH Edition Medizin.

Beutel, M. (1989). Was schützt Gesundheit? Zum Forschungsstand und der Bedeutung von personalen Ressourcen in der Bewältigung von Alltagsbelastungen und Lebensereignissen. *Psychotherapie, Psychosomatik, Medizinische Psychologie, 39*(12), 452-462.

Bilden, H. (1991). Geschlechtsspezifische Sozialisation. In K. Hurrelmann & D. Ulich (Hrsg.), *Neues Handbuch der Sozialisationsforschung* (S. 279-301). Weinheim: Beltz.

Bischoff, C. (1984). *Frauen in der Krankenpflege. Zur Entwicklung von Frauenrolle und Frauenberufstätigkeit im 19. und 20. Jahrhundert.* Frankfurt/M.: Campus.

Bischoff, C. & Zenz, H. (Hrsg.).(1989). *Patientenkonzepte von Körper und Krankheit.* Bern: Huber.

Bishop, G.D. & Converse, S.A. (1986). Illness representations: A prototype approach. *Health Psychology, 5*(2), 95-114.

Blaxter, M. (1983). The causes of disease. Women talking. *Social Science and Medicine, 17*(2), 59-69.

Blaxter, M. (1990). *Health and lifestyles.* London: Routledge.

Blaxter, M. & Paterson, E. (1982). *Mothers and daughters: A three - generational study of health attitudes and behaviour.* London: Heinemann.

308

Böhm, A. (1991). *Vorschläge zur psychologischen Textinterpretation.* Forschungsbericht 91-1. Interdisziplinäres Forschungsprojekt ATLAS, Technische Universität Berlin.

Bois, R. du (1990). *Körper-Erleben und psychische Entwicklung.* Göttingen: Hogrefe.

Brähler, E. (1986). Körpererleben - ein vernachlässigter Aspekt der Medizin. In E. Brähler (Hrsg.), *Körpererleben* (S. 3-18). Berlin: Springer.

Brandtstädter, J. (1991). Psychologie zwischen Leib und Seele: Einige Aspekte des Bewußtseinsproblems. *Psychologische Rundschau, 42,* 66-75.

Breitkopf, H., Grunow, D., Grunow-Lutter, V. & Paulus, W. (1980). *Selbsthilfe im Gesundheitswesen: Einstellungen, Verhalten und strukturelle Rahmenbedingungen.* Bielefeld: Kleine-Verlag.

Brody, J.G. (1988). Responses to collective risk: Appraisal and coping among workers exposed to occupational health hazards. *American Journal of Community Psychology, 16*(5), 645-663.

Brown, G.W. & Harris, T.O. (Eds.).(1989). *Life events and illness.* London: Unwin Hyman.

Brownell, K.D. (1991). Personal responsibility and control over our bodies: When expectation exceeds reality. *Health Psychology, 10*(5), 303-310.

Bucher, H. & Gutzwiller, F. (1988). Evaluating an indicator of preventive health behavior derived from a national study. *Health Promotion, 3*(1) 67-72.

Buchholtz, A. (1991). Alltagskonzepte psychischer Krankheit: Subjektive Theorien von Angehörigen. In U. Flick (Hrsg.), *Alltagswissen über Gesundheit und Krankheit* (S. 127-143). Heidelberg: Asanger.

Buchmann, M., Karrer, D. & Meier, R. (1985). *Der Umgang mit Gesundheit und Krankheit im Alltag.* Bern, Stuttgart: Haupt.

Bundeszentrale für gesundheitliche Aufklärung, BZgA (Hrsg.).(1983). *Lebensweisen und Lebensbedingungen in ihren Auswirkungen auf die Gesundheit.* Köln: Bundeszentrale für gesundheitliche Aufklärung.

Calnan, M. (1985). Patterns in preventive behaviour: A study of women in middle age. *Social Science and Medicine, 20,* 263-268.

Calnan, M. (1986). Maintaining health and preventing illness: An comparison of the perceptions of women from different social classes. *Health Promotion, 1*(2), 167-177.

Calnan, M. (1987). *Health and illness. The lay perspective.* London: Tavistock.

Calnan, M. (1988). The health locus of control: An empirical test. *Health Promotion, 2*(4), 323-330.

Calnan, M. & Johnson, B. (1985). Health, health risk and inequalities: An exploratory study of women's perceptions. *Sociology of Health and Illness, 7*(1), 55-75.

Caplan, R.D., Cobb, S., French, F.R.P.jr., Van Harrison, R.E. & Pineau, S.R.jr. (1982). *Arbeit und Gesundheit: Streß und seine Auswirkungen bei verschiedenen Berufen.* Bern: Huber.

Chrisman, N.J. & Kleinman, A. (1983). Popular health care, social networks, and cultural meanings: The orientation of medical anthropology. In D. Mechanic (Ed.), *Handbook of health, health care, and the health professions* (pp. 569-590). New York/London: Free Press.

Clarke, R. & Lowe, F. (1989). Positive health - some lay perspectives. *Health Promotion*, *3*(4), 401-406.

Cleary, P.D. (1987). Why people take precautions against health risks. In N.D. Weinstein (Ed.), *Taking care* (pp. 119-149). New York: Cambridge University Press.

Cockerham, W.C., Kunz, G. & Lueschen, G. (1988). Social stratification and health life styles in two systems of health care delivery: A comparison of the United States and West Germany. *Journal of Health and Social Behavior*, *29*, 113-126.

Cohen, F. (1979). Personality, stress, and the development of physical illness. In G.C. Stone, F. Cohen & N.E. Adler (Eds.), *Health psychology - a handbook* (pp. 77-111). San Francisco: Jossey-Bass.

Cohen, F. & Lazarus, R.S. (1979). Coping with the stresses of illness. In G.C. Stone, F. Cohen & N.E. Adler (Eds.), *Health psychology - a handbook* (pp. 217-254). San Francisco: Jossey-Bass.

Cohen, S. (1988). Psychosocial models of the role of social support in the etiology of physical disease. *Health Psychology*, *7*(3). 269-297.

Cohen, S. & Syme, S.L. (Eds.).(1985). *Social support and health*. Orlando, Fl: Academic Press.

Conrad, G. & Kickbusch, I. (1988). Die Ottawa-Konferenz zur Gesundheitsförderung. *Argument-Sonderband 178*, 142-144.

Conrad, P. (1987). The experience of illness: Recent and new directions. In J.A. Roth & P. Conrad (Eds.), *Research in the sociology of health care*, Vol. 6 (pp. 1-31). Greenwich, Conn.: JAI Press.

Cottington, E.M. & House, J.S. (1987). Occupational stress and health: A multivariate relationship. In A. Baum & J.E. Singer (Eds.), *Handbook of psychology and health. Vol. V: Stress* (pp. 41-62). Hillsdale: Erlbaum.

Craig, T.K.J. & Brown, G.W. (1984). Goal frustration and life events in the etiology of painful gastrointestinal disorder. *Journal of Psychosomatic Research*, *28*(5), 411-421.

Crawford, R. (1987). Cultural influences on prevention and the emergence of a new health consciousness. In N.D. Weinstein (Ed.), *Taking care* (pp. 95-113). Cambridge: Cambridge University Press.

Dann, H.D. (1991). Subjektive Theorien zum Wohlbefinden. In A. Abele & P. Becker (Hrsg.), *Wohlbefinden. Theorie - Empirie - Messung* (S. 97-117). Weinheim: Juventa.

Davison, C., Smith, G.D & Frankel, S. (1991). Lay epidemiology and the prevention paradox: The implications of coronary candidacy for health education. *Sociology of Health and Illness*, *13*(1), 1-19.

Dean, K. (1986). Lay care in illness. *Social Science and Medicine*, *22*(2), 275-284.

Dean, K., Holst, E. & Wagner, M. (1983). Self-care of common illness in Denmark. *Medical Care*, *21*, 1012-1032.

DeLongis, A., Coyne, J.C., Dakof, G., Folkman, S. & Lazarus, R.S. (1982). Relationship of daily hassles, uplifts, and major life events to health status. *Health Psychology*, *1*, 119-136.

Dembroski, T.M., MacDougall, J.M., Herd, J.A. & Shields, J.L. (1983). Perspectives on coronary-prone behavior. In D.S. Krantz, A. Baum & J.E. Singer (Eds.), *Handbook of psychology and health. Vol. 3: Cardiovascular disorders and behavior* (pp. 57-83). Hillsdale: Erlbaum.

Deneke, F.-W., Ahrens, S. & Bühring, B. et al. (1987). Wie erleben sich Gesunde? *Psychotherapie, Psychosomatik, Medizinische Psychologie, 37*(5), 156-160.

Deppe, H.-U.(Hrsg.).(1980). *Vernachlässigte Gesundheit.* Köln: Kiepenheuer & Witsch.

Deppe, H.-U. (1987). *Krankheit ist ohne Politik nicht heilbar.* Frankfurt/M.: Suhrkamp.

Dittmann, K., Siegrist, J., Matschinger, H. & McQueen, D. (1981). Vorzeitiger Herzinfarkt und soziale Belastungen: Methodik und Ergebnisse einer medizinsoziologischen Studie am Beispiel lebensverändernder Ereignisse. In H.U. Deppe, U. Gerhardt & P. Novak (Hrsg.), *Medizinische Soziologie* (Jahrbuch 1, S. 187-222). Frankfurt/M.: Campus.

Dohrenwend, B.S. & Dohrenwend, B.P. (Eds.).(1974). *Stressful life events: Their natur and effects.* New York: Wiley.

Dohrenwend, B.S. & Dohrenwend, B.P. (Eds.).(1981). *Stressful life events and their contexts.* New York: Prodist.

Dornheim, J. (1983). *Kranksein im dörflichen Alltag.* Tübingen: Volkskundlicher Verlag.

Eiser, C. (1985). *The psychology of childhood illness.* New York: Springer.

Eiser, C. (1989). Childen's concepts of illness: Towards an alternative to the "stage" approach. *Psychology and Health, 3,* 93-101.

Engel, G.L. (1979). Die Notwendigkeit eines neuen medizinischen Modells: Eine Herausforderung der Biomedizin. In H. Keupp (Hrsg.), *Normalität und Abweichung* (S. 63-85). München: Urban & Schwarzenberg.

Epstein, F.H. (1982). Die Entwicklung des Konzepts der Risikofaktoren. In H.-H. Abholz et al. (Hrsg.), *Risikofaktorenmedizin* (S. 2-6). Berlin: de Gruyter.

Erben, R., Franzkowiak, P. & Wenzel, E. (1986). Die Ökologie des Körpers. Konzeptionelle Überlegungen zur Gesundheitsförderung. In E. Wenzel (Hrsg.), *Die Ökologie des Körpers* (S. 13-120). Frankfurt: Suhrkamp.

Faller, H. & Verres, R. (1991). Emotion und Gesundheit. In K.R. Scherer (Hrsg.), *Psychologie der Emotion* (S. 706-765). Göttingen: Hogrefe.

Faltermaier, T. (1987). *Lebensereignisse und Alltag. Konzeption einer lebensweltlichen Forschungsperspektive und eine qualitative Studie über Belastungen und Bewältigungsstile von jungen Krankenschwestern.* München: Profil.

Faltermaier, T. (1990). Verallgemeinerung und lebensweltliche Spezifität. Auf dem Weg zu Qualitätskriterien für die qualitative Forschung. In G. Jüttemann (Hrsg.), *Komparative Kasuistik* (S. 204-217). Heidelberg: Asanger.

Faltermaier, T. (1991). Subjektive Theorien von Gesundheit: Stand der Forschung und Bedeutung für die Praxis. In U. Flick (Hrsg.), *Alltagswissen über Gesundheit und Krankheit* (S. 45-58). Heidelberg: Asanger.

Faltermaier, T. (1992). *Gesundheitsbewußtsein und Gesundheitshandeln: Wie wir im Alltag mit unserer Gesundheit umgehen. Ein gesundheitspsychologischer Entwurf und eine explorative Studie.* Unveröffentl. Habilitationsschrift, Universität Augsburg.

Faltermaier, T. (1993). Subjektive und soziale Konstruktion von Gesundheit. In J. Hohl & G. Reisbeck (Hrsg.), *Individuum, Lebenswelt, Gesellschaft. Texte zur Sozialpsychologie und Soziologie* (S. 313-331). München: Profil.

Faltermaier, T. (1994). Bewältigung und präventives Gesundheitsverhalten. In E. Heim & M. Perrez (Hrsg.), *Jahrbuch der Medizinischen Psychologie, Band 11: Belastungsverarbeitung im Zusammenhang mit Erkrankungen*. Göttingen: Hogrefe.

Faltis, M., Trojan, A., Deneke, C. & Hildebrandt, H. (1989). Gesundheitsförderung im informellen Bereich. In W. Stark (Hrsg.), *Lebensweltbezogene Prävention und Gesundheitsförderung* (S. 162-190). Freiburg i.B.: Lambertus.

Farr, R.M. & Moscovici, S. (Hrsg.).(1984). *Social representations*. Cambridge: Cambridge University Press.

Ferring, D. & Filipp, S.-H. (1989). Der Fragebogen zur Erfassung gesundheitsbezogener Kontrollüberzeugungen (FEGK). *Zeitschrift für Klinische Psychologie*, *18*, 285-289.

Festinger, L (1954). A theory of social comparison processes. *Human Relations*, *7*, 117-140.

Feuerstein, M., Labbé, E.E. & Kuczmierszyk, A.R. (1986). *Health psychology: A psychobiological perspective*. New York: Plenum.

Filipp, S.-H. (1990). Subjektive Theorien als Forschungsgegenstand. In R. Schwarzer (Hrsg.), *Gesundheitspsychologie* (S. 247-262). Göttingen: Hogrefe.

Fishbein, M. & Ajzen, I. (1975). *Belief, attitude, intention and behavior: An introduction to theory and research*. Reading, Mass.: Addison-Wesley.

Flick, U. (Hrsg.).(1991a). *Alltagswissen über Gesundheit und Krankheit. Subjektive Theorien und soziale Repräsentationen*. Heidelberg: Asanger.

Flick, U. (1991b). Alltagswissen über Gesundheit und Krankheit - Überblick und Einleitung. In U. Flick (Hrsg.), *Alltagswissen über Gesundheit und Krankheit* (S. 9-27). Heidelberg: Asanger.

Flick, U., Kardorff, E.von, Keupp, H., Rosenstiel, L.von & Wolff, S. (Hrsg.).(1991). *Handbuch Qualitative Sozialforschung*. München: Psychologie Verlags Union.

Florin, I. (1985). Bewältigungsverhalten und Krankheit. In H.-D. Basler & I. Florin (Hrsg.), *Klinische Psychologie und körperliche Krankheit* (S. 126-145). Stuttgart: Kohlhammer.

Folkman, S. (1984). Personal control and stress and coping processes: A theoretical analysis. *Journal of Personality and Social Psychology*, *46*(4), 839-852.

Forschungsverbund Laienpotential, Patientenaktivierung und Gesundheitsselbsthilfe (Hrsg.).(1987). *Gesundheitsselbsthilfe und professionelle Dienstleistungen*. Berlin: Springer.

Frank, R. (1991). Körperliches Wohlbefinden. In A. Abele & P. Becker (Hrsg.), *Wohlbefinden. Theorie - Empirie - Messung* (S. 71-95). Weinheim: Juventa.

Franzkowiak, P. (1986). *Risikoverhalten und Gesundheitsbewußtsein bei Jugendlichen*. Berlin, Heidelberg: Springer.

Franzkowiak, P. & Wenzel, E. (1985). Gesundheitserziehung im Übergang zur Gesundheitsförderung - Konzeptionen und Praxisansätze zwischen biomedizinischem Modell und ökologischen Perspektiven. *Verhaltenstherapie & psychosoziale Praxis*, *2*, 240-256.

Franzkowiak, P. & Wenzel, E. (1990). Gesundheitsförderung. Karriere und Konsequenzen eines Trendbegriffs. *Psychosozial, 13*, 30-42.

Fuchs, R., Hahn, A., Jerusalem, M., Leppin, A., Mittag, W. & Schwarzer, R. (1989). *Auf dem Weg zu einer sozialkognitiven Theorie des Gesundheitsverhaltens.* Berlin: Freie Universität Berlin, Institut für Psychologie, Arbeitsbericht Nr. 11.

Fuhrer, U. (1984). *Mehrfachhandeln in dynamischen Umfeldern.* Göttingen: Hogrefe.

Funk, S.C. (1992). Hardiness: A review of theory and research. *Health Psychology, 11*(5), 335-345.

Gatchel, R.J., Baum, A. & Lang, P.J. (1982). Psychosomatic disorders: Basic issues and future research directions. In R.J. Gatchel, A. Baum & J.E. Singer (Eds.), *Handbook of psychology and health. Vol. 1: Clinical psychology and behavioral medicine: Overlapping disciplines* (pp. 371-397). Hillsdale, N.J.: Erlbaum.

Gentry, W.D. (Ed.).(1984). *Handbook of behavioral medicine.* New York: Guilford.

Gergen, K.J. (1985). The social constructionist movement in modern psychology. *American Psychologist, 40*, 266-275.

Gerhardt, U. (1981). Der Krankheitsbegriff im Symbolischen Interaktionismus. In H.U. Deppe, U. Gerhardt & P. Novak (Hrsg.), *Medizinische Soziologie. Jahrbuch 1* (S. 11-52). Frankfurt/M.: Campus.

Gerhardt, U. (1986). *Patientenkarrieren. Eine medizinsoziologische Studie.* Frankfurt/M.: Suhrkamp.

Gerhardt, U. (1991). Typenbildung. In U. Flick, E. von Kardorff, H. Keupp et al., (Hrsg.), *Handbuch Qualitative Sozialforschung* (S. 435-439). München: Psychologie Verlags Union.

Gilligan, J., Fung, L., Piper, D.W. & Tennant, C. (1987). Life event stress and chronic difficultes in duodenal ulcer: A case control study. *Journal of Psychosomatic Research, 31*(1), 117-123.

Gladrow, W. (1981). *Herzinfarkt und Arbeit. Berufsweg und Arbeitssituation von Infarktpatienten.* Frankfurt/M.: Campus.

Glaser, B.G. & Strauss, A. (1967). *The discovery of grounded theory: Strategies for qualitative research.* Chicago: Aldine.

Glassner, B. (1989). Fitness and the postmodern self. *Journal of Health and Social Behavior, 30*, 180-191.

Göckenjan, G. (1985). *Kurieren und Staat machen. Gesundheit und Medizin in der bürgerlichen Welt.* Frankfurt/M.: Suhrkamp.

Graham, H. (1985). Providers, negotiators, and mediators: Women as the hidden carers. In E. Lewin & V. Oleson (Eds.), *Women, health, and healing* (pp. 25-52). New York: Tavistock.

Greiner, B. & Ducki, A. (1991). Gesundheit als Prozeß - Welche Rolle spielt die Arbeit? *Verhaltenstherapie & Psychosoziale Praxis, 23*(3), 305-320.

Groeben, N. & Scheele, B. (1977). *Argumente für eine Psychologie des reflexiven Subjekts.* Darmstadt: Steinkopf.

Groeben, N., Wahl, D., Schlee, J. & Scheele, B. (1988). *Das Forschungsprogramm Subjektive Theorien. Eine Einführung in die Psychologie des reflexiven Subjekts.* Tübingen: Francke.

Grunow, D. (1987). Soziale Ressourcen in der alltäglichen Gesundheitshilfe. In H. Keupp & B. Röhrle (Hrsg.), *Soziale Netzwerke* (S. 245-267). Frankfurt: Campus.

Grunow, D., Breitkopf, H., Dahme, H.-J., Engfer, R., Grunow-Lutter, V. & Paulus, W. (1983). *Gesundheitsselbsthilfe im Alltag*. Stuttgart: Enke.

Grunow, D., Breitkopf, H. & Grunow-Lutter, V. (1984). *Gesundheitsselbsthilfe durch Laien. Erfahrungen, Motive, Kompetenzen*. Bielefeld: Kleine-Verlag.

Haisch, J. & Haisch, J. (1989). Soziale Vergleichsprozesse in Gesundheitspsychologie und Psychotherapie. *Psychotherapie, Psychosomatik, Medizinische Psychologie*, *39*, 26-32.

Haisch, J. & Haisch, I. (1990). Gesundheitspsychologie als Sozialpsychologie: Das Beispiel der Theorie sozialer Vergleichsprozesse. *Psychologische Rundschau*, *41*, 25-36.

Harris, D.M. & Guten, S. (1979). Health protective behavior: An exploratory study. *Journal of Health and Social Behavior*, *20*(1), 17-29.

Hartmann, F. (1989). Was kann Ganzheitliche Medizin sein? *Argument-Sonderband, AS* *162*, 7-21.

Haynes, S.G., Levine, S., Scotch, N., Feinleib, M. & Kannel, W.B. (1978). The relationship of psychosocial factors to coronary heart disease in the Framingham study. I. Methods and risk factors. *American Journal of Epidemiology*, *107*, 362-382.

Heider, F. (1977). *Psychologie der interpersonalen Beziehungen*. Stuttgart: Klett (engl. Original 1958).

Heim, E., Augustiny, K.F. & Blaser, A. (1983). Krankheitsbewältigung (Coping) - ein integriertes Modell? *Psychotherapie, Psychosomatik, Medizinische Psychologie*, *33*, Sonderheft 1, 35-40.

Helfferich, C. (1992). Zwang von Natur und Gesellschaft: Alltagsbilder vom Körper aus der Sicht von Frauen. In I. Vogt & M. Bormann (Hrsg.), *Frauen - Körper. Lust und Last* (S. 9-37). Tübingen: DGVT Verlag

Helfferich, C., Walter, M. & Franzkowiak, P. (1986). *Mädchen - Gesundheit. Risikoaffinität und Gesundheitsverhalten in der Sozialisation weiblicher Jugendlicher*. Köln: Bundeszentrale für gesundheitliche Aufklärung.

Helman, C. (1984). *Culture, health and illness*. Bristol: Wright.

Herzlich, C. (1973). *Health and illness: A social psychological analysis*. London: Academic Press.

Herzlich, C. & Pierret, J. (1991). *Kranke gestern, Kranke heute. Die Gesellschaft und das Leiden*. München: Beck.

Hildebrandt, H. (1987). *Lust am Leben: Gesundheitsförderung mit Jugendlichen*. Frankfurt/M.: Brandes & Apsel.

Hobfoll, S.E. (1989). Conservation of resources. A new attempt at conceptualizing stress. *American Psychologist*, *44*(3), 513-524.

Hörmann, G. (1989). Gesundheit und Körper: Kultur oder Kult? *Widersprüche*, *30*, 7-16.

Hogelin, G. (1988). The behavioural risk factor surveys in the United States 1981-1983. In R. Anderson et al. (Eds.), *Health behaviour research and health promotion* (pp. 111-124). Oxford: Oxford University Press.

Hopf, Ch. (1978). Die Pseudo-Exploration - Überlegungen zur Technik qualitativer Interviews in der Sozialforschung. *Zeitschrift für Soziologie*, *7*, 97-115.

Horn, K., Beier, C. & Kraft-Krumm, D. (1984). *Gesundheitsverhalten und Krankheitsgewinn. Zur Logik von Widerständen gegen gesundheitliche Aufklärung.* Opladen: Westdeutscher Verlag.

Horn, K., Beier, L. & Wolf, M. (1983). *Krankheit, Konflikt und soziale Kontrolle. Eine empirische Untersuchung subjektiver Sinnstrukturen.* Opladen: Westdeutscher Verlag.

House, J.S. (1981). *Work stress and social support.* Reading/Mass.: Addison-Wesley.

d'Houtaud, A. & Field, M.G. (1984). The image of health: Variations in perceptions by social class in a French population. *Sociology of Health and Illnes, 6*(1), 30-60.

Huber, G.L. (Hrsg.).(1992). *Qualitative Analyse. Computereinsatz in der Sozialforschung.* München: Oldenbourg.

Hurrelmann, K. & Laaser, U. (Hrsg.).(1993). *Gesundheitswissenschaften. Handbuch für Lehre, Forschung und Praxis.* Weinheim/Basel: Beltz.

Idler, E. (1979). Definitions of health and illness and medical sociology. *Social Science and Medicine, 13A,* 723-731.

Illich, I. (1978). *Die Nemesis der Medizin.* Reinbek: Rowohlt.

Jeffery, R.W. (1989). Risk behaviors and health. Contrasting individual and population perspectives. *American Psychologist, 44*(9), 1194-1202.

Jodelet, D. (1991). Soziale Repräsentationen psychischer Krankheit in einem ländlichen Milieu in Frankreich: Entstehung, Struktur, Funktionen. In U. Flick (Hrsg.), *Alltagswissen über Gesundheit und Krankheit* (S. 269-292). Heidelberg: Asanger.

Joraschky, P. (1986). Das Körperschema und das Körper-Selbst. In E. Brähler (Hrsg.), *Körpererleben* (S. 34-49). Berlin: Springer.

Joraschky, P. & Köhle, K. (1979). Maladaption und Krankheitsmanifestation. Das Streßkonzept in der psychosomatischen Medizin. In T. von Uexküll (Hrsg.), *Lehrbuch der Psychosomatischen Medizin* (S. 170-202). München: Urban & Schwarzenberg.

Jüttemann, G. (Hrsg.).(1985). *Qualitative Forschung in der Psychologie. Grundfragen, Verfahrensweisen, Anwendungsfelder.* Weinheim/Basel: Beltz.

Jüttemann, G. (Hrsg.).(1990). *Komparative Kasuistik.* Heidelberg: Asanger.

Jüttemann, G. & Thomae, H. (Hrsg.).(1987). *Biographie und Psychologie.* Berlin: Springer.

Kallmeyer, W. & Schütze, F. (1976). Konversationsanalyse. *Studium Linguistik, 1,* 1-28.

Kamper, D. & Wulff, C. (Hrsg.).(1982). *Die Wiederkehr des Körpers.* Frankfurt: Suhrkamp.

Kaplan, H.B. (1991). Social psychology of the immune system: A conceptual framework and review of the literature. *Social Science and Medicine, 33*(8), 909-923.

Kasl, S.V. & Cobb, S. (1966). Health behavior, illness behavior and sick role behavior: I. Health and illness behavior. *Archives of Environmental Health, 12,* 246-266.

Kelly, G.A. (1986). *Die Psychologie der persönlichen Konstrukte.* Paderborn: Junfermann (engl. Original 1955).

Keupp, H. (Hrsg.).(1972). *Der Krankheitsmythos in der Psychopathologie.* München: Urban & Schwarzenberg.

315

Keupp, H. (1976). *Abweichung und Alltagsroutine*. Hamburg: Hoffmann & Campe.
Keupp, H. (Hrsg.).(1979). *Normalität und Abweichung. Fortsetzung einer notwendigen Kontroverse*. München: Urban & Schwarzenberg.
Keupp, H. (1988). *Riskante Chancen. Das Subjekt zwischen Psychokultur und Selbstorganisation*. Heidelberg: Asanger.
Keupp, H. (1991). Sozialisation durch psychosoziale Praxis. In K. Hurrelmann & D. Ulich (Hrsg.), *Neues Handbuch der Sozialisationsforschung* (S. 467-491). Weinheim: Beltz.
Keupp, H. (1992). Gesundheitsförderung und psychische Gesundheit: Lebenssouveränität und Empowerment. *Psychomed, 4*, 244-250.
Kirscht, J.P. (1983). Preventive health behavior: A review of research and issues. *Health Psychology, 2*(3), 277-301.
Kleinman, A. (1988). *The illness narratives: Suffering, healing, and the human condition*. New York: Basic Books.
Klesse, R., Sonntag, U., Brinkmann, M. & Maschewsky-Schneider, U. (1992). *Gesundheitshandeln von Frauen. Leben zwischen Selbst-Losigkeit und Selbst-Bewußtsein*. Frankfurt: Campus.
Knapp, T.W. (1985). Verhaltensmedizin: Status quo und Zukunftsperspektive. *Verhaltenstherapie & Psychosoziale Praxis, 3*, 377-399.
Knowles, J.H. (Ed.).(1977). *Doing better and feeling worse*. New York: Norton.
Kobasa, S.C. (1982). The hardy personality: Toward a social psychology of stress and health. In G.S. Sanders & J. Suls (Eds.), *Social psychology of health and illness* (pp. 3-32). Hillsdale, N.J.: Erlbaum.
Kolip, P. (Hrsg.).(1994). *Lebenslust und Wohlbefinden. Beiträge zu einer geschlechtsspezifischen Jugendgesundheitsforschung*. Weinheim: Juventa.
Korporal, J. & Zink. A. (1982). Zur theoretischen und empirischen Fundierung des Konzepts der Risikofaktoren koronarer Herzkrankheiten. In H.-H. Abholz et al. (Hrsg.), *Risikofaktorenmedizin* (S. 38-50). Berlin: de Gruyter.
Krantz, D.S., Baum, A. & Singer, J.E. (Eds.).(1983). *Handbook of psychology and health. Vol. 3: Cardiovascular disorders and behavior*. Hillsdale: Erlbaum.
Krantz, D.S., Grunberg, N.E. & Baum, A. (1985). Health psychology. *Annual Review of Psychology, 36*, 349-383.
Krantz, D.S., Lundberg, U. & Frankenhauser, M. (1987). Stress and type A behavior: Interactions between environmental and biological factors. In A. Baum & J.E. Singer (Eds.), *Handbook of psychology and health. Vol. V: Stress* (pp. 203-228). Hillsdale, N.J.: Erlbaum.
Kupfer, P. (1993). Das Typ-A-Verhalten nach der Demontage - was bleibt? Bestandsaufnahme und aktueller Forschungstrend. *Zeitschrift für Klinische Psychologie, 22*(1), 22-38.

Langlie, J.K. (1977). Social networks, health beliefs, and preventive health behavior. *Journal of Health and Social Behavior, 18*(3), 244-260.
Lau, R.R., Bernard, T.M. & Hartman, K.A. (1989). Further explorations of common sense representations of common illnesses. *Health Psychology, 8*(2), 195-219.
Lau, R.R. & Hartman, K.A. (1983). Common sense representations of common illnesses. *Health Psychology, 2*, 167-185.

Lau, R.R., Hartman, K.A. & Ware, J.E. (1986). Health as a value: Methodological and theoretical considerations. *Health Psychology, 5*(1), 25-43.

Lau, R.R. & Klepper, S. (1988). The development of illness orientations in children aged 6 through 12. *Journal of Health and Social Behavior, 29,* 149-168.

Laux, L. (1983). Psychologische Streßkonzeptionen. In H. Thomae (Hrsg.), *Theorien und Formen der Motivation* (S. 453-535). Göttingen: Hogrefe.

Lazarus, R.S. (1981). Streß und Streßbewältigung. Ein Paradigma. In S.-H. Filipp (Hrsg.), *Kritische Lebensereignisse* (S. 198-232). München: Urban & Schwarzenberg.

Lazarus, R.S. & Folkman, S. (1984). *Stress, appraisal, and coping.* New York: Springer.

Lengen, W. (1985). Gesundheits- und Krankheitsverhalten in Aurich. Bericht über eine empirisch-medizinsoziologische Untersuchung. *Medizin, Mensch, Gesellschaft, 10*(1), 61-69.

Leventhal, H., Meyer, D. & Nerenz, D.R. (1980). The common sense representation of illness danger. In S. Rachman (Ed.), *Medical Psychology, Vol.II.* New York: Pergamon Press.

Leventhal, H., Prohaska, T.R. & Hirschman, R.S. (1985). Preventive health behavior across the life span. In J.C. Rosen & L. J. Solomon (Eds.), *Prevention in health psychology* (pp. 191-235). Hanover, N.H.: University Press of New England.

Levin, L.S. & Idler, E.L. (1981). *The hidden health care system: Mediating structures and medicine.* Cambridge, Mass.: Ballinger.

Levine, S. (1987). The changing terrains in medical sociology: Emergent concern with quality of life. *Journal of Health & Social Behavior, 28*(1), 1-6.

Lipowski, Z.J. (1977). Psychosomatic medicine in the seventies: An overview. *American Journal of Psychiatry, 134,* 233-244.

Lohaus, A. (1990). *Gesundheit und Krankheit aus der Sicht von Kindern.* Göttingen: Hogrefe.

Lüth, P. (1986). *Das Ende der Medizin? Entdeckung der neuen Gesundheit.* Stuttgart: Deutsche Verlagsanstalt.

Lütjen, R. & Frey, D. (1987). Gesundheitspsychologie - Sozialpsychologische Aspekte von Gesundheit und Krankheit. In J. Schultz-Gambard (Hrsg.), *Angewandte Sozialpsychologie* (S. 293-306). München: Psychologie Verlags Union.

Lütjen, R. & Frey. D. (1988). Gesundheit und Medizin. In D. Frey, C.G. Hoyos & D. Stahlberg (Hrsg.) *Angewandte Psychologie* (S. 405-426). München: Psychologie Verlags Union.

Maes, S., Spielberger, C.D., Defares, P.B. & Sarason, J.G. (Eds.).(1988). *Topics in health psychology.* New York: Wiley.

Maschewsky, W. (1981). Machen bestimmte Arbeitsplätze krank - oder kommen Kranke auf bestimmte Arbeitsplätze? *Psychosozial, 4*(2), 125-139.

Maschewsky, W. (1984). Sozialwissenschaftliche Ansätze der Krankheitserklärung. *Argument-Sonderband, 119,* 21-42.

Maschewsky-Schneider, U. (1986). Gesundheitshandeln und Lebensweisen von Frauen. *Frauenforschung, 4*(3), 83-96.

Matarazzo, J.D. (1980). Behavioral health and behavioral medicine: Frontiers for a new health psychology. *American Psychologist, 35,* 807-817.

Mayring, P. (1990). *Einführung in die qualitative Sozialforschung*. München: Psychologie Verlags Union.

Mayring, P. (1991). *Psychologie des Glücks*. Stuttgart: Kohlhammer.

McKeown, T. (1982). *Die Bedeutung der Medizin: Traum, Trugbild oder Nemesis?* Frankfurt/M.: Suhrkamp.

Mechanic, D. (1976). Stress, illness and illness behavior. *Journal of Human Stress, 2*, 2-6.

Mechanic, D. (Ed.).(1983a). *Handbook of health, health care, and the health professions*. New York/London: Free Press.

Mechanic, D. (1983b). The experience and expression of distress: The study of illness behavior and medical utilization. In D. Mechanic (Ed.), *Handbook of health, health care, and the health professions* (pp. 591-607). New York: Free Press.

Mechanic, D. (1989). Medical sociology: Some tensions among theory, method, and substance. *Journal of Health and Social Behavior, 30*(2), 147-160.

Millstein, S.G. & Irwin, C.E. (1987). Concepts of health and illness: Different constructs or variations on a theme? *Health Psychology, 6*(6), 515-524.

Milz, H. (1985). *Ganzheitliche Medizin. Neue Wege zur Gesundheit*. Königstein: Athenäum.

Mishler, E.G., Amarasingham, L.R., Hauser, S.T., Liem R., Osherson, S.D. & Waxler, N.E. (1981). *Social contexts of health, illness, and patient care*. Cambridge: Cambridge University Press.

Mrazek, J. (1989). Die Erfassung körperbezogener Kontrollüberzeugungen. In G. Krampen (Hrsg.), *Diagnostik von Attributionen und Kontrollüberzeugungen* (S. 112-118). Göttingen: Hogrefe.

Münnich, B.C.von (1987). *Subjekt, Körper und Gesellschaft. Sozialwissenschaftliche Modelle zur Beschreibung der psychosozialen Bedingtheit von körperlicher Krankheit und Gesundheit*. München: Profil Verlag.

Muhr, T. (1990). *ATLAS/ti. Ein Prototyp zur Unterstützung der Textinterpretation - Konzepte und Funktionen*. Forschungsbericht 90-10. Interdisziplinäres Forschungsprojekt ATLAS, Technische Universität Berlin.

Mullen, K. (1992). A question of balance: Health behaviour and work context among male Glaswegians. *Sociology of Health and Illness, 14*(1), 73-97.

Mullen, P.D., Hersey, J.C. & Iverson, D.C. (1987). Health behavior models compared. *Social Science and Medicine, 24*(11), 973-981.

Mussmann, C., Kraft, U., Thalmann, K. & Muheim, M. (1993). *Die Gesundheit gesunder Personen. Eine qualitative Studie*. Forschungsprojekt SALUTE, Bericht Nr. 2. Zürich: ETH Zürich.

Noack, H. (1987). Concepts of health and health promotion. In World Health Organisation (Ed.), *Measurement in health promotion and protection* (pp. 5-27). Copenhagen: WHO Regional Office for Europe.

Oken, D. (1987). Coping and psychosomatic illness. In A. Baum & J.E. Singer (Eds.), *Handbook of psychology and health. Vol. V: Stress* (pp. 109-135). Hillsdale, N.J.: Erlbaum.

318

Olesen, V.L. (1989). Caregiving, ethical and informal: Emergent challenges in the sociology of health and illness. *Journal of Health and Social Behavior, 30*(1), 1-10.

Olesen, V.L., Schatzman, L., Droes, N., Hatton, D. & Chico, N. (1990). The mundane ailment and the physical self: Analysis of the social psychology of health and illness. *Social Science and Medicine, 30*(4), 449-455.

O'Neill, P. (1984). *Gesundheit 2000. Krise und Hoffnung.* Berlin: Verlagsgesellschaft Gesundheit.

Ongaro Basaglia, F. (1985). *Gesundheit, Krankheit: Das Elend der Medizin.* Frankfurt/M.: Fischer.

Ostner, I. & Beck-Gernsheim, E. (1979). *Mitmenschlichkeit als Beruf. Eine Analyse des Alltags in der Krankenpflege.* Frankfurt/New York: Campus.

Pajung, B. (1983). Selbstbehandlungsmaßnahmen medizinischer Laien bei Alltagsbeschwerden. *Prävention, 6*(3), 73-77.

Parsons, T. (1958). Struktur und Funktion der modernen Medizin. In R. König & M.Tönnesmann (Hrsg.), *Probleme der Medizin-Soziologie* (S. 10-57). Köln/ Opladen: Westdeutscher Verlag.

Parsons, T. (1968). *Sozialstruktur und Persönlichkeit.* Frankfurt/M.: Europäische Verlagsanstalt.

Pearlin, L.J. (1983). Role strains and personal stress. In H.B. Kaplan (Ed.), *Psychosocial stress: Trends in theory and research* (pp.3-32). New York: Academic Press.

Pearlin, L.J. (1992). Structure and meaning in medical sociology. *Journal of Health and Social Behavior, 33*, 1-9.

Pearlin, L.J., Lieberman, M.A. Menaghan, E.G. & Mullan, J.T. (1981). The stress process. *Journal of Health and Social Behavior, 22*, 337-356.

Pelletier, K.R. (1983). *Gesund leben - gesund sein. Für eine ganzheitliche Medizin.* München: Kösel.

Pennebaker, J.W. (1982). *The psychology of physical symptoms.* New York: Springer.

Perloff, L.S. (1987). Social comparison and illusions of invulnerability to negative life events. In C.R. Snyder & C.E. Ford (Eds.), *Coping with negative life events* (pp. 217-242). New York: Plenum Press.

Peterson, C. & Seligman, M.E.P. (1987). Explanatory style and illness. *Journal of Personality, 55*(2), 239-265.

Pierret, J. (1988). What social groups think they can do about health. In R. Anderson, J.K. Davies, J. Kickbusch et al. (Eds.), *Health behaviour research and health promotion* (pp. 45-52). Oxford: Oxford University Press.

Pill, R. (1988). Health beliefs and behaviour in the home. In R. Anderson, J.K. Davies, J. Kickbusch et al. (Eds.), *Health behaviour research and health promotion* (pp. 140-153). Oxford: Oxford University Press.

Pill, R. & Stott, N.C.H. (1982). Concepts of illness causation and responsibility: Some preliminary data from a sample of working-class mothers. *Social Science and Medicine, 16*, 43-52.

Pill, R. & Stott, N.C.H. (1985). Preventive procedures and practices among working class women: New data and fresh insights. *Social Science and Medicine, 21*(9), 975-983.

Pill, R., Peters, T.J. & Robling, M.R. (1993). Factors associated with health behaviour among mothers of lower socio-economic status: A British example. *Social Science and Medicine, 36*(9), 11237-1144.

Rabkin, J.G. & Struening, E.L. (1976). Life events, stress, and illness. *Science, 194*, 1013-1020.

Rappaport, J. (1981). In praise of paradox: A social policy of empowerment over prevention. *American Journal of Community Psychology, 9*(1), 1-25.

Ridder, P. (1985). Laienprozesse im Gesundheitssystem. *Zeitschrift für Klinische Psychologie, Psychopathologie und Psychotherapie, 33*(2), 139-151.

Rittner, V. (1982). Krankheit und Gesundheit. Veränderungen in der sozialen Wahrnehmung des Körpers. In D. Kamper & C. Wulff (Hrsg.), *Die Wiederkehr des Körpers* (S. 40-51). Frankfurt: Suhrkamp.

Robinson, G. & McCluskey, D. (1992). *Health conceptions of women and men.* Leipzig: Vortrag auf der 6th European Health Psychology Society Conference.

Rodenstein, M. (1987). Wandlungen des Gesundheitsverständnisses in der Moderne. *Medizin, Mensch, Gesellschaft, 12*, 292-298.

Rodin, J. & Salovey, P. (1989). Health psychology. *Annual Review of Psychology, 40*, 533-579.

Rohrmann, B. (1991). Psychologische Risikoforschung. In D. Frey (Hrsg.), *Bericht über den 37. Kongreß der Deutschen Gesellschaft für Psychologie in Kiel 1990*, Band 2 (S. 393-403). Göttingen: Hogrefe.

Rosenbrock, R. (1990). *Zur Kritik der Präventionspolitik.* Vortrag auf dem Kongreß für Klinische Psychologie und Psychotherapie, Berlin (unveröff. Manuskript).

Rothschuh, K.E. (1978). *Konzepte der Medizin in Vergangenheit und Gegenwart.* Stuttgart: Hippokrates.

Rüdiger, D., Nöldner, W., Haug, D. & Kopp. E. (Hrsg.).(1989). *Gesundheitspsychologie - Konzepte und empirische Beiträge. Förderung von Gesundheit und Bewältigung von Krankheit.* Regensburg: Roderer.

Saltonstall, R. (1993). Healthy bodies, social bodies: Men´s and women´s concepts and practices of health in everday life. *Social Sciene and Medicine, 36*(1), 7-14.

Sanders, G.S. (1982). Social comparison and perceptions of health and illness. In G.S. Sanders & J. Suls (Eds.), *Social psychology of health and illness* (pp. 129-157). Hillsdale: Erlbaum.

Sanders, G.S. & Suls, J. (Eds.). (1982). *Social psychology of health and illness.* Hillsdale: Erlbaum.

Schaefer, H. (1976). Die Hierarchie der Risikofaktoren. *Medizin, Mensch, Gesellschaft, 1*, 27-32.

Schaefer, H. (1979). Zur neuen Theorie der Medizin. *Medizin, Mensch, Gesellschaft, 4*, 210-216.

Schaefer, H. (1981). *Plädoyer für eine neue Medizin. Warnung und Appell.* München: Piper.

Scheele, B. & Groeben, N. (1984). *Die Heidelberger Struktur-Lege-Technik (SLT). Eine Dialog-Konsens-Methode zur Erhebung Subjektiver Theorien mittlerer Reichweite.* Weinheim: Beltz.

Scheier, M.F. & Carver, C.S. (1987). Dispositional optimism and physical well-being: The influence of generalized outcome expectancies on health. *Journal of Personality, 55,* 169-210.

Schlenger, W.E. (1976). A new framework for health. *Inquiry, 8,* 207-214.

Schmerl, C. & Nestmann, F. (Eds.).(1990). *Ist Geben seliger als Nehmen? Frauen und Social Support.* Frankfurt/M.: Campus.

Schröder, A. (1988). Bewältigung lebensbedrohlicher Erkrankungen. In L. Brüderl (Hrsg.), *Belastende Lebenssituationen. Untersuchungen zur Bewältigungs- und Entwicklungsforschung* (S. 108-124). München: Juventa.

Schröppel, H. (1991). *Von wegen Rabentöchter! Der Pflegenotstand in Familien mit verwirrten alten Menschen.* Friedberg: Waschzettel-Verlag.

Schulze, C. & Welters, L. (1991). Geschlechts- und altersspezifisches Gesundheitsverständnis. In U. Flick (Hrsg.), *Alltagswissen über Gesundheit und Krankheit* (S. 70-86). Heidelberg: Asanger.

Schwarzer, R. (Hrsg.).(1990). *Gesundheitspsychologie. Ein Lehrbuch.* Göttingen: Hogrefe.

Schwarzer, R. (1992). *Psychologie des Gesundheitsverhaltens.* Göttingen: Hogrefe.

Schwarzer, R. (1993). Defensiver und funktionaler Optimismus als Bedingungen für Gesundheitsverhalten. *Zeitschrift für Gesundheitspsychologie, 1*(1), 7-31.

Seeman, J. (1989). Toward a model of positive health. *American Psychologist, 44,* 1099-1109.

Selye, H. (1981). Geschichte und Grundzüge des Streßkonzepts. In J.R. Nitsch (Hrsg.), *Stress. Theorien, Untersuchungen, Maßnahmen* (S. 163-187). Bern: Huber.

Shotter, J. & Gergen, K.J. (Eds.).(1989). *Texts of identity.* London: Sage.

Siegrist, J. (1980). Die Bedeutung von Lebensereignissen für die Entstehung körperlicher und psychosomatischer Erkrankungen. *Nervenarzt, 51,* 313-320.

Siegrist, J. (1982). Stress und koronare Herzkrankheiten. *Psychosozial, 1,* 29-39.

Siegrist, J. (1985). Koronargefährdendes Verhalten. In H.-D. Basler & I. Florin (Hrsg.), *Klinische Psychologie und körperliche Krankheit* (S. 79-90). Stuttgart: Kohlhammer.

Siegrist, J. (1988). *Medizinische Soziologie.* München: Urban & Schwarzenberg.

Skelton, J.A. & Pennebaker, J.W. (1982). The psychology of physical symptoms and sensations. In G.S. Sanders & J. Suls (Eds.), *Social psychology of health and illness* (pp. 99-128). Hillsdale: Erlbaum.

Slovic, P., Fischoff, B. & Lichtenstein, S. (1987). Behavioral decision theory perspectives on protective behavior. In N.D. Weinstein (Ed.), *Taking care. Understanding and encouraging self-protective behavior* (pp. 14-41). Cambridge: Cambridge University Press.

Stark, W. (Hrsg.).(1989). *Lebensweltbezogene Prävention und Gesundheitsförderung. Konzepte und Strategien für die psychosoziale Praxis.* Freiburg: Lambertus.

Stark, W. & Hildebrandt, H.(1989). Versuche partizipativer Prävention an kommunaler Ebene: Das "Healthy Cities"-Projekt der WHO. In W. Stark (Hrsg.), *Lebensweltbezogene Prävention und Gesundheitsförderung* (S. 277-292). Freiburg i.Br.: Lambertus.

Stern, J. (1989). Subjektiv-verbale Beschreibungen des kardiovaskulären Systems durch Laien. In C. Bischoff & H. Zenz (Hrsg.), *Patientenkonzepte von Körper und Krankheit* (S. 38-48). Bern: Huber.

Stone, G.C. (Ed.).(1987). *Health psychology: A discipline and a profession.* Chicago: University of Chicago Press.

Stone, G.C., Cohen, F. & Adler, N.E. (Eds.).(1979). *Health psychology - a handbook.* San Francisco: Jossey Bass.

Strauss, A. (1987). *Qualitative analysis for social scientists.* Cambridge: Cambridge University Press.

Strauss, A. & Corbin, J. (1990). *Basics of qualitative research. Grounded theory procedures and techniques.* Newbury Park, Cal.: Sage.

Suls, J. (1982). Social support, interpersonal relations, and health: Benefits and liabilities. In G.S. Sanders & J. Suls (Eds.), *Social psychology of health and illness* (pp. 255-277). Hillsdale: Erlbaum.

Suls, J. & Sanders, G.S. (1988). Type A behavior as a general risk factor for physical disorder. *Journal of Behavioral Medicine, 11*(3), 201-226.

Susser, M., Hopper, K. & Richman, J. (1983). Society, culture, and health. In D. Mechanic (Ed.), *Handbook of health, health care, and the health professions* (pp. 23-49). New York: Free Press.

Taylor, S.E. (1979). Hospital patient behavior: Reactance, helplessness, or control? *Journal of Social Issues, 35,* 156-184.

Taylor, S.E. (1990). Health psychology. The science and the field. *American Psychologist, 45*(1), 40-50.

Taylor, S. E. & Brown, J.D. (1988). Illusion and well-being: A social-psychological perspective on mental health. *Psychological Bulletin, 103,* 193-210.

Thommen, M., Blaser, A., Ringer, C. & Heim, E. (1990). Zum Stellenwert subjektiver Krankheitstheorien in der Problemorientierten Therapie (POT). *Psychotherapie, Psychosomatik, Medizinische Psychologie, 40*(5), 172-177.

Totman, R. (1982). *Was uns krank macht. Die sozialen Ursachen der Krankheit.* München: Beck.

Townsend, P. (1988). *Health and deprivation: Inequality and the North.* London: Croom Helm.

Traue, H.C. (1986). Behavioral Medicine - Verhaltensmedizin. *Psychologische Rundschau, 37,* 195-208.

Trojan, A. & Hildebrandt, H. (1989). Konzeptionelle Überlegungen zu gesundheitsbezogener Netzwerkförderung auf lokaler Ebene. In W. Stark (Hrsg.), *Lebensweltbezogene Prävention und Gesundheitsförderung* (S. 97-116). Freiburg, i.B.: Lambertus.

Trojan, A. & Stumm, B. (Hrsg.).(1992). *Gesundheit fördern statt kontrollieren. Eine Absage an den Mustermenschen.* Frankfurt: Fischer.

Udris, I., Kraft, U. & Mussmann, K. (1991). *Warum sind "gesunde" Personen "gesund"? Untersuchungen zu Ressourcen von Gesundheit.* Forschungsprojekt SALUTE, Bericht Nr. 1. Zürich: Institut für Arbeitspsychologie (ETH).

Udris, I., Kraft, U. & Muheim, M., Mussmann, C. & Rimann, M. (1992). Ressourcen der Salutogenese. In H. Schröder & K. Reschke (Hrsg.), *Psychosoziale Prävention und Gesundheitsförderung* (S. 85-103). Regensburg: Roderer.

Uexküll, T. von (Hrsg.).(1979). *Lehrbuch der psychosomatischen Medizin.* München: Urban & Schwarzenberg.

Umberson, D. (1987). Family status and health behaviors: Social control as a dimension of social integration. *Journal of Health and Social Behavior, 28*(3), 306-319.

Verbrugge, L.M. (1985). Gender and health: An update on hypotheses and evidence. *Journal of Health and Social Behavior, 26,* 156-182.

Verres, R. (1986). *Krebs und Angst. Subjektive Theorien von Laien über Entstehung, Vorsorge, Früherkennung, Behandlung und die psychosozialen Folgen von Krebserkrankungen.* Berlin: Springer.

Verres, R. (1989). Zur Kontextabhängigkeit subjektiver Krankheitstheorien. In C. Bischoff & H. Zenz (Hrsg.), *Patientenkonzepte von Körper und Krankheit* (S. 18-24). Bern: Huber.

Vogt, I. (1985). *Für alle Leiden gibt es eine Pille. Über Psychopharmakakonsum und das geschlechtsrollenspezifische Gesundheitskonzept bei Frauen und Mädchen.* Opladen: Westdeutscher Verlag.

Vogt, I. & Bormann, M. (Hrsg.).(1992). *Frauen - Körper. Lust und Last.* Tübingen: DGVT-Verlag.

Wahl, K., Honig, M.-S. & Gravenhorst, L. (1982). *Wissenschaftlichkeit und Interessen. Zur Herstellung subjektorientierter Sozialforschung.* Frankfurt: Suhrkamp.

Wallston, B.S., Alagna, S., DeVellis, B. & DeVellis, R. (1983). Social support and physical health. *Health Psychology, 2*(4), 367-391.

Wallston, B.S. & Wallston, K.A. (1984). Social psychological models of health behavior: An examination and integration. In A. Baum, S.E. Taylor & G.E. Singer (Eds.), *Handbook of psychology and health. Vol. IV. Social psychological aspects of health* (pp. 23-53). Hillsdale: Erlbaum.

Wallston, B.S., Wallston, K.A., Kaplan, G.D. & Mades, S.A. (1976). Development and validation of the health locus of control scale. *Journal of Consulting and Clinical Psychology, 44,* 580-585.

Wallston, K.A. & Wallston, B.S. (1982). Who is responsible for your health? The construct of health locus of control. In G.S. Sanders & J. Suls (Eds.), *Social psychology of health and illness* (pp. 65-95). Hillsdale: Erlbaum.

Waltz, E.M. (1981). Soziale Faktoren bei der Entstehung und Bewältigung von Krankheit - ein Überblick über die empirische Literatur. In B. Badura (Hrsg.), *Soziale Unterstützung und chronische Krankheit* (S. 40-119). Frankfurt/M.: Suhrkamp.

Wambach, M.M. (1983). *Der Mensch als Risiko. Zur Logik von Prävention und Früherkennung.* Frankfurt/M.: Suhrkamp.

Weiner, H. & Mayer, E. (1990). Der Organismus in Gesundheit und Krankheit. Auf dem Weg zu einem integrierten biomedizinischen Modell: Folgerungen für die Theorie der psychosomatischen Medizin. *Psychotherapie, Psychosomatik, Medizinische Psychologie, 40*(3-4), 81-101.

Weinstein, N.D. (1984). Why it won't happen to me: Perceptions of risk factors and illness susceptibility. *Health Psychology, 3,* 431-457.

Weinstein, N.D. (Ed.).(1987). *Taking care: Understanding and encouraging self-protective behavior.* Cambridge: Cambridge University Press.

Weinstein, N.D. (1988). The precaution adoption process. *Health Psychology, 7*(4), 355-386.

Weinstein, N.D. & Sandman, P.M. (1992). A model of the precaution adoption process: Evidence from home radon testing. *Health Psychology, 11*(3), 170-180.

Wenzel, E. (Hrsg.).(1986). *Die Ökologie des Körpers.* Frankfurt: Suhrkamp.

Werbik, H. (1978). *Handlungstheorien.* Stuttgart: Kohlhammer.

Wilkinson, R.G. (Ed.).(1986). *Class and health. Research and longitudinal data.* London: Tavistock.

Wilkinson, S.R. (1988). *The child's world of illness: The development of health and illness behavior.* Cambridge: Cambridge University Press.

Williams, G. (1984). The genesis of chronic illness: Narrative re-construction. *Sociology of Health and Illness, 6*(2), 175-200.

Williams, R. (1983). Concepts of health: An analysis of lay logic. *Sociology, 17*(2), 185-205.

Winau, R. (1982). Krankheitskonzept und Körperkonzept. In D. Kamper & C. Wulf (Hrsg.), *Die Wiederkehr des Körpers* (S. 285-298). Frankfurt/M.: Suhrkamp.

Winett, R.A., King, A.C. & Altman, D.G. (1989). *Health psychology and public health: An integrative approach.* New York: Pergamon.

Zenz, H., Bischoff, C., Fritz, J., Duvenhorst, W. & Keller, K. (1989). Das Schicksal von Krankheitstheorien und Behandlungserwartungen des Patienten im Gespräch mit dem praktischen Arzt. In C. Bischoff & H. Zenz (Hrsg.), *Patientenkonzepte von Körper und Krankheit* (S. 148 - 160). Bern: Huber.

Zerssen, D. von (1976). *Klinische Selbstbeurteilungsskalen (KSb-S) aus dem Münchner Psychiatrischen Informationssystem. Allgemeiner Teil, Manual.* Weinheim: Beltz.

Standards

In diesem umfangreichen Lehrbuch der psychologischen Diagnostik werden alle historisch relevanten und aktuellen Trends dargestellt, die Voraussetzungen, Implikationen und Randbedingungen des diagnostischen Prozesses ausführlich beschrieben und Praxisbereiche umrissen.

2., veränderte Auflage.
652 Seiten.
ISBN 3-621-27128-7

Jäger
Petermann
Psychologische
Diagnostik
2. Auflage

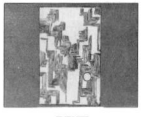

BELTZ
Psychologie Verlags Union

Vaitl
Petermann
Handbuch der
Entspannungs-
verfahren
Band 1: Grundlagen und Methoden

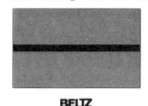

BELTZ
Psychologie Verlags Union

NEU Entspannungsverfahren gehören zum Standardrepertoire im Rahmen von Prävention, Therapie und Rehabilitation. Hier werden die wichtigsten Verfahren und deren Anwendung umfassend dargestellt.
Bd. 1: Grundlagen und Methoden
381 Seiten.
ISBN 3-621-27137-6
Bd. 2: Anwendungen
358 Seiten.
ISBN 3-621-27197-X

NEU Dieses praxisbezogene Handbuch beschreibt die Handlungsfelder der stationären Verhaltenstherapie und gibt einen systematischen Überblick über die Behandlungsansätze. Es ist eine unverzichtbare Grundlage für die klinisch-stationäre Versorgung, für die ambulante Behandlung sowie für die Aus- und Weiterbildung.

1050 Seiten.
ISBN 3-621-27195-3

Handbuch
Stationäre
Verhaltenstherapie
Herausgegeben von
M. Zielke und J. Sturm

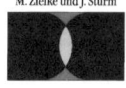

BELTZ
Psychologie Verlags Union

Handbuch
Verhaltenstherapie
und
Verhaltensmedizin
bei Kindern und
Jugendlichen
Herausgegeben von
H.-C. Steinhausen und M. von Aster

BELTZ
Psychologie Verlags Union

NEU Dieses neue Handbuch stellt verhaltenstherapeutische Ansätze bei den wichtigsten klinischen Störungen des Kindes- und Jugendalters dar. Ferner werden Grundlagen und Konzepte der Verhaltenstherapie und Verhaltensmedizin bei Kindern vorgestellt sowie Methoden im Elterntraining und in der Familientherapie beschrieben.

640 Seiten.
ISBN 3-621-27189-9

In hervorragender didaktischer Klarheit gibt dieses bewährte Lehrbuch einen umfassenden, systematischen und theoretisch fundierten Überblick über das gesamte Feld der Lernpsychologie. Durch Informations- und Arbeitsteile mit Tests und Übungsaufgaben ist das Buch besonders für das Selbststudium geeignet.

5., neu bearb. Auflage.
570 Seiten.
ISBN 3-621-27152-X

Edelmann
Lern-
psychologie
Eine Einführung

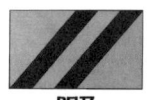

BELTZ
Psychologie Verlags Union

Lienert
Raatz
Testaufbau
und
Testanalyse
5., überarbeitete Auflage

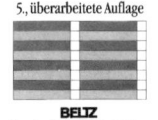

BELTZ
Psychologie Verlags Union

NEU Der »Lienert«, seit Jahren Handwerkszeug praktisch arbeitender Psychologen, liegt jetzt in einer neuen Bearbeitung vor. Wer auf der Grundlage der klassischen Testtheorie psychologische Tests erstellen will, findet hier eine genaue Darstellung der Entwicklungsschritte und eine Vielzahl praktischer Hinweise.

5., überarbeitete Auflage.
450 Seiten.
ISBN 3-621-27120-1

Beltz Psychologie Verlags Union
Postfach 100154
69441 Weinheim

7195 23.3.1994

BELTZ
PsychologieVerlagsUnion

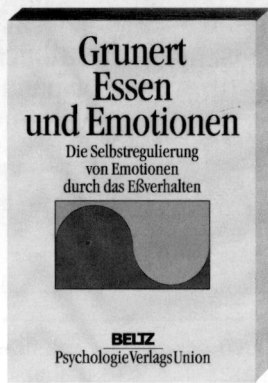